Andreas Beck

Wunderheilungen in der Medizin?

Andreas Beck

Wunderheilungen in der Medizin?

Ein Versuch der Klärung

Clio-Verlag Konstanz

ISBN 3-00-013287-2

www.Clio-Verlag.de.vu
e-mail:Clio-Verlag@web.de
Umschlag: Clio-Verlag, Konstanz
Gestaltung und Herstellung:
Baur-Offset GmbH, Lichtensteinstraße 76, 78056 Villingen-Schwenningen

Printed in Germany

Vorwort

Über nicht Begreifliches sich Gedanken zu machen und es zu erfassen, ist nicht vermessen, sondern wissenschaftliche Pflicht. Auch wenn in vielen Kulturen das Problem des Wunders, also des Eingreifens Gottes in diese Welt dogmatisiert, tabuisiert und ritualisiert erscheint, so ist es nicht verkehrt oder unerlaubt, sich nüchtern mit diesem Faktum auseinanderzusetzen.Fast täglich bin ich in meiner ärztlichen Tätigkeit mit den Fragen nach Heilung wider alle Hoffnung bei gravierenden Erkrankungen konfrontiert.

„Werde ich wieder gesund?"

„Wenn Gott mir diese furchtbare Krankheit schickt, dann muß es ihm auch möglich sein, wunderbar heilend einzugreifen?"

„Kann die Muttergottes nicht meinen Krebs besiegen?"

Dann kommen in zahlreichen Empfehlungen und Anekdoten Wunderberichte in vielen Variationen, die wir nur zweifelnd zur Kenntnis nehmen.

Die Millionen von hilfesuchenden Menschen an unseren wundertätigen Wallfahrtsorten auf der ganzen Welt verbieten es, leichtfertig den Zweifel an der Wirksamkeit der dortigen Therapien in das Reich der Fabel zu verweisen.

Es steht uns Naturwissenschaftlern gut an, mit wachem und kritischem Geist solche Heilungsgeschichten zu prüfen, wohl wissend, daß die derzeitigen Untersuchungsmethoden als Standard von heute der Irrtum von morgen sein können, und zwar genauso, wie die für unsere heutigen Augen sicher fehlerhaften, unvollkommenen naturwissenschaftlichen Methoden vor hundert Jahren.

Aber nicht nur die Neugierde, das Staunen oder die Wißbegierde um das Thema Wunder steht im Vordergrund unserer Überlegung, sondern der ganz dringende Wunsch, Gemeinsamkeiten der zuvor akribisch zu prüfenden Wunderheilungen zu finden, um sie möglicherweise in das Spektrum der heutigen Therapie einbauen zu können.

Es ist nahezu ärztliche Pflicht, Heilungsmethoden, egal aus welcher Provenienz sie kommen, zu prüfen und wenn sie glaubwürdig und valide sind, einzusetzen. Diese sind wir unseren anvertrauten Kranken schuldig und es gibt nichts Verheerenderes als einen unausgebildeten Arzt, der auf einem einmal gelernten Therapieschema verharrt, sich nicht weiterbildet und nicht danach fragt, wie valide sein Handwerkszeug noch ist.

Es gab Zeiten, in denen Tuberkulosen mit Röntgenstrahlen behandelt wurden, in denen man bei Magengeschwüren radioaktives Radiumpulver verordnet bekam und bei der Schizophrenie die Hirnhälften mit einem Haken auseinandergeschnitten wurden.

Die Liste dieser einstmaligen wissenschaftlichen Erkenntnisse, die sogar mitunter mit dem Nobelpreis ausgezeichnet wurden wie im Fall der Kommissurotomie und sich als verheerende Irrtümer herausgestellt haben, ist lang.

Es steht uns also als heutigen Medizinern gut an, mit großer Sorgfalt, Bescheidenheit und Respekt vor der damaligen Erkenntnis die Wunderberichte zu prüfen, sie verstehen zu lernen und vor allen Dingen Nutzen daraus zu ziehen, wohl im Wissen, daß es sich um eine Bestandsaufnahme handelt, bei der mehrere Facetten sich der Betrachtung von vorneherein unserem prüfenden Instrumentarium entziehen.

Heilungswunder sind für den stets Betroffenen wahr, schließlich hat er den heilsamen Effekt am eigenen Leib erfahren.

Aber schon das Umfeld hat in der Wahr-Nehmung ganz andere Kriterien und je weiter zeitlich, räumlich und geistig das Wunderereignis entfernt liegt, desto mehr verblaßt die Übertragbarkeit dieses Faktums auf den Betrachter.

Aus diesem Grund war es die Hauptaufgabe dieser Arbeit, Gemeinsamkeiten dieser Wunderheilungen zu finden, um sie als mögliche Therapien auf unsere verzweifelten Patienten zumindest teilweise anwenden zu können.

Die tausende von überlieferten Wunderberichten aus Lourdes, Fatima und anderen offensichtlich heil- und heilungsbringenden Orten sind für Mediziner schlichtweg ein imperativer Auftrag, diese auch bei unseren Patienten einzusetzen, vielleicht auch ohne Erfolg.

Wenn es das Medikament oder die operative Intervention „Wunder" gibt und wir Ärzte könnten sie im weitesten Sinne „verschreiben", dann ist es für uns geradezu eine ethische unabdingbare Verpflichtung, diesen Dingen nachzugehen und sie nicht sich selbst zu überlassen.

Ich habe selbst in meiner langen Tätigkeit als Arzt und Theologe vieles erlebt, was mit „unerwarteter Heilung" zu tun hatte, wo Heilmethoden aller Art, seien sie schulmedizinisch oder seien sie naturheilkundlich, keinen Effekt hatten und Patienten trotzdem völlig gesund wurden. Selbst über einen langen Zeitraum konnte ich medizinisch austherapierte Patienten als völlig gesund geworden beobachten, nachdem sie sich zu einem Sympathiedoktor begeben hatten, einer alten Schwarzwälder Heilmethode, bei der ein des Heilens Unkundiger die auf einem kleinen Zettel aufgeschriebenen Symptome des Patienten in die Tasche steckte und mit sich herumtrug. Im ursprünglichen Sinne war hier eine tief religiöse, das heißt eine angebundene oder eingebundene Therapie erfolgt, an deren Wirksamkeit nicht zu zweifeln war.

Alle diese Wunderberichte in die Kategorie „Psyche", „Immunsystem", „Geist" oder gar achselzuckend als „Psychopathologie" zu qualifizieren, wird der Sache nicht gerecht. Schon in Tagen des theologischen Studiums hat mich dieses Sujet der Wunderheilungen naturgemäß sehr interessiert und ich bemerkte bei meinen verehrten theologischen Lehrern, wie sehr sie sich apologetisch in den unzähligen Wunderheilgeschichten auseinandersetzten, während sich meine medizinischen Lehrmeister eher agnostisch und ungläubig davor abwandten: Die einen akzentuierten Wunderheilungen als einen der Beweise des Glaubens und die anderen verneinten sie oft, waren aber nichtsdestoweniger gläubige Menschen. Wie paßte das zusammen?

Und wenn gar ein theologischer Lehrer eine Vorlesung über das Wunder mit dem Satz abschloß: „Es ist ein Kreuz mit den Wundern!", so brach in den theologischen Hörsälen eine heitere Ratlosigkeit aus.

In unzähligen Diskussionen mit meiner medizinisch-wissenschaftlich tätigen Schwester Veronika ist vor zwei Jahrzehnten der Entschluß gefaßt worden, alle Wunderberichte nüchtern zu bearbeiten und auszuwerten, wobei klar war, welchen Part meine rational ausgerichtete Ärzte-Schwester einnehmen wollte, nämlich als „Advocata diaboli". Viele Jahre gingen ins Land, der wissenschaftliche Faden der Wunderuntersuchungen riß nicht ab und die Meinungen des Theologen – pro Wunder – und der Medizinerin – contra Wunder – schienen sich fast zu verfestigen.

Die geliebte Schwester wurde in jungen Jahren schwer krank und suchte als tiefgläubige Christin nach aller erfolglosen Therapie die Hilfe der Muttergottes in Medjugorje und wurde geheilt. Kurz darauf starb sie ...

Ihr Sohn, mein Patenkind Dr. Norbert Kuner, hat die wissenschaftliche Herausforderung, über dieses Thema zu forschen, im Rahmen seiner Dissertation aufgenommen und die Wunderheilungen von Lourdes und Fatima akribisch nachuntersucht. Durch Besuche in den Marienwallfahrtsorten, insbesondere von Lourdes, Fatima, Marpingen und Medjugorje, wurden von weiteren Doktoranden auch Patientenbefragungen durchgeführt, soweit sie möglich waren. In der Hauptsache mußten wir uns jedoch auf die schriftlichen Dokumente über Wunderheilungen verlassen, während die mündlich überlieferten Geschichten in der Regel nicht verarbeitet werden konnten, da sie äußerst vage, ungenau und ohne jede konkrete Terminierung mitgeteilt wurden.

Um es klar zu definieren: Es ging bei der Erstellung meiner jahrlangen wissenschaftlichen Auseinandersetzung mit diesem Thema nicht darum, den Glauben an Marienwunder, an Heilungen oder gar die Erscheinungen der Muttergottes auf dieser Welt zu negieren oder herabzuwürdigen, im Gegenteil: Die hauptsächliche Idee zur Beschäftigung mit diesem Thema war es, der Frage nachzugehen, inwieweit es vielleicht Gesetzesmäßigkeiten geben könnte, die zu diesen Wundern geführt haben, welche im medizinisch therapeutischen Bereich in irgendeiner engeren oder weiteren Form auch für andere Patienten eingesetzt werden könnten.

Wunder sind offensichtlich geschehen, Heilungen verbürgt, tausende von Heilungsberichten wurden durchgesehen. Kehrten die Krankheiten nach der wundersamen Heilung wieder zurück? Brachen Krankheitsherde an anderer Stelle wieder auf?

Wann starben die Patienten nach der Wunderheilung und woran? Hörte irgendwann einmal der Wundereffekt auf? Unterscheiden sich Wunder, die aufgrund göttlichen Eingreifens in die Natur geschehen sind, von denen unerklärlicher Spontanremissionen? Gibt es Gemeinsamkeiten oder sind diese beiden Heilungsmechanismen grundverschieden?

Es wird versucht, eine gewiß vorläufige Wertung der medizinisch-theologischen Vorkommnisse der Heilungen zu erstellen, außerdem soll versucht werden, mit den heutigen wissenschaftlichen Methoden gewisse Auswüchse der Wundergläubigkeit im Kapitel „Wunder-Chemie" zu erläutern.

Ich danke in allererster Linie meinen Doktoranden Dr. Norbert Kuner und Dr. Ansgar Neugebauer für die teils jahrelange Mitarbeit an diesem heiklen Thema, das sie mit großer Geduld, Reisetätigkeit an die Wallfahrtsorte und fleißigem Studium der Krankenakten absolviert haben.

Meinem alten Schulfreund Professor Dr. Klaus Kienzler, Lehrstuhl für Dogmatik und Fundamentaltheologie an der Universität Augsburg möchte ich für die jahrelangen guten Tips über die Wunderproblematik danken.

Frau Helga Schmitt, meiner langjährigen Chefsekretärin, gebührt ein besonderer Dank für die Betreuung der schriftlichen Arbeiten, für das Korrigieren und Korrekturlesen, das sie mit stetem Fleiß, großer Umsicht und überdurchschnittlicher Geduld ihrem Chef gegenüber die ganzen Jahre vollbracht hat.

Es freut mich, daß aus der ursprünglichen, längst vergriffenen Studienausgabe nun ein kleines Buch geworden ist, das vielleicht in manchen Kreisen Anstoß dazu geben kann, über dieses Sujet emotionslos zu diskutieren.

Um das Ergebnis der Studie nicht vorwegzunehmen: Der Autor ist ein gläubiger Christ, der mit diesen Voraussetzungen sich an dieses Thema gewagt hat und trotz mancher Entmythologisierungen in diesem theologischen Bereich seinen Glauben nicht eingebüßt hat, im Gegenteil ...

Konstanz, im April 2004

Wunderheilungen in der Medizin?

1 Einleitung

Die Bewertung von Wundern und ihre Beurteilung haben sich in den letzten Jahrzehnten deutlich verändert. Dies gilt letztlich nicht nur für die theologische Bewertung des Wunderglaubens, sondern auch für die wissenschaftlichen Einsichten in dieses Sujet. Während zu Beginn des Jahrhunderts angebliche Wundergeschichten von einem wissenschaftsgläubigen Umfeld per se verneint wurden, in früheren Jahrhunderten per se bejaht wurden, insbesondere dann, wenn die Autorität der Kirche sie für authentisch einstufte, so ist derzeit eine Indifferenz beider Lager eingetreten, die nicht mehr – wie in früheren Zeiten – einem massiven autoritären Druck auf der einen Seite noch auf der anderen Seite der möglichen Lächerlichmachung eines Wissenschaftlers ausgesetzt ist. Die Haltung gegenüber dem Wunder hat sich verändert, da insbesondere wissenschaftsgläubige Theorien wie auch die hohen moralisch-ethischen Institutionen ihr Cauchemar gefunden haben.

Genauso wie es falsch wäre, Institutionen wie dem kirchlichen Lehramt per se keine Beachtung zu schenken – catholica non leguntur –, so übertrieben ist es, den vielfältigen Theorien zu Wundern jegliche Kompetenz abzustreiten.

In dieser Arbeit ist besonderes Augenmerk auf die Wunderheilungen in der Medizin gelegt worden. Die Behandlung dieses Themas ist außerordentlich schwierig, da dies unweigerlich zu religiösen Fragen führt, die bekanntlicherweise nicht immer mit Toleranz behandelt werden.

So blieb nichts anderes übrig, als in der vorhandenen Quellenlage akribisch jedem berichteten Wunder nachzugehen und sich zum Stand der heutigen medizinischen Welt eine möglichst detaillierte Auflistung und Beurteilung des Vorkommnisses „Wunder" zu erarbeiten. So wie es für einen Arzt des beginnenden 20. Jahrhunderts nach Aussage von A. Carrel außerordentlich schwierig und seiner Karriere hinderlich war, sich mit Wundern zu beschäftigen, so ist es bereits 1930 natürlich gewesen, daß eine Dissertation über den Wunderglauben an der Pariser Sorbonne mit einem guten Prädikat angenommen wurde.[1,2]

In der heutigen Zeit wird eine kritische Auswertung von Wundergeschichten nicht mehr mit Ablehnung, jedoch auch nicht mit Zustimmung von vorneherein beurteilt, sondern Wunder werden a priori in die Kategorie der Suggestion verlagert, wohl wissend, daß auch beim aufgeklärten, modernen Menschen Derartiges eine nicht unbedeutende Rolle spielt. Bei unseren Recherchen über das

1 A. Carrel: L'homme, cet inconnu (Paris 1935, S 174).
2 H. Monnier: Etude médicale de quelques guérisons survenues a Lourdes (Paris 1930).

Wunderphänomen sind die Grenzen der verschiedenen christlichen Denominationen wie Protestantismus und Katholizismus weitgehend verschwunden. Die Grenzen der Zustimmung oder der Ablehnung von Wundern in der Medizin laufen derzeit vielmehr quer durch die Denominationen und eine einheitliche Meinung ist in keiner der Kirchen als gemeinsamer Konsens mehr festzustellen. Im Protestantismus gab es 1908 in einer Enzyklopädie noch die Auffassung: *„Das Wunder war einst die Grundlage aller Apologetik, es wurde dann zu einer apologetischen Krücke und heute kann es nicht selten als ein Kreuz der Apologetik gelten."* [3]

Im derzeitigen Protestantismus ist keine eindeutige Haltung zum Wunderproblem in der Medizin erkennbar, während in der katholischen Theologie nach wie vor dogmatische Äußerungen bis auf den heutigen Tag in Geltung sind und somit eine eindeutige Haltung einnehmen, die jedoch verschiedenen Diskussionen der heutigen Zeit nicht mehr standhalten können. Wunder wurden in der katholischen Theologie bis dato als ein mit den Sinnen wahrnehmbares Geschehen angesehen. Wunder sind somit ein direkter Einbruch Gottes in die Naturgesetze, ein „Fingerzeig" desjenigen, der ohnehin als Schöpfer dieser Gesetze gilt. Wunder sind schlechthin die jede Diskussion beendenden Fakten, vor denen der Wissenschaftler, insbesondere der ungläubige Wissenschaftler nur mit dem galiläischen Gegenschluß anworten konnte: „Und ich glaube es doch nicht." Wunder wurden somit apologetische Machtworte mit „überwältigender" Tendenz, sozusagen „schlagende" Argumente, die kein Gegner parieren kann, es sei denn, er ist selbst unaufrichtig, uneinsichtig und unehrlich. Das Spannungsfeld der Erkennbarkeit von Wundern besteht in der Tradition der katholischen Kirche von franziskanischem Selbstverständnis des Eingreifens Gottes in die Natur, die nahezu einem Pantheismus gleicht, bis zur psychologisierenden vollständigen Ablehnung eines jeden historischen wie gegenwärtigen Heilwunders.

Die gegenwärtige Zeit ist in ihrem Glauben an fixierte Glaubenssätze einerseits und an die Absolutheit von wissenschaftlichen Erkenntnissen außerordentlich vorsichtig und bescheiden geworden, da Irrtümer und daraus resultierende Konsequenzen vielfach offen zutage getreten sind. So wurde insbesondere in den letzten Jahren, was die Wunderheilungen und die Wunderheiler angeht, ein großer Vertrauensverlust registriert, insbesondere dadurch, daß viele selbsternannte „Wunderheiler" mit Taschenspielertricks als Betrüger entlarvt werden konnten, zuvor jedoch durch die nur allzu willige Presse in aller Welt publiziert worden sind. Dies ist in jedem Fall eine große Versuchung des gesamten Sujets –

[3] Realenzyklopädie für protestantische Theologie und Kirche, Band 21 (Leipzig 1908), S. 562.

Wunderheilungen –, da die Sensation und der Markt mit den unerfüllten Hoffnungen von Schwerkranken ein dauerndes Betätigungsfeld für Effekthascherei darstellt.

Auffallend ist, daß theologische Entwicklungen sich im allgemeinen in einem engen Zirkel von hochspezialisierten, meist fundamental-theologisch orientierten Wissenschaftlern abspielen, während das Interesse am Wunder schlechthin und insbesondere auch am Heilwunder die breite Bevölkerungsschicht interessiert. Wir sind derzeit weit davon entfernt, Wissenschaft und Technik als die einzige verläßliche Institution in unserer Welt zu begreifen, da uns nahezu täglich vorgeführt wird, was mit der Technik an Negativem angerichtet werden kann und welche Risiken wir im Vertrauen auf diesen Fortschritt prinzipiell eingehen. Genauso weit sind wir davon entfernt, Wunderheilungen als eine Tatsache hinzunehmen, da uns der Skeptizismus und das Mißtrauen auch diesen Institutionen gegenüber vermittelt wurden. Diese Art von Skeptizismus scheint geradezu eine Grundvoraussetzung dessen zu sein, wie man mit Wunderheilungen seriös umzugehen hat: Alle Heilungsvorgänge aus ihren okkulten und nebulösen Provenienzen ans Licht der maßstabsanlegenden Wissenschaft zu ziehen und – falls dies nicht möglich ist – mit noch unverhohlenerem Skeptizismus abzutun. Irrationale Ängste und Sehnsüchte jedoch können durch die Wissenschaft nicht befriedigt werden, wie könnte sonst der große Hang zum „Wundertourismus" angesehen werden. Diese möglichst objektive und neutrale Auseinandersetzung ist die Methode und das Ziel dieser Arbeit.

2 Definition der Begriffe „Wunder", „Wunderheilung" und „Spontanheilung"

Theologische Erörterung des Wunderbegriffs

Im Folgenden wird eine theologische Erörterung des Wunderbegriffes durchgeführt, und zwar nach religionswissenschaftlichen Kriterien, nach Aussagen des Alten Testaments, des Judentums, des Neuen Testaments sowie in der Geschichte der Theologie. Abschließend wird eine Bestandsaufnahme der systematischen Wundertheologie vorgenommen.

Religionswissenschaftlicher Wunderbegriff

Der Begriff des Wunders ist primär eine religionsgeschichtliche Entität, der sich hauptsächlich von einem allgemeinen Begriff des religiös Bedeutungsvollen und Wundersamen ableitet, den er in den verschiedenen Religionen als Ausdruck danach erhält.

Ausgegangen werden muß von der Wunderauffassung bei den Naturvölkern, die keine ausgeformte theologische Aussage über den Wunderbegriff kennen. Das Wunder ist außerordentlich stark eindrucksmäßig gekennzeichnet und beruht in seinen Voraussetzungen für das Erkennen von Wundern auf vermeintlich überweltlichen Ursachen und ist immer begleitet vom Staunen und von Angst und Scheu aufgrund der Machtbezeugungen der Naturgeister, der Totengeister oder der magischen Kräfte im Allgemeinen. Besonders häufig finden sich Wunderauffassungen beim Totenkult, der sich bis in die heutigen Tage nicht nur bei den primitiven Naturvölkern im Unterbewußtsein festgesetzt hat, man denke dabei nur an die bis heute lebendigen Riten der Voodoos. Häufigen Niederschlag findet Wunderglaube besonders in den Mythen als Ursprung aus Erlebnissen von wunderbaren Naturereignissen oder von herausragenden Menschen gestaltet. Die Bedeutung des Mythos liegt jedoch nicht darin, das als Wunder Erlebte darzustellen, sondern es in die mythische Zeit einzugliedern, um sozusagen als Hintergrund des gesamten Mythos zu fungieren.[4] Ein aus der Berührung mit dem „Göttlichen" entsprungener Wunderbegriff liegt bei den Bramanen, die das Wunderwesen als mystische Erfahrung ansagen.[5]In der griechi-

[4] Vgl.: Thum B. Lexikon für Theologie und Kirche, Freiburg 1961, S. 1252.

[5] Otto W. F. Gesetz, Urbild und Mythos, Straßburg 1951

schen und römischen Antike ist das Wunder in der Hauptsache als Erscheinungswunder, Heilungswunder, Vorzeichenwunder, Verwandlungswunder und Strafwunder in die Überlieferung eingeflochten. So ist es selbstverständlich, daß der Gott Zeus an jedem Ort der damaligen Welt auftauchen kann, also pluripräsent ist und seine Wirkungen gleichzeitig an verschiedenen Orten sich manifestieren. Die Berichte über die Wundertaten der Götter der Antike waren sicher zum Teil dazu formuliert, um ihre Verehrung zu erreichen, aber auf der anderen Seite finden sich auch viele lediglich erbauliche und legendenhaft dargestellte Geschichten der Unterhaltung und phantastischen Erzählung. Häufig ausgeprägt sind in der römischen Antike die weitverbreiteten Auffassungen, daß Götter als Kräfte des göttlichen Weltprinzips in der Art des Theismus oder Pantheismus omnipräsent sind. Das Bewegen eines Astes im Wind wird als Kausalität Gott zugeschrieben. Bis auf den heutigen Tag sind insbesondere medizinhistorisch bedeutende Wunderauffassungen im Begriff der „Epilepsie" zu finden: Das ΕΠΙΛΕΠΤΟΜΑΙ ϑΕΟΥ das „Geschütteltwerden von Gott" hat sich im Begriff bis auf den heutigen Tag gehalten. Nach antiker Auffassung stand der Gott Asklepios unsichtbar hinter dem Kranken und schüttelte ihn, so daß die Konvulsionen des Patienten eine eindeutige, wunderbare Deutung erfuhren. Diese Auffassung wurde bis in die römische Welt als Morbus Sacer – die heilige Krankheit – überliefert. Auch in unserer Zeit sind epileptische Erkrankungen in noch nicht medizinisch entwickelten Bereichen als angsteinflößende Erkrankungen bekannt und gefürchtet. Der Glaube an die Wunderkraft der Götter, Halbgötter, Heroen und der Könige im Mittelalter hat eine schwärmerische Form in der Religiosität gefunden, die bis in unsere jüngste Vergangenheit ihre Blüten trieb. Heilungen von Staatsmännern durch Berührungen, die im Mittelalter gang und gäbe waren, werden auch aus der jüngsten deutschen Vergangenheit berichtet. Der Grund dafür dürfte in einer archaischen chthonischen Kulttradition liegen, die das Verlangen nach hilfreichen unmittelbar nahestehenden Göttern und Gottheiten darstellen soll. Der Mensch war süchtig nach einer Verbindung zwischen dem göttlichen Weltprinzip und der Schwachheit der hinfälligen menschlichen Entität.

Der Wunderbegriff des Alten Testamentes

Der Begriff des Wunders taucht im Alten Testament relativ häufig auf, jedoch kennt die hebräische Sprache keinen synonymen, eindeutig definierten Begriff im philosophischen Sinne der westlichen Denkweise. Nirgendwo läßt sich ein eindeutig dogmatischer Begriff aus den vorhandenen Wundererzählungen ableiten, da sie sehr heterogen sind. Am häufigsten taucht der Begriff des Wunders im Alten Testament in den Berichten auf, die sich mit der Herausführung des Volkes Israel aus der ägyptischen Sklaverei beschäftigen. In diesem Kontext bezeichnet das Tun des Jahwe-Gottes im Hebräischen der Begriff „Oht" sowie „Nophet", was nach Haag als „Zeichen und Wunder"[6] zu übersetzen wäre. Diese Zeichen tauchen insgesamt 74-mal im hebräischen Alten Testament auf und haben in der Regel die Folge, daß Erkenntnisse über Gott und über sein Wesen vermittelt werden sollen. Beide Begriffe Wunder und Zeichen sind miteinander verbunden, was auch dafür spricht, daß sich im Alten Testament diese Kombination 18-mal vorfinden läßt. Dieser Begriff ist übrigens auch im Neuen Testament und bis in unsere heutigen Tage im deutschen Sprachraum als „Zeichen und Wunder" lebendig geblieben. Häufig werden diese Zeichen auch als Ausdruck eines Symbols benützt, wie beispielsweise ein Prophet wirkt, um die Autorität Gottes und seiner Aussagen zu deuten und zu unterstützen. Im Letzten ist das Zeichen immer Zeichen der Verkündigung und steht im unlösbaren Zusammenhang mit der eigentlichen Offenbarung.

Ein solches Zeichen kann beispielsweise auch ein Frommer sein, der sich als ein von Gott gesetztes Zeichen bezeichnet (Psalm 71,7), und zwar weil sein Wohlergehen die göttlichen Verheißungen verkündigt und bestätigt.[7] Die Zeichen werden in concreto so gewirkt, daß beispielsweise bei den Ägyptern die Erkenntnis eintritt, nicht die ägyptischen Götter, sondern Jahwe allein sei der einzige (Vgl. Exodus 7,5). Die Zeichen und Wunder sind also immer Verkündigungen der Macht und der Überlegenheit Jahwes über die offensichtlich damals auch für möglich gehaltenen Götter Ägyptens oder anderer Volksstämme. Und somit sind alle Vorkommnisse des Alten Testamentes, die in dieser Tradition der Verkündigung Jahwes vor allen anderen Göttern stehen, Wunder und Zeichen, wobei es nicht darauf ankommt, ob diese Zeichen Naturgesetze durchbrechen oder nicht. Als typisches Beispiel gilt das Sonnenwunder anläßlich der Schlacht von Gibeon (Jos. 10, 12–14: *„Die Sonne hielt an und der Mond stand stille bis Josua, der die Sonne zu Gibeon zu halten gebot und den Mond im Tale von Ajalon sich gerächt hatte am Volke seiner Feinde. Steht es nicht also im Buche des Redlichen? So stand die Sonne mitten am Himmel still und eilte nicht unterzugehen, etwa einen vollen Tag lang. Einen Tag wie diesen gab es weder vorher noch nachher, daß der Herr einer Menschenstimme gehorcht hätte; denn der Herr kämpfte für Israel"*). Dieses Sonnenwunder ist besonders

[6] Haag Herbert, Wunder im Alten Testament, Lexikon für Theologie und Kirche, Freiburg 1961, S. 1254

[7] Vgl. Haag Herbert Ebd. S. 1253

als alttestamentarisch interessantes Faktum zu beurteilen, da es aus dem „Buch des Redlichen" stammt, das eine nicht kanonisierte alttestamentarische Schrift darstellt. Es handelt sich hierbei um eine Sammlung von altisraelitischen Sprüchen und Liedern über bedeutende Ereignisse. Der hier verwandte Wunderbegriff dürfte in den „erstarrenden Gestirnen" zu suchen sein, die die Tat des Jahwe für das auserwählte jüdische Volk wirkt: Die erstarrenden Gestirne sind nicht lediglich eine mythische Auffassung, sondern beschreiben das Wunder als eine selbstverständliche Tat, die das „Abfallprodukt" der göttlichen Vorgehensweise, die seinem Volk zum Siege verhilft, darstellt. Die Intention der Mitteilung ist nicht das Wunder der stehenden Gestirne, sondern der eigentliche Sieg des Volkes Israel, für das Jahwe selbstverständlich alles tut, auch Sterne anhalten. Das Alte Testament kennt auch andere Ausdrücke, die im Zusammenhang mit dem „Griff Gottes" in die Natur und Geschichte verwendet werden. Es wird hier von „Guburod", Machttaten Gottes berichtet, mit denen bezweckt wird, seine Macht und seinen Namen zu offenbaren. Auch die Begriffe „Gudulid" oder „Gudulod", Großtaten, finden sich im Alten Testament. Weitere Begriffe wie „erstaunliche oder furchterregende Dinge" oder einfach auch die „Tat" werden im gleichen Atemzug, wie die Verbreitung der Offenbarung geschieht, als Unterstützung des Textes genannt. Es spielt im hebräischen Denken keine Rolle, ob es sich bei all diesen „Taten" um Ereignisse handelt, die der Natur konform gehen, sie überschreiten oder gar gegen die Natur gehen. Diese Ausdrücke finden sich in den Exodusereignissen des jüdischen Volkes aus Ägypten, aber auch beispielsweise in der Genesis bei der Erschaffung der Welt. Hier ist die Selbstverständlichkeit der Macht und der Größe Jahwes ein Wunder im allerweitesten Wortsinn. Der biblische Erzähler macht sich keine Gedanken über die Historizität oder den naturwissenschaftlichen Zusammenhang der einzelnen Wundergeschichten, sondern er besingt letztendlich ausschließlich die Größe Jahwes. Ein Interesse an naturwissenschaftlichen Abhandlungen besteht für einen biblischen Erzähler nicht. Viele theologisch-dogmatische Überlegungen sind über den Wunderbegriff im Alten Testament angestellt worden, jedoch laufen sie meist ins Leere, da das Handwerkszeug der Dogmatik hier nicht greifen kann. Herbert Haag[8] spricht von mehreren Überlieferungen, die beispielsweise bei den Heuschreckenplagen in Ägypten und beim Durchzug des Volkes Israel durch das Rote Meer verschiedene Strömungen aufweisen. So ist in manchen Überlieferungsstrukturen des Alten Testaments nichts von einem Durchzug der Israeliten durch das Meer berichtet, sondern lediglich vom Ertrinken der verfolgenden

[8] Ebd. S. 1253

Ägypter, während andere Überlieferungen (die sogenannte T-Überlieferung) das Wasser spalten lassen und zu beiden Seiten eine Mauer stehen lassen (Exodus 14). Ganz wesentlich ist, theologisch darauf zu achten, in welchem Kontext die Wunderberichte stehen: So ist es entscheidend, ob sie in Epen, Volkserzählungen, Urkunden oder in Hymnen sich vorfinden. So wie das Josua-Buch vom Wunder der erstarrenden Gestirne berichtet und das einer älteren epischen Erzählung des „Buchs des Redlichen" zitiert, so dürfte auch die Elias- und die Elisäus-Überlieferung einen erzählenden, legendenhaft stilisierenden Charakter haben. Es geht dem alttestamentarischen Erzähler und gläubigen Israeliten stets darum, daß der Jahwe-Gott Wunder wirken kann, wann er will, weil seine Macht durch nichts beschränkt ist. Das Alte Testament sah in jedem Tun und jedem Gegenstand die Macht und das Tun Gottes am Werk. Im späteren Judentum auch des Neuen Testamentes wurden die für den Glauben selbstverständlichen Jahwe-Wunder unkritisch übernommen. Auch heidnische Wunder beispielsweise der griechischen Antike in ihrer ganzen Farbigkeit waren den jüdischen Rabbinern bekannt und sie wurden als solche akzeptiert. In späterer Zeit wurde im Judentum auch klar, daß die früher so häufigen allgegenwärtigen Wundertaten Jahwes in der aktuellen Zeit nicht mehr so zahlreich waren. Dies war nach theologisch-alttestamentarischer Auffassung dadurch bedingt, daß die früheren Generationen der Wunder würdiger waren als die aktuelle Zeit. Die Wundertaten im Judentum des späten Alten und Neuen Testamentes waren trauernde Erzählungen über die zuvor noch größere Nähe Gottes zum Menschen. Krankenheilungen, Gebetserhörungen und Regenwunder wurden beispielsweise auch in der Spätzeit des Alten Testamentes als gegeben angenommen. Deutlich unterschieden wurden theologisch in der damaligen Zeit die konfabulierenden Haggada-Erzählungen, die nur als Mitteilungen mit ausschmückendem Charakter bekannt waren. Die Rabbiner stützten sich bei der Wunderbeurteilung nicht nur auf die Autorität der vorliegenden alttestamentarischen Schriften, hier vor allem der Thora, deren Autorität unbestritten war, sondern auch auf die Taten Gottes in der täglich vorliegenden Natur, der Schöpfung: So war in der damaligen Theologie die Ernährung der Menschen und aller Lebewesen ein größeres Wunder als die Teilung des Meeres oder die Auferweckung eines Toten.[9] Auch wurde das Regnen als ein großes Wunder Gottes eher im Sinne eines pantheistischen Glaubens verstanden. Das im Orient so notwendige Regenwasser war ein Teil der Weltschöpfung beziehungsweise der fortgesetzten Schöpfungsgeschichte.

Zum Begriff des Wunders gehört nicht nur das bloß Faktische, sondern vor

[9] Vgl. Schmidt Joseph, Wunder im Judentum, in LTHK S. 1254–55.

allen Dingen sein dauernder Hintergrund der religiösen Bedeutung für die Offenbarung. Im Mittelalter beispielsweise wurde von Maimonides das Wunder verworfen, weil es in zu große Nähe mit der damals verbreiteten Magie kam, die dem Glauben feindlich gegenüberstand.

Wunder waren im Judentum der Spätantike kein theologisches Problem.

Auch in der Spätantike, im hellenistischen Judentum, dessen Zeugen besonders Josephus Flavius und Philon sind, ergab sich keine wesentliche Zäsur in der Wunderauffassung. Josephus Flavius beschreibt Gott als den Ursprung der „Pronoia" – des Erstdenkers oder der Erstintelligenz, die alles natürliche Geschehen lenkt und durchdacht hat und dem Menschen dies auch gelegentlich in Form von Wundertaten zeigen will. Er ist sich aber häufig nicht im Klaren, ob ein Ereignis dem göttlichen Eingriff oder einem natürlichen Verlauf entspricht. (Josephus Flavius, de bello Judaico III, 391). Bei Philon sind die Wunder des Alten Testamentes prinzipiell real, da bei Gott alles möglich ist (Philon, Vita Mos. I, 96 ff.). Die biblischen Wunder widersprechen in keiner Weise dem Naturgesetz, sondern lediglich der Tatsache, den wirklichen Verlauf der Natur zu kennen (Vita Mos. I, 174 ff.).[10] Auch dort wo Gott Kräfte der geschaffenen Natur in seinen Dienst stellt (Vita Mos. I 206 ff.), findet er trotzdem das Tun Gottes offensichtlich. Hier wird bereits moderneres Denken angesetzt, daß sich nämlich der Jahwe-Gott in einer natürlichen Weise Ursache oder Wirkung bedienen kann. Wichtig ist für die hellenistischen Juden, daß der Sinn des zu Gott führenden Offenbarungsbegriffes durch Wunder ohne weiteres erhalten werden muß.

Wunderberichte im Neuen Testament

Das Neue Testament spricht von Wundern in verschiedenen Begriffen. So spricht das NT von Dynameis (Krafttaten), Semeia (Zeichen), Terata (ungeheure Erscheinungen), in Verbindung mit Semeia und Thaumasia (erstaunliches Wunderbares). In allererster Linie spricht das NT von Christus als dem Gottessohn, der das eigentliche Wunder der gesamten Welt darstellt. Das Neue Testament teilt die Wunder in eine Gruppe der noch zukünftigen Vollendung des Werkes Christi und die Phänomene der Vergangenheit ein. Die zukünftige Vollendung ist besonders in der Eschatologie und der Apokalyptik enthalten. Hier spielen zukünftige Wundertaten wie Sonnenwunder, Tierwunder, Sternwunder sowie die endzeitliche Weltumgestaltung in ihrer gesamten Farbigkeit keine naturwissen-

10 Vgl. Ebd. Bd. 10, S. 1255.

schaftliche Rolle. Sie stehen im Zusammenhang mit der weit wichtigeren Wiederkunft Christi. Diese futuristischen Zeichen haben in der Theologie eine große Rolle eingenommen, insbesondere, wenn es um die apokalyptischen falschen Messiasse, beziehungsweise das Auftreten des zukünftigen Antichrists ging.

Die Wunder der Vergangenheit, die an Jesus geschehen sind, sind relativ zahlreich. In den Apokryphen finden sich multiple Wundergeschichten. Während im kanonisierten Neuen Testament die Kindheitsgeschichte mit der Jungfrauengeburt beginnt, die als großes Wunder angesehen wird, gefolgt von der Verklärung Jesu auf dem Berge Tabor und endend mit der Himmelfahrt Christi, enden die Erklärungen und wunderbaren Geschehnisse beim „leeren Grab", immer mit der Erscheinung Jesu zusammenhängend. Da es sich in den Berichten um empirische, erfahrbare Vorgänge handelt, müssen die einzelnen Wunderepisoden jeweils in ihrem textkritischen und inhaltlichen Zusammenhang gesehen werden und dürfen auf keinen Fall losgelöst betrachtet werden.

Jesus selbst hat nach den Aufzeichnungen des Neuen Testaments dreißig Wunder gewirkt, wobei in allererster Linie Dämonenaustreibungen, Krankenheilungen, drei Totenerweckungen und Naturwunder berichtet werden. Die Wunderüberlieferungen sind vom Beginn der christlichen Theologie an umstritten, und zwar je mehr sie „menschenunmöglich" sind. In der Entmythologisierung des christlichen Glaubens wird vorausgesetzt, daß ein aus seiner Naturkausalität nicht hervorgehendes Geschehen per se nicht möglich ist und somit die Wunder Christi erzählendes Beiwerk darstellen.

Grundsätzlich ist jedoch zu bemerken, daß auch die Entmythologisierungstheologie Jesus als einen Heiler durchaus bestehen läßt, der sich auch als erfolgreicher Exorzist betätigen könne. „Das historisch Erweisbare führt nicht über den Bereich auch anderswo bezeugter psychisch-somatischer Heilwirkungen hinaus".[11] Die Entmythologisierung spricht von einer wunderschaffenden Überlieferung, und zwar in dem Moment, in dem das naturwissenschaftlich Machbare und Erkennbare verlassen wird. Als entscheidendes Kriterium werden parallele außerbiblische Wundererzählungen angeführt, die im biblischen Bereich lediglich übernommen würden. Das entscheidende Kriterium besteht nach der Entmythologisierung des NT darin, Jesus als den „Sohn Gottes" auszuweisen. Auch im biblischen Denken des Neuen Testamentes ist stets zu beachten, daß Jesus einen eigenen Wunderbegriff theologisch dogmatischer Art nicht kennt. Das Alte Testament, in dessen Tradition auch er steht, besitzt ein völlig

11 Ernst Käsemann, Religion und Geschichte Bd. 1835 ff.

immanentes Wundergeschehen als normalem Ablauf des täglichen Lebens, an welchem sich die Macht und die Liebe Gottes täglich als wunderbare Kundgebung des Willen Gottes zeigt. Historisch scheint es eine Tatsache zu sein, daß die Zeitgenossen Jesu ihn fragten, in wessen Namen er dies alles tue.[12] Das nicht mehr Menschenmögliche in Jesu Handeln hat seinen selbstverständlichen Grund, die Frage ist nur, in wessen Auftrag und Macht er diese Zeichen setzt! Im religionsgeschichtlichen Vergleich fällt auf, daß die meisten Wundergeschichten der Evangelien, insbesondere die Heilungsperikopen stereotype Züge aufweisen, die sich auch in antiken Wundererzählungen finden.[13] Diese enge Verwandtschaft zu den außerbiblischen Quellen werden in der evangelischen Theologie mehr oder weniger betont, wobei es sich um eine völlige Ablehnung bis zu einer leichten Einschränkung der tatsächlichen Wunderberichte handelt. Insgesamt ergibt sich aufgrund dieser Verwandtschaft jedoch noch kein schlüssiges Argument gegen die tatsächliche Geschichtlichkeit der Christuswunder. Auch die Dämonenaustreibungen werden in der jüdischen Überlieferung etwa 100 v.Chr. berichtet, und zwar meist in Kombination mit wundertätigen Gesetzeslehren. Die biblische Tradition der Wundergeschichten sowie die rabbinischen Wundergeschichten sind beide nicht als eine historisierende Tatsache zu sehen, sondern immer nur auf dem Hintergrund dessen zu interpretieren, was die Schrift will: Verkündigung des Evangeliums. In der rabbinischen Erzählung sind häufig Strafwunder zu finden, die die unantastbare Ehre des Jahwe-Gottes verherrlichen sollen. Häufig finden sich in dieser Tradition auch spektakuläre und abstruse Züge, die historisch auch häufig an komplizierte magische Praktiken der damaligen Zeit erinnern. Als Wundertäter derselben Zeit um die Geburt Christi werden auch Apolonius von Thyana sowie der Heilgott Asklepios bezeichnet, denen ebenfalls Krankenheilungen, Totenerweckungen und kurioseste Mirakel attestiert werden. Hier werden beispielsweise Berührungen durch den Fußtritt des unsichtbaren Gottes oder seiner Pferde, den Biß der heiligen Gänse oder ähnliche Absurditäten nachgesagt. Auch geht es in derartigen Wundergeschichten der außerbiblischen Welt nicht zuletzt um die Honorarfrage, um das nötige Geld für die Kureinrichtungen oder das Prestige des Gottes zu verfestigen.[14] Zusammenfassend läßt sich jedoch festhalten, daß die Wunder Jesu einen „wachsamen Heiler" beweisen, außerdem zeigen sie seinen persönlichen Einsatz. Medizinische Eingriffe im weitesten Sinne sind außerordentlich selten,

[12] Vgl. Markus 3, 22 Parallele.
[13] Vgl. Bultmann, Geschichte der synoptischen Tradition, Göttingen 1931, S.223–260.
[14] Vgl. Vögtle Anton, Wunder in LTHK., Bd.10, S. 1258.

so daß man nicht von einem wundertätigen „Heilpraktiker Jesus" ausgehen kann. Jesus heilt ohne ein Machtwort Kranke meist durch die Berührung seiner Hand, wobei zusammenfassend jeweils festgestellt werden kann, daß es sich zusammen mit einem Machtwort Jesu kombiniert. Das Wunder scheint religionsgeschichtlich bei Jesus eine Unterstreichung des wichtigeren Wortes zu sein, sozusagen eine Apologetik dessen, was gesagt wurde! Im Vergleich zu Apolonius unterscheidet er sich in sämtlichen Berichten von einem für damalige Zeit begnadeten Diagnostiker oder Therapeuten mit unkonventionellen Heilmethoden deutlich. In sämtlichen Wundern läßt sich der Kontext eines sogenannten Sendungsanspruches festhalten, der das Hauptinteresse des Wundertäters Jesus beinhaltet.

Es gibt somit durch den religionsgeschichtlichen Vergleich deutliche Indizien für die Originalität der biblischen Wundergeschichten Jesu, die um so wahrscheinlicher sind, je mehr sie aus dem üblichen Rahmen der im Kontext bekannten außerbiblischen Wunderberichte herausfallen. Jesus sieht in seinen eigenen Worten Wunder als Zeichen der erfüllenden Heilsprophetie, da seiner Meinung nach das Königreich Gottes unmittelbar zuvorstünde. Ein typisches Wunder des Neuen Testamentes ist die Begebenheit um Thomas, der neben dem Glauben einen für damalige Zeit naturwissenschaftlichen Beweis haben möchte, nämlich seine Finger in Jesu Seitenwunde zu legen, sowie das Mal der Nägel mit eigenen Augen betrachten zu können. Hier kommt zur Darstellung, daß das Wunder nur aus dem Sinnzusammenhang zwischen dem Verhältnis von Wunder und Glauben nicht herausgerissen werden darf. Jesu Wunder sind nicht schlagende Experimentalbeweise, die naturwissenschaftlich analysiert werden, in einem philosophischen Ausschlußverfahren bestätigt werden können und so den zweifelnd Glaubenden zur Annahme des Glaubens veranlassen. Die Tat seiner Wunder und die von ihm teilweise mitgegebene Begründung sind regelmäßig als Heilsangebot, als Tat oder Gabe Gottes oder als Zuwendung Gottes zu den Menschen zu interpretieren oder im allgemeinen biblischen Kontext gesagt, als „Umkehr" zu verstehen. Wo der Ansatz einer Glaubensbereitschaft fehlt, ist er nicht bereit oder willens ein Wunder auszuführen. *„Er konnte dort nicht eine Machttat wirken, nur einigen Kranken legt er die Hände auf und heilte sie. Und er wunderte sich über ihren Unglauben und er durchwanderte die umliegenden Dörfer und lehrte."* Nicht alle Wunder der Evangelien lassen sich aus den Worten Jesu belegen. Die Dämonenaustreibungen aus Lukas 11,20, die Krankenheilungen der Aussätzigen, Lahmen, Tauben und Blinden sowie die Totenerweckung aus Mat. 11,4. sind ein Sondergut der biblischen Erzählung. *„Wenn aber ich durch den Finger Gottes die Dämonen austreibe, so ist das*

Reich Gottes zu euch gekommen !"[15]Die Wunder wurden hauptsächlich in der späteren Verkündigung als Stilmittel eingesetzt. Die Verkündigung wurde jeweils aktualisiert und von den verschiedenen Synoptikern und der johanneischen Tradition in verschiedener Weise weitergegeben. Teilweise sind die Wundergeschichten sehr stark verschieden tradiert, und zwar nicht nur die referierende Konservierung des Hergangs, sondern auch die Fassungen und die Anwendung der Wunder.[16] Unbestritten ist derzeit, daß es mehrere Wunderquellen auch des Neuen Testamentes gibt. So ist sicher, daß das Johannesevangelium seine Wunder aus einer anderen Quelle schöpft, der sogenannten Semeia-Quelle. Die synoptische Überlieferung hat verschiedene Wundergeschichten von Jesus so tradiert, daß sie eine verborgene tiefere religiöse Bedeutung bekommen haben. So ist besonders die von den Jüngern nicht verstandene Brotvermehrung und deren Heilsinn verschieden tradiert worden, ebenso auch die des Tauben.[17]Diese Wundergeschichten sind eindeutig Ausdeutungen und anwendungstechnisch umgedeutet worden. Ganz wesentlich ist in der urkirchlichen Verkündigung, daß der Anspruch Jesu durch die Wundertätigkeit die letzte Endzeit vor seiner Wiederkunft einläutet. Die „Krafttaten" sind explizite Beweise seiner Messianität, seiner göttlichen Offenbarer- und Heilbringerwürde.[18] Die derzeitige theologische Diskussion ist, daß aufgrund des Sendungsanspruches Jesu, daß nämlich in ihm Gott selbst eschatologisch handelt, er einen neuen Typus von Wundergeschichten hervorgebracht hat. Denn nicht alle Wunder können unter diesem Anspruch subsumiert werden. So sind der Wandel auf dem See Genezareth, die anschließende Brotvermehrung und das Weinwunder zu Kanaan, sowie die Sturmstillung auf dem See Genezareth in kein Schema passend und könnten allerhöchstens so interpretiert werden, daß eine gemeinsame Notsituation dringend gelöst werden mußte.

Das Sturmstillungswunder auf dem See Genezareth mußte notwendigerweise geschehen, da bei „Nichtbeibringung" des Wunders Jesus Schiffbruch erlitten hätte und sein Heilswerk nicht mehr hätte fortsetzen können. Es liegt somit sehr nahe, daß diese öffentlichen spektakulären Wundertaten Erzählungsmythen darstellen. Die Totenerweckung der Tochter des Jairus trägt hingegen bereits Züge des wiederkommenden Christus, dem die Gewißheit des überwundenen

[15] *„Gehet hin und berichtetet dem Johannes, was ihr gehört und gesehen: Blinde sehen, Lahme gehen, Aussätzige werden rein, Taube hören, Tote werden auferweckt und den Armen wird frohe Botschaft verkündigt und selig, wer an mir nicht Anstoß nimmt."* Mat. 11,4.

[16] Vgl. Hähnchen E. Zentralblatt Theologie und Kirche 36, 1959, S.41–54.

[17] Markus 7, 13 ff. und die Szene mit dem versinkenden Petrus (Mat. 14, 28.)

[18] Vgl. Vögtle Anton, Wunder, LTHK Bd. 9, S. 1260 ff.

Todes von vornherein die Totenerweckung zum kleinen Problem werden läßt. In dieser Geschichte ist kein Hinweis für ein individuelles Heilen des Menschen vorhanden, sondern eine eschatologische a priori feststehende Überlegenheit des Jesus von Nazareth gegenüber der Realität des Todes.[19] Auch sind die spektakulären Wunder der Brotvermehrung dahingehend zu interpretieren, daß Jesus seine göttliche Machtvollkommenheit unter Beweis stellen wollte und sollte, dies jedoch mehr in einer Art der Verkündigung als im Sinne eines historischen Ereignisses. So ist anzunehmen, daß vereinzelte Christusgeschichten im urkirchlichen Sinne weniger ein erlebtes Geschehen referieren, sondern eine inhaltliche Aussage über die heilsgeschichtliche und göttliche Würde der Person Jesu machen wollen.[20]

War Jesus ein für die damalige Zeit „approbierter" Heilpraktiker im weitesten Sinn? An mehreren Stellen des NT wird über derartige Heilpraktiken Jesu berichtet. *„Man brachte ihm einen Taubstummen und bat ihn, ihm die Hand aufzulegen. Und er nahm ihn aus der Menge heraus beiseite, legte ihm seine Finger in die Ohren und berührte seine Zunge mit Speichel, blickte zum Himmel auf und seufzte und sprach zu ihm „Ephata", d.h. „tu dich auf." Da öffneten sich seine Ohren und das Band seiner Zunge löste sich und er konnte richtig reden. Und er befahl ihnen es niemand zu sagen. ...Da waren sie ganz außer sich vor Staunen und sagten „Gut hat er alles gemacht. Die Tauben macht er hörend und die Stummen redend."* (Markus 7, 31–37)

Dann benetzte er die Augen des Blinden mit Speichel, legte ihm die Hände auf und fragte ihn: „Siehst du etwas ?" Und er begann zu sehen und sagte: „Ich sehe die Menschen, denn ich sehe etwas wie Bäume umhergehen." Hierauf legte er ihm noch einmal die Hände auf die Augen. Da sah er scharf und war wiederhergestellt und sah alles ganz deutlich. Hierauf schickte er ihn nach Hause und sagte: „Geh aber nicht in das Dorf hinein." (Markus 8, 23 ff.)

Und im Vorbeigehen erblickte er einen Menschen, der von Geburt an blind war. Und seine Jünger fragten ihn: „Rabbi welcher hat gesündigt, dieser oder seine Eltern, daß er blind geboren wurde ?" Jesus antwortete: „Weder dieser hat gesündigt noch seine Eltern. Vielmehr sollen die Werke Gottes an ihm offenbar werden. Ich muß die Werke dessen wirken, der mich gesandt hat, solange es Tag ist. Es kommt die Nacht da keiner wirken kann. Solange ich in der Welt bin, bin ich das Licht der Welt." Nach diesen Worten spie er auf den Boden, machte einen Teig aus dem Speichel, strich ihm den Teig auf die

[19] Vgl. MK. 5, 35–43.

[20] Vgl. Vögtle Anton, Wunder. LTHK Bd. 9, S. 1260 ff.

Augen und sagte zu ihm: „Geh, wasch dich beim Siloach", das heißt übersetzt Gesandter. Er ging also hin und wusch sich und kam sehend zurück. Da sagten die Nachbarn und die Leute, die ihn früher als Bettler gesehen hatten: „Ist das nicht der Mann der da saß und bettelte ?" Die einen sagten: „Ja, er ist es", die anderen sagten: „Nein, er sieht ihm nur ähnlich", er sagte: „ Doch, ich bin es". Da sagten sie zu ihm: „ Wie sind denn deine Augen geöffnet worden ?" Jener antwortete: „Der Mann mit dem Namen Jesus hat einen Teig gemacht und meine Augen damit bestrichen und zu mir gesagt: „Geh zum Siloach und wasche dich. Ich bin also hingegangen und habe mich gewaschen und konnte sehen." Da sagten sie zu ihm: „Wo ist er denn ?" Er sagte: „Ich weiß es nicht." (Johannes 9. 6 ff.)

Hier werden antike Heilpraktiken beschrieben, die über den sonstigen wunderbaren „Handgestus" hinausgehen. Zudem werden hier stufenweise Heilungen beispielsweise des Blinden berichtet, was ein Element zeitgenössischer, möglicherweise urkirchlicher praktizierter Heilmethode darstellen könnte. Zum anderen sind derartige Heilmethoden auch katechetisch wichtig durch ihren symbolträchtigen Charakter. All diesen Berichten der Wunderheilung von Kranken liegt als einziges verbindendes Glied zugrunde, daß sie sämtlich zeitgenössische eindrucksvolle Darstellungen der Kraft Jesu übermitteln wollen. Eine eindeutige Homogenität der Heilungswunder besteht nicht. Es kann somit nicht davon ausgegangen werden, daß der „Heilpraktiker" Jesus von Nazareth einer bestimmten Schule mit festgelegten Heilmethoden angehörte. Diese Tradition wird auch in der nachevangelialen Apostelgeschichte in unveränderter Weise weitertradiert. In dieser sind Wunder und Zeichen auch Kennzeichen des den Glauben weitertradierenden Apostels (2 Korinther, 12). Sie stellen auch eine unbedingte Legitimation der zweiten Reihe der Glaubensübermittler als Boten Christi überhaupt dar (Römer 15, 18). Nach dem, in vorösterlicher Tradition vorausgesetzten Auftrag Jesu: „Heile die Kranken und verkünde das Evangelium" (Lukas 9, 2.) waren in der Apostelgeschichte und in den Paulusbriefen die Worte und Zeichen ein wesentlicher Teil der Christusbotschaft der Apostel und der nachfolgenden Stephanus und Philippus. Die Frage des Überlieferungswertes von derartigen Totenerweckungen und Heilungsgeschichten, Strafwundern und Errettungswundern in der Apostelgeschichte wird im Protestantismus sehr kritisch beurteilt und in der katholischen Tradition nicht diskutiert. Ähnlich der alttestamentarischen Überlieferung wird von katholischer Seite einfach dahingehend argumentiert, daß es immer möglich war, daß im Namen Jesu Wunder geschahen und die nachlassende Wunderhäufigkeit mit dem Nachlassen des Glaubens einher geht.

„Und zwar hat Gott die einen in der Kirche bestimmt, erstens zu Aposteln, zweitens zu Propheten, drittens zu Lehrern; ferner sind da Wunderkräfte, weiter Heilungsgaben, Hilfeleistungen, Leitungsaufgaben mancherlei Sprachengaben. Etwa alle Propheten? Etwa alle Lehrer? Besitzen alle Wunderkräfte? Haben alle Heilungsgaben? Reden alle in Sprachen? Legen alle aus?" (1 Korinther 12, 28 ff.). Jedoch ist auch in der Apostelgeschichte aufgrund der Berichte von Wundern (Apg. 5, 15 u. 19, 11) es außerordentlich wahrscheinlich, daß die Berichte dazu abgefaßt wurden, um die Macht der Apostel und Boten Christi als wahre Gottesmänner zu betonen.[21]

Wunder in der Geschichte der Theologie

In der Patristik sind Zeichen und Wunder in der Regel Ausdrücke dafür, daß Jesus Christus Gottes Herold ist. So sind Sentenzen bei Ephräm, dem Syrer, bei Epiphanios von Salamis, bei Chrysostomos sowie bei Hilarius zu finden. In den ersten christologischen Auseinandersetzungen (Denzinger 121, 215) gegen Juden und den Apostaten Markion wird Jesus als Erfüllung aller alttestamentlicher Weissagungen und wegen seiner Wundertätigkeit als die Erfüllung der Schrift hingestellt. Auch bei Origines findet sich in seiner Schrift „Contra Celsum" der Hinweis, daß Jesus den übrigen heidnischen Religionen des Altertums nicht in der physischen Macht, sondern aufgrund der Voraussagungen des Alten Testamentes und seiner ethischen Größe in jedem Fall überlegen sei, wobei auch die Integrität seines Lebenswandels und die Wundertätigkeit im Vordergrund stehen. Entscheidenden Einfluß auf die Wunderdiskussion der frühen Urkirche hatte der Kirchenlehrer Augustinus von Tagaste in Nordafrika. Das Wunder gehört seiner Ansicht nach bereits ab dem Jahre 391 in die Gründungszeit der Kirche und auch in die kirchliche Gegenwart. Die größten Schöpfungswunder, die wegen ihrer Alltäglichkeit oft übersehen und mindergeachtet werden, sollen durch die besonderen Wunder den gläubigen Menschen aus seiner Blindheit und Trägheit aufrütteln und auf Gott hinweisen (Trinitas, 3, 10). Augustinus ist der erste, der das Wunder neu definiert.

„Miriaculum voco quicquid arduum aut insolitum supra spem vel facultatem mirandis adparet" (util. cred. 16). Ein Wunder nenne ich etwas besonders Schwieriges und Ungewöhnliches, das über die Hoffnung und das menschliche Fassungsvermögen des Betrachters erscheint. Nach Augustinus` Auffassung kann ein derartiges Wunder positiv wie negativ bzw. gottes- oder dämonen- bzw.

[21] Vgl. Vögtle Anton, Wunder, in LTHK Bd. 9, S. 1261.

magieverursacht sein. Ob es sich bei dem Wunder um etwas „von Gott Herkommendes" handelt, entscheidet Augustinus aus dem speziellen Fall, der stets mit einer positiven Einschätzung und Förderung der Gottesverehrung und der Offenbarung zu tun haben muß.[22] Wunder sind grundsätzlich Geschehen, die wider die uns bekannte Natur ablaufen – *„Contra naturae cursum notissimum"* (Contra Faustum 29,4). In einer weiteren Definition wird Wunder als *„praeter usitatum cursum ordinemque naturae"* (Trinitas, 24,1 in Evangelium Johannis) als gegen den üblichen Lauf und die Naturordnung verstoßend definiert. Der Naturbegriff ist jedoch im fünften Jahrhundert zu Zeit des Augustinus nur als gottgeschaffene Gesamtwirklichkeit zu sehen, wobei in diesem Sinne Wundertaten nicht gegen Gott, sondern von ihm direkt induziert und gewollt sind. Wunder als eine von Gott selbst genehmigte Ausnahmeregelung seiner selbstgeschaffenen Gesetze! Die Zeit nach Augustinus erweitert und vervollständigt diesen Gedanken. In späteren Zeiten entstehen Wundersammlungen, die in der christlichen Welt zur Selbstverständlichkeit gehören, bis hin zu den Wundersammlungen des Jacobus de Voragine, der eine der am weitesten verbreiteten Wundersammlungen verfaßt hatte, die zum Abstrusesten gehört, was der Wunderglaube in der christlichen Welt hervorgebracht hat. Aufgrund der Augustinischen Wunderdefinition tritt auch das beweiskräftige, apologetische Wunder in den Vordergrund der Betrachtung. Jedoch ist es nur so zu verstehen, daß der gesamte Kosmos der damaligen Zeit noch eine von der Antike stammende Einheit darstellt, die nie hinterfragt wurde oder zumindest mit den damaligen Mitteln hinterfragt werden konnte.[23]

Im frühen Mittelalter wandelt sich das Bild des Wunderbegriffes deutlich: Es geht jetzt nicht mehr, wie in der Augustinischen Zeit, um die Bezeugungswunder, sondern um die Wirkursächlichkeit, d. h. zu Beginn des Wunders steht immer Gott als erster Beweger von außerordentlichen Vorgängen. Eine wesentliche neue Definition stammt von Anselm von Canterbury (gest. 1109).

„Tres cursus rerum, scilicet mirabilis, naturalis, voluntarius". Er teilt die menschlichen Handlungen in drei Teile, nämlich den Teil des Wunders, der Natur und des Willens ein, wobei das Wunder selbst nur aus dem göttlichen Bereich stammen kann. Die alltäglichen Dinge werden als *„Naturalis"* – natürlich angesehen. Wunder hingegen sind „supra naturam", d. h. nicht durch die Natur (*„non mediante natura"*) bedingt. Seit dem 13. Jahrhundert wird das apologetische Zeugnis des Wunders eines der entscheidenden Kriterien der Glaubens-

22 De civitate Dei, 10,12,16.

23 Vgl auch A. Kolping, Wunder in LTHK Bd, 10 S. 1262 ff.

verteidigung, hier besonders durch Wilhelm von Auvergne. Als Markstein der Wunderdefinition und Einordnung in die theologische Auseinandersetzung des Mittelalters steht Thomas von Aquin als Aristoteliker. Thomas unterscheidet Gnade und Natur voneinander und stellt Gott der Natur gegenüber. Wunder sind nur noch etwas „quod deus solus facere potest"– was nur noch Gott allein tun kann.[24] In dieser Theologie wird das Zeichenhafte der Antike und der Urkirche zurückgestellt. Das Wunder wird ausschließlich von seinem Verursacher her gesehen und besitzt eine *„causa simplicitas et omnibus occulta"*– einen einfach und allen verborgenen Grund. Wunder werden auch nur noch außerhalb der Ordnung der gesamten geschaffenen Natur – *„praeter ordinem totius naturae creatae"* angesehen.

Die alte, über Jahrhunderte zugrundeliegende metaphysische Betrachtungsweise der Natur wurde nach ihrer Wesenheit, den Entitäten und deren Eigenschaften, den Naturgesetzen eingeteilt. Diese Betrachtungsweise wurde in der Neuzeit nicht mehr in diesem Maße anerkannt und man nahm die Naturgesetze als funktionelle Abhängigkeiten des Verhältnisses zwischen Ursache und Wirkung an. Die Natur wurde immer weiter empirisch erfaßt, wobei der Blick auf Gott nicht mehr im gleichen Maße im Vordergrund stand oder gar abgekoppelt wurde. Hierbei machte sich nun eine Akzentverschiebung deutlich: Die Scholastik definierte das Wunder durch die alleinige göttliche Kausalität, nicht mit Mitteln der Natur (*„non mediante natura"*). Jetzt wurde die Außerkraftsetzung und Durchbrechung der Natur in den Vordergrund gestellt. Der Zusammenhang zwischen Gott und gegenwärtiger Welt begann auseinanderzubrechen. Spinoza (gest. 1677) sah im pantheistischen Gott (*„natura naturans"*) in der Durchbrechung der Natur (*„natura naturata"*) einen Widerspruch in sich selbst. Noch weiter ging Voltaire (gest. 1778), der Gott bei einer Wunderkorrektur sich selbst und seine Schöpfung als „verbesserungsbedürftig" hinstellen würde. Wunder würden Wissen und Moral konterkarieren. Endgültig bestritten wurde jede Wundererkenntnis von David Hume (gest. 1776) und J. Stuart Mill (gest. 1873.). Ein weiterer Definitionsversuch wurde durch Gotthold Ephraim Lessing (gest. 1781) erhoben, nämlich daß Wunder nur *„Beweise des Geistes und der Kraft"* sind, wobei er die Faktizität der Wunder leugnet. Willhelm von Leibnitz (gest. 1716) sieht unter dem Eindruck der völligen Leugnung der Faktizität von Wundern verborgene pantheistisch anmutende Naturkräfte, die ausnahmsweise zu bestimmten Zeiten und an bestimmten Orten in Aktion treten.[25] Kulminationspunkte der

[24] Summa Theologica 1 II Q. 111 a. 4.
[25] Vgl A. Kolping, Fundamentaltheologie 1, S. 310 ff.

Auseinandersetzung über den Wunderbegriff fanden sich im 19. Jahrhundert, als die Frage nach den Ereignissen, die naturwissenschaftlich noch nicht geklärt sind (Totenerweckungen, kosmische Erscheinungen, unerklärliche Krankenheilungen) einerseits mit einem echten Wunder beantwortet wurde, als direkten Eingriff Gottes in die Natur, mit der Folge, naturwissenschaftliche Unerklärtheit zu metaphysischen Erklärungen zu wenden oder aber die naturwissenschaftliche Unerklärtheit im Sinne einer metaphysischen Unerklärbarkeit zu beantworten. Diese Wege führten in die Konfrontation und in die apologetisch verzweifelte Verteidigung des Glaubens im Sinne eines galiläischen trotzigen Widerspruchs.

Im 19. Jahrhundert ergingen erste lehramtliche, definitive Äußerungen über das Wunder, wobei die Beweiskraft von Wundern in den kirchlichen Glaubenskatalog aufgenommen wurde.

Das Vatikanum 1 sieht das Wunder (Denzinger 3009) als einen notwendigen göttlichen Machteingriff in den Naturlauf an, damit so an die Funktion des göttlichen Zeichens erinnert wird. Inwieweit dieser Machteingriff in die erkennbare Natur geschieht, ob der Eingriff von Gott direkt oder über natürliche Wege angestoßen geschieht, definiert das Erste Vatikanische Konzil nicht. Benedikt XIV. (gest. 1758) setzte die römische Praxis bei Selig- und Heiligsprechungen in seinem Werk „De servorum dei beatificatione et canonisatione" fest. Er war einer der Protagonisten der Fixierung des theologischen Wunderbegriffes, der sich in der Dokumentsammlung des Denzinger 3009 letztlich wiederfindet. Er definierte das Wunder als einen Effekt außerhalb der Ordnung, der diesem Effekt eigentümlichen Ursächlichkeit (*„praeter ordinem propriae causae quae nata est facere hoc"*). Das Wunder ist weiterhin eine Tat, die die Naturkräfte übersteigt. Seine Auffassung schlug sich im Antimodernisteneid (Denzinger 3475–3500) nieder: *„Miracula cognosco tanquam signa certissima divinitus ortae christianae religionis, eademque teneo aetatum omnium atque hominum, etiam huius temporis intelligentiae esse maxime accomodata."* Ich anerkenne die Wunder als außerordentlich sichere Zeichen der von Gott herrührenden christlichen Religion und halte die Wunder für die Intelligenz eines jeden Menschen auch in dieser Zeit für außerordentlich klar erkennbar. Die klare Aussage des für jeden katholischen Theologen zu leistenden Eides ist endgültig definiert und sowohl die Erkennbarkeit als auch die Herkunft des kirchlich definierten Wunders wird damit endgültig anerkannt. Seit dieser Definition und der kirchlichen Verlautbarung durch Pius IX. (Denzinger 1790) ist von theologischer Seite keine wesentlich neuere bindende Aussage zum Thema des Wunders mehr erfolgt. In der derzeitigen theologischen Aussage und Diskussion um das Wunder besteht das Dilemma des weitestgehenden Abbaus des mythischen

Welterlebens durch eine streng methodisch-rationale und naturwissenschaftliche Welterforschung, wobei die genauere Untersuchung und Interpretation der biblischen Wunderberichte häufig dogmatisch abgeblockt und als Glaubensdefekt hingestellt werden. In den naturwissenschaftlichen Studien der spontanen Heilungen wird der Begriff Wunder derzeit nicht mehr oder nur als Abwertung verwendet, während auf der Seite der Theologie am Wunderbegriff der thomistischen Theologie des Ursache-Wirkungsprinzips weiter festgehalten wird.

Zum jetzigen Zeitpunkt ist das Wunder eine Privatsache geworden, das im Lichte der Vernunft nicht zu einem Konsens finden kann, da Zweifel von jeder Seite, konträr der Auffassung der Gegenseite gegenüberstehen. Der Aufweichung der Gegensätze ist durch einen theologischen oder naturwissenschaftlichen Ansatz derzeit nicht nahezukommen, im Gegenteil: Neueste Publikationen von Steve Hawkins versuchen den Beweis der fehlenden göttlichen Ursächlichkeit zu führen und im selben Maße sind die Verlautbarungen des Johannes Paul II. in seinen Humanae Generis diametral argumentierend. Historisch wurden und werden die Gräben immer tiefer.

Systematische Überlegungen zum Wunderbegriff

Die im biblischen Bereich des Alten und Neuen Testamentes aufgeführten Wunderberichte sind ihrer Form und Inhalt nach einmalige Geschehnisse, mit deren Hintergrund sich die neueren Wunder-Ereignisse hinterfragen lassen müssen. Wundergeschichten im christlichen Bereich sind aufgrund der absoluten Einmaligkeit nur dahingehend zu verstehen und interpretieren, daß jede theologische Wunderbestimmung sich an die biblischen Wunderzeugnisse anlehnt und sich an ihnen mißt. In allererster Linie ist es für die Theologie methodisch wichtig, das Wunder an sich von dem Wunderbericht sauber zu trennen: Es handelt sich somit in allererster Linie immer um eine geschichtswissenschaftliche Grenzfrage in der Theologie. Die theologische Wissenschaft hat es niemals direkt mit Wundern zu tun, sondern sie sind als übermittelnde Zeugnisse auf ihre Glaubwürdigkeit und ihren Zusammenhang hin zu hinterfragen. Ein Wunderbericht über ein stattgehabtes Ereignis verändert den Menschen normalerweise nicht, da er letztlich von einer geschichtlichen Tatsache nur betroffen wird, wenn diese Tatsache ihm die Weichen für zukünftige Verhaltensmuster unausweichlich stellt. Auch das naturwissenschaftlich dominierte Weltverständnis der Jetztzeit kennt Unerklärliches und letztlich auch „Wunderbares", jedoch ist eine derartige Tatsache nicht dazu geeignet, dem Hörer dieser Botschaft den Glauben abzunötigen. So hat die Theologie die Aufgabe übernommen, aufgrund der ihr überlieferten Wunderberichte des Alten wie Neuen Testamentes den Bezug zwischen dem Menschen und seinem Schöpfer Gott aufzuzeigen und sozusagen den „Kontakt" herzustellen. Es geht theologisch letztlich darum, die einzigartige geschichtliche Existenz des einzelnen Menschen zu erklären und in Zusammenhang mit den ihn betreffenden Wundern und Wundergeschichten zu setzen. Weitere Aufgabe der Theologie ist es, den Menschen und seine Sichtweise für das Unveränderbare und Einzigartige und Unerwartbare – also ein Wunder – auch in einer immer mehr rational gewordenen Umgebung sensibel zu machen. Die digitale oder analoge rationale, von Naturwissenschaften geprägte Welt steht dem Wunder diametral entgegen, ist jedoch nicht in der Lage, einen existentiellen Grund zu finden und muß per se bei einem Wunderbericht jedweder Herkunft nicht nur „passen", sondern es prinzipiell auch von ihrem Selbstverständnis her in Frage stellen. Die Theologie hat bei der Erklärung des Wunders des weiteren die Aufgabe, dem Menschen verständlich zu machen, daß er nicht nur in eine total objektivierbare analoge oder digitale Zerlegung münden kann, sondern daß er mit seiner jeweils eigenen geschichtlichen Existenz „in-dividuum" (unteilbar) bleibt und niemals nur objektivistisch aus seinem Lebenszusammenhang herausgenommen werden kann. (vgl. LTHK Bd. 10, S.1262)

Die biblischen Wunderberichte, insbesondere was die interessierenden Heilungswunder betrifft, zeigen theologisch zwei wesentliche Inhalte, nämlich ihre literarische Besonderheit und den Inhalt als Zweck der Verkündigung. Die literarische Besonderheit dürfte im Wesentlichen kerygmatisch, d. h. als Verkündungsmodus definiert sein, um theologische Inhalte letztendlich zu verdeutlichen. Ihrem Inhalt nach sind die Wunder intensive Verheißungsangebote und zum anderen Glaubwürdigkeitsbegründungen, warum diese Verheißungsangebote von einer derartigen Wichtigkeit sind. Wunder im christlichen Bereich sind nicht nur objektiv-neutrale, emotionslose, definierbare Geschehnisse der Natur, also einfache mirakulöse Vorkommnisse, sondern sind stets und ausschließlich als Zeichen zu interpretieren, die den gesamten Menschen in seiner jeweils eigenen Zukunft und Bestimmung betreffen. Der Übermittler des Wunderberichtes, in diesem Fall die Theologie hat somit als wesentlichstes Kriterium nicht nur die Aufgabe der Reportage, sondern sie steht wesentlich als Zeuge der wunderbaren Vorkommnisse zur Verfügung. Dies ist theologisch eine permanente Herausforderung für den glaubwürdigen Berichterstatter – in diesem Falle die Schriften des Alten und Neuen Testamentes. Im Gegensatz dazu stünde der emotionslose Bericht eines ungeklärten Vorganges, der mit dem einzelnen Menschen nichts zu tun hat „in der Zeitung von gestern".

Eine genaue Definition des Wunderbegriffes ist in der christlichen Theologie nicht gegeben. Im weitesten Sinne können Wunder als wichtige Vorboten des verheißenen Gottesreiches gelten, die den Menschen in seinem Jetzt und Hier bereits tief betreffen können.

Wunderberichte früherer Jahrhunderte, die dem Licht der heutigen Naturwissenschaft nicht mehr standhalten, können somit in ihren geschichtlichen Zusammenhang eingeordnet werden. Wundergeschichten des 11. Jahrhunderts bleiben solche und naturwissenschaftliche Überlegungen des 20. Jahrhunderts sind nicht geeignet, Wundergeschichten des Jacobus de Voragine wissenschaftlich zu durchleuchten.

Daneben sind Wunder auch Hinweise dafür, daß die Träger dieses verheißenden Gottesreiches, nämlich die alttestamentarischen Propheten, die Patriarchen, Jesus Christus selbst, die Kirchenväter und die späteren Traditionen der Kirchen beglaubigt werden.

Wunder sind somit auch beglaubigte Werkzeuge, die den Menschen zu seinem persönlichen Heil und letztlich seiner Zukunft aufrufen, anrufen, aufwecken oder auch verteidigen gegen rational-naturwissenschaftliche Sinnlosigkeit.

Wunder gelten als Initiation für mögliche Zukunftsentwürfe jedes Menschen.

Wunder sind nicht eine willkürliche Machtdemonstration des omnipotenten Gottes im guten Gegensatz zu unserer menschlichen Fragilität, sondern sie sind ein lebendiger Vorgriff des eschatologischen Tuns Gottes, das in der Person Jesu Christi, insbesondere in seinen Heilungswundern und letztlich in seiner eigenen Auferstehung dem Menschen als einzig gangbarer Weg gezeigt wird.

Wunder ist mehr als nur das Übersteigen des naturhaft-physikalisch meßbaren Geschehens, dem nachträglich ein christliches Demonstrationsgehabe aufgestülpt wird, wobei das beschriebene Wunder-Zeichen nicht einfach erkenntnismäßig einen Beweis liefert, sondern die gesamte Botschaft glaubwürdig machen möchte. Ein Wunder ist somit nicht eine göttliche Nötigung, eine Nachhilfestunde in Sachen des Zweifels an ihm und seiner Botschaft, sondern einfach eine verkürzte Predigt mit anderen Mitteln! Ein Wunder ist per se ausgeschlossen in einer Welt, deren Horizont einzig und allein die Durchdringung des materialistisch Meßbaren und Erkennbaren zur Aufgabe gemacht hat und ansonsten perspektivlos den Menschen in seiner zerbrechlichen Endlichkeit beläßt, da eine Orientierung des Gesamtdaseins von vornherein in eine falsche Richtung läuft. Die rein naturwissenschaftliche Betrachtungsweise der Weltwirklichkeit kann nur von der verfügbar vorliegenden objektiven Welt her gesehen werden und somit wird der Mensch zu einer Summe erschöpflicher Determinanten, deren Gesamtheit jedoch nicht gewürdigt werden kann. Diese Haltung unterstellt nicht einen primitiven Materialismus des nur Meß- und Sichtbaren: Auch nur erkennbare phänomenologische Überlegungen oder psychologische Erklärungsversuche gehen am Kern der Gesamtheit vorbei. Wunder stehen also letztlich der ausschließlich mechanistischen Weltdeutung diametral gegenüber, insbesondere dann, wenn die materialistische Denkweise und Anschauungsmethode sich für die einzig absolute Autorität ansieht. In einer derartigen Auseinandersetzung werden Wunder zum Stolperstein jeder naturalistischen Weltdeutung. Wunder sind für kategorische und ausschließliche Natur-Wissenschaftler in der Regel nicht zu beachtende geistige Fehler, die im höchsten Falle einmal zu einer Verlegenheit führen, jedoch nie zu einer Betroffenheit. Der theologische Wunderbegriff ist daher möglichst nicht als eine temporäre Zerstörung der Naturgesetze zu interpretieren – zumal Naturgesetze sich ebenfalls derzeit nicht fest definieren lassen –, sondern sie sollten positiv formuliert werden: Wunder sind „Heilungs-An-Zeichen" der mehr oder minder erkrankten menschlichen Existenz, die in dieser vorläufigen und endlichen Welt einen Horizont für Endgültiges, Heilendes und Suchendes eröffnet.

Die Begriffe „Wunder" und „Wunderheilung" unter medizinisch-naturwissenschaftlicher Sicht

Die theologische Definition des Wunders und der Wunderheilung erscheint klar umrissen, wie bereits im vorhergehenden Kapitel beschrieben wurde. Im Gegensatz hierzu sind die Aussagen von Medizinern und Wissenschaftlern außerhalb der Theologie eher verwirrend. Eine klare wissenschaftliche Definition der Begriffe „Wunder" und „Wunderheilung" in der Medizin erscheint schwierig. Die Wissenschaft scheut sich offensichtlich, den mit theologischen Definitionen belegten Begriff des „Wunders" in einen wissenschaftlichen Sachverhalt einzubinden und beschränkt sich deshalb meist auf den Begriff des „Unerklärbaren". Eine Stellungnahme zu diesem Problem findet sich im folgenden Zitat aus der Arbeit von Wilhelm Bitter „Magie und Wunder in der Heilkunde":

...2. Das Unerklärliche als solches ist noch nicht als Wunder anzusprechen. Wenn ein Gesundwerden mit den heutigen Mitteln der medizinischen Wissenschaft nicht erklärt werden kann, so ist es doch nicht ausgeschlossen, daß neugewonnene Erkenntnisse später eine Erklärung ermöglichen. Die Bezeichnung „Wunder" sollte also nicht mit dem wissenschaftlichen Begriff der Unerklärbarkeit gekoppelt werden, weil wir sonst in die Verlegenheit kommen könnten, diese Kennzeichnung beim Fortschreiten der Wissenschaft wieder zurücknehmen zu müssen. Wenn wir dagegen davon ausgehen, daß das ganze Wirken Gottes in Schöpfung und Erlösung, in der Weltenlenkung und in der Vorsorge für den Einzelnen voller Wunder ist, dann wird die Unterscheidung zwischen dem, was wissenschaftlich verständlich ist, und dem Unerklärlichen unwesentlich. Der moderne Mensch müßte also lernen, ein besonderes Ereignis zugleich wissenschaftlich und glaubend zu erfassen. Nur durch diesen Hinweis auf die große Weite Gottes kann die „Seinsblindheit" des heutigen Menschen überwunden werden."(Allwohn) [26]

Bei dieser Aussage wird das eigentliche Problem der Definition des Wunders im naturwissenschaftlichen Sinn deutlich. Offensichtlich widerspricht es der naturwissenschaftlichen Maßgabe, einen unerklärbaren, nicht durch wissenschaftliche Mittel erfaßbaren Sachverhalt auf eine höhere Macht zurückzuführen, sprich auf eine Gesetzmäßigkeit, die der Naturwissenschaft nicht bekannt ist. In der Regel wird also in solchen Fällen davon ausgegangen, daß sich dieser uner-

[26] Wilhelm Bitter, Magie und Wunder in der Heilkunde, Stuttgart, S. 101, Aussprache 2.

klärbare Sachverhalt in näherer oder weiterer Zukunft durch neue Erkenntnisse von selbst aufklären wird. Durch diese Dynamik des wissenschaftlichen Kenntnisstandes erübrigt sich für die Vertreter dieser Ansicht eine Definition des Begriffes Wunder. Es bleibt der Begriff der (vorläufigen) Unerklärbarkeit. Die Zuweisung dieser unbekannten Komponente eines Vorgangs (einer Heilung, einer Auferweckung...) zu einer höheren Macht oder einer Gesetzmäßigkeit, die über die der Naturwissenschaft hinausgeht, wird deshalb meist den Theologen überlassen.

Somit besteht für eine Gruppe von Autoren die Tendenz, den Begriff Wunder aus dem naturwissenschaftlichen Vokabular auszuklammern.

Hierzu ein Beispiel:

„...Das Wunder gilt als ein Ereignis, das auf übernatürliche göttliche Einwirkung zurückgeführt wird und im Widerspruch steht zu der bekannten Naturordnung. In der biblischen Wortverbindung „Wunder und Zeichen" handelt es sich um einen Einbruch der höheren Welt, um Merkmale der hereinbrechenden Gottesherrschaft...

...Die Berechtigung, eine Heilung als Wunder zu erklären, also als unmittelbares göttliches Einwirken, ist umstritten." [27]

Auch Wilhelm Bitter, der Autor des obigen Zitates, überläßt die Definition des Wunders der Theologie. Auch er verweist auf die Schwierigkeiten, die vor allem die Medizin mit diesem Begriff hat.

Selbst die Mediziner des Ärztebüros von Lourdes, welche für die „Bestandsaufnahme" der medizinischen Informationen als Grundlage für die Anerkennung von Wundern Sorge tragen, vermeiden als Autoren offensichtlich eine direkte, medizinische Definition des „Wunders" und der „Wunderheilung" außerhalb des theologischen Ansatzes.

Hier seien als Autoren Leuret und Bon sowie Alphoriso Olivieri genannt. In der Definition von Wunder und Wunderheilung stützen sich die Mediziner auf die theologischen Aussagen, vor allem jedoch auf die medizinischen Kriterien der kanonischen Kommission, die bei der Anerkennung eines Wunders verlangt werden:

1. War die Krankheit unheilbar, sehr schwer heilbar ?
2. War eine merkliche Besserung vor der Heilung eingetreten ?

[27] Ebd. S. 25.

3. Ist ein Heilmittel angewandt worden, wenn ja, hat es sich als unwirksam erwiesen ?
4. Ist die Heilung plötzlich erfolgt ?
5. Ist die Heilung vollständig ?
6. Ist die Heilung definitiv ?

Leuret und Bon beschränken sich bei der Frage nach einer naturwissenschaftlichen Definition des Wunders und der Wunderheilung wiederum auf die Umschreibung, daß eine Heilung die „Naturordnung zu überschreiten scheint." [28]

„Wir müssen festhalten, daß die Ärzte, ob es sich nun um öffentliche oder private Heilungen handelt, eine sehr wichtige Rolle spielen. Tatsächlich sucht die Kirche weder Wunder noch schlägt sie solche vor. Sie erwartet im Gegenteil, daß die Öffentlichkeit und die Zeugen ihr die als Wunder bezeichneten Geschehnisse vortragen und sie dann ihrer Beurteilung unterwerfen. Unter diesen Bedingungen ist es klar, daß der Arzt für die Erklärung, daß eine Heilung die Naturordnung zu überschreiten scheint, als erster zuständig ist....." [29]

Olivieri unterscheidet sehr genau zwischen Heilung und Wunder, wie aus dem folgenden Zitat hervorgeht:

„Was wir hier Wunder nennen, ist zwar zweifellos eine Heilung, aber eine Heilung, deren echt übernatürlicher Charakter amtlich von der Kirche anerkannt ist. Deshalb meine Behauptung, daß es in Lourdes viel mehr „Heilungen" gibt als „Wunder" im strengen Sinne des Wortes." [30]

Wiederum ist aus der Art des Umganges mit dem Wunderbegriff zu erkennen, daß die Zuweisung des Begriffes „Wunder" zu einer unerklärbaren Heilung der Kirche überlassen bleibt. (Selbst der weit gefaßte Begriff der „Heilung" wird von Olivieri nicht näher definiert, mit diesem Begriff faßt er sogar noch weniger konkret alle Heilungsvorgänge von Lourdes zusammen.)

Eine genauere Bestimmung, was mit den recht unklaren Umschreibungen wie „Unerklärbarkeit", „über die Naturgesetze hinausgehend", „übernatürlich", usw. gemeint ist, kann bei Olivieri nur aus den Kriterien interpretiert werden, die

[28] Leuret-Bon, Wunder, Wissenschaft und Kirche, Wien 1957, S. 31/32.
[29] Ebd. S. 31/32.
[30] Dr. Alphoriso Olivieri, Gibt es noch Wunder in Lourdes, Aschaffenburg 1973, S. 15.

bei der Untersuchung von geheilten Patienten und den entsprechenden Krankenblättern erhoben werden, die eben diese Umschreibungen absichern sollen.

Die Bescheinigung der Krankheit muß folgende Kriterien erfüllen:

- Genaue Angaben über die organische Natur, keine funktionelle Heilung wird akzeptiert.
- Vollständige Bescheinigung der Vorgeschichte, Diagnosen, vor allem der Therapie (Feststellungen über die Erfolglosigkeit der Therapie, die geheilte Krankheit betreffend).
- Falls eine Therapie durchgeführt wurde, die die Krankheit möglicherweise positiv beeinflußt, muß hierfür eine Bescheinigung der Erfolglosigkeit vorgelegt werden.

Um die Untersuchung befriedigend abzuschließen dienen folgende Punkte zur Überprüfung:

- Die Krankheit muß in der angegebenen Ausprägung bis zum Antritt der Wallfahrt und bis zur Heilung in Lourdes bestanden haben.
- Liegt eine Heilung vor, ist sie ohne medizinische/medikamentöse Intervention erfolgt ?
- Liegt ein Grund vor, die Entscheidung hierüber aufzuschieben ?
- Gibt es eine medizinische Erklärung ?
- Geht die Heilung über die Naturgesetze hinaus ?

Leuret und Bon gehen hier noch weiter. In ihrer Veröffentlichung „Wunder, Wissenschaft und Kirche" werden zunächst die Wunderdefinition der Kirche aufgeführt sowie die entsprechenden Kriterien zur Überprüfung. In der darauf folgenden Diskussion über die Rolle der Wissenschaft bei der Feststellung von Wunderheilungen findet sich folgende Textstelle:

„...Die Wissenschaft als solche kann, obwohl sie sich auf dasselbe Tatsachen- und Methodenspiel stützt, bedeutend großzügiger sein. Sie hat nicht festzustellen, daß nur Gott der Urheber des Phänomens sein kann. Sie hat zu untersuchen, ob nicht die Natur selbst unter den gegebenen Umständen hätte eine Heilung bewirken können und ob eine äußere, wahrscheinlich göttliche Einwirkung stattfinden konnte. Sie wird daher Fälle, die in einigen ihrer Beweiselemente unvollständig sind, als wahrscheinlich betrachten und zum Gegenstand

eines weiteren Studiums machen. Andererseits kann ebenso die Kirche ergänzende Beweisgründe haben, um den Wundercharakter einer Heilung festzustellen, deren rein medizinisches Bild nicht auf den ersten Blick überzeugend wirkt." [31]

Daraus folgt, daß sich für die obengenannten Autoren die Aufgabe der Mediziner zumeist darauf beschränkt, der entscheidenden Institution Kirche die wissenschaftlichen Informationen zu liefern.

Erwin Liek stellt in seiner Abhandlung „Das Wunder in der Heilkunde" eine andere Definition des Wunders auf, wobei er hier die Wunder in der modernen Medizin zum Thema hat (vor allem handelt es sich hier um Wunderheiler und deren Heilungen), die von der Theologie meist unabhängig sind.

„Woran erkennen wir das „Wunder", wenn wir die moderne Heilkunde durchmustern? Neben vielen unwichtigen gibt es einige wichtige Merkmale:

1. *die schnelle, schlagartige Heilung selbst schwerer Krankheiten,*
2. *das Mittel hat nichts Spezifisches, das heißt, ist kein Mittel gegen alle Krankheiten,*
3. *es entfaltet seine Wirkung nur oder hauptsächlich in den Händen des Entdeckers,*
4. *die Heilungen sind vom schulmedizinischen Standpunkt schwer verständlich,*
5. *es hat bei der gleichen Krankheit oft die entgegengesetzte Methode die gleiche gute Wirkung,*
6. *ein Wundermittel bleibt selten Dauerbesitz der Heilkunde, es kommt und schwindet wie ein Meteor,*
7. *der Wundertäter ist fanatisch von der Wirksamkeit seines Mittels überzeugt und einer Kritik, selbst einer ruhigen Aussprache, unzugänglich."* [32]

Die wenigen klaren Definitionsversuche unter naturwissenschaftlichen Grundsätzen sind wie folgt aufgeführt:

„Das Kennzeichen einer Wunderheilung ist immer die Heilung entgegen

[31] Leuret-Bon, S.32/33.
[32] Erwin Liek, Das Wunder in der Heilkunde, Stuttgart 1951, S. 155.

allen Erwartungen, die wir nach menschlichem Ermessen auf Grund der Naturgesetze hegen." [33]

„Das Wunder braucht nicht unbedingt im Gegensatz zu der Naturordnung zu stehen, es stößt nur durch diese hindurch zu einer dahinterliegenden tieferen Wirklichkeit. Auch die moderne Wissenschaft ist durch ihr tieferes Wissen um die geheimnisvollen Vorgänge in der Natur in großer Bescheidenheit bereit, an die Möglichkeit der Wunder zu glauben, also an die Wirkung nicht meßbarer unsichtbarer Kräfte." [34]

Jedoch auch diese Aussagen zum Thema Wunder sind eher unbefriedigend. Eine Betrachtung des Begriffs der Wunderheilung durch C. G. Jung unter dem Aspekt der Psychologie enthält folgende Textstelle:

„Über Psychotherapie und Wunderheilungen
Vor allem muß man unterscheiden zwischen Wunderheilungen, die nur dem Laien als wunderbar erscheinen und solchen, die es auch für den Eingeweihten sind. Ich vermute, daß eine recht große Anzahl von sogenannten Wunderheilungen auf psychischen Zusammenhängen beruht, die für uns nicht wunderbar sind. .....Immerhin gibt es eine Anzahl von Fällen, deren Heilung nach unseren Begriffen undenkbar ist, genau wie ein Zusammenhang zwischen dem Traum und dem wirklichen Skarabäus. Überall, wo wir in die Sphäre des Archetypischen eintreten, können wir synchronistische Ereignisse, die bei Gläubigen und Ungläubigen stattfinden, mit einer gewissen Wahrscheinlichkeit erwarten. Solche Erscheinungen sind zwar relativ selten und ereignen sich jenseits von Glauben und Unglauben. Es ist klar, daß derartige Dinge nicht unter inneren archetypischen Bedingungen zustande kommen, sondern zu ihrem Geschehen sehr oft auch eines äußeren Ambiente bedürfen, wie zum Beispiel numinöser Orte. Im Falle von Lourdes, wo Maria als eine Art wiedergebärende *Erdmutter erscheint, ist es die Höhle und die Quelle."*

C. G. Jung prägt außerdem den Begriff der „Synchronizität" im Zusammenhang mit unerklärbaren Vorgängen.

„Synchronistische Phänomene: Telepathie, Hellsehen, Prophetie, sinnvolle

[33] André Sonnet, Wunderheiler und Heilwunder, Heidenheim 1960, S. 14/15.
[34] Hella Emrich, Geheimnisse der Wunderheilungen, Baden Baden 1976, S. 122, Zitat einer Ärztin.

Zufälle, Orakel, scheinen ihm das simultane Vorhandensein einer sinngemäßen Gleichartigkeit in verschiedenartigen, kausal nicht gebundenen Vorgängen zu beweisen.

Das Modell des Skarabäus: Eine rational gesperrte Patientin träumt von einem goldenen Skarabäus. Als sie den Traum C. G. Jung erzählt, raschelt es am geschlossenen Fenster seines Landhauses. Er greift hinaus und hat einen Rosenkäfer, ein seltenes Exemplar der Skarabäiden in Mitteleuropa in der Hand und zeigt ihn der Patientin. Von einem solchen Käfer hat sie geträumt, ihn hat sie gesehen. Das hat eine ungeheure kathartische Wirkung: In dem Moment brach die Schleuse auf, und die Analyse ging positiv weiter. Hier wird das Prinzip deutlich: Die Überbrückung des Abgrundes zwischen Psyche und Körperwelt, die in einzelnen Fällen in einer geheimen Korrespondenz stehen können".[35]

Bewertung

Wie aus den gesammelten Zitaten hervorgeht, so haben die Definitionen der Begriffe Wunder und Wunderheilung außerhalb der Theologie nur eine geringe Aussagekraft, offensichtlich ist eine Übertragung dieser Begriffe in den naturwissenschaftlichen Wortschatz nicht ohne weiteres möglich. Ebenso bestehen keine einheitlichen Meinungen über die Verbindung eines wissenschaftlich nicht erklärbaren Vorganges mit dem Begriff „Wunder".

[35] Bitter, S.7-9, S.188.

Definition der Begriffe „Spontanremission", „Spontanheilung" und „Spontanregression"

Die drei Begriffe zum Themengebiet spontaner, unerwarteter Heilung oder Besserung von Krankheiten, die im medizinischen Wortschatz Verwendung finden, sollen hier eingehender besprochen werden, da uns eine Unterscheidung der Bedeutung des jeweiligen Begriffs als notwendig erscheint.

Die Begriffe „spontan", „Spontanheilung", „Regression" und „Remission"

Folgende Definitionen werden in der medizinischen Fachliteratur aufgeführt (Med.Lexikon Roche):

Spontanheilung (Engl.: Spontaneous recovery):
„Selbstheilung" auf Grund natürlicher, immunologischer und reparativer Potenzen, d. h. nicht als Folge von Heilmaßnahmen.

spontan (Engl.: spontaneous):
Von selbst, unwillkürlich, ohne äußere Ursache oder Einwirkung entstehend.

Regression:
Rückbewegung, -entwicklung
1) Biologie: Atavismus.
2) Pathologie: Entdifferenzierung.
3) Psychiatrie: Bei Verblödung (Demenz) erfolgender Rückgang auf entwicklungsgeschichtlich ältere geistige Schichten.

Remission:
Path.: Das vorübergehende Nachlassen chronischer Krankheitszeichen, jedoch ohne Erreichen der Genesung (ohne „Restitutio ad integrum).

Die Bedeutung des Begriffs „Spontanremission"

Der Begriff Spontanremission setzt sich aus den oben definierten Begriffen spontan und Remission zusammen. Da sich die eigentliche Bedeutung des Begriffs Spontanremission nicht ohne weiteres aus den beiden Einzelbedeutungen ergibt, muß dieser Begriff gesondert definiert werden.

Eine approximativ umrissene Definition liefern hier O`Reagan und Hirshberg in ihrer Arbeit „Spontaneous Remission, An Annotated Bibliography", (S. 2):

Spontanremission:

„Das vollständige oder unvollständige Verschwinden einer Krankheit oder von Krebs ohne medizinische Behandlung oder unter einer Behandlung, die als inadäquat angesehen wird, das Verschwinden der Symptome der Krankheit oder des Tumors zu bewirken."

Die Autoren O`Reagan und Hirshberg unterteilen spontane Remission außerdem wie folgt:

1. **„Pure Remission":** (Remission ohne allopatische Behandlung)

   Hierunter werden Fälle spontaner Remission verstanden, die durch Röntgen, Biopsie oder andere medizinische Tests diagnostiziert wurden, die keine medizinische Behandlung erfuhren oder eine Behandlung als nutzlos angesehen wurde oder nicht verfügbar war. Ein Beispiel für die pure Remission wäre ein Patient mit der Diagnose Knochensarkom, der eine Therapie ablehnte und 10 Jahre später beschwerdefrei ist.

2. **Behandlungsbezogene Remission:**
   (Remission unter inadäquater medizinischer Behandlung)

   Der Diagnose folgt eine Periode einer oder verschiedener Therapien, die normalerweise keine Heilung oder Remission bewirken können, trotzdem tritt eine Remission auf.

3. **Alternative oder komplexe Remission:**

   Komplexere Fälle, bei denen die Patienten eine Reihe von traditionellen medizinischen Behandlungen und sogenannten alternativen Therapien durchlaufen haben.

4. **„Wunderbare" Remissionen:**
   Die Fälle von spontaner Remission, die mit spirituellen Elementen

in Verbindung gebracht werden, hierunter fallen auch die Heilungen von Marienerscheinungsorten wie Lourdes. [36] Hier geben die Autoren zu bedenken, daß diese Fälle durch religiöse Einflüsse in ihrem Prozeß der Selbstheilung positiv beeinflußt werden können.

Die Bedeutung des Begriffs „spontane Regression"

Wie in O`Reagan and Hirshberg angegeben, durchlief vor allem dieser Begriff einen Wandel in seiner Bedeutung. Von einigen Autoren zur Bezeichnung des Verschwindens eines Tumors verwendet (während der Begriff spontane Remission für das Verschwinden normaler Krankheiten verwendet wurde), von anderen als Synonym für spontane Heilung gebraucht, verschwimmt die Bedeutung dieses Begriffs.

Einige Definitionen sollen hier angeführt werden:

„Bei einer Regression verschwindet der Tumor, und die Gesundheit des Patienten ist wiederhergestellt." [37]

„Wir definieren spontane Regression von Krebs als das partielle oder komplette Verschwinden eines malignen Tumors unter Fehlen jeglicher Therapie, oder bei Vorhandensein einer Therapie, die als inadäquat angesehen wird, irgendeinen signifikanten Einfluß auf die Neoplasie zu haben. Es ist damit nicht gesagt, daß spontane Regression zu einem völligen Verschwinden eines Tumors führen muß, noch, daß spontane Regression als Synonym für Heilung angesehen wird. In der Tat würden wir Fälle, in welchen ein Tumor eine sichtbare spontane Regression in einer Region durchlaufen hat, in einer anderen Region jedoch unverändert bleibt oder zu einem späteren Zeitpunkt zurückkehrt, als voll zählende Beispiele für dieses Phänomen ansehen." [38]

[36] Übertragen aus dem Englischen nach Brendan O` Reagan and Caryle Hirshberg , Spontaneous Remissions, An Annotated Bibliography, Sausalito 1993, S. 3.

[37] William Boyd, The Spontaneous Regression of Cancer, (Charles C. Thomas Publisher, 1966), übersetzt aus dem Englischen aus O´ Reagan and Hirshberg, S. 1.

[38] Tilden C. Everson and Warren H. Cole, Spontaneous Regression of Cancer (W. B. Sanders Co, 1966), übersetzt aus dem Englischen aus O` Reagan and Hirshberg, S. 2.

„1. Reduktion oder Verschwinden eines pathohistologisch festgestellten Tumors bei Fehlen einer aktiven Anti-Krebs-Therapie.
2. Das lange Überleben des erkrankten Körpers, hervorgerufen durch ein extrem verzögertes Wachstum oder verlängerten Stillstand von Krebs ohne rapides Wachstum oder Metastasen eines malignen Tumors.
3. Das lange Überleben des erkrankten Körpers ohne kachektische Veränderung durch Krebs unter Vorhandensein einer Anti-Krebs-Therapie, oder der Tod des erkrankten Körpers nach einer langen Überlebenszeit aufgrund einer anderen Ursache als Krebs." [39]

[39] Yujiro Ikemi, Shunji Nakagawa, Tetsuya Nakagawa und Mineyasu Sugita, „Psychosomatic consideration on cancer patients who have made a narrow escape from death." Dynamische Psychiatrie 31 (1975), 77–92, aus dem Englischen übersetzt aus O`Reagan and Hirshberg, S. 2.

3 Marienerscheinungsorte und ihre zentrale Bedeutung für die Wunderheilungen in der heutigen Zeit

Marienerscheinungsorte Europas im Überblick

Die Wunderheilungen, die die Geschichte der katholischen Kirche bietet, beschränken sich in der weiteren Vergangenheit hauptsächlich auf einzelne Personen, auf Heilige, die durch ihr Einwirken die „wunderbaren" Heilungen von Kranken bewirkt haben sollen. Im Gegensatz hierzu fungieren die Marienerscheinungsorte Europas als Stätten, an denen sich die „göttliche, heilende Macht" direkt und ortsgebunden konzentrieren soll. Dabei spielen die Entdecker der Stätten zwar immer noch eine bedeutende Rolle, der Erscheinungsort selbst bietet jedoch als Pilgerstätte die stärkste Anziehungskraft, da hier ein direktes Eingreifen Gottes erwartet wird. Somit haben diese modernen Pilgerorte Europas eine bedeutende Stellung in der katholischen Kirche erhalten. Außerdem liefern die Begleitumstände ihrer Entdeckung sowie die Berichte über „spirituelle" Phänomene wie zum Beispiel das „Sonnenwunder" von Fatima – und nicht zuletzt die Wunderheilungen selbst – immer neuen Boden für die verschiedensten Spekulationen, die von den Medien aufgegriffen und ausgeschmückt werden. Selbst UFO-Forscher beschäftigen sich mit Berichten über Lichterscheinungen und parapsychologische Phänomene an Marienerscheinungsorten und versuchen, diese im Sinne ihrer Hypothesen zu interpretieren.[40] Die Liste der Publikationen zum Thema der Marienerscheinungsorte erscheint endlos, wobei ein großer Anteil von Literatur mit spekulativem und sensationellem Charakter zu bemerken ist. Bisweilen findet sich hier eine unseriöse Mischung von Religion und Parapsychologie. Nicht zuletzt diese Art der Auseinandersetzung mit der Materie hat die Marienerscheinungsorte immer wieder ins Zentrum des öffentlichen Interesses gerückt. Die Pilgerorte erfreuen sich seit jeher anhaltender Beliebtheit.

Für uns soll jedoch in erster Linie das Phänomen der zahlreichen Wunderheilungen an diesen Stätten von Interesse sein. Die Marienerscheinungsorte stellen – neben ihrer sensationsumwobenen Geschichte – das größte Reservoir für Wunderheilungen der letzten zwei Jahrhunderte in Europa dar. Vor allem das Interesse der Öffentlichkeit an den Erscheinungsorten hat zu einer eingehenden Dokumentation ihrer Wunderheilungen geführt. Wir versuchen, mit der folgen-

[40] Siehe u. a.: Johannes Fiebag, Die geheime Botschaft von Fatima,Tübingen 1988.

den Aufzählung einen kurzen Überblick über einige der wichtigsten Marienerscheinungsorte zu ermöglichen.

- 1830: Rue du Bac, Paris, Frankreich
- 1846: La Salette, Frankreich
- 1858: Lourdes, Frankreich
- 1871: Pontmain, Frankreich
- 1879: Knock, Irland
- 1917: Fatima, Portugal
- 1932: Beauraing, Belgien
- 1933: Banneaux, Belgien
- 1964: San Damiano, Italien
- 1981: Medjugorje, Herzegowina
- 1999: Marpingen,Deutschland

Die Marienerscheinungen in der Rue du Bac, Paris

Catherine Laboure, zum Zeitpunkt der Erscheinung 22 Jahre alt, eine Novizin der Schwestern der Barmherzigkeit in der Rue du Bac 140 in Paris, berichtet von mehreren Erscheinungen von Jesus Christus und von der Mutter Gottes.

Am 06.06.1830 soll ihr erstmals Jesus Christus erschienen sein, der sich ihr in einer langen Robe, „gekleidet wie ein König" offenbart haben soll.

Am 19.07.1830 erscheint ihr schließlich die Mutter Gottes, die ihr mehrere Botschaften übermittelt.

Am 27. November 1830 soll ihr die Mutter Gottes außerdem eine Medaille gezeigt haben, deren Nachbildung dem Träger Glück bringt.

Die Erscheinungen in der Rue du Bac wurden von der Kirche anerkannt.

Die Erscheinungen von La Salette

Am 19. September 1846 erscheint die Madonna in La Salette, einem Dorf in den französischen Alpen.

Die „Seher" der Erscheinung sind zwei Kinder, Melanie Mathieu, 13, und Maximin Giraud, 9, beide stammen aus dem Ort Corps.

Diese beiden Hirtenkinder erblicken am 19. September 1846 plötzlich eine von einem Licht umgebene Dame. Die Madonna beklagt sich über die „unbußfertigen" Menschen und verkündet anschließend jedem der Kinder ein Geheimnis.

Das Ereignis wird durch den Pfarrer von La Salette bekanntgemacht. Bereits zwei Jahre später haben insgesamt 300 000 Pilger den Ort der Erscheinung besucht.

Die Erscheinungen wurden von der Kirche bestätigt.

Eine Marienerscheinung in Pontmain, Frankreich

Das kleine Dorf Pontmain wird am 17.01.1871 Schauplatz einer Marienerscheinung, die sieben Kinder über einem Haus wahrgenommen haben wollen. Diese berichten von einer schwebenden schönen Frau, umgeben von einem Dreieck aus Sternen. Dieses Dreieck soll auch von anderen Dorfbewohnern wahrgenommen worden sein, wobei die eigentliche Erscheinung nicht wahrnehmbar war. Eine offizielle Bestätigung der Kirche liegt nicht vor, jedoch wird am Ort der Erscheinung die Messe zelebriert und somit die Autentizität der Wunder kirchlicherseits geduldet.

Die Erscheinungen von Knock, Irland

Knock, ein kleines Dorf im Westen Irlands, wurde 1879 zum Gegenstand öffentlichen Interesses, als die Madonna in Gegenwart von insgesamt 15 Zeugen erschienen sein soll. Die Geschehnisse von Knock wurden sieben Wochen lang durch eine Kanonische Kommission untersucht und schließlich anerkannt. 1935 wurde in Knock ein Ärztebüro unter dem Namen „Knock Shrine Medical Bureau" gegründet. Seitdem werden Heilungen, die in Knock stattfinden, ebenso wie in Lourdes und Fatima untersucht.

Erscheinungen in Beauraing, Belgien

Ende 1932 und Anfang 1933 soll die Madonna in der belgischen Stadt Beauraing in der Provinz Namur erschienen sein. Zeugen dieser Erscheinungen sind 5 Kinder. Die Madonna soll sich auf einer Brücke, später in einem Dornbusch gezeigt haben, kurz darauf in verschiedenen Büschen des Pensionates der Kinder. Nur selten soll die Erscheinung gesprochen haben, gab jedoch zu verstehen, sie sei die Mutter Gottes. Unter anderem wünscht die Jungfrau eine Kapelle zu ihren Ehren, ebenso sollen Wallfahrten an dem Erscheinungsort abgehalten werden.

Am 30. Dezember 1932 zeigt die Madonna ihr „goldenes Herz".

Am 07. Dezember 1942 gestattet das Heilige Offizium in Rom den Kult an dem Erscheinungsort.

Die Madonna von Banneux, Belgien

Banneux ist ein wallonisches Dorf in Belgien. In der Zeit vom 15. Januar bis zum 02. März 1933 soll auch hier die Madonna erschienen sein. Einzige Zeugin ist die damals zwölfjährige Mariette Beco, der die Mutter Gottes insgesamt neunmal, jeweils am Abend gegen 19 Uhr erscheint. Das Mädchen berichtet von einer Gestalt, die etwas über dem Boden schwebt. Die Erscheinung fordert das Mädchen unter anderem auf, ihre Hände ins Wasser zu tauchen, diese Quelle sei ihr vorbehalten, außerdem soll wiederum eine Kapelle zu ihren Ehren errichtet werden.

Der zuständige Bischof von Lüttich gestattet nach Prüfung des Sachverhalts die Veröffentlichung der Ereignisse sowie Wallfahrten an den Erscheinungsort.

San Damiano, Italien

Am 16.10.1964 erscheint die Mutter Gottes in San Damiano, einem Weiler der Ortschaft San Giorgio in der Nähe der Provinzhauptstadt Piacenza. Zeugin der Erscheinung ist Rosa Quattrini, eine 55-jährige Familienmutter, der die Maria auf dem Birnbaum ihres Gartens erscheint. Rosa Quattrini gibt an, insgesamt nicht weniger als 2000 Erscheinungen gehabt und ähnlich zahlreiche Botschaften erhalten zu haben. Bis zu ihrem Tod am 05.09.1981 haben sich die Erscheinungen offensichtlich kontinuierlich fortgesetzt. San Damiano hat sich, wie fast alle bekannten Marienerscheinungsorte, zu einem regen Wallfahrtsort entwickelt.

Informationen über eine kirchliche Anerkennung liegen uns nicht vor.

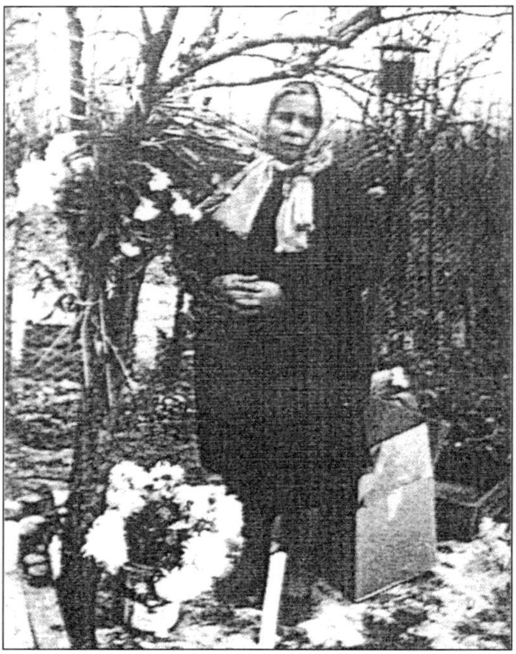

Abbildung 1: San Damiano, Italien. Rosa Quattrini am Ort der Erscheinung. Aus Castella, S. 17

Medjugorje, Herzegowina

Seit dem 14. Juni 1981 erscheint die Madonna in Medjugorje, einem kroatischen Dorf in der Herzegowina. Sechs Zeugen berichten von wiederkehrenden Erscheinungen der Mutter Gottes und von entsprechenden Botschaften. Medjugorje stellt im Augenblick das Ende dieser Reihe von Marienerscheinungen dar, zumindest, was die bekannteren Pilgerorte betrifft.

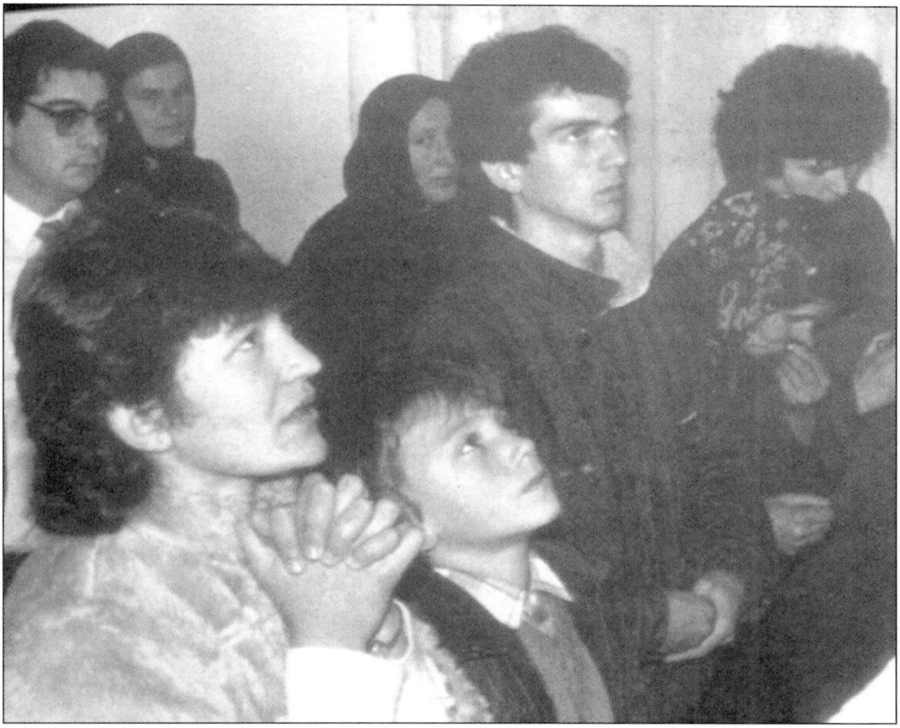

Abbildung 2: Die Seher von Medjugorje. Aus Laurentin, S. 96

Marpingen Deutschland

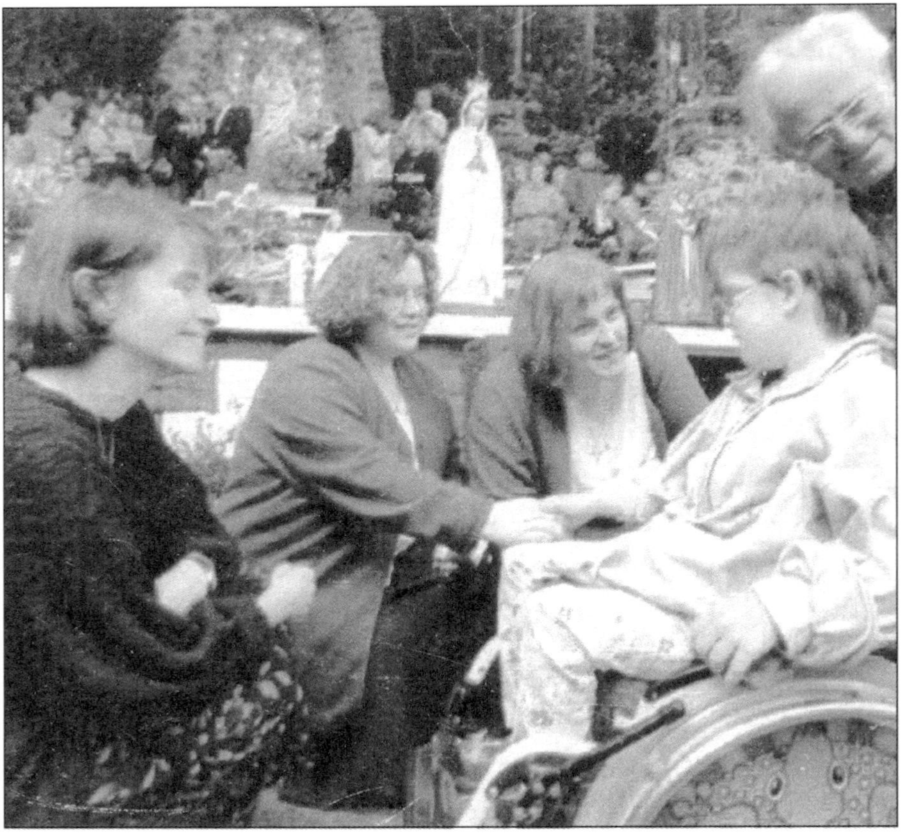

Abbildung 3: Seherinnen, behindertes Kind: „Bringt die Kranken zu mir."
Aus „Der Spiegel" Nr. 37/13, 1999, Seite 152

Marpingen im Saarland, Deutschland

Der Marienerscheinungsort Marpingen im Saarland ist der jüngste unter den bereits beschriebenen etablierten Wallfahrtsorten. Im September 1999 sind über mehrere Marienerscheinungen im Härtelwald der Gemeinde Marpingen nach Beschreibungen und Visionen der drei Seherinnen Marion Gutmann aus Neuenkirchen, Judith Hiber aus Hierscheid sowie Christine Ney aus Ensdorf berichtet worden.

Die Frauen, genannt Marion, Judith und Christine, werden von den Pilgern bereits als Auserwählte verehrt, da sie von sich behaupten, ihnen erscheine die Jungfrau Maria. Nach der Aussage von Marion Gutmann ist die Madonna „richtig als Person, dreidimensional vor ihr gestanden. Maria hat wunderschöne schwarze Haare und himmelblaue Augen. Sie trage ein schlichtes weißes Gewand und einen Schleier, wo durchsichtig ist."

Die zweite Seherin Ney sieht diese optische Erscheinung nicht, hört jedoch ihre Stimme umso besser, die dritte Seherin Hiber sieht nichts, hört aber eine Stimme.

Im Laufe der vergangenen zwei Jahre sind nach Angaben der Presse etwa 300.000 Pilger in Marpingen gewesen, vornehmlich Deutsche, Belgier, Holländer und Österreicher. Der Trierer Bischof Hermann Josef Spital hat in einem Brief seiner Diözese die Begriffe „Seherinnen" oder „Erscheinungen" verboten und kündigte eine kirchliche Untersuchung an. Durch die Seherinnen wurden zunächst Wunder der Glaubensbekehrung durch die Muttergottes berichtet. Nachdem die Seherin Judith das seit über hundert Jahren dort fließende Quellwasser als „Gnadenwasser" bezeichnete, und zwar auf Bitten der Muttergottes, sind die ersten Heilungswunder in Verbindung mit diesem Wasser berichtet. Nach den ersten Erscheinungen stürmten Hunderttausende die Quelle, um das „Gnadenwasser" zu schöpfen, so daß danach von städtischer Seite die Quelle wegen massiver Verunreinigung geschlossen werden mußte. Die Seherin Judith hat im Namen Mariens eine Botschaft verkündet: „Meine Kinder, ich sage euch: Ich werde Kranke heilen, seelisch und körperlich. Bringt die Kranken zu mir ohne Aufhebens."

Für Meldungen über stattgehabte Heilungen existiert eine Sammelstelle, bei der bisher nach persönlichen Nachforschungen ca. zwanzig vorliegen.

Zur Vorgeschichte: Am 3. Juli 1876 war bereits ein nahezu paralleles Ereignis in Marpingen vorgefallen: Die achtjährigen Marpinger Bauernmädchen Margareta Kunz, Susanna Leist und Katharina Hubertus erzählten, daß sie beim Heidelbeerpflücken im Härtelwald die Muttergottes gesehen hätten. Unmittelbar danach pilgerten monatlich bis zu hunderttausend Gläubige in den Wald, was in der preußisch-protestantischen Gegend als katholische Machtdemonstration angesehen und in der Folge durch das preußische Militär verboten wurde. Die Seherinnen von 1876 wurden in ein Erziehungsheim überstellt. Eine der drei Seherinnen, Margareta Kunz, widerrief die Marienerscheinungen als Erwachsene mit dem Satz: „Es war alles ohne Ausnahme eine einzige große Lüge." Trotz dieser Klarstellung wurde 1932 die Kapelle gebaut und eine Muttergottes-Wallfahrtsstätte in kleinem Rahmen betrieben.

Die Seherinnen von 1876 starben in jungen Jahren, Katharina Hubertus als Schwester Hugolina und Margareta Kunz als Schwester Olympia, während hingegen die erste Seherin Susanna Leist nur 14 Jahre alt wurde.

Die derzeitigen Seherinnen haben erklärt, daß am 17. Oktober 1999 mit der letzten Erscheinung keine weiteren derselben Art zu erwarten sind.

Die Wunderheilungen wurden vom Autor bei Mitgliedern des sogenannten „Kapellenvereins" von Marpingen recherchiert. Es sind von Heilungswundern bei Blindheit, Schmerzen im Bereich der Wirbelsäule, Hörstörungen und Heilungen bei Herzinfarkten berichtet worden. Eine kritische Nachuntersuchung der Patienten scheiterte jeweils an den unvollständigen Daten der Patienten und wenn sie vorhanden waren, an der Inkooperation der „Geheilten" bei der geplanten Befragung.

Trotz des Aussetzens der Erscheinung nach dem 17. Oktober, wie durch die Gottesmutter über die Seherinnen angekündigt, reißt der Strom kranker, hilfesuchender, schwacher und alter Menschen nicht ab, die sich täglich in Marpingen einfinden.

4 Vorstellung von Fallberichten über Wunderheilungen an Marienerscheinungsorten

Der Pilgerort Lourdes, Entstehung und geschichtlicher Überblick

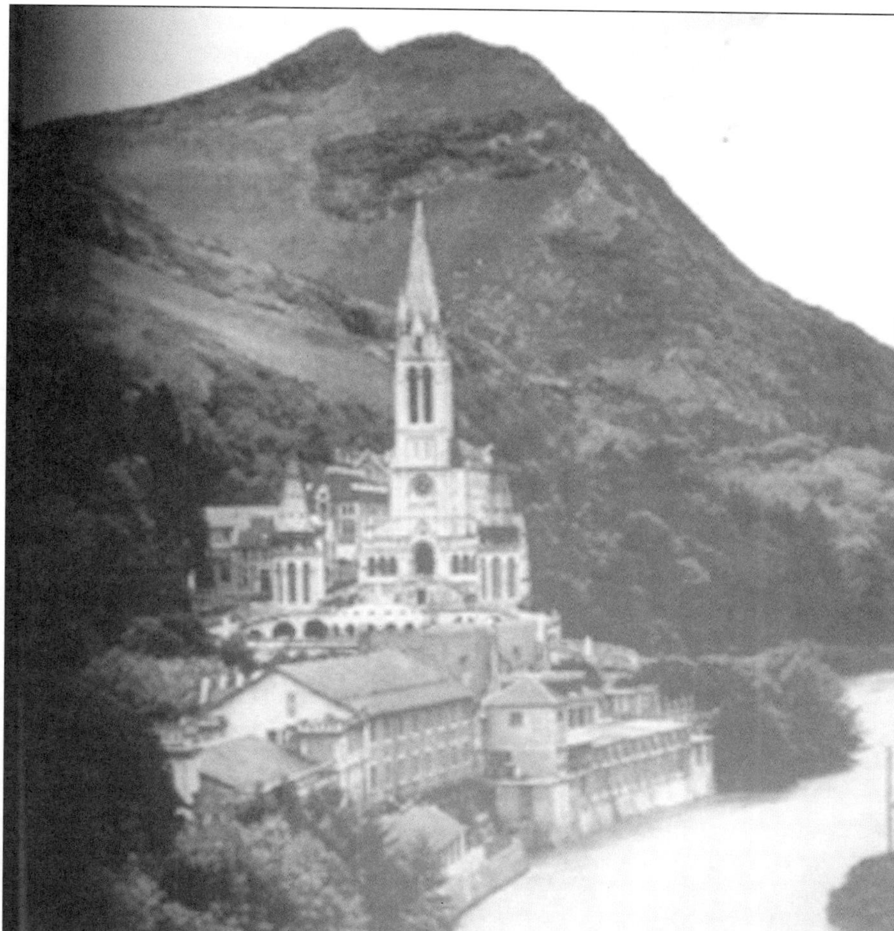

Abbildung 4: Großansicht von Lourdes, im Vordergrund das Krankenasyl.
Aus Leuret und Bon, S.1

Lourdes, die Geschichte einer Pilgerstätte

Die Geschichte von Lourdes, für die katholische Kirche und die Öffentlichkeit wohl eine der bedeutsamsten Pilgerstätten der Welt, beginnt an einem Donnerstag, den 11. Februar 1858. Die Person, die in den folgenden Wochen einen wahren Massenauflauf hervorrufen wird, heißt Bernadette Soubirous, ein vierzehnjähriges Hirtenmädchen.

An diesem besagten Donnerstag führt der Weg von Bernadette Soubirous an einer kleinen Felsengrotte vorbei, als sie, zusammen mit zwei Freundinnen, am Mühlbach nach Treibholz sucht. Das nun folgende, initiale Ereignis für die Entstehung des Wallfahrtsortes Lourdes entzieht sich jeglicher Überprüfung durch die Naturwissenschaft und birgt gerade deshalb den Kern des „Wunderglaubens“: Bernadette hat eine Erscheinung. Sie gibt an, die Mutter Gottes in einer Nische der Grotte am Rand des Mühlbachs gesehen und mit ihr gesprochen zu haben.

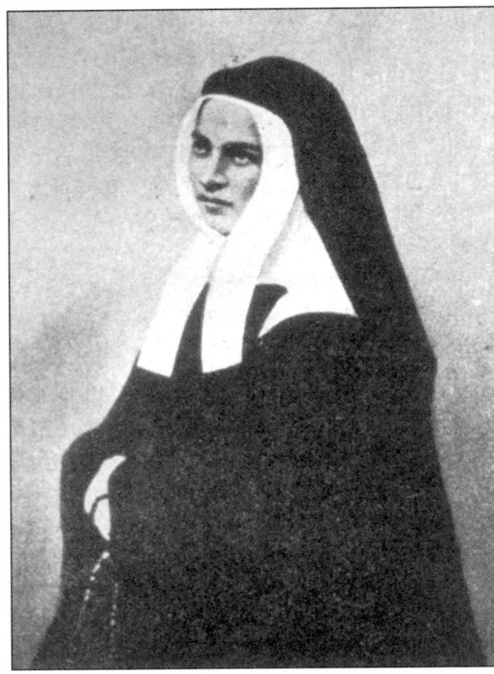

Abbildung 5:, Bernadette Soubirous als Ordensschwester. Aus Baustert, Lourdes und die Gegner S. 22.

Diese Erscheinungen, die nur durch Bernadette, die „Seherin von Lourdes“, wahrgenommen werden können, wiederholen sich nun im Abstand von einigen Tagen. Bereits die zweite Marienerscheinung findet unter Zeugen statt. Innerhalb weniger Tage wächst die Zahl der Pilger und Schaulustigen zunächst auf 500 (20. Februar 1858, vierte Erscheinung), schließlich auf ca. 20.000 (04. März 1858, fünfzehnte Erscheinung) an.Bis zum 16. Juli 1858 finden insgesamt 18 Marienerscheinungen statt. Bernadette berichtet, die Madonna habe ihr Nachrichten an die Gläubigen übermittelt, so soll beispielsweise eine Kapelle zu Ehren der Mutter Gottes errichtet werden, es sollen Prozessionen an der Grotte vorbeiziehen.

Die größte Bedeutung haben die Ereignisse der neunten Erscheinung am 25. Februar 1858:

Die Madonna befiehlt dem Mädchen, im Boden der Grotte nach einer Quelle zu graben, sich zu waschen und von dem Wasser zu trinken. Tatsächlich legt Bernadette Soubirous an diesem Tag die Quelle frei, deren Wasser für die später folgenden Wunderheilungen und für Lourdes als Wallfahrtsort bedeutsam sein wird.

Hier eine zeitlich geordnete Aufstellung der Erscheinungen:

1.:	Donnerstag, 11. Februar 1858	
2.:	Sonntag, 14. Februar	
3.:	Donnerstag, 18. Februar	
4.:	Freitag, 19. Februar	
5.:	Samstag, 20. Februar	
6.:	Sonntag, 21. Februar	
7.:	Dienstag, 23. Februar	
8.:	Mittwoch, 24. Februar	
9.:	Donnerstag, 25. Februar	→ Die Quelle von Lourdes wird entdeckt.
10.:	Samstag, 27. Februar	→ Wunderheilungen am 27. Februar: Louis Bouriette, Blaisette Soupennne-Cazenave.
11.:	Sonntag, 28. Februar	
12.:	Montag, 01. März	
13.:	Dienstag, 02. März	→ Eine Kapelle soll errichtet werden, Prozessionen sollen zur Quelle kommen.
14.:	Mittwoch, 03. März	
15.:	Donnerstag, 04. März	
16.:	Donnerstag, 25. März	→ Botschaft der Marienerscheinung: „Que soy era Immaculada Concepciou." (Ich bin die Unbefleckte Empfängnis.)
17.:	Mittwoch, 07. April	→ Wunderheilungen: 29. April, Henri Busquet, 02. Mai, Louis Justin Bouhourt.
18.:	Freitag, 16. Juli	

Die Öffentlichkeit sowie die Presse nimmt die Erscheinungen der Bernadette mit großem Interesse auf. Am 25. Februar 1858, unmittelbar nach der achten

Marienerscheinung, berichtet ein Artikel im „Le Lavedan" von den Ereignissen in Lourdes. Polizei und Gemeinde schalten sich bereits am 21.02.1858 ein, die Kirche folgt in Gestalt des Pfarrers Peymorale, der das Mädchen verhört.

Innerhalb kurzer Zeit entwickelt sich der Name eines Dorfes mit ca. 3300 Einwohnern zum Symbol öffentlichen sowie kirchlichen Interesses, zum Politikum.

Am 28. Juli 1858 ergeht der Erlaß des Bischofs Bertrand-Sévère Laurence von Tarbes, eine Kommission zu gründen *„welche den Zweck hat, zu untersuchen: Ob durch den inneren oder äußeren Gebrauch des Wassers der Grotte von Massiabelle Heilungen bewirkt worden sind und ob selbe sich auf natürlichem Wege erklären lassen oder einer übernatürlichen Ursache zugeschrieben werden müssen. Ob die Visionen der Bernadette Soubirous echt sind und ob sie in diesem Falle auf natürlichem Wege sich erklären lassen oder den Charakter des Wunderbaren und Göttlichen an sich tragen".*[41] Am 18. Januar 1862 bestätigt der Bischof schließlich die Ereignisse von Lourdes. Bernadette Soubirous jedoch wird zum Objekt der Auseinandersetzung.

Die damaligen Ansichten zu ihren Erscheinungen und Botschaften erstrecken sich von religiösem Fanatismus über eine kritische Auseinandersetzung, bis hin zur totalen Ablehnung. Bernadette wird befragt, verhört, von medizinischer sowie von kirchlicher Seite mehrfach und mit unterschiedlichem Ergebnis begutachtet.

Wie glaubwürdig sind die Aussagen der Bernadette Soubirous, haben die Erscheinungen wirklich stattgefunden, hat ein psychischer Defekt zur Halluzination der Marienerscheinungen geführt? Diese Fragestellungen konnten bereits zur damaligen Zeit nicht ausreichend geklärt werden und bleiben das Geheimnis der Bernadette. Bernadette tritt im Jahr 1865 in das Kloster von Nevers ein. Sie stirbt am 16. April 1879 an Tuberkulose.

Die Pilger, die Kranken, das Wasser

Wie in der obengenannten Aufstellung ersichtlich, treten bereits während der Marienerscheinungen der Bernadette die ersten kirchlich anerkannten Wunderheilungen auf. Lourdes entwickelt sich in den folgenden Jahren zu einer Pilgerstätte der Kranken. Die Nachricht der Marienerscheinung zieht Menschen aus ganz Europa an. Vor allem aus Frankreich, Deutschland und Italien kommen die Pilger, zum Teil in Sonderzügen, um in Lourdes ebenso wunderbar geheilt zu

[41] Alfred Hoppe, Lourdes im Glanze seiner Wunder; Wien 1911, S. 106.

werden, wie es die ersten Berichte versprechen. Das Wasser von Lourdes spielt hier die entscheidende Rolle. Die Quelle, von Bernadette Soubirous freigelegt, wird in Zapfstellen und sogenannten Piszinen gefaßt, die den Patienten schließlich das Eintauchen des ganzen Körpers ermöglichen. Das Wasser wird mehreren chemischen Analysen unterzogen, es handelt sich um normales Trinkwasser.

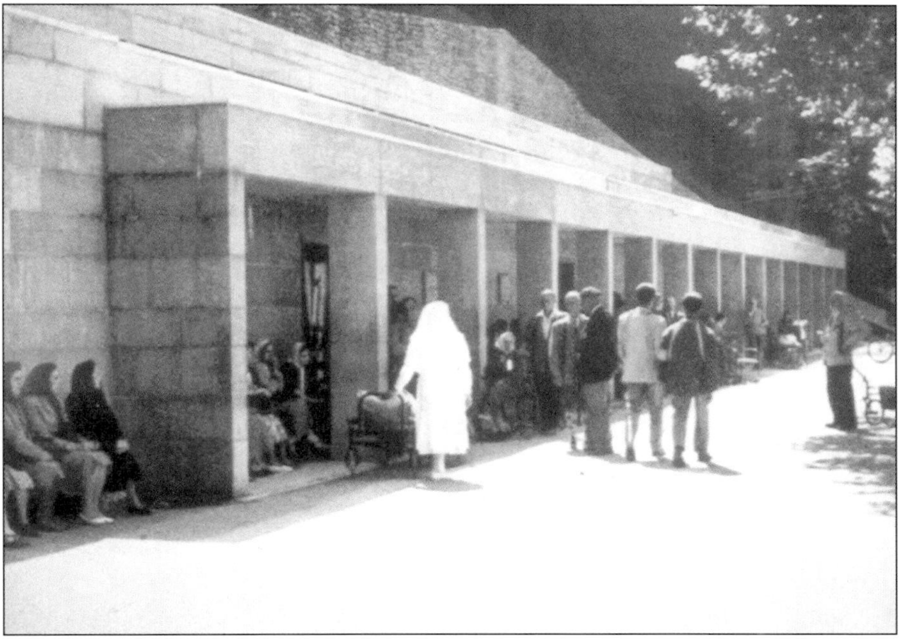

Abbildung 6: Die neuen Piszinen von Lourdes. Aus Leuret und Bon, S. 177

Zahlen über Pilger und Kranke

Die Berichte über plötzliche Heilungen an der Quelle von Lourdes werden seit der Entstehung des Pilgerortes erfaßt. Die Summe der registrierten Heilungen und Besserungen in Lourdes (nicht zu verwechseln mit den anerkannten Wunderheilungen) steigt bis zum Jahr 1912 auf insgesamt ca. 4.270.

Dagegen können die jährlichen Besucherzahlen sowie die Zahl der Kranken seit der Entstehung des Wallfahrtsortes nur geschätzt werden, somit sind genauere Angaben über die Besucherzahlen von Lourdes nur selten zu finden.

Angaben aus dem Jahr 1912 beziffern die Zahl der Kranken, welche 1908 in und um Lourdes untergebracht wurden auf 9.290. Die Endzahl der Kranken, die jährlich nach Lourdes kommen, wird 1912 auf ca. 10–14.000 geschätzt.[42] Angaben aus den Jahren 1948 und 1949 lassen die Zahl der untergebrachten Kranken weiter steigen (1948: 15.800 untergebrachte Kranke, insgesamt 2.200.000 Pilger, 1949: 20.000 untergebrachte Kranke, insgesamt 3.000.000 Pilger).[43]

Bis 1964 steigt die Zahl der untergebrachten Kranken weiter auf insgesamt 50.980.[44]

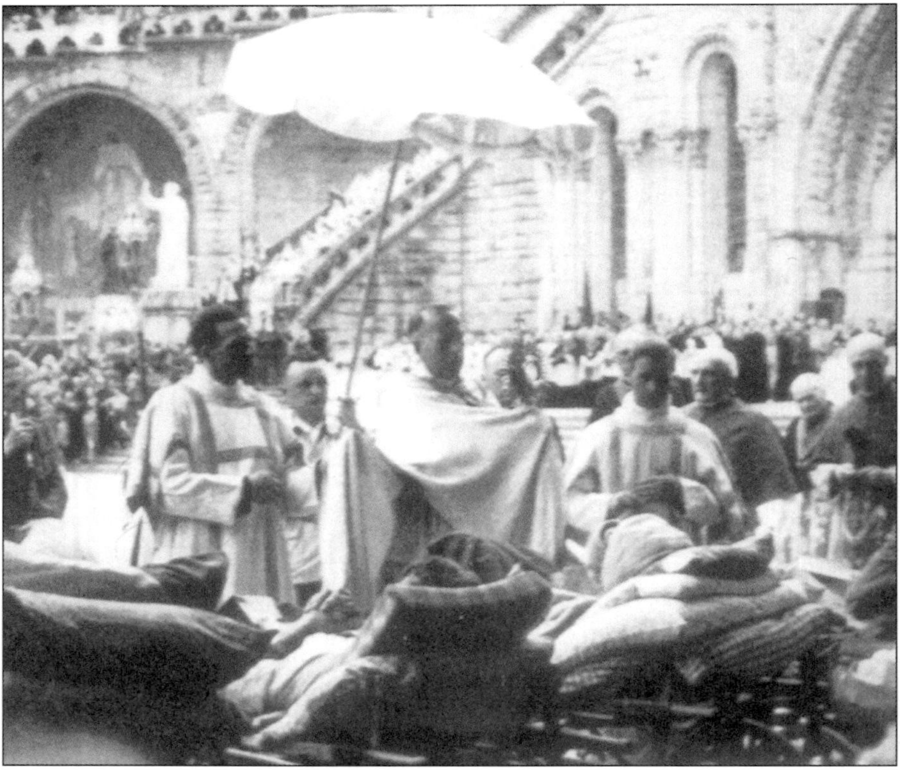

Abbildung 7: Krankensegnung in Lourdes. Aus Leuret und Bon, S, 113.

42 J.P. Baustert, Lourdes und die Gegner vor dem Forum der Wissenschaft, Luxemburg 1913, S. 26.
43 D.J. West, Eleven Lourdes Miracles, London 1957; S. 1.
44 Dr. Alphoriso Olivieri, Gibt es noch Wunder in Lourdes?, Aschaffenburg 1973, S. 12.

Durchgehende Angaben bis von 1964 bis 1971:

1964: 50.980; 1965: 51.802; 1966: 55.173; 1967: 53.135; 1968: 48.119; 1969: 49.821; 1970: 49.036; 1971: 44.731.[45]

Das Ärztebüro

Das Ärztebüro von Lourdes wird im Jahr 1883 durch die kirchliche Verwaltung eingerichtet, da die Heilungen, die in Lourdes auftreten durch eine wissenschaftliche Untersuchungsinstanz kontrolliert werden sollen.

Dr. Gustav Boissarie, korrespondierendes Mitglied der Universität Bordeaux, wird 1893 zum Vorsteher des Ärztebüros ernannt.

Nachdem die ersten sieben Wunderheilungen durch die Untersuchungskommission, eingesetzt durch Msgr. Laurence, anerkannt wurden, so werden in den Jahren 1905–1913 insgesamt 33 der von Dr. Boissarie vorgelegten Krankenakten als Wunder anerkannt.

Unter den Nachfolgern Dr. Boissarie: Dr. le Bec, Dr. Marchand und Dr. Vallet kommt die Anerkennung von Wunderheilungen zunächst zum Erliegen. Gründe hierfür liegen wohl in Unstimmigkeiten zwischen Ärztebüro und Kirche, eine Quelle von 1995 gibt als Grund hierfür ein gegenseitiges Überschreiten von Kompetenzen an. Auch dem zweiten Weltkrieg mag hier wohl eine gewisse Rolle zukommen. 1947 wird das Ärztebüro schließlich durch Bischof Théas und Dr. Leuret reorganisiert.

Wunderheilungen zwischen 1913 und 1946 werden nun wieder zur Beurteilung durch die kirchliche Instanz aufgegriffen. Dr. Leuret, der die Nachfolge von Dr. Vallet antritt, leitet das Ärztebüro von 1946–1953, dokumentiert 426 Heilungen. Dr. Pellisier, Präsident des Ärzte-

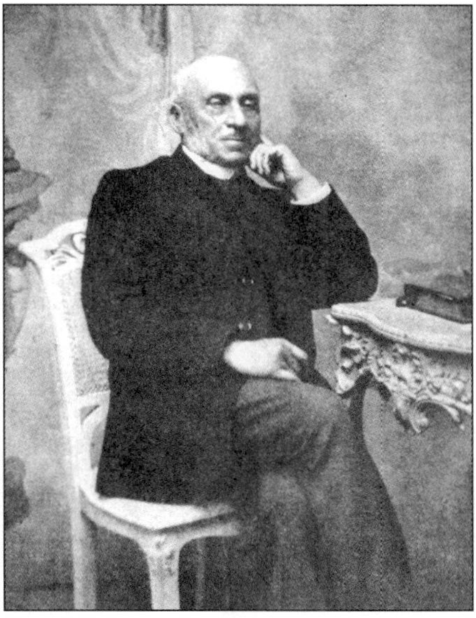

Abbildung 8: Dr. Boissarie, um 1908. Aus Baustert, S. 29.

[45] Ebd.

büros von 1953–1958, dokumentiert insgesamt 126 Heilungen. Dr. Alphoriso Olivieri, der die Nachfolge von Dr. Pellisier antritt, dokumentiert 338 Heilungen im Zeitraum von 1959–1968. Von den insgesamt 909 Heilungsakten dieser Zeit zwischen 1946 und 1968 werden schließlich insgesamt 23 als Wunderheilungen anerkannt.

Nach 1969 verbleiben noch zwei Heilungen (1970 und 1976), die das Ärztebüro und zwei weitere Entscheidungsinstanzen durchlaufen haben und somit anerkannt werden.

Die Aufgabe des Ärztebüros, die Entscheidungsinstanzen

Eine Heilung, die in Lourdes oder in Verbindung mit der Madonna von Lourdes auftritt, wird durch das Ärztebüro registriert und untersucht, hier wird entschieden, ob die aufgetretene Heilung die Kriterien für die Wunderheilung erfüllt.

Die organische Natur der vorhergehenden Krankheit muß festgestellt werden, es werden Informationen über die Krankengeschichte, über Diagnosen und Heilungsverlauf eingeholt.

Die Bescheinigung der Krankheit muß folgende Kriterien erfüllen:

- Genaue Angaben über die organische Natur, keine funktionelle Heilung wird akzeptiert.
- Vollständige Bescheinigung der Vorgeschichte, Diagnosen und vor allem der Therapie vor der Heilung.
- Falls eine Therapie durchgeführt wurde, die die Krankheit möglicherweise positiv beeinflußt, muß hierfür eine Bescheinigung der Erfolglosigkeit vorgelegt werden.

Um die Untersuchung befriedigend abzuschließen dienen folgende Punkte zur Überprüfung:

- Die Krankheit muß in ihrer angegebenen Ausprägung bis zum Antritt der Wallfahrt bestanden haben.
- Liegt eine Heilung vor, ist sie ohne medizinische/medikamentöse Intervention erfolgt?
- Liegt ein Grund vor, die Entscheidung hierüber aufzuschieben?
- Gibt es eine medizinische Erklärung?

- Geht die Heilung über die Naturgesetze hinaus? Das Ärztebüro wiederholt die Untersuchung in der Regel mehrmals (bei malignen Neoplasien über einen Zeitraum von ca. 5 Jahren nach der Heilung). Es existieren jedoch nach unserem Wissen keine genauen Richtlinien für die Dauer der Nachuntersuchung.

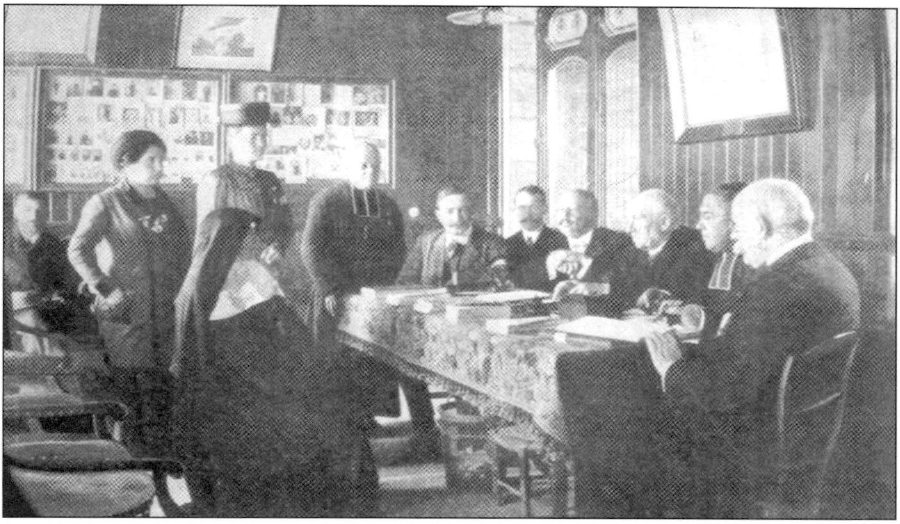

Abbildung 9: Befragung einer Geheilten. Abbildung um 1908. Aus Baustert, S. 40.

Wird die Heilung von der Mehrheit der Mitglieder des Ärztebüros akzeptiert, so wird sie an die zweite Instanz (eine Neueinführung seit der Reorganisation 1947), das Nationale, seit 1951 Internationale Ärztekomitee von Lourdes weitergeleitet.

Das Internationale Ärztekomitee von Lourdes

Das Internationale Ärztekomitee setzt sich aus ca. dreißig Ärzten mehrerer Nationen zusammen, die unter anderem die Fachbereiche Neurologie, Psychiatrie, Ophthalmologie, Hals- Nasen- Ohren- Heilkunde, Physiologie, Endokrinologie, Radiologie und Radiotherapie abdecken.

Hier werden die Krankenakten abermals gesichtet, die Fälle diskutiert und über Ablehnung, Vertagung oder aber Annahme entschieden.

Wird nun die Heilung als „unerklärbar“ angenommen, so wird sie der kirchlichen Autorität überstellt, der Kanonischen Kommission.

Die Kanonische Untersuchungskommission

Die Heilungsakte wird nun dem Bischof der Diözese überstellt, in welcher der Geheilte lebt, dieser beauftragt die Kanonische Kommission mit der weiteren Untersuchung.

Die Richtlinien für ihre Entscheidung entnimmt die Kommission dem Traktat „De servorum Dei beatificatione et beatorum canonisatione“ aus dem 18. Jahrhundert, von Papst Benedikt XIV.

Folgende Punkte gelten als bestimmend:

1. War die Krankheit unheilbar, sehr schwer heilbar ?
2. War eine merkliche Besserung vor der Heilung eingetreten ?
3. Ist ein Heilmittel angewandt worden, wenn ja, hat es sich als unwirksam erwiesen ?
4. Ist die Heilung plötzlich erfolgt ?
5. Ist die Heilung vollständig ?
6. Ist die Heilung definitiv ?

Am Ende dieses diözesanen Prozesses wird die endgültige Entscheidung dem diözesanen Bischof überlassen, welcher bei positiver Entscheidung die Heilung als wunderbar ausgibt.

Dauer des Entscheidungswegs

Die Zeit, die ein Wunder von der Heilung bis zu seiner kirchlichen Anerkennung durchläuft, differiert sehr stark.

Die Dauer der Anerkennung schwankt zwischen zwei und rund dreißig Jahren.

Die Wunderheilungen

Von der großen Zahl von Heilungen, die in Lourdes über einen Zeitraum von 1858 bis 2002 registriert und dokumentiert wurden, sind insgesamt 65 als „Wunder“ von der Kanonischen Kommission anerkannt worden.

Einteilung der Diagnosen

Eine Übersicht über die Häufigkeitsverteilung der in Lourdes aufgetretenen Krankheiten soll die folgende Graphik ermöglichen, bei welcher die von ärztlicher Seite gestellten Diagnosen zusammengefaßt werden.

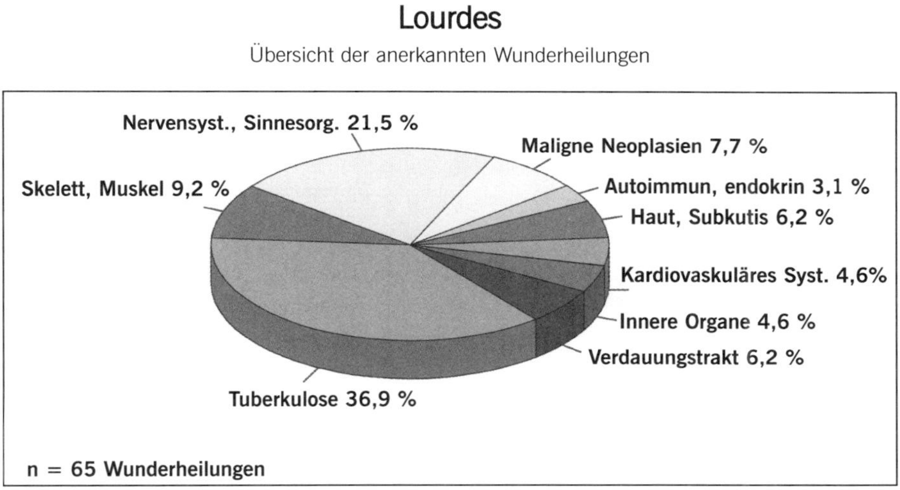

Tabelle 1: Übersicht der anerkannten Wunderheilungen von Lourdes, geordnet nach den Krankheitsbildern.

Es finden sich in Lourdes Fälle von Erkrankungen des intestinalen Systems (6,2%, 4 Fälle), der inneren Organe (4,6%, 3 Fälle), des kardiovaskulären Systems (4,6%, 3 Fälle), der Haut und Subkutis (6,2%, 4 Fälle), des endokrinen Systems und von Autoimmunerkrankungen (3,1%, 2 Fälle) sowie Erkrankungen des Bewegungsapparats (9,2%, 6 Fälle) und maligne Neoplasien (7,7%, 5 Fälle).

Den größten Anteil der Wunderheilungen stellen die Fälle von Tuberkulose mit 36,9% (dies entspricht einer Anzahl von 24 Heilungen).

Hier wird eine Übereinstimmung mit den dokumentierten Heilungen von Fatima deutlich. Auch in Fatima stellen die Heilungen von Tuberkulose mit 23,5% den Hauptanteil (dies entspricht einer Anzahl von 4 Heilungen).

Lourdes im Vergleich mit Fatima

Übersicht der Heilungen

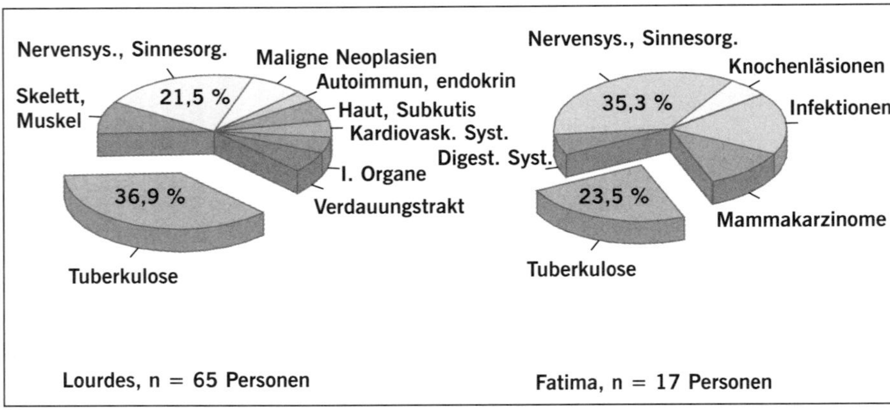

Tabelle 2: Vergleich der Häufigkeit von Krankheitsbildern, die in Fatima und in Lourdes geheilt wurden.

Auch bei der Gruppe der Erkrankungen des Nervensystems und der Sinnesorgane ist eine Übereinstimmung zu beobachten, wobei diese in Lourdes einen Anteil von 21,5% einnimmt (13 Fälle), demgegenüber steht Fatima mit einem Anteil von 35,3% (6 Fälle).

Die Anzahl der anerkannten Wunder

Die relativ geringe Anzahl von kirchlich anerkannten Wunderheilungen ist überraschend. Dr. Alphoriso Olivieri, einer der ehemaligen Präsidenten des Ärztebüros von Lourdes, nimmt hierzu Stellung. Dr. Olivieri sieht unter anderem den Grund für die Diskrepanz zwischen den registrierten „Heilungen" und den wirklich anerkannten „Wundern" in der Arbeitsweise des Ärztebüros. [46]

Das Ärztebüro legt nur die Akten vor, die allen Anforderungen, die bei der Anerkennung der Heilung durch die weiteren Überprüfungsinstanzen gefordert werden, entsprechen (Anerkennung als „medizinisch unerklärbar" durch das

[46] Olivieri; S. 21

Internationale Ärztekomitee, Anerkennung als „Wunder" durch die Kanonische Kommission).

Die „Hauptarbeit" des Ärztebüros, so Olivieri, „besteht im Filtern und Sichten der Heilungsfälle, die es verdienen, dem Internationalen Ärztekomitee vorgelegt zu werden".[47]

Dr. Olivieri betont, „Heilung" sei „nicht gleich Wunder", es gebe in Lourdes „viel mehr „Heilungen" als „Wunder" im strengen Sinne des Wortes, diese Unterscheidung sei sehr wichtig.[48]

Die zeitliche Verteilung der Wunder

In der folgenden Graphik sind die Daten der Wunderheilungen in Lourdes auf einem Zeitstrahl von 1858 bis 2002 aufgetragen und in 5-Jahres-Intervalle unterteilt.

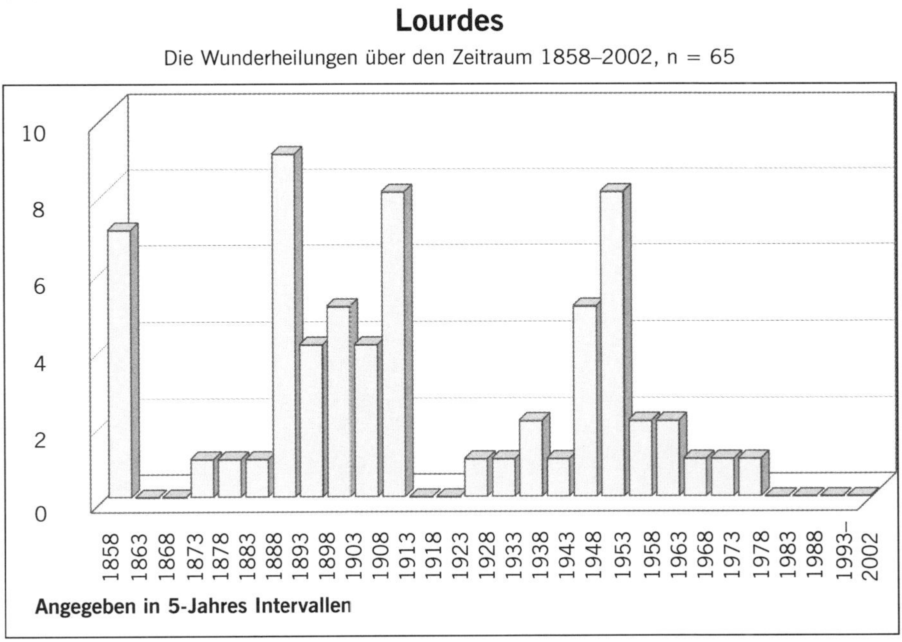

Tabelle 3: Übersicht der 65 anerkannten Wunderheilungen von Lourdes, geordnet nach Heilungsdaten.

[47] Ebd. S. 31

[48] Ebd. S. 15

Die Graphik zeigt deutlich die drei „Wellen",[49] in die sich die Wunder von Lourdes aufteilen. Die ersten sieben anerkannten Heilungen konzentrieren sich auf das Jahr 1858. Wie bereits erwähnt, finden diese Heilungen teilweise während der Marienerscheinungen der Bernadette Soubirous statt (siehe unter Kapitel Lourdes, Geschichte einer Pilgerstätte). Die Heilungen werden in dieser Zeit durch Dr. Dozous erfaßt, der vor der Einrichtung des Ärztebüros die Heilungen von Lourdes dokumentiert und somit auch als „der Pionier des Ärztlichen Konstatierungsbüros" gilt.[50]

Dr. Dozous sammelt 1858 rund 100 Heilungen, von welchen insgesamt sieben anerkannt werden. Die Kirche wird durch die Kommission des Msgr. Laurence als ausführendes Organ repräsentiert.

Nach 1858 ist in der Geschichte der Wunder ein Einbruch zu erkennen. Der Grund hierfür mag im Entstehungsdatum (1883) des Ärztebüros liegen, da jetzt von Seiten der Kirche mit einer verläßlichen Instanz der ärztlichen Diagnostik und Dokumentation gerechnet werden kann.

1905 äußert Papst Pius X. den Wunsch, *„die auffallendsten Heilungen von Lourdes einem regelrechten Untersuchungsprozeß zu unterwerfen, um damit Unterlagen für ein wissenschaftliches und religiöses Studium in den daran interessierten Diözesen zu schaffen."*[51] Diese Bitte geht an Dr. Boissarie, den damaligen Präsidenten des Ärztebüros, der in der Folgezeit durch Vorlage seiner Krankenakten für die zweite „Welle" anerkannter Wunder sorgen soll.

Diese 33 durch Boissarie vorgelegten Heilungen erstrecken sich über den Zeitraum von 1878 bis 1910 und erreichen in den Jahren 1888 bis 1892 mit neun Heilungen und in den Jahren 1908 bis 1910 mit acht Heilungen jeweils ein Maximum.

Die Reihe der Anerkennungen reißt 1910 schließlich erneut ab. Die Gründe für das plötzliche Ausbleiben der Wunder liegen offensichtlich nicht an der Tatsache, daß Heilungen in Lourdes plötzlich nicht mehr stattfinden – das Ärztebüro händigt keine Krankenakten mehr an die Kirche aus. Die hierfür angegebenen[52]

[49] Philippe Aziz, les Miracles de Lourdes, Paris 1981; Inhaltsverzeichnis, „Troisième Partie: Le Miracle des Guerisons". *Der Autor unterteilt die Dokumentation der Heilungen in drei „Wellen": 1858, 1900 und ab 1945, Ende des zweiten Weltkrieges.*

[50] Leuret-Bon, Wunder, Wissenschaft und Kirche, Wien 1957; S. 109.

[51] Olivieri, S. 15.

[52] *Olivieri nennt als Grund den Krieg von 1914 bis 1918 (S. 16), Alfred Läpple (Die Wunder von Lourdes Augsburg 1995) beschreibt diese Zeit von 1913 bis 1945 als „ Das rätselhafte Intermezzo" und führt politische Umbrüche, Vorwürfe gegenseitiger Kompetenzüberschreitungen und eine fällige Neuorganisation des Ärztebüros, welche durch die päpstliche Anregung von 1905 notwendig wurde, als Gründe an. (S.106–114).*

Gründe haben einen recht spekulativen Charakter. Fest steht, daß die Anerkennungsprozesse der Ritenkongregation erst ab 1946 wieder aufgenommen werden. Heilungen aus der Zeit von 1924 bis 1946 werden somit nach der Reorganisation des Ärztebüros im Jahre 1947 rückwirkend anerkannt. Dies erklärt die Tatsache, daß einige Krankenakten aus dieser Zeit keine Beachtung finden, auch wenn sie die Voraussetzung zur Anerkennung erfüllen sollten.[53] Die Anzahl der Heilungen baut sich somit ab 1924 zur dritten „Welle" auf.

Ein weiteres Maximum erreichen die Wunderheilungen in den Jahren 1948–1952 mit insgesamt 8 Heilungen.

Nach 1952 ist eine kontinuierliche Abnahme der Heilungen zu verzeichnen, bis sie schließlich am 25. Dezember 1976 mit der Heilung von Delizia Cirolli ihr vorläufiges Ende nehmen. Auf die Gründe dieser Abnahme der Heilungen, trotz der ungebrochenen Popularität, die Lourdes bei den gläubigen Pilgern genießt, soll zu einem späteren Zeitpunkt näher eingegangen werden.

Besonderheiten der einzelnen Heilungen, die Krankengeschichten

Die Dauer der Vorgeschichte der Krankheit, mit welcher die Kranken nach Lourdes kommen, differiert zwischen einem und 34 Jahren (eine der längsten Krankengeschichten weist Schwester Marie de la Présentation auf, bereits im Alter von 12 Jahren treten erste Beschwerden auf, die später zu der Diagnose „Chronische, tuberkulöse Magen-Darm-Entzündung" führen. Die 46-jährige wird 1892 in der Basilika von Lourdes geheilt). Über die Hälfte der Krankengeschichten weist eine Länge von ein bis sechs Jahren auf. Die Krankenakten berichten meist von wiederholten Aufenthalten in verschiedenen Kliniken und von einer Serie von Therapieversuchen, die selten von Erfolg gekrönt sind.

Der Verlauf der Krankheiten ist meist progredient, vor allem bei den Fällen von Tuberkulose, welche in der Regel durch einen chronisch-progredienten Verlauf gekennzeichnet sind. Bei Erkrankungen, welche das Nervensystem und die Sinnesorgane betreffen, finden sich vor allem bei chronischen Leiden Perioden von Besserung und darauf folgender Verschlechterung der Krankheiten. Im letzten Zeitabschnitt vor der Heilung verhält sich der Zustand der Kranken entweder stabil oder er ist einer stetigen Verschlechterung unterworfen. Bei über 50% der Erkrankten lautet die Prognose infaust.

[53] *Olivieri beschreibt diesen Sachverhalt auf S. 16 seines Buches „Gibt es noch Wunder in Lourdes". Er hält viele der 146, durch Dr. Vallet gesammelten Heilungen für gültig und als Wunder verifizierbar.*

Vorgänge im Augenblick der Heilung

Den interessantesten Teil der Krankenakten nehmen die Berichte ein, die den Fortgang der Heilung „an sich" beschreiben. Was geschieht mit den Kranken, wenn sie durch den „Fingerzeig Gottes" geheilt werden, was fühlen sie im Augenblick der Heilung?

Über 50% der anerkannten Heilungen in Lourdes gehen in Minuten oder gar in Sekunden vor sich. In jedem Fall wird jedoch zumindest von einer ungewöhnlich schnellen Besserung der jeweiligen Krankheitssymptome berichtet, die sich nach Ansicht des Ärztebüros nicht erklären läßt.

Der Heilungsvorgang nimmt allerdings bei einigen Patienten auch mehrere Tage oder gar Wochen ein (so z.B. im Fall der Marie Biré. In diesem Fall kommt noch die Besonderheit hinzu, daß zum Zeitpunkt der Heilung in Lourdes lediglich eine funktionale Heilung besteht. Die Wiederkehr des Sehvermögens bei zunächst persistierender Papillenatrophie wird durch eine Nachuntersuchung rund einen Monat später aktualisiert. Jetzt ist zusätzlich auch die Atrophie des Sehnervs verschwunden.)

Im Moment der Heilung berichten die Geheilten von folgenden Erlebnissen:

„Nachlassen der Schmerzen" (Fall der Johanna Gestas), „plötzliches Krachen, sichtbare Umbildung eines Klumpfußes" (Fall der Henriette Bressoles), „Lähmungserscheinungen gehen zurück" (Fall der Madeleine Rizan), „Kribbeln in den Füßen" nach Hemiplegie (Fall des Serge Perrin), „plötzliches Wohlbefinden" (Fall der Johanna Fretel), „heftige Schmerzen, mit dem Eindruck, die Lunge ziehe sich zusammen" nach Lungentuberkulose (Fall der Julienne Bruyere).

Die Orte, an denen die Heilungen stattfinden

Entgegen der weitverbreiteten Meinung, die Heilungen von Lourdes fänden nur in den Piszinen statt, die Heilungen wiesen somit eine untrennbare Verbindung zum Wasser der Grotte von Massiabelle auf, finden einige Heilungen auch ohne diese Voraussetzung statt.

So werden hier die Kranken während der Prozessionen oder Gottesdienste geheilt (Fall der Marie Savoie), oder aber es wird von sogenannten „Fernheilungen" berichtet, bei welchen die Kranken direkt die Madonna von Lourdes um ihre Heilung bitten, oder die Heilung findet (wie im Fall Peter de Rudder) an einem „Trabanten" von Lourdes statt. [54]

Diagnosen nach der Heilung

Bei rund 70% der Krankenakten lautet die Diagnose nach dem Heilungsvorgang restitutio ad integrum.[55] Wenn dieser Begriff auch selten in den Krankenblättern zu finden ist, so ergibt er sich aus den Befunden, da hier meist von „vollständiger Heilung" [56] und vom Verschwinden sämtlicher pathologischer Symptome die Rede ist.

Bei ca. 30% finden sich nach der Heilung Residualbefunde (so z.B. im Fall der Ginette Nouvel. Die Diagnose lautet Budd-Chiari-Syndrom. Nach der Heilung persistiert ein Aszites, der innerhalb von drei Monaten resorbiert wird. Ein weiteres Beispiel: Der Fall der Gabrielle Clauzel mit der Diagnose Spondylitis tuberculosa. Hier berichtet die Entscheidungskommission vom „Fortbestehen anatomischer Schäden, obwohl man eine Funktionsheilung vor sich hat").[57]

Die geschlechtsspezifische Verteilung der Heilungen

In der folgenden Darstellung sollen die Anteile von männlichen und weiblichen Patienten veranschaulicht werden, die in Lourdes unter „wunderbaren Bedingungen" geheilt wurden.

Die weiblichen Geheilten sind hier mit 81,5% (53 Personen) vertreten – gegenüber 12 männlichen Personen (18,5%). Kritiker erklären dieses Ungleichgewicht mit einer leichteren psychischen Beeinflußbarkeit von Frauen.
(„Hysterie" ist ein vielbemühter Begriff in der Literatur über Pilgerstätten. Kritiker sowie Verfechter der Marienerscheinungsorte beschäftigen sich diesbezüglich sehr eingehend mit den Geheilten, wie auch den „Medien" der Erscheinungen.)

Auch hier kann eine Übereinstimmung der Verhältnisse mit denen von Fatima beschrieben werden. Von den gesammelten 17 Heilungsberichten aus Fatima behandeln zwei die Erkrankungen von Männern (11,8%), insgesamt 15 jedoch die von Frauen (88,2%).

54 *Peter de Rudder wurde in Lourdes-Oostacker geheilt. Dieser belgische „Ableger" von Lourdes besteht aus einer Nachbildung der Grotte. Peter de Rudder umrundete diese Stätte dreimal auf seinen Krücken, einige Minuten danach war eine seit ca. sieben Jahren bestehende offene Fraktur wieder zusammengewachsen.*

55 Alfred Läpple, Die Wunder von Lourdes, Augsburg 1995, S. 150.

56 Ebd. S. 41.

57 Ebd. S. 134.

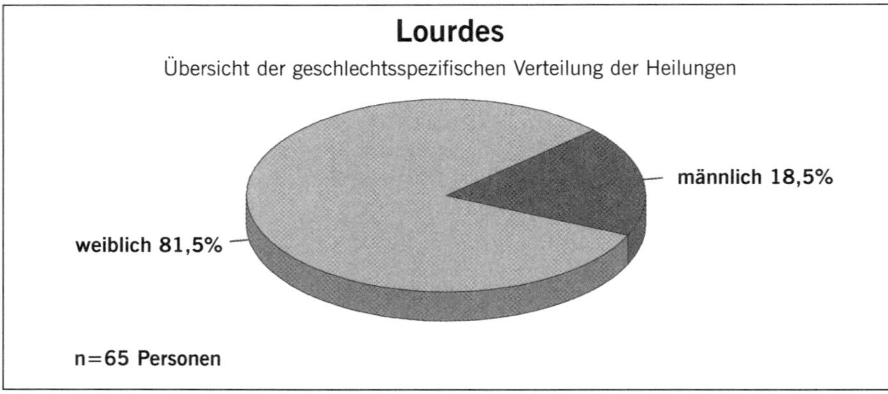

Tabelle 4: Übersicht der geschlechterbezogenen Einteilung der 65 anerkannten Wunderheilungen von Lourdes.

Tabellarische Übersicht

Um die zeitliche Abfolge der Heilungen, verglichen mit den Diagnosen, darzustellen und somit einen Überblick über alle 65 Wunder zu ermöglichen, sind diese in der folgenden Tabelle nach Heilungsdaten geordnet. Die Diagnosen wurden möglichst wörtlich aus den zur Verfügung stehenden Quellen übernommen.[58]

[58] Siehe auch: Les guérisons miraculeuses, Éditions Sand 1984, S. 123-125.
Läpple, S. 34, 49-51 und 115-116.

Nr.	Name	Diagnose	Datum der Heilung
1	**Bouriette,** Louis	Traumatische Erblindung des rechten Auges	27.02.1858
2	**Soupène,** Blaisette	Blepharitis, Ektropium	27.02.1858
3	**Latapie-Chouat,** Catherine	Lähmung infolge Zerrung des Plexus brachialis	01.03.1858
4	**Busquet,** Henri	Typhöse Muskelentzündung	29.04.1858
5	**Bouhourt,** Louis Justin	Tuberkulose, Lähmung der unteren Gliedmaßen	02.05.1858
6	**Rizan,** Madeleine	Lähmung der unteren Gliedmaßen	17.10.1858
7	**Moreau,** Marie	Erblindung eines Auges	09.11.1858
8	**Rudder,** Peter de	Offene Fraktur des Unterschenkels	07.04.1875
9	**Dehant,** Joachime	Beingeschwür mit Gangränbildung	13.09.1878
10	**Seisson,** Elisa	Herzhypertrophie, Ödeme der unteren Gliedmaßen	29.08.1892
11	Schwester **Mabille,** Eugenia	Peritonitis, eitrige Phlebitis	21.08.1883
12	Schwester **Bruyere,** Julienne	Lungentuberkulose, Kavernenbildung	02.09.1889
13	**Jourdain,** Marie	Rückgratverkrümmung, Lungentuberkulose	21.08.1890
14	**Chagnon,** Amélie	Tuberkulöse Knochen- und Gelenkentzündung, Knochenfraß	21.08.1891
15	**Trouvé,** Clémentine	Knochen- und Hautentzündung des rechten Fußes	21.08.1891

Nr.	Name	Diagnose	Datum der Heilung
16	**Lebranchu,** Marie	Lungentuberkulose	20.08.1892
17	**Lemarchand,** Marie	Gesichtslupus	21.08.1892
18	**Lesage,** Élise	Tuberkulöse Entzündung des Kniegelenks	21.08.1892
19	Schwester **Présentation,** Marie de la	Chronische Darmentzündung	29.08.1892
20	**Cirette,** Abbé	Wirbel-Sklerose vorn und seitlich	31.08.1893
21	**Huprelle,** Aurélie	Lungentuberkulose	21.08.1895
22	**Brachmann,** Esther	Tuberkulöse Peritonitis	21.08.1896
23	**Toulasne,** Jeanne	Spondylitis tuberculosa	08.09.1897
24	**Malot,** Clémentine	Lungentuberkulose	21.08.1898
25	**Francois,** Rosa	Phlegmone am rechten Arm, stark fistelnd	20.08.1899
26	**Taburel,** Salvator	Tuberkulöse Peritonitis	25.06.1900
27	Schwester **Maximilienne**	Wasserzyste der Leber, Phlebitis des linken Beines	20.05.1901
28	**Savoye,** Marie	Rheumatisch dekompensierter Mitralfehler	20.09.1901
29	**Dubois,** Jeanne	Allgemeiner Kräfteverfall aus unbekannter Ursache. Eitrige Entzündung beider Augen	08.08.1904
30	Schwester **Sainte-Hilaire**	Rektumkarzinom	20.08.1904

Nr.	Name	Diagnose	Datum der Heilung
31	Schwester **Vildier,** Sainte-Béatrice	Kehlkopf- und Luftröhrenentzündung, wahrscheinlich tuberkulös	31.08.1904
32	**Noblet,** Marie-Thérèse	Tuberkulöse Wirbelentzündung	31.08.1905
33	Schwester **Sainte-Jeanne-de-la-Croix,** Marie de	Tuberkulöse Peritonitis	21.09.1905
34	**Moulin,** Antonia	Eitrige Wunde am rechten Fuß	10.08.1907
35	**Borel,** Marie	Sterkoralfisteln in der Lendenregion.	21./22.08.1907
36	**Haudebourg,** Virginie	Nephritis tuberculosa	17.05.1908
37	**Biré,** Marie	Erblindung durch Papillenatrophie	05.08.1908
38	**Aloppée,** Aimée	Kalter tuberkulöser Abszeß, tuberkulöse Peritonitis	28.05.1909
39	**Orion,** Juliette	Lungen- und Hirnhauttuberkulose	22.07.1910
40	**Fabre,** Marie	Darmschleimhautentzündung	26.09.1911
41	**Bressoles,** Henriette	Spondylitis tuberculosa	03.07.1924
42	**Brosse,** Lydia	Tuberkulöse Fisteln	11.10.1930
43	Schwester **Capitaine,** Marie Marguerite	Akute Nephritis, generalisiertes Ödem	22.01.1937
44	**Jamain,** Louise	Lungentuberkulose, tuberkulöse Peritonitis	01.04.1937
45	**Pascal,** Francis	Blindheit, Lähmung der unteren Gliedmaßen	31.08.1938

Nr.	Name	Diagnose	Datum der Heilung
46	**Clauzel,** Gabriele	Rheumatische Wirbelentzündung	15.08.1943
47	**Fournier,** Yvonne	Lähmung des linken Auges, Sympathikoneuralgie	19.08.1945
48	**Martin,** Rose	Uteruskarzinom	03.07.1947
49	**Gestas,** Johanna	Kreuzbein- und Steißbeinalgien, Darmverschluß	22.08.1947
50	**Canin,** Marie Thérèse	Spondylitis tuberculosa, Sakrokoxalgie rechts	09.10.1947
51	**Carini,** Magdalena	Bauchfell- und Lungentuberkulose	15.08.1948
52	**Fretel,** Jeanne	Tuberkulöse Peritonitis	08.10.1948
53	**Angele,** Thea	Multiple Sklerose	20.05.1950
54	**Ganora,** Evasio	Morbus Hodgkin	02.06.1950
55	**Fulda,** Edeltraud	Morbus Addison	12.08.1950
56	**Pellegrin,** Paul	Postoperative Fistel rechts	03.10.1950
57	**Schwager,**Leo	Multiple Sklerose	30.04.1952
58	**Couteault,** Alice	Multiple Sklerose	16.05.1952
59	**Nouvel,** Ginette	Budd-Chiari Syndrom	21.09.1954
60	**Bigot,** Marie-Louise	Blindheit, Taubheit, Hemiplegie	10.10.1954
61	**Aloi,** Elisa	Knochen-, Gelenktuberkulose	05.06.1958
62	**Tamburini,** Juliette	Osteitis, Peritonitis und Fisteln	17.07.1959

Nr.	Name	Diagnose	Datum der Heilung
63	**Micheli,** Vittorio	Becken-Sarkom	01.06.1963
64	**Perrin,** Serge	Rezidivierende Hemiplegie mit Augenschäden	01.05.1970
65	**Cirolli,** Delizia	Knochensarkom des rechten Schienbeins	25.12.1976

Die Wunderberichte

Die Krankenblätter der geheilten Personen, deren Heilung durch die Kanonische Kommission anerkannt wurden, sind in der Originalfassung in Lourdes archiviert worden. Die wichtigsten Fakten aus diesen Krankenakten, ebenso die Begründungen des Ärztebüros sowie der Untersuchungsinstanzen Ärztekomitee und Kanonische Kommission, die zum Beschluß geführt haben, die Heilung als Wunder anzuerkennen, sind in der einschlägigen Literatur über Lourdes zu finden und lagen mir vor. Oftmals haben sich die verschiedenen Präsidenten des Ärztebüros von Lourdes als Autoren betätigt. Aus den Veröffentlichungen dieser Mediziner gehen die meisten Informationen hervor, die für die folgende Sammlung der Krankengeschichten verwendet wurden. Ein Quellenstudium der Originalakten zu betreiben, war sehr mühsam, da die damaligen diagnostischen Ergebnisse nicht ohne weiteres auf den heutigen Standard zu übertragen sind. Normwerte mit gesicherten Kontrolluntersuchungen existieren noch nicht. So haben wir uns auch auf die Informationen verlassen, die uns die Literatur über Lourdes bietet.

Die medizinischen Informationen, die sich aus den teilweise sehr unterschiedlich abgefaßten Berichten über die Geheilten ergeben, sind von uns in eine tabellarische Übersicht übertragen worden, damit wichtige Fakten übersichtlich dargestellt werden können.

Die Berichte sind nach Krankheitsbildern geordnet. Hierbei wurde die Einteilung der Tabelle 1 übernommen.

Tuberkulose

Wie bereits erwähnt, stellen die Erkrankungen an Tuberkulose den größten Anteil der Wunder von Lourdes. Diese Gruppe wurde nochmals aufgeteilt, wie in der folgenden Graphik ersichtlich:

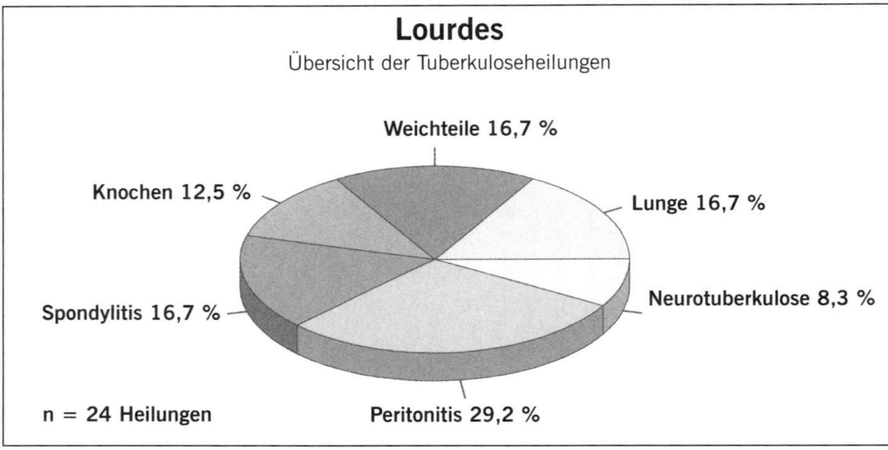

Tabelle 5: Übersicht der Fälle von Tuberkulose unter den anerkannten Wunderheilungen von Lourdes, eingeteilt in Läsionen verschiedener Bereiche.

Die Fälle von Tuberkulose unter den Wunderheilungen von Lourdes erstrecken sich über den Zeitraum 1858 bis 1958 (erste Wunderheilung von Tuberkulose am 02.05.1858, Fall des Louis Justin Bouhourt, letzte Wunderheilung von Tuberkulose am 05.06.1958, Fall der Elisa Aloi), der größte Anteil von Tuberkulosefällen tritt in den Jahren 1889–1910 mit insgesamt 16 von 24 Fällen auf.

Die Fälle von Tuberkulose teilen sich wie folgt auf:

- Läsionen der Lunge: 16,7 % (4 Fälle)
- Weichteiltuberkulose: 16,7 % (4 Fälle)
- Spondylitis tuberculosa: 16,7 % (4 Fälle)
- tuberkulöse Peritonitis: 29,2 % (7 Fälle)
- Knochentuberkulose: 12,5 % (3 Fälle)
- Neurotuberkulose: 8.3 % (2 Fälle)

Lungentuberkulose

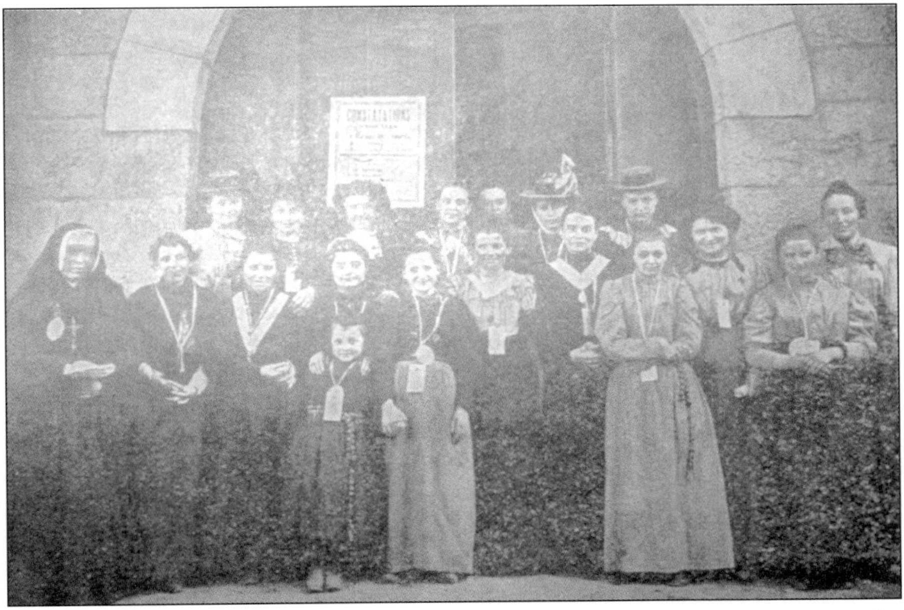

Abbildung 10: Eine Gruppe von Geheilten aus einer Lungenheilstätte von Villepinte bei der nationalen Pilgerfahrt von 1897. Aus Boissarie, die großen Heilungen von Lourdes.

Name: Schwester Julienne **Bruyere** [59]
Alter: **25**
Wohnort: **Tulle**
Datum der Heilung: **02.09.1889** Datum der Anerkennung: **24.03.1912**
Bezeichg. der Krankheit in der Quelle: **Lungentuberkulose mit Kavernenbildung**

Klinische Angaben	Klinische Diagnosen	Klinische Diagnosen nach Heilung
Bereits als Kind leidet die Patientin unter chronischer Entzündung beider Augenlider und der Bindehaut. Im Alter von 19Jahren Eintritt in das Kloster der Ursulinen in Brive. 1886: Auftreten erster Symptome: Starke Bronchitis. Innerhalb kurzer Zeit starke Verschlimmerung.		Die Füße bleiben einige Tage geschwollen. Restitutio ad integrum.
Diagnose → Ende 1887: Befund: **Bluthusten mit lebensbedrohlichen Krisen.** Therapie: Pointes de feu (Brennen mit Glühplatin) ohne Erfolg. Lungenblutungen und hohes Fieber. Kachektischer Zustand. 02.09.1889: Besuch in Lourdes, Bäder in der Piszine. Die Kranke hat heftige Schmerzen, unter dem Eindruck, die Lunge ziehe sich zusammen. Schließlich färbt sich das Gesicht der Patientin, sie erhebt sich, stellt sich ohne fremde Hilfe auf und geht zur Grotte von Massiabelle.	**Lungentuberkulose mit Kavernenbildung**	

[59] Quellen: Läpple, S. 58.

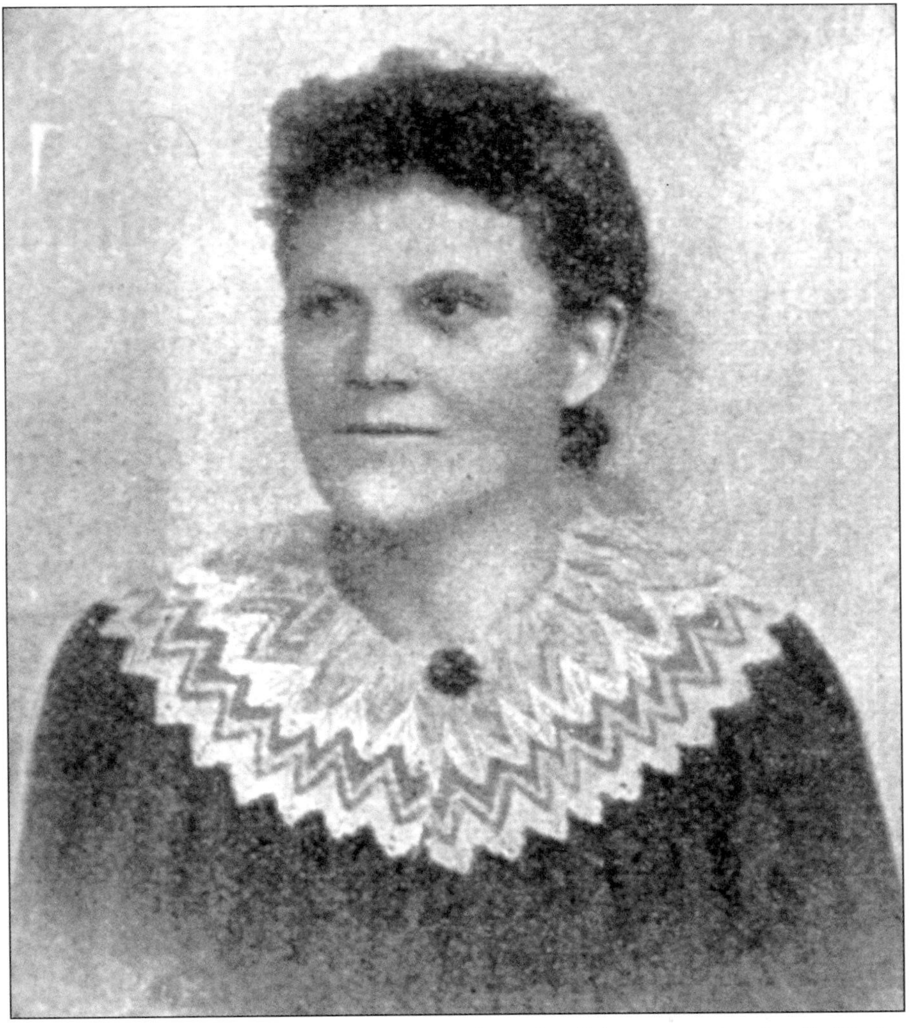

Abbildung 11: Maria Lebranchu. Aus Boissarie, die großen Heilungen von Lourdes, S. 38. Der Autor bezeichnet die Geheilte auch als die „Grivotte" von Zola. Emile Zola nahm in seinem Roman „Lourdes" diesen und weitere Fälle als Vorbild für die Handlung. Offensichtlich veränderte er jedoch die Handlung dahingehend, daß seine „Grivotte" an den Folgen der Lungentuberkulose stirbt. Zola handelte sich durch diesen Roman den Zorn der Befürworter ein, ebenso mußte er sich den Vorwurf gefallen lassen, die Geschichte von Lourdes zu verfälschen.

Name: Marie **Lebranchu** [60]
Alter: **35**
Wohnort: **Paris**
Datum der Heilung: **20.08.1892** Datum der Anerkennung: **06.06.1908**
Bezeichg. der Krankheit in der Quelle: **Lungentuberkulose**

Klinische Angaben	Klinische Diagnosen	Klinische Diagnosen nach Heilung
Diagnose → Vater und Mutter an TB gestorben. Verlust eines Lungenflügels, Einweisung: Nachweis von TB Bazillen, nach 10 Monaten Aufenthalt 48 Pfund Gewichtsverlust.	Lungentuberkulose	Keine Rasselgeräusche, keine Spur von Läsionen.
Diagnose → 20.08.1892 Ankunft in Lourdes.	Lungentuberkulose im finalen Stadium.	

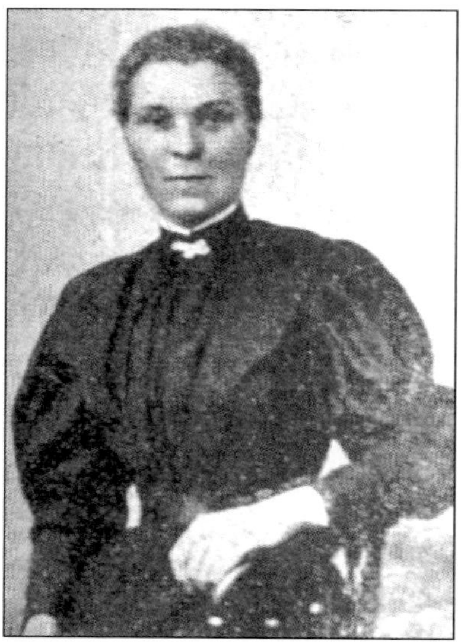

Abbildung 12:
Aurélie Huprelle. Aus Boissarie, Die großen Heilungen von Lourdes, S. 33

[60] Quellen: Läpple, S. 64 ff.;
Boissarie, Die großen Heilungen von Lourdes, Lingen a. Ems 1913, S. 82 ff.

Name: Aurélie **Huprelle** [61]
Alter: **27**
Wohnort: **Beauvais**
Datum der Heilung: **21.08.1895** Datum der Anerkennung: **01.08.1908**
Bezeichg. der Krankheit in der Quelle: **Lungenschwindsucht**

Klinische Angaben	**Klinische Diagnosen**	**Klinische Diagnosen nach Heilung**
1889: Ersterkrankung nach „Nervenfieber“, wiederholte Entzündungen der Luftröhrenäste, im Winter verstärkt. Januar 1895: Letzter Anfall mit starker Verschlimmerung bis August. **Diagnose →** Kavernen, beständiges, hochgradiges Fieber. Therapie: Pointes de feu, „Kreosot“, Zugpflaster. Mai 1895: „Blutsturz“, Läsionen nehmen zu, heftige Beschwerden in den Lungenspitzen. 19.08.1895: Abreise nach Lourdes, „Blutspeien“ und Husten.	**"Lungenleiden" mit akutem Verlauf.**	Keine Schmerzen, keine Läsionen.

[61] Quellen: Läpple, S. 73 ff.; Boissarie, S- 33 ff.

Name: Clémentine **Malot** [62]
Alter: **25**
Wohnort: **Beauvais**
Datum der Heilung: **21.08.1898** Datum der Anerkennung: 10.10.1908
Bezeichg. der Krankheit in der Quelle: **Lungentuberkulose**

Klinische Angaben	Klinische Diagnosen	Klinische Diagnosen nach Heilung
Diagnose → Die Diagnose wird gestützt durch zwei zeitlich gestufte Röntgenaufnahmereihen. Therapieversuche bleiben erfolglos.	**Lungentuberkulose**	Restitutio ad integrum
Prognose → 21.08.1898: Bäder in der Piszine. Vollständige Heilung nach dem zweiten Bad.	**Infaust**	

[62] Quellen: Läpple, S. 80 ff.

Weichteiltuberkulose

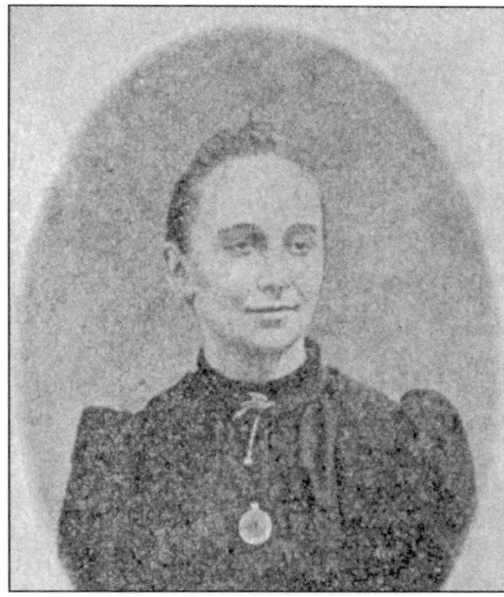

Abbildung 13:
Élise Lesage nach ihrer Heilung. Aus Boissarie,
Die großen Heilungen von Lourdes, 1902.
Siehe unter Kap. "Weichteiltuberkulose".

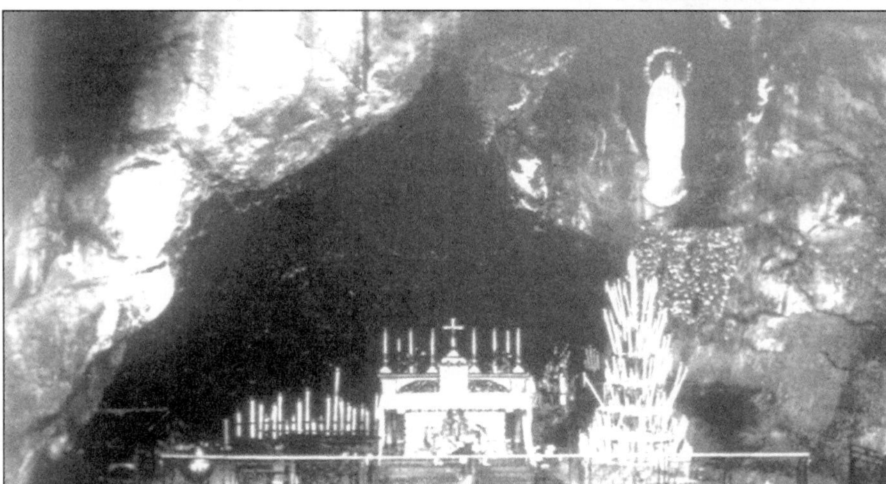

Abbildung 14: Die Grotte von Massiabelle, Ort der Erscheinungen der Bernadette Soubirous, noch heute der zentrale Anlaufpunkt für die Pilger. In der Nische rechts oben ist die Nachbildung der Madonna zu sehen, die nach den Angaben der Bernadette angefertigt wurde. Die Madonnenfigur steht genau an der Stelle der Grotte, wo die Maria erschienen sein soll. Aus Leuret und Bon, S. 48.

Name: Élise **Lesage**
Alter: **18**
Wohnort: **Arras** [63]
Datum der Heilung: **21.08.1892** Datum der Anerkennung: **04.02.1908**
Bezeichg. der Krankheit in der Quelle: **Weißer Tumor am Knie, tuberkulöse Wirbelentzündung**

Klinische Angaben	**Klinische Diagnosen**	**Klinische Diagnosen nach Heilung**
März 1891: Schmerzen im linken Knie mit Schwellung. Juli 1891: Schwellung in der Kniekehle und im Knie selbst, "innere Membran zerstört, die Knochen der Politur beraubt," Knie steif und Artikulation gestört. Therapie: Pointes de feu, Jodtinkturumschläge, Badekur ohne Erfolg. 21.08.1892: Heilung in Lourdes.	**Tuberkulöse Spondylitis**	Keine Schwellungen, freie Beweglichkeit des Gelenks. Der um 3 cm verkürzte, kranke Oberschenkel hat am Abend nach der Heilung 2 cm an Längenwachstum zugenommen. 23.01.1893: Vollständige Heilung

[63] Quellen: Läpple, S. 69 ff.; Boissarie, S. 38 ff.

Name: Lydia **Brosse** [64]
Alter: **31**
Wohnort: **Le Mans**
Datum der Heilung: **11.10.1930** Datum der Anerkennung: **05.08.1958**
Bezeichg. der Krankheit in der Quelle: **Viele tuberkulöse Fisteln**

Klinische Angaben	**Klinische Diagnosen**	**Klinische Diagnosen nach Heilung**
Leidet seit ihrer Kindheit an tuberkulösem „Eingeweide – und Knochenleiden." Amputation des rechten Mittelfingers und Handwurzelknochens nach Knocheneiterung. Gipskorsett wegenWirbelentzündung. 12.04.1929: „Eingeweide- und Nasenblutungen." Eiter im Harn **Diagnose →** 11.01.1930: OP. 22.02.1930: Abszeß-Inzision am rechten Gesäßbacken. 24.04.1930: Abszeß-Inzision am Damm, bis Oktober Serie von Inzisionen in der Sakralregion. Rasch wiederkehrendes Nasenbluten. Oktober 1930: Sehr tiefe Wunden in den Gesäßbacken, neuer Abszeß, seit 18 Monaten im Gipsbett.	**Chronische Bartholinitis** **Entzündung und Abszeßbildung**	11.10.1930 bei der Rückfahrt von Lourdes: Wunden fast vollständig geschlossen, Narben sauber und frei. Kranke geht im Wagen umher, Appetit kehrt zurück. 17.10.1930: Jede Spur von Entzündung verschwunden. 03.10.1930: Nasenbluten nicht mehr aufgetreten, Gewichtszunahme um 12 kg innerhalb eines Monats auf 52,3 kg. Oktober 1931, Ärztebüro: Zustand voller Gesundheit.

[64] Quellen: Läpple, S. 119 ff.; Olivieri, S. 149 ff

Name: Rosalie **Vildier**[65]
Alter: **42**
Wohnort: **Evreux**
Datum der Heilung: **31.08.1904** Datum der Anerkennung: **25.03.1908**
Bezeichg. der Krankheit in der Quelle: **Kehlkopf- und Lungenentzündung, vermutlich tuberkulös**

Klinische Angaben	Klinische Diagnosen	Klinische Diagnosen nach Heilung
Plötzliche Sprech- und Schluckbeschwerden, die zunächst für einen jahreszeitlich bedingten Infekt gehalten werden.		Ärztebüro: Vollständige Heilung einer chronischen Kehlkopfbronchitis, vermutlich tuberkulöser Natur.
Diagnose →	**Laryngitis**	
Nach erfolgloser Therapie Überweisung an einen Hals-Nasen-Ohren-Spezialisten. Gewebebiopsie:		
Diagnose →	**„Unheilbares Leiden", Verdacht auf tuberkulöse Laryngitis mit trachealer Beteiligung.**	
Die Nahrungsaufnahme wird in der Folgezeit erschwert, so daß nur noch flüssige Nahrung aufgenommen werden kann. Muskelschwund, Kachexie und starke Sprachstörungen. Schließlich vollkommener Sprachverlust. Ende August 1904: Abfahrt nach Lourdes. 31.08.1904: Augenblickliche Heilung nach Bad in der Piszine.		

[65] Quellen: Läpple, S. 93 ff.

Knochentuberkulose

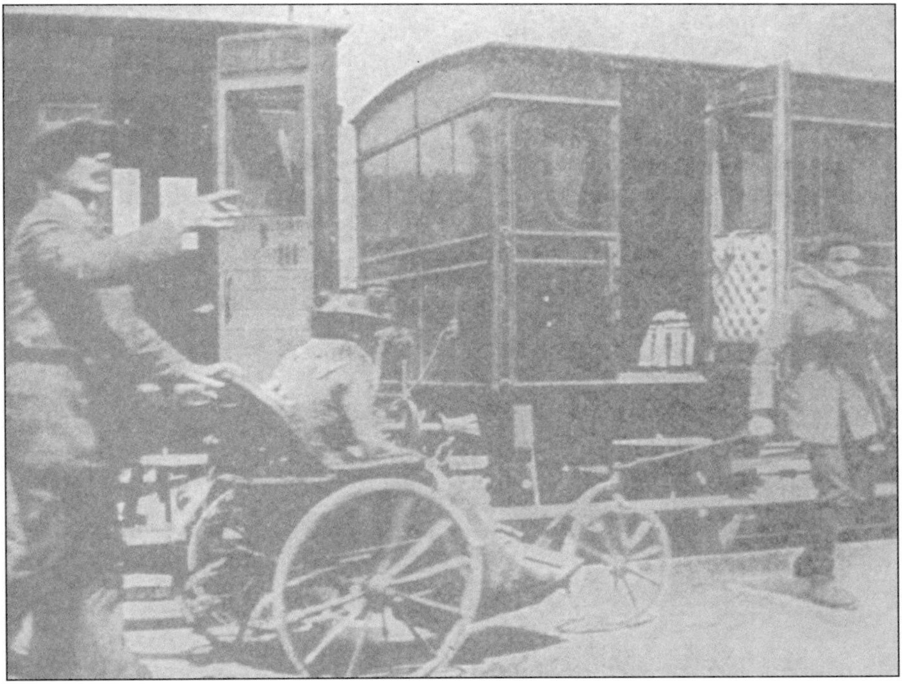

Abbildung 15: Krankentransport nach Lourdes um 1900. Aus Boissarie, Die großen Heilungen von Lourdes, S. 57.

Name: Marie **Jourdain**[66]
Alter: **36**
Wohnort: **Beauvais**
Datum der Heilung: **21.08.1890** Datum der Anerkennung: **10.10.1908**
Bezeichg. der Krankheit in der Quelle: **Rückgratverkrümmung**

Klinische Angaben	**Klinische Diagnosen**	**Klinische Diagnosen nach Heilung**
Juli 1890: Die Patientin erkrankt an einer schweren Rückgratverkrümmung und an Lungentuberkulose dritten Grades. **Diagnose →** Die Krankheit ist bereits weit fortgeschritten, schlechte Prognose. August 1890: Abfahrt nach Lourdes 21.08.1890: Bäder in den Piszinen, plötzliche Heilung.	**Rückgratverkrümmung, Lungentuberkulose**	Röntgen: Fibröse Narben und verkalkte Herde, wie bei natürlicher Heilung.

66 Quellen: Läpple, S. 60 ff.

Name: Amélie **Chagnon** [67]
Alter: **16**
Wohnort: **Poitiers**
Datum der Heilung: **21.08.1891** Datum der Anerkennung: **08.09.1910**
Bezeichg. der Krankheit in der Quelle: **Tuberkulöse Knochen- und Gelenkentzündung, am Knöchel und Knie Knochenfraß**

Klinische Angaben	**Klinische Diagnosen**	**Klinische Diagnosen nach Heilung**
1887 erste Symptome: Fuß gerötet und schmerzt, Gehbeschwerden, Arbeitsunfähigkeit. 28.10.1890: Einweisung, nach drei Monaten Auftreten von tuberkulöser Gelenkentzündung sowie Knochenfraß. Knie im Bereich der Gelenktaschen geschwollen, Neigung zum Ausrenken und bedeutende „Schwammbildung".		Direkt nach der Heilung: keine Wunde mehr, feste Narbe, Knie abgeschwollen, normaler Umfang, Narbenwulst, Spuren der Pointes de feu zu sehen. Nachuntersuchung: Narbenwulst verschwunden.
Diagnose → Therapie: Pointes de feu Angesetzte OP: Exzision des Mittelfußknochens, Einspritzung von „Zinkchlorür". 20.08.1891: Abreise nach Lourdes	**Knie: Arthritis „skrupulo – tuberkulöser Natur". Fuß: „Karies" am zweiten Mittelfußknochen des linken Fußes mit Neigung zur Fistelbildung und Knocheneiterung**	

[67] Quellen: Läpple, S. 61 ff.; Boissarie, S. 63 ff.

Name: Elisa **Aloi** [68]
Alter: **28**
Wohnort: **Italien**
Datum der Heilung: **05.06.1958** Datum der Anerkennung: **26.06.1965**
Bezeichg. der Krankheit in der Quelle: **Knochengelenkstuberkulose seit 1948**

Klinische Angaben	Klinische Diagnosen	Klinische Diagnosen nach Heilung
1948: Schmerzhafte Geschwulstbildung am rechten Knie, Bildung eines kalten Abszesses, dieser wird aufgeschnitten und entleert, Auskratzen der Gelenkshöhle, Punktionen. 1950: **Diagnose →** 1951: Tuberkulöse Herde am Schenkel. 1953: Anämie und Unterernährung, zahlreiche, vereiterte Fisteln, Muskel- und Hautdefekte in Höhe der Hüfte am rechten Oberschenkel und am rechten Ellenbogen, Röntgen: Veränderung des sakroiliakalen Gelenks. Fisteln schließen sich nach Behandlung, Gipskorsett. 09.07.1954: OP des rechten Oberschenkelknochens mit Verlängerung der Achillessehne. Ende 1955: Erneute Eiterungen am Knie und in der Gegend des Trochanters, Besserung. März 1957: Behandlung mit Penicillin und Streptomycin, keine nennenswerte Verbesserung.	**Tuberkulose am 12. Rückenwirbel**	Abszesse werden mit Lourdes-Wasser behandelt. Das Wasser wird außerdem unter die Haut injiziert, am dritten Tag stoppt der Eiterausfluß, Fisteln verkrusten, Lähmung verschwindet. Gutachten nach Rückkehr: Vollständige Heilung. 05.06.1959 und 04.06.1960: Glieder von mehr oder weniger tiefen Narben übersät, Narben jedoch trocken und schmerzlos, Beweglichkeit der Extremitäten und der Wirbelsäule normal, Heilung der Osteochondritis durch Röntgenaufnahme bestätigt.

[68] Quellen: Läpple, S. 182 ff.; Oivieri, S. 130 ff.; Aziz, S. 247 ff.

Klinische Angaben	Klinische Diagnosen	Klinische Diagnosen nach Heilung
Juni 1957: Erste Pilgerfahrt nach Lourdes, Zustand unverändert. **Gutachten:** 03.05.1958-10.10.1958, Behandlung wegen multipler Fisteln im Bereich der Oberschenkel, des Knies, der Vorderseite des Unterschenkels, des Innenknöchels, der rechten Ellenbeuge und des Beckens rechts, Fistelgänge erreichen die Oberfläche des Knochens.		
Diagnose → Leber überragt den Rippenrand um 2 ½ cm, große, schmerzhafte iliakale Lymphknoten, Dämpfung an der rechten Lungenspitze, schmerzhafte Bereiche im Harnleiterverlauf, Muskelschwund, Lähmung der Gliedmaßen, schlechter Allgemeinzustand. Labor: Urin 200 ccm in 24 h, Spuren von Albuminen, Urobiline vorhanden, Azotämie 0.65, Blutzucker 110 mg, Erythrocyten 2.300.000, Leukocyten 6.000. Hanger- und Mc Lagansche Reaktion positiv. Keine bakteriologische Untersuchung des Eiters. 04.06.1959: Ankunft in Lourdes.	**Tuberkulöse Osteomyelitis der unteren und oberen Gliedmaßen, Ankylosen rechts und links der Tibia-Fußwurzelgelenke. Osteochondritis links an der zweiten Rippe nahe der Insertion am Sternum.**	

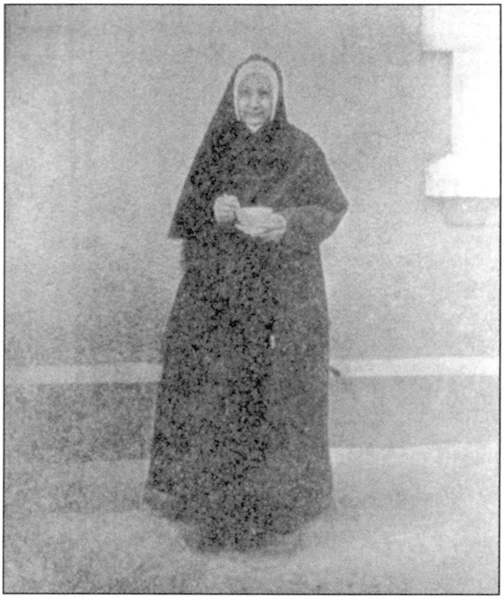

Abbildung 16: Amélie Chagnon nach ihrer Heilung. Aus Boissarie, S. 64.

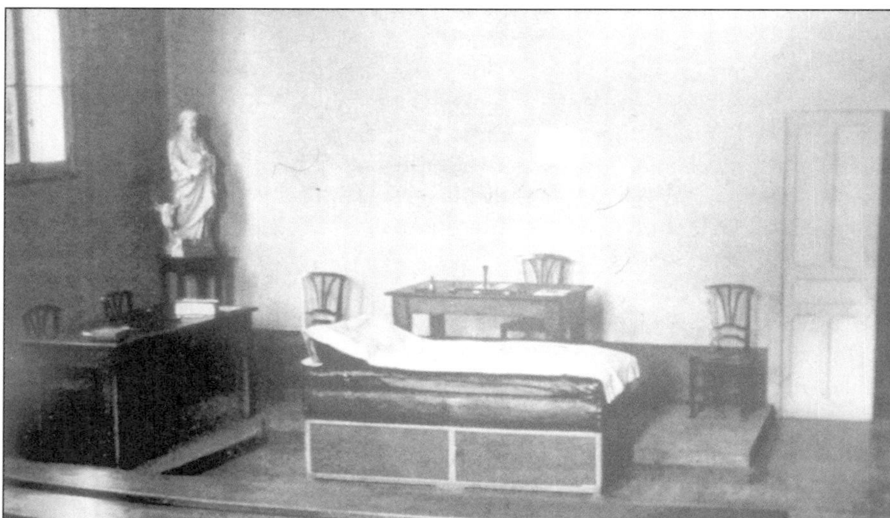

Abbildung 17: Die alten Untersuchungsräume des Ärztebüros von Lourdes. Aus Leuret und Bon, S. 241.

Tuberkulöse Spondylitis

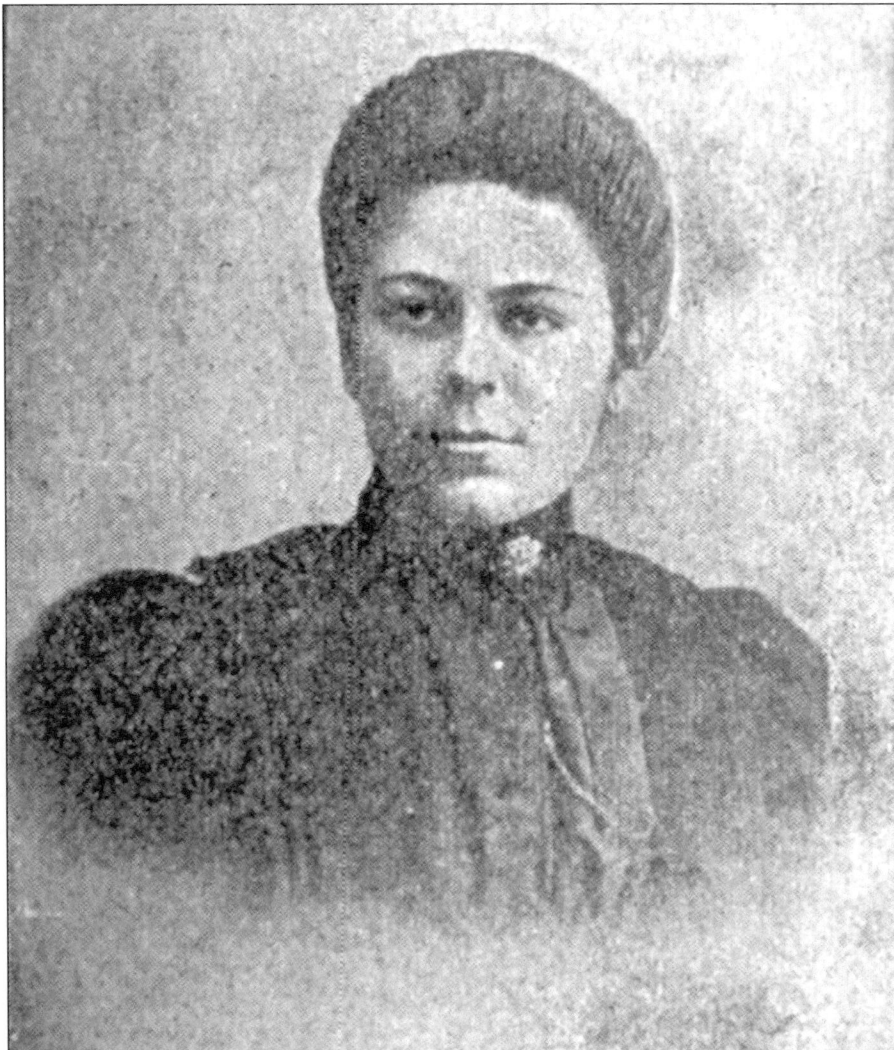

Abbildung 18: Johanna Tulasne nach ihrer Heilung. Aus Boissarie, S.145.

Name: Johanna **Toulasne** [69]
Alter: **Keine Angaben**
Wohnort: **Tours**
Datum der Heilung: **08.09.1897** Datum der Anerkennung: **27.10.1907**
Bezeichg. der Krankheit in der Quelle: **Spondylitis tuberculosa**

Klinische Angaben	Klinische Diagnosen	Klinische Diagnosen nach Heilung
Juni 1897: Dumpfe Schmerzen, Verdacht auf neuralgisches oder rheumatisches Leiden. 10.09.1897: Rückgratverkrümmung, Vorstehen dreier Wirbel, Gipskorsett. **Diagnose →**	**Pott' sche Krankheit.**	Wirbelknochen wieder in Normalstellung. Schmerzfrei, Atrophie noch erhalten.
21.04.1896: Kuraufenthalt in Pornic. 27 09.1896: Bettlägerig. 07.08.1897: **Diagnose →**	**Pott' sche Krankheit in der Lendengegend, neuropatische Begleiterscheinungen in der Gegend des Hüftnervs und Muskelatrophie des rechten Gliedes.**	
07.08.1897: Ankunft in Lourdes.		

[69] Quellen: Läpple, S. 76 ff.;. Boissarie, S. 33 ff..

Name: Marie-Thérèse **Noblet**[70]
Alter: **16**
Wohnort: **Reims**
Datum der Heilung: **31.08.1905** Datum der Anerkennung: 11.02.1908
Bezeichg. der Krankheit in der Quelle: **Tuberkulöse Wirbelentzündung**

Klinische Angaben	Klinische Diagnosen	Klinische Diagnosen nach Heilung
Im Alter von 15 Jahren erste Beschwerden. **Diagnose →** **Prognose →** Die Patientin wird zur Grotte in Lourdes gebracht. Zunächst keine Besserung. Bäder in der Piszine. 31.08.1905: Plötzliche Heilung am Eingang des Hospiz Notre-Dame-des-Sept-Douleurs in Lourdes.	**Tuberkulöse Wirbelentzündung in der Lendengegend.** **Prognose: Unheilbar, infaust.**	Ärztebüro: Plötzliche, vollständige und dauerhafte Heilung.

[70] Quellen: Läpple, S. 76 ff.;. Boissarie, S. 33 ff..

Name: Henriette **Bressolles**[71]
Alter: **28**
Wohnort: **Nizza, später Lyon**
Datum der Heilung: **03.07.1924** Datum der Anerkennung: **06.06.1957**
Bezeichg. der Krankheit in der Quelle: **Paraplegie, Spondylitis tuberculosa**

Klinische Angaben	**Klinische Diagnosen**	**Klinische Diagnosen nach Heilung**
16.06.1918: Kriegsverletzung, Schmerzen in der Wirbelsäule, Schuß im Bein. 13.08.1919: Feldlazarett: **Diagnose →** Bein in Gips, Verdacht auf Querschnitt, Sphinkterstörungen, Verdacht auf Hirnhautentzündung. Nach Verlegung, Querschnitt vollständig.	**Spondylitis nach dienstlichem Einsatz.**	An der Grotte: Plötzliches Krachen, Umbildung des Klumpfußes, Lähmung verschwindet, Schmerzen verschwinden. 17.02.1924, Ärztebüro: Im Bereich L4, L5, leichte Höhlung der Wirbelsäule links, Dornfortsätze schmerzlos, Sensibilität wieder hergestellt, Haut- und Sehnenreflexe normal, Wirbelsäule gelenkig. Knie- und Fußgelenke wieder versteift. 20.09.24: Verschiebung der Wirbel vollständig zurückgebildet, Unbeweglichkeit gemindert, Reflexe normal, Eingeweide o.B., keine Inkontinenz o.B., Querschnitt verschwunden.
05.12.1919: **Diagnose →** Anzeichen von Meningomyelitis, Therapie: Anti-Meningokokken-Serum oral, momentane Beruhigung aller Symptome.	**Spondylitis und vollständiger Querschnitt (mal de Pott).**	
27.01.1922: **Diagnose →** Vollständige Lähmung, Urin- und Fäkalinkontinenz, Anästhesie bis zwei Finger breit unter der Brustwarze. Februar 1924: Urämie. Röntgen: Seitliche Verschiebung des vierten Wirbels über dem fünften Lendenwirbel mit "Pressung" der Wirbel auf dieser Seite. Totale Anästhesie der unteren Körperhälfte, Deformation der Beine mit paralytischem Knickfuß.	**Spondylitis tuberculosa**	

[71] Quellen: Läpple, S. 117 ff.; Olivieri, S. 141 ff.

Name: Marie-Thérèse **Canin** [72]
Alter: **37**
Wohnort: **Marseille**
Datum der Heilung: **09.10.1947** Datum der Anerkennung: **06.06.1952**
Bezeichg. der Krankheit in der Quelle: **Spondylitis und Peritonitis tuberculosa**

Klinische Angaben	Klinische Diagnosen	Klinische Diagnosen nach Heilung
Prädisposition: Mutter und Vater sind an Tuberkulose gestorben. 1934: Heftige Rückenschmerzen, ohne erkennbare Ursache, Verschlimmerung, Schmerzen in den Beinen, Appetitlosigkeit, Abmagerung, Nachtschweiß, Röntgen: Lunge o.B. 11.11.1936, Röntgen: **Diagnose →** Zehn Monate im Gipskorsett, Hautreaktion auf TB: **Positiv. →** Absetzen des Korsetts, Anzeichen auf Peritonitis: Erbrechen, Verdauungsbeschwerden, Durchfall, Verstopfung, Leib schwillt an, Therapie: Diathermie, Heliotherapie, UV-Strahlen, keine Besserung. Februar 1938: OP, Öffnung der Bauchhöhle, Entfernung der Appendix. Störung der Harnausscheidung, Darmverschluß und Temperaturanstieg, weitere Operationen als Folge. Dezember 1938: Arbeitsfähig mit Korsett.	 **Wirbelentzündung** **Tuberkulose**	Vom ersten Tag an Besserung, Appetit steigt. 09.10.1947: Gehen möglich. 10.10.1947, Ärztebüro: Palpation und Perkussion, leichte Schmerzen in der Gegend von D1 und D3, lebhafte Sehnenreflexe, gute Beweglichkeit, gewisse Hypotonie der Gliedmaßen, Patellarreflexe normal, Leber geht über die Rippen hinaus, leichter Exophthalmus ohne Zittern, Unterleib weich, nicht schmerzhaft, Vaginalfistel besteht nicht mehr, Kranke deutlich gebessert. Besserung hält an, Gewicht von 38 kg

[72] Quellen: Läpple, S. 143 ff.; Olivieri, S. 74 ff.; Aziz, S. 226 ff.

Klinische Angaben	Klinische Diagnosen	Klinische Diagnosen nach Heilung
November 1939: Rückfall, neues Korsett, Unterleibsschmerzen, Diarrhöe und Obstipation, Besserung. 03.06.1944: Bettlägerig, Röntgen: **Diagnose →** OP, „Pfropf nach Albee“ und Arthrodese, Gelenkresektion von Sacrum und Ileum rechts, bis Juli 1945 im Streckverband. Mai 1946: Erneut arbeitsfähig, erneute Verschlechterung, Röntgen: **Diagnose →** Januar 1947: Unterleibsstörungen, Diarrhöen, Erbrechen, Ödeme an den unteren Gliedmaßen, Klumpfüße, Entkräftung der Beine, Kachexie, aufgeblähter Unterleib mit Muskelabwehr. Juli 1947: Vagino-peritoneale Fistel, Verdacht auf Hirnhautentzündung, Befall der Mundhöhle mit Geschwüren und Mundschwamm, häufiger Herzkollaps. 06.10.1947: Abreise nach Lourdes, schwere Kachexie.	**Sakrokoxalgie, rechts.** **Deutliche Entkalkung der Wirbelsäule.**	am 16.10.1947 auf 55 kg im Juni 1948 gestiegen.

Tuberkulöse Peritonitis

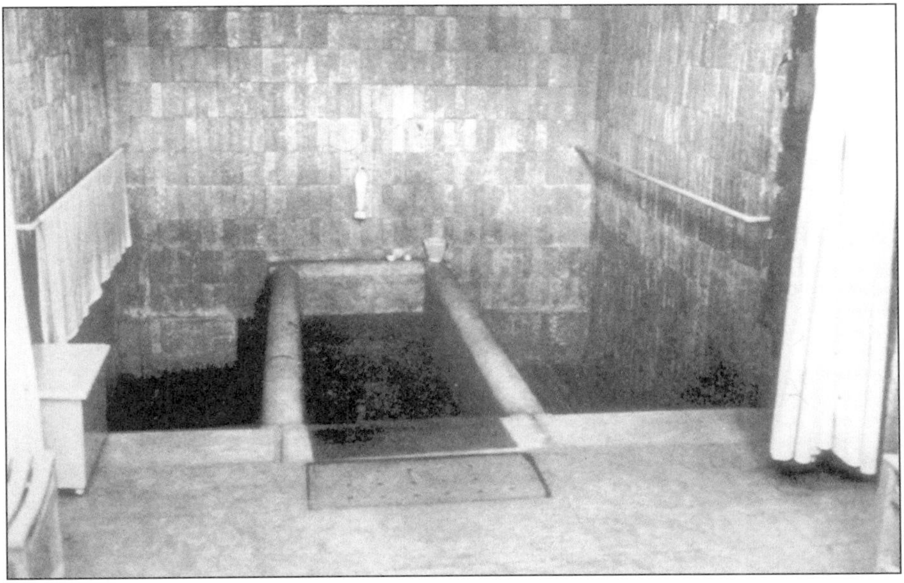

Abbildung 19: Innenansicht der neuen Piszinen von Lourdes. Aus Leuret und Bon S. 177.

Name: Esther **Brachmann**[73]
Alter: **15**
Wohnort: **Paris**
Datum der Heilung: **21.08.1896** Datum der Anerkennung: **06.06.1908**
Bezeichg. der Krankheit in der Quelle: **Tuberkulöse Peritonitis**

Klinische Angaben	Klinische Diagnosen	Klinische Diagnosen nach Heilung
21.08.1896: Die Patientin wird in die Piszine getaucht, plötzliche, vollständige Heilung.	**Tuberkulöse Peritonitis**	Vollständige Heilung

[73] Quellen: Läpple, S. 75 ff.

Name: Cäcilia **Douville** [74]
Alter: **20**
Wohnort: **Versailles**
Datum der Heilung: **21.09.1905** Datum der Anerkennung: **08.12.1909**
Bezeichg. der Krankheit in der Quelle: **Tuberkulöse Peritonitis**

Klinische Angaben	Klinische Diagnosen	Klinische Diagnosen nach Heilung
Die Patientin tritt im Alter von etwa 18 Jahren in einen Orden ein (Ordensname: Schwester Sainte-Jeanne-de-la-Croix). Beschwerden, Untersuchung durch den Klosterarzt:		Restitutio ad integrum.
Diagnose →	**Knochen- und Bauchfelltuberkulose, tuberkulöse Peritonitis.**	
Zum Zeitpunkt der Diagnose ist die Krankheit bereits weit fortgeschritten. Daraufhin weitere Verschlechterung des Zustandes über 18 Monate. Schließlich sehr kritischer Zustand, die Patientin steht vor dem Exitus. Abreise nach Lourdes und Bad in der Piszine. 21.09.1905: Plötzliche, vollständige Heilung.		

[74] Quellen: Läpple, S. 96 ff.

Name: Aimée **Aloppée** [75]
Alter: **37**
Wohnort: **Angers**
Datum der Heilung: **28.05.1909** Datum der Anerkennung: **05.10.1910**
Bezeichg. der Krankheit in der Quelle: **Kalter tuberkulöser Abszeß mit tuberkulöser Fistelbildung.**

Klinische Angaben	Klinische Diagnosen	Klinische Diagnosen nach Heilung
Ab1890: Beschwerden im Abdominal- und Rückenbereich. 1898: Operation, Exzision einer Niere. Beschwerden persistieren. 1903: Verhärtungen im Abdominalbereich, Eiterbildung. Mai 1904: Einweisung: Laparotomie mit Kurettage zur Entfernung der Hauptgeschwulst. Beständige Eiterbildung als Operationsfolge. Oktober 1904: „Gründliche" Operation, Sanierung der Eiterherde. Juli 1908: Schmerzen im Abdominalbereich, in die Wirbelsäule ausstrahlend, Bildung von kalten Abszessen. Insgesamt 18 dieser Abszesse werden eröffnet. Bildung tiefer Fisteln (bis zu 40 cm Tiefe!)	**Kalter tuberkulöser Abszeß mit tuberkulöser Fistelbildung.**	Keine Angaben

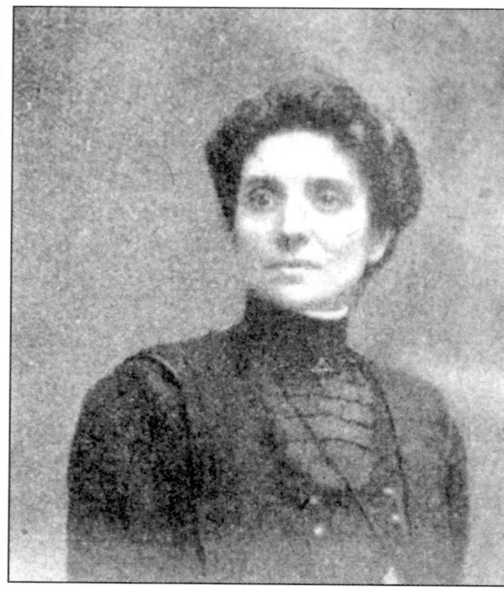

Abbildung 20: Aimée Aloppée nach ihrer Heilung. Aus Baustert, S. 48.

[75] Quellen: Läpple, S. 102 ff.; Baustert, S 127 ff.

Name: Louise **Jamain** [76]
Alter: **23**
Wohnort: **Paris**
Datum der Heilung: **01.04.1937** Datum der Anerkennung: **14.12.1941**
Bezeichg. der Krankheit in der Quelle: **Tuberkulöse Bauchfellentzündung**

Klinische Angaben	**Klinische Diagnosen**	**Klinische Diagnosen nach Heilung**
09.11.1927: OP aufgrund akuter Appendizitis, zeitweilige Fistelbildung. 1928 Besserung nach Kuraufenthalt. 24.10.1930: Einweisung wegen Darmverschluß. 10.12.1930: OP, Anlegen einer Blinddarmfistel.		28.03.1937: Abfahrt nach Lourdes. 29.03.1937: Erstickungsanfälle, Herzinsuffizienz, Blutspucken In der Nacht zum 31.03.1937 spontane Besserung, gegen 7.00 Uhr: Schmerzen verschwunden, Bauch normal, leichte Geräusche in den Lungen. 03.04.1937, Ärztebüro: Lungenuntersuchung: Leichte Abschwächung des Klopfschalls, rechts, oberes Drittel, leichte Abschwächung des vesikulären Atemgeräusches in der rechten Lungenspitze, weicher Leib, kein Zeichen von
26.12.1930: **Diagnose →** Resektion der Schleife, Darmnaht, Fistelbildung in Höhe der nach außen verlagerten Schleife, Fistel schließt und öffnet sich in Intervallen. 06.03.1931: OP, Mittelschnitt, Freilegung der nach außen verlagerten Schleife, die in ihrem intraperitonealen Verlauf abgeknickt ist.	**Subkutaner Darmverschluß als Folge krankhafter Verdikkung des Grimmdarms, Verschluß des Peritoneums unterhalb einer nach außen verlagerten Schleife.**	
29.10.1931: **Diagnose →** 21.11.1931: OP, Zökalfistel. März 1932: Lungenanschoppung, linksseitige Brustfellentzündung, Sputumproben negativ, Stuhlproben positiv.	**Zökalfistel**	
Diagnose → April 1933: Besserung in	**Tuberkulose**	

[76] Quellen: Läpple, S. 123 ff.; West S 76 ff.; Olivieri, S. 63 ff.

Klinische Angaben	Klinische Diagnosen	Klinische Diagnosen nach Heilung
Lourdes, Fistel vernarbt, wieder arbeitsfähig, jedoch Auswurf nach Homogenisieren positiv, Therapie: Goldsolepräparate. April 1936: Erbrechen, Gelbsucht über drei Wochen, Verstopfung. 26.07.1936: Erneute Verschlimmerung mit hohem Fieber, Auswurf und Erbrechen, Röntgen: **Diagnose →** 03.08.1936: Einführung eines Tubus, **Diagnose →** OP, Laparotomie, direkte UV-Bestrahlung, erneutes Erbrechen, Anlegen eines Anus praeter. November 1936: Lungenbefall, Auswurf und Stuhl positiv, seit 22.01.1937 wird keine feste Nahrung mehr aufgenommen. 05.03.1937: Bluthusten.	**„Gallenblasenentzündung“ Bauchfellentzündung unter der Leber, Tuberkulöse Peritonitis.**	Wassersucht, kein Meteorismus, Herz normal. 04.04.1937: Kein Fieber, TBC Untersuchung: Stuhl und Auswurf negativ. 27.07.1937: Röntgenbefund normal.

Name: Magdalena **Carini**[77]
Alter: **31**
Wohnort: **San Remo**
Datum der Heilung: **15.08.1948** Datum der Anerkennung: **02.06.1960**
Bezeichg. der Krankheit in der Quelle: **Bauchfell-, Lungen- und Wirbelsäulentuberkulose**

Klinische Angaben	**Klinische Diagnosen**	**Klinische Diagnosen nach Heilung**
Im Alter von zehn Jahren: Pleuritis, Pharyngitis und tuberkulöse Wirbelsäulenentzündung. **Diagnose →** 1935: OP, Appendizitis, Aussaat tuberkulöser Granulome parietal und viszeral am Bauchfell. Mai 1937: **Diagnose →** Ab 1945: Prozeß einer „plastischen Peritonitis" mit Verwachsungen, perniziöse Anämie. September 1946: Bazilläre Hüftbeinentzündung mit Knochenabszeß. Januar 1947, Röntgen: Läsionen infolge tuberkulöser Knochenentzündung. 01.07.1948, Gutachten: Beidseitige Lungenspitzenverkalkung, Rasselgeräusche an der Lungenbasis, erster Ton an der Herzspitze leicht fauchend, Leib kugelig gebläht, pastöse Konsistenz, bei Abtasten unregelmäßige, harte Massen	**Spondylitis des 4. und 5. Rückenwirbels.** **„Syndrom von Koronarinsuffizienz."**	Aufblähung des Leibes sowie Schmerzen in Wirbelsäule und Hüfte verschwunden. 16.08.1948: Unterleib weich, leicht aufgetrieben, mit kleinen, schmerzlosen, oberflächlichen Massen, Leber leicht vergrößert, Milz o.B., kein Druckschmerz, Bewegung des rechten Beines aktiv und passiv ohne Schmerzen, Gehen normal, Herz arbeitet normal, Rasselgeräusche bei Weiterbestehen leichter Dämpfung verschwunden. 20.08.1948: Allgemeinzustand gebessert, Unterleib

[77] Quellen: Läpple, S. 143 ff.; Olivieri, S. 169 ff.; Aziz, S. 230 ff.

Klinische Angaben	Klinische Diagnosen	Klinische Diagnosen nach Heilung
wahrnehmbar, Druckschmerz der Dornapophysen des 3. und 4. Rückenwirbels sowie des rechten Hüftbeins, Beweglichkeit der rechten Hüfte eingeschränkt, angeborenes Adenoma, seit zwei Jahren Koronarinsuffizienz mit Angstzuständen, keine TBC-Bazillen im Auswurf. **Diagnose →**	**Tuberkulöse Peritonitis mit Beteiligung der Ovarien und der Eileiter, tuberkulöse Mesenteritis, rechte spezifische Trochanteritis, serofibrinöse „Pleuresie“, Angina Pectoris.**	weich, tastbare Massen verschwunden. 10.03.1949 Restitutio ad integrum.

Name: Johanna **Fretel** [78]
Alter: **34**
Wohnort: **Rennes**
Datum der Heilung: **08.10.1948** Datum der Anerkennung: **20.11.1950**
Bezeichg. der Krankheit in der Quelle: **Tuberkulöse Peritonitis.**

Klinische Angaben	**Klinische Diagnosen**	**Klinische Diagnosen nach Heilung**
Kinderkrankheiten: Scharlach, Diphtherie, Röteln. Januar 1938: Appendizitis, OP. August 1938: Komplikation, Leib schwillt an, derbe, teigige Konsistenz. Therapie: UV–Bestrahlung, Besserung 1939: Bettlägerig, Einweisung. **Diagnose →**	**Tuberkulöse Ovarialzyste**	Plötzliches Wohlbefinden, außerordentlicher Appetit. Bei Nachuntersuchung: „Enorme Besserung, vielleicht vollständige Heilung.“ 09.10.1948: Völliges Verschwinden aller pathologischen Zeichen. Ständige Besserung des Allgemeinzustandes, Gewichtszunahme täglich um 1,35 kg auf 58,2 kg. Temperatur o.B., Appetit und Schlaf gut. Restitutio ad integrum.
Erfolgreiche OP, jedoch erneut Schmerzen im Bauchbereich. 18.04.1940: Einweisung, **Diagnose →**	**Tuberkulöse Peritonitis**	
Mai 1950: Laparotomie, Entwicklung einer Kotfistel. Vier Versuche, die Fistel zu schließen: 11.1941, 09.1942, 08.1943, 09.1944, ohne Erfolg, 11.1944 erfolgreich. Mai und Juli 1945: Zweimalige Erkrankung an Erysipel. 06.11.1945 Einweisung, 1945 bis 1946 mehrere Verlegungen, zwei Eingriffe: Hammerzehe, Knochenentzündung am Oberkiefer.		

[78] Quellen: West, S. 84 ff.; Läpple, S. 151 ff.; Olivieri, S. 52 ff.; Aziz, S. 231 ff.; Leuret-Bon, S. 173 ff.

Klinische Angaben	Klinische Diagnosen	Klinische Diagnosen nach Heilung
03.12.1946: Kritischer Allgemeinzustand, Temperatur 36 C° morgens, 39,5 C° abends, aufgetriebener Leib, teigig, sonorer Klopfschall, Morphiumgabe: 6cg täglich. 16.04.1948: Streptomycin über 45 Tage. 25.04.1948: Schwärzliches Erbrechen, Durchfall und Verstopfung. Röntgenbefund, Eingeweide: ausgedehnte Spastizität. Lungenbefund: TBC negativ. August bis Oktober 1948: Verdacht auf Meningitis, Eiter im Stuhl, Blut im Erbrochenen, Herzschwäche, Morphium 4 mal 2cg täglich. Kachexie .	**Verdacht auf Meningitis.**	Restitutio ad integrum.

Erkrankungen des Verdauungstraktes

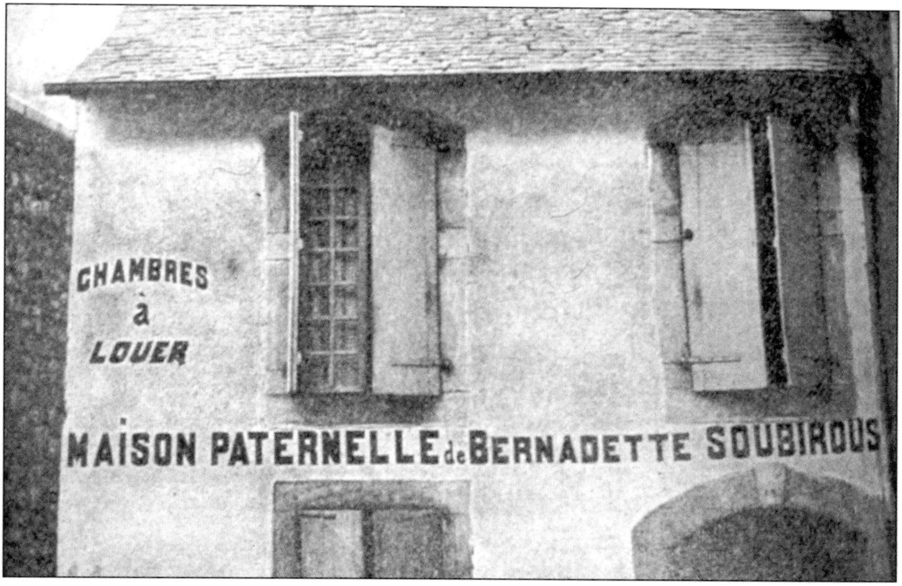

Abbildung 21: Das Elternhaus der Bernadette. Aus Boissarie, Die großen Heilungen von Lourdes, S. 318.

Name: Schwester Marie de la **Présentation** [79]
Alter: **46**
Wohnort: **Lille**
Datum der Heilung: **29.08.1892** Datum der Anerkennung: **15.08.1908**
Bezeichg. der Krankheit in der Quelle: **Chronische Darmentzündung**

Klinische Angaben	Klinische Diagnosen	Klinische Diagnosen nach Heilung
Im Alter von 12 Jahren erste Beschwerden. **Diagnose →** Therapie und Medikation wirkungslos. Die Krankheit schreitet weiter fort. Im Alter von 46 Jahren Besuch in Lourdes. Bäder in der Piszine, keine Besserung. Die Patientin bittet in der Basilika von Lourdes abermals um ihre Heilung, daraufhin vollständiges und augenblickliches Verschwinden der Symptome.	**Chronische, tuberkulöse Magen-Darm-Entzündung**	Keine Beschwerden, keine Krankheitszeichen.

[79] Quellen: Läpple, S. 70 ff.

Name: Marie **Borel** [80]
Alter: **27**
Wohnort: **Mende**
Datum der Heilung: **21./22.08.1907** Datum der Anerkennung: **04.06.1911**
Bezeichg. der Krankheit in der Quelle: **Von der Lendenregion ausgehende Sterkoralfisteln.**

Klinische Angaben	**Klinische Diagnosen**	**Klinische Diagnosen nach Heilung**
1896: Erkrankung an Typhus, vollständige Ausheilung. Mai 1897: „Blutarmut", Erbrechen und allgemeine Abgeschlagenheit, heftige Koliken, Einweisung. 1900: Erneute Einweisung, starke Koliken. **Diagnose →** Operationswunde verheilt nur unbefriedigend, erneute Einweisung, schließlich bricht nach drei Monaten ein Abszeß an der Operationsnarbe auf. Dezember 1904: Die Wunde schließt sich, Beschwerden bleiben bestehen. Versuch einer Operation, abgesetzt aufgrund von Verwachsungen. Harnverhaltung, starke Schmerzen in der Lumbalgegend, Wirbelsäule versteift, starke Schmerzen bei Bewegen des Oberkörpers. Katheterisieren, Folge: Eitriger Urin. Wiederholte Spasmen der Speiseröhre mit zeitweiser Einstellung der	**Appendizitis**	5 Monate vor der Abreise keine natürliche Darmentleerung mehr. 15.08.1907: Abreise nach Lourdes. 20. u. 21. August: Bäder in den Piszinen. Bereits am 20.08. leichte Besserung, Ausfluß von Fäkalstoffen wird gegen Morgen des 21. weniger, verschwindet gegen Abend schließlich vollständig. Die Fisteln 1,2,3 und sechs schließen sich am 21.08. vollständig. 22.08.: Erneute Bäder in den Piszinen, Fisteln schließen sich vollständig. Ärztebüro: Fisteln vollständig geschlossen, Epidermisation

[80] Läpple, S. 97 ff.; Baustert, S. 152.; Le Bec, S. 188 ff

Klinische Angaben	**Klinische Diagnosen**	**Klinische Diagnosen nach Heilung**
Nahrungsaufnahme. Morphiumgabe, starke Gewöhnung. Januar 1905: Eine Fistel neben der Operationsnarbe öffnet sich, alle 14 Tage folgt eine neue Fistel in Richtung auf die Wirbelsäule. Insgesamt 6 Fisteln bis September 1905. Eitriger Ausfluß, fäkaler Ausfluß aus zwei Fisteln, sowie Ausfluß von Darminhalt, mit Eiter vermischt. **Diagnose →**	**Insgesamt eine Serie von 6 Fistelöffnungen von der Darmbeingrube bis zur Lumbalgegend. Anus „praeternaturalis".**	abgeschlossen. Bei den Fisteln 5 und 6 ist die Epidermisation noch nicht vollständig abgeschlossen, diese sind jedoch geschlossen. Darmbeingrube nach Palpation geschmeidig, schmerzlos, ebenso wie Lumbalgegend. Wirbelsäule schmerzlos und frei beweglich. Urin hell, ohne Eiter. Spontane Entleerung der Blase. Morphintherapie wird erfolgreich abgesetzt. Die Heilung bleibt bestehen.

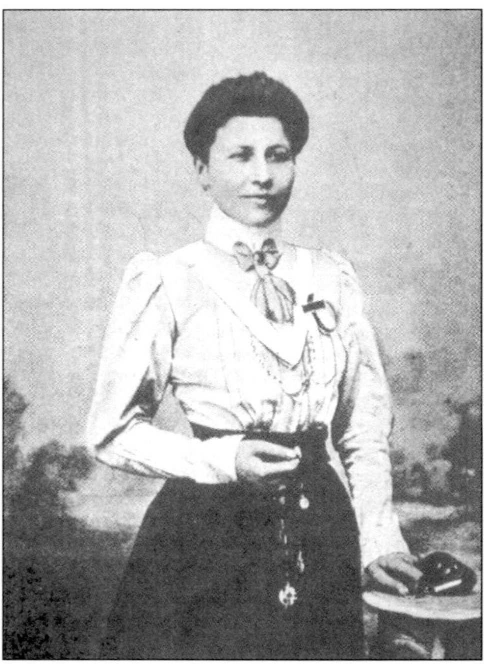

Abbildung 22:
Marie Borel nach ihrer Heilung.
Aus Baustert, S. 175.

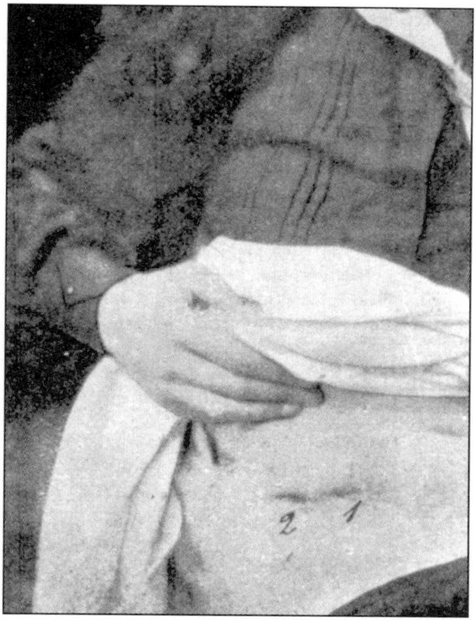

Abbildung 23: Marie Borel, die zugeheilten Fisteln. Fisteln Nr. 1 und 2 nach der Heilung. Aus Baustert, S. 170.

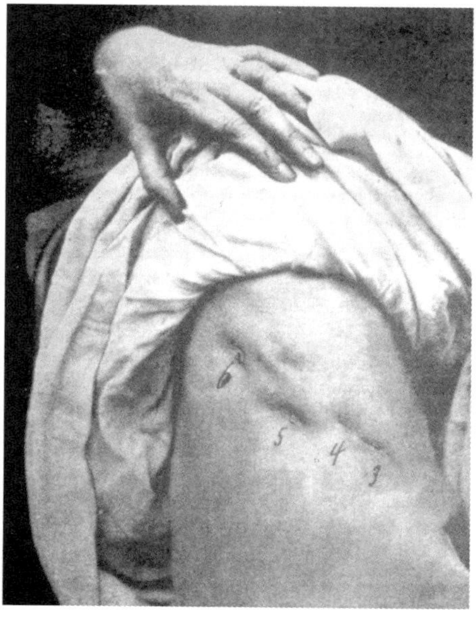

Abbildung 24: Marie Borel, die zugeheilten Fisteln. Dorsolaterale Ansicht der Fisteln 3,4,5 und 6. Aus Baustert, S, 171.

Name: Marie **Fabre** [81]
Alter: **32**
Wohnort: **Cahors**
Datum der Heilung: **26.09.1911** Datum der Anerkennung: **08.09.1912**
Bezeichg. der Krankheit in der Quelle: **Darmschleimhautentzündung**

Klinische Angaben	**Klinische Diagnosen**	**Klinische Diagnosen nach Heilung**
Im Alter von 30 Jahren tritt ein unerklärlicher Kräfteschwund auf. Konsultieren des Hausarztes **Diagnose →** Weiterer Befund: Gebärmuttervorfall. Zunächst Einschränkung bei der täglichen Hausarbeit, schließlich bettlägerig. Fortschreitende Kachexie durch Störungen der Darmfunktion. Besuch in Lourdes und Bäder in der Piszine. Zunächst keine Besserung. Die Patientin hat starke Schmerzen. 26.09.1911: Während der Sakramentsprozession verschwinden sämtliche Symptome.	**Pseudomembranöse Entzündung der Darmschleimhaut.**	Ärztebüro: Restitutio ad integrum

[81] Quellen: Läpple, S. 105 ff.

Name: Johanna **Gestas** [82]
Alter: **50**
Wohnort: **Begles**
Datum der Heilung: **22.08.1947** Datum der Anerkennung: **12.07.1952**
Bezeichg. der Krankheit in der Quelle: **„Kreuzbein- und Steißbeinalgien“ rechts, Verdauungsstörungen, gelegentlicher Darmverschluß**

Klinische Angaben	Klinische Diagnosen	Klinische Diagnosen nach Heilung
Dezember 1943: Resektion des Magens aufgrund eines verhärteten Magengeschwürs an der kleinen Magenkrümmung. Mai 1944: OP einer kleinen Zwerchfellhernie mit Durchtritt Speiseröhre – Zwerchfell, Entfernung des gesamten Dickdarms aufgrund entzündlicher Affektion. Anzeichen einer Bauchfellentzündung, Arbeitsunfähigkeit. November 1945, Röntgen: Erneute Zwerchfellhernie, OP. 04.01.1946: Ganze epigastrische Region befallen, „starker Drang von Verwachsung“, prolongierter Schock, Lungenbefall, offene Fistel an der Bauchwand über mehrere Monate, Erbrechen, Zustände wie bei Darmverschluß. **Diagnose →** Gewichtsverlust von 56 auf 45 kg.	**Verdacht auf „verklebende Bauchfellentzündung“**	22.08.1947: Bad in der Piszine, Nachlassen der Schmerzen, Appetit kehrt zurück. 19.08.1947, Ärztebüro: In klinischer Hinsicht kein Anzeichen funktioneller oder pathologischer Störungen, Leber leicht gekippt, Rand tastbar, Milz o.B., keine Schmerzen, gut ausgebildete Bauchwandmuskulatur, Puls normal, Herz o.B. Funktionelle Besserung mit Eindruck völliger Heilung. 19.08.1950: Keine Spur adhäsiver Peritonitis nachgewiesen, keine Anzeichen

[82] Quellen: West, S. 43 ff.; Läpple, S. 139 ff.; Leuret-Bon, S. 201 ff.; Olivieri, S 84 ff., Aziz, S. 228 ff.

Klinische Angaben	Klinische Diagnosen	Klinische Diagnosen nach Heilung
1946: Pilgerfahrt nach Lourdes, geringe Besserung, weitere Erscheinung neuro-vegetativer Dystonie, Verstopfung beinahe mit Verschluß, Unterleibs-schmerzen, häufige Ohnmach-ten. Therapie: „Einspritzungen“ in den Sympathikus. 21.08.1947: Abreise nach Lourdes		neuro-vegetativer Dystonie. 10.02.1951: Keine Störung des neuro-vegetativen Gleich-gewichts.

Läsionen der Inneren Organe

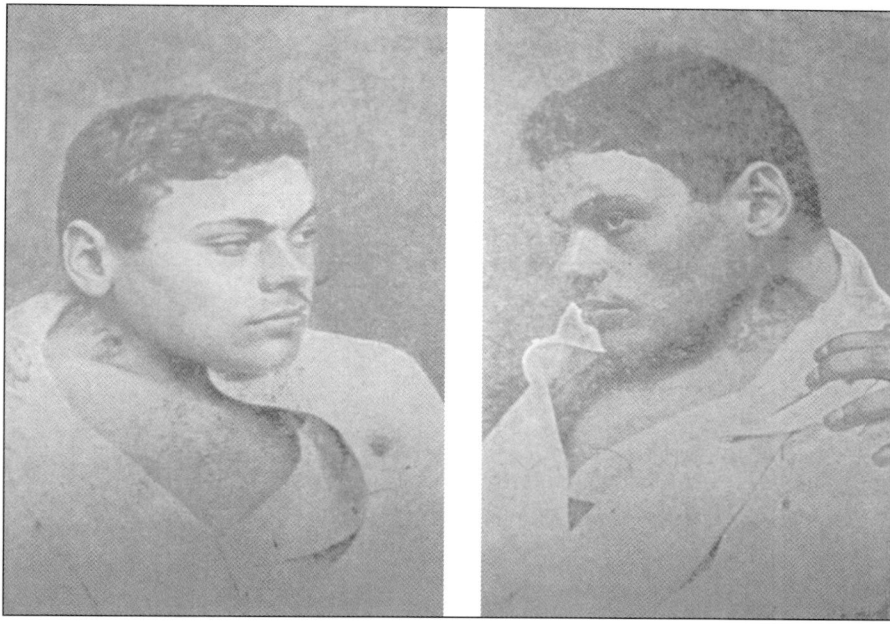

Abbildung 25:
Kalter Abszeß über 12 Jahre, nach Bruch der Wirbelsäule. Die aufgenommene Nahrung quoll offensichtlich aus den Wundöffnungen. Der hier dargestellte Junge wurde (nach Angaben Dr. Boissaries) im Jahr 1898 geheilt. Kein anerkanntes Wunder, dennoch ein interessanter Fall. Aus Boissairie, Die großen Heilungen von Lourdes.

Name: Schwester **Maximilienne** [83]
Alter: **Keine Angaben**
Wohnort: **Marseille**
Datum der Heilung: **20.05.1901** Datum der Anerkennung: **05.02.1908**
Bezeichg. der Krankheit in der Quelle: **Wasserzyste der Leber, Venenentzündung des linken Beines**

Klinische Angaben	Klinische Diagnosen	Klinische Diagnosen nach Heilung
1866 Ausbruch der Krankheit durch Überanstrengung, Gelbsucht und Bauchfellentzündung. Sackgeschwülste mit Einbruch in den Magen, Erbrechen, OP jedoch ausgesetzt. Ende 1896: Bettlägerig durch Phlebitis, starke Venenzeichnung, Schwellung des linken Beins, Blasen mit rötlichem Inhalt. 1896: **Diagnose →** Blutgerinnsel und Entzündung der Venen. 10.03.1896: Abreise nach Lourdes.	**„Gelbsucht" und Bauchfellentzündung. Phlebitis infolge Vereiterung und Vergiftung.**	Abschwellen des Beines, keine Leberschwellungen, Abnahme des Körperumfanges um 30 cm.

[83] Quellen: Läpple, S. 83 ff.; Baustert, S 117 ff.

Name: Franziska **Capitaine** [84]
Alter: **64**
Wohnort: **Rennes**
Datum der Heilung: **22.01.1937** Datum der Anerkennung: **22.05.1946**
Bezeichg. der Krankheit in der Quelle: **Akute Nierenentzündung, generalisiertes Ödem**

Klinische Angaben	**Klinische Diagnosen**	**Klinische Diagnosen nach Heilung**
1924: Nierenschmerzen, Proteinurie, Hämaturie. Mehrere Jahre hindurch Anfälle von Hämaturie. Ab 1926: Zusätzlich kardiale Attacken mit pektanginösem Charakter. 1936: Untersuchung.		1945: Untersuchung: Normale Herztöne, Nieren nicht palpabel, keine Ödeme. Nieren o.B.
Diagnose →	**Nierenabszeß**	
Aufgrund der kardialen Problematik kein operativer Eingriff. Nierenentzündung und Hyposystolie, starke Ödemneigung. Generalisiertes Ödem, besonders stark in den Beinen. 1936/37: Verschlimmerung der kardialen Beschwerden, die Patientin muß Tag und Nacht in einem Lehnstuhl sitzen. Kardiale Attacken bei geringer Belastung, gefolgt von fazialen Neuralgien.		
Prognose →	**Infaust**	
Diagnose →	**Akute Nierenentzündung, generalisiertes Ödem.**	
20.01.1937: Beginn einer Novene zu Ehren der heiligen Frau von Lourdes.		

[84] Quellen: Läpple, S. 121 ff.; West, S 68 ff.

Klinische Angaben	Klinische Diagnosen	Klinische Diagnosen nach Heilung
22.01.1937: Plötzliche Heilung, die Beine sind abgeschwollen.		

Name: Juliette **Tamburini** [85]
Alter: **23**
Wohnort: **Marseille**
Datum der Heilung: **17.07.1959** Datum der Anerkennung: **11.05.1965**
Bezeichg. der Krankheit in der Quelle: **Chronische Fistel am linken Oberschenkel mit Staphylokokkus aureus seit 1948**

Klinische Angaben	Klinische Diagnosen	Klinische Diagnosen nach Heilung
1948: Hilus-Geschwulst, Fieber steigt auf 40 °C , **Diagnose →** Abszeß öffnet sich spontan, Bildung einer Fistel, öffnet und schließt sich in Intervallen von einem Monat, einmal dauerhaft über 10 Monate geschlossen. 1952, 1953, 1956: Verschiedene Krankenhausaufenthalte, 11 Eingriffe, 4 Trepanationen und Knochenauskratzungen, Eiteruntersuchung: Staphylokokken. **Diagnose →** Therapien: Antibiotika, Propidon, Gipsbett, Einläufe usw. Ab 1951: Wiederholt starkes Nasenbluten alle 10 bis 14 Tage, Blutstillung, Tamponade, einmal Bluttransfusion. 1954: Perforation der Nasenscheide-	**Abszeß an der Außenseite des linken Oberschenkels** **Osteomyelitis**	Injektion mit Grottenwasser, Wunde schließt sich vollständig, bei der Rückfahrt leichtes Nasenbluten. 11.07.1966, Ärztebüro: Gewichtszunahme um 4 kg, kein Rückfall, keine Eiterung, kein Nasenbluten. 11.07.1961: Röntgen: Knochenstruktur normalisiert sich. 11.07.1963: Völliges Verschwinden knöcherner „Sequellen“, Dicke der Cortikalis fast normal.

[85] Quellen: Läpple, S. 192 ff.; Olivieri, S 209 ff.; Aziz, S. 248/249.; Les Guérisons miraculeuses, Éditions Sand, S. 158

Klinische Angaben	Klinische Diagnosen	Klinische Diagnosen nach Heilung
wand, Transplantation von Bauchhaut scheitert. September 1958: Erneute Knochenauskratzung und -trepanation. Juli 1959: Abreise nach Lourdes		

Läsionen des kardiovaskulären Systems

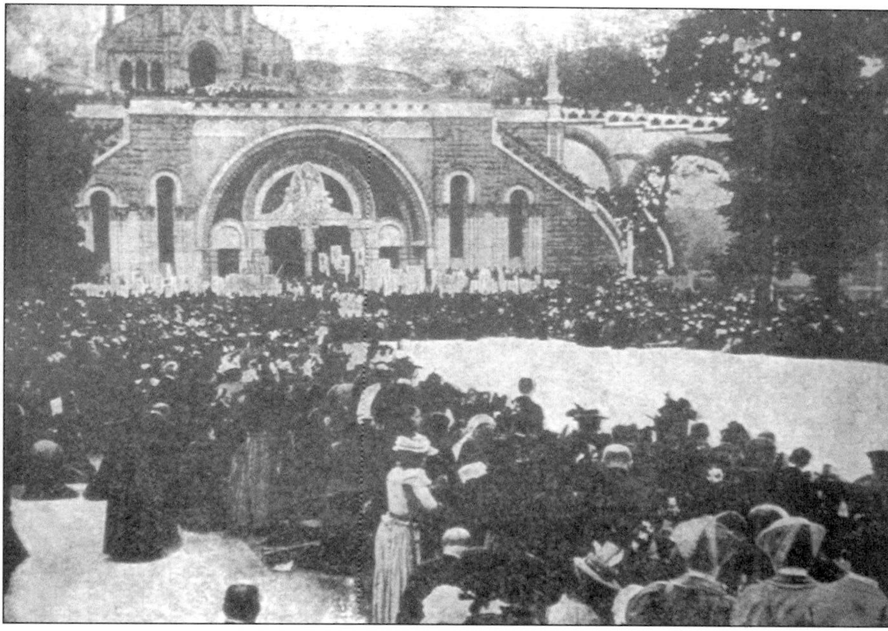

Abbildung 26: Prozession von 300 „wunderbar Geheilten“ um 1897. Aus Boissarie, Die großen Heilungen von Lourdes, S. 11.

Name: Elisa **Seisson**[86]
Alter: **Keine Angaben**
Wohnort: **Aix**
Datum der Heilung: **29.08.1892** Datum der Anerkennung: **02.07.1912**
Bezeichg. der Krankheit in der Quelle: **Hypertrophie des Herzens, Ödeme an den unteren Gliedmaßen.**

Klinische Angaben	Klinische Diagnosen	Klinische Diagnosen nach Heilung
Seit dem Jahr 1878 leidet die Patientin an einer Herzklappen-entzündung, verursacht durch eine Hypertrophie. Chronische Bronchitis und Ödeme an den unteren Gliedmaßen. **Diagnose →** Therapie ohne Erfolg. 29.08.1892: Bad in der Piszine, Verschwinden aller Symptome.	**Linksherzhypertrophie**	Heilung hält an

[86] Quellen: Läpple, S. 57 ff.; Baustert, S. 142 ff.

Name: Marie **Savoye**
Alter: **24**
Wohnort: **Cambrai**
Datum der Heilung: **20.09.1901** Datum der Anerkennung: **15.08.1908**
Bezeichg. der Krankheit in der Quelle: **Rheumatisch dekompensierter Mitralfehler**

Klinische Angaben	Klinische Diagnosen	Klinische Diagnosen nach Heilung
1897: Auftreten von rheumatischem Fieber, dadurch schwere Herzerkrankung mit Symptomen eines Mitralfehlers.		Keine Angaben
Diagnose →	**Mitralfehler**	
September 1901: Abfahrt nach Lourdes. 20.09.1901: Plötzliche Heilung während der Sakramentsprozession		

[87] Quellen: Läpple, S. 85 ff.; Boissarie, S. 319 ff.

Läsionen der Haut und der Subkutis

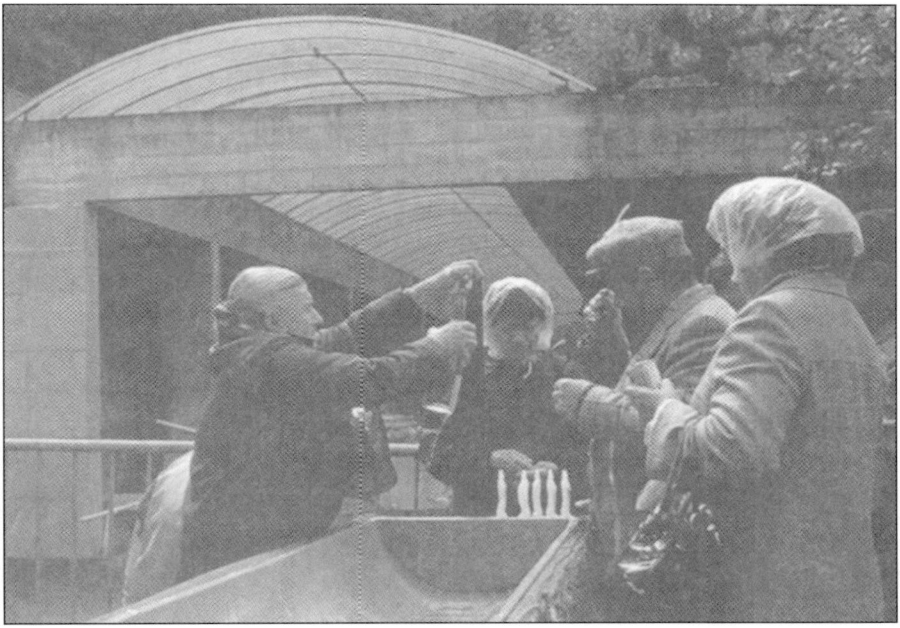

Abbildung 27: Der Brunnen für das Wasser von Lourdes um 1995.
Aus Läpple, Die Wunder von Lourdes, S. 43.

Name: Schwester Eugenia **Mabille** [88]
Alter: **Keine Angaben**
Wohnort: **Evreux**
Datum der Heilung: **21.08.1883** Datum der Anerkennung: **30.08.1908**
Bezeichg. der Krankheit in der Quelle: **Peritonitis, eitrige Phlebitis**

Klinische Angaben	**Klinische Diagnosen**	**Klinische Diagnosen nach Heilung**
Die Patientin wird, trotz ihres bereits angeschlagenen Gesundheitszustandes in einen Orden aufgenommen. Der Gesundheitszustand verschlechtert sich weiter. 1877: Verschiedene Erkrankungen ohne genauere Beschreibung. 1879: Bettlägerig, Entwicklung einer Peritonitis und einer eitrigen Phlebitis. **Diagnose →**	**Peritonitis, Phlebitis purulenta**	Restitutio ad integrum
21.08.1883: Abfahrt nach Lourdes, Bäder in der Piszine, ein Zucken geht durch den Körper der Patientin, sie schreit auf, plötzliche, dauerhafte Heilung.		

[88] Quellen: Läpple, S. 57 ff.

Name: Marie **Lemarchand** [89]
Alter:
Wohnort: **Paris**
Datum der Heilung: **21.08.1892** Datum der Anerkennung: **06.06.1908**
Bezeichg. der Krankheit in der Quelle: **Gesichtslupus**

Klinische Angaben	**Klinische Diagnosen**	**Klinische Diagnosen nach Heilung**
Lupusgeschwür, bedeckt Mund und Nase, Nasenknorpel angegriffen, eitrig, blutig. Ebenfalls befallen: Beide Wangen und die Oberlippe. Gleichartige Wunde am Bein. 21.08.1892: Ankunft in Lourdes	**„Gesichtslupus“**	Gesichtshaut ist rot und glänzend, Hautbildung über den vorherigen Defekten. Jede Spur von Eiterung verschwunden.

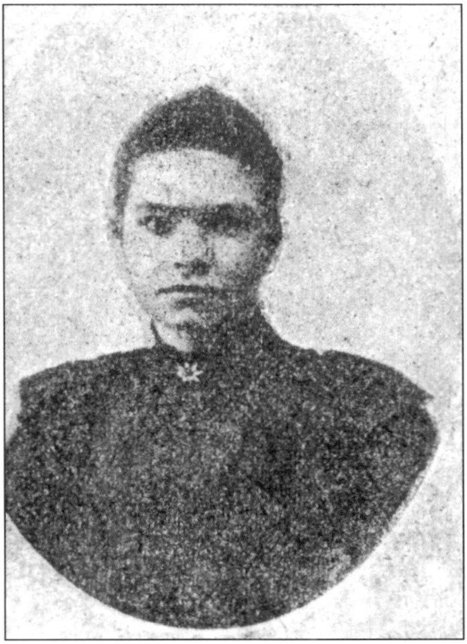

Abbildung 28: Marie Lemarchand nach der Heilung. Aus Boissarie, S. 76.

[89] Siehe unter: Läpple, S. 67 ff.; Boissarie, S. 76 ff.; Aziz, S. 205 ff.

Name: Rosa **Francois** [90]
Alter: **36**
Wohnort: **Paris**
Datum der Heilung: **20.08.1899** Datum der Anerkennung: **06.06.1908**
Bezeichg. der Krankheit in der Quelle: **Phlegmone am rechten Arm, stark fistelnd**

Klinische Angaben	Klinische Diagnosen	Klinische Diagnosen nach Heilung
Kinderkrankheiten: Masern und Scharlachfieber. 1891: Entwicklung einer Sehschwäche, als Folge: Arbeitsunfähigkeit. Einweisung, 7 Monate in Behandlung, 17 Operationen, muß seitdem schwarze Augengläser tragen und kann nur mit einem Vergrößerungsglas lesen. **Diagnose →** 18.11.1898: Die Patientin spritzt sich siedendes Fett auf den Handrücken, eigenmächtiges Eröffnen der Brandblase unter unsterilen Bedingungen. Am selben Tag berührt sie die Wäsche ihrer kürzlich verstorbenen Schwägerin. In der folgenden Nacht treten Schmerzen an der Hand auf. Ödembildung mit Maximum im Mittelglied des Ringfingers. 21.11.1898: Befund: Ausgeprägtes Ödem in Ausdehnung bis ins zweite	**Hornhautabszeß, Verstopfung des Tränenkanals**	Die in die Inzisuren gelegten Drains fallen von selbst in das Wasser der Piszine, die Schwellung geht immer weiter zurück. Die Haut des Armes ist schlaff und gerunzelt, starkes Kältegefühl im Arm. Weiterhin blutiger Ausfluß aus den Wundöffnungen der Drains. Nach zwei Tagen stoppt der Ausfluß, die Öffnungen schließen sich vollständig. Die Patientin behauptet, gleichzeitig von ihrem Augenleiden geheilt worden zu sein, ist in der Lage, ohne Vergrößerungsglas und schwarze Gläser zu lesen.

[90] Quellen: Läpple, S. 82 ff.; Baustert, S. 177 ff.

Klinische Angaben	Klinische Diagnosen	Klinische Diagnosen nach Heilung
Drittel des Unterarmes, begleitet von heftigen Schmerzen in der Achselhöhle. Therapie: Drei tiefe Einschnitte auf dem Handrücken, Auskratzung, Einlegen zweier kleinkalibriger Drains. Bis 08.04.1899: Regelmäßige Behandlung mit Verbänden. Die Schwellung geht zurück, die Schmerzen nehmen ab. Plötzliche Verschlimmerung, Amputation wird erwogen. 08.04.1899: Überweisung. **Diagnose →** Befund: Ödem hart, mit violetter Färbung an der Hand, weißlicher Färbung am Unterarm, Ausdehnung über die Beugeseite des Ellenbogens zum Oberarm. Da die Patientin die Amputation verweigert, wird erneut mit Einschnitten (Skarifikationen) therapiert. Starker Austritt von Flüssigkeit aus ca. 2-2,5 cm dicker, ödematöser Gewebsschicht. Einlegen großkalibriger Drains, Bäder mit Borwasser. Besserung, nach sechs Wochen Abheilung. Remobilisation der Gelenke. Innerhalb von zwei Tagen erneute, rapide Verschlechterung. Zusätzlich Auftreten eines diffusen,	**Phlegmonöse Entzündung unter Ödembildung**	Untersuchung im Hospital nach Rückkehr: Schmerzen, Ödem, eitriger Ausfluß und Gelenksteife vollkommen verschwunden. Muskelkraft wiederhergestellt. 13.12.1899: Bestätigung der Heilung, ebenso 1906 durch das Ärztebüro. Untersuchung des Eiters wurde nie vorgenommen.

Klinische Angaben	Klinische Diagnosen	Klinische Diagnosen nach Heilung
teigigen, unscharf begrenzten, schmerzhaften Knotens in der Achselhöhle. 17.06.1899: Therapie: Wiederum Einschnitte (8 im Ganzen), Einlegen von 2 Drainagen. Erneut wird die Amputation erwogen. 17.08.1899: Ödem beginnt, auf die betreffende Seite des Halses und Thorax überzugreifen. Schlechter Allgemeinzustand. 20.08.1899: Ankunft in Lourdes, die Kranke beginnt sofort nach Verlassen des Zuges, ihren Arm in der Piszine zu baden. Nach ca. 5 min, begleitet von starken Schmerzen, stellt die Patientin eine Abnahme des Ödems bei Verschwinden der Schmerzen fest.		

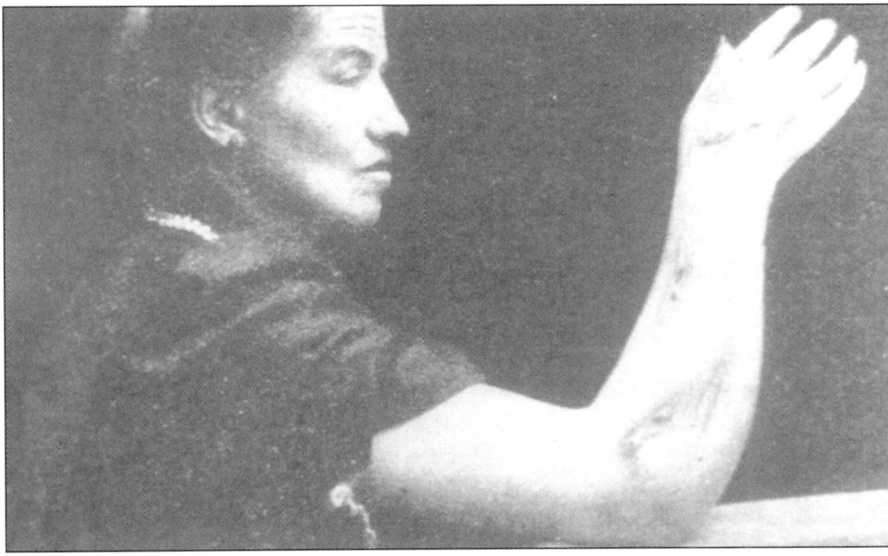

Abbildung 29: Rosa Francois nach der Heilung , rechter Arm. Aus Baustert, S. 124.

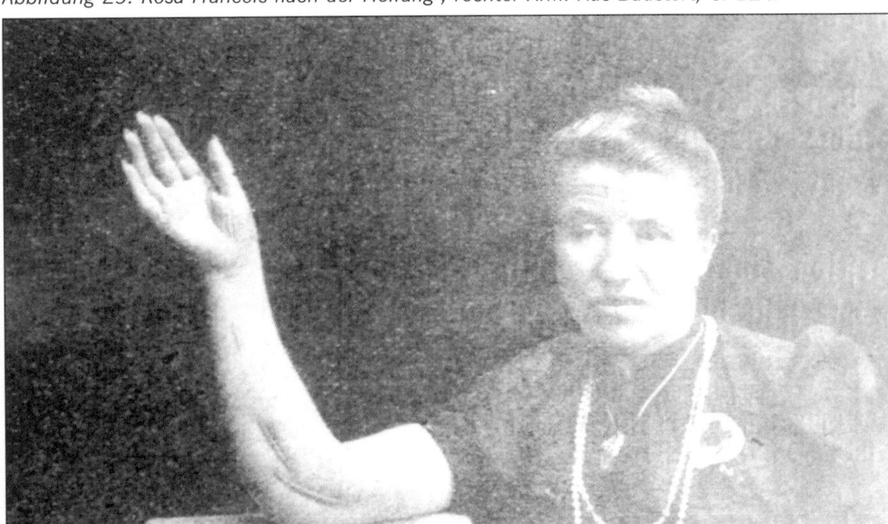

Abbildung 30: Rosa Francois nach der Heilung, rechter Arm, Innenseite.
Aus Baustert, S. 125.

Autoimmunerkrankungen und Erkrankungen des endokrinen Systems

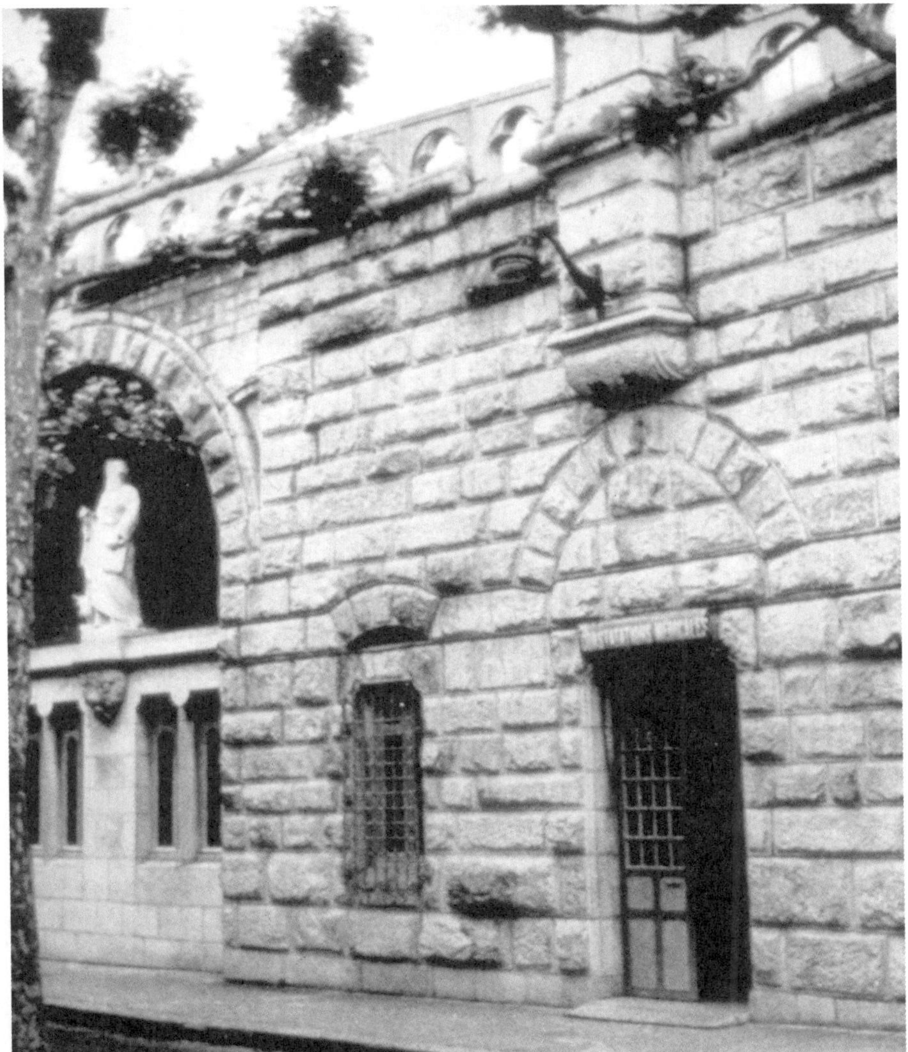

Abbildung 31: Das Ärztebüro von Lourdes, Außenansicht. Aus Leuret und Bon, S. 208.

Name: Edeltraud **Fulda** [91]
Alter: **34**
Wohnort: **Österreich**
Datum der Heilung: **12.08.1950** Datum der Anerkennung: **18.05.1955**
Bezeichg. der Krankheit in der Quelle: **Addisonsche Krankheit**

Klinische Angaben	Klinische Diagnosen	Klinische Diagnosen nach Heilung
29.06.1937: Verdacht auf Appendizitis, OP: Magendurchbruch, Gastrektomie zu 2/3, Bauchfellentzündung. August 1937: OP, Ureterotomie, Niereninfekt, Entzündung, Pyelitis, Phlegmone der Nierenkapsel rechts. 04.08.1937: Pyelostomie. 29.01.1938: **Diagnose →**	**Nebenniereninsuffizienz**	1950: Gewicht: 48 kg, 10 mg Percortin täglich, 50 mg i.v. nach Bedarf, arterielle Tension: 140/80, keine Hautverfärbung. Bäder in der Piszine vom 12.- 15. August. 14. August: selbständiges Absetzen der Hormonbehandlung. 16. August, Ärztebüro: Gesichtsfarbe bleich, guter Allgemeinzustand, kann aufrecht und normal gehen obwohl bisher nur Sitzen ohne Ohnmacht möglich war, Gewicht: 48,5 kg, Gärungsstörungen verschwunden, Herztöne o.B., Hautfärbung o.B., keine Pigmentation
Mai 1938: OP, Nierenentfernung wegen Pyonephrose mit Nierenstein, deutliche Anzeichen auf Insuffizienz der Nebenniere, Verfärbung der Haut, Fieber, Asthenie, Verdauungsstörungen, Gärungsdiarrhöen, Verdacht auf Enterokolitis oder Pyelitis mit Harnleiterinfekt. 1938-1945: Thermalkuren. 1941: Tonsillektomie. **Diagnose →**	**Nebenniereninsuffizienz**	
Verfärbung der Haut, Hypotension 9.5-10 Maxima, 7.5-8 Minima, Percortingabe, Besserung.		

[91] Quellen: West, S. 93 ff.; Läpple, S. 164 ff.; Olivieri, S. 103 ff.; Leuret-Bon, S. 181 ff.; Paciorkowski, S. 58 ff.; Fulda E., und ich werde genesen sein, Aschaffenburg 1958

Klinische Angaben	Klinische Diagnosen	Klinische Diagnosen nach Heilung
1947: **Diagnose →** Percortingabe, Gewichtsanstieg von 38 auf 50 kg, Besserung des Allgemeinzustandes, Verschwinden der funktionellen Störungen..	**Addisonsche Krankheit**	der Operationsnarben, Lunge o.B., Kraftmessung: rechts 55, links 45, Blutdruck: 140/80, leichte Steigerung aller Sehnenreflexe, Augenreflexe o.B., Konjunktivalreflex o.B. In Wien: Erythrocyten: 4.500.000, Leukocyten: 5.800, Eosinophile: 1-2% vorher 11%, Gewicht: 51 kg. Tests nach Schilling und Robinson normal, leichte Braunfärbung des Gesichts. 1952 und 1954 Ärztebüro: Gleicher Befund.

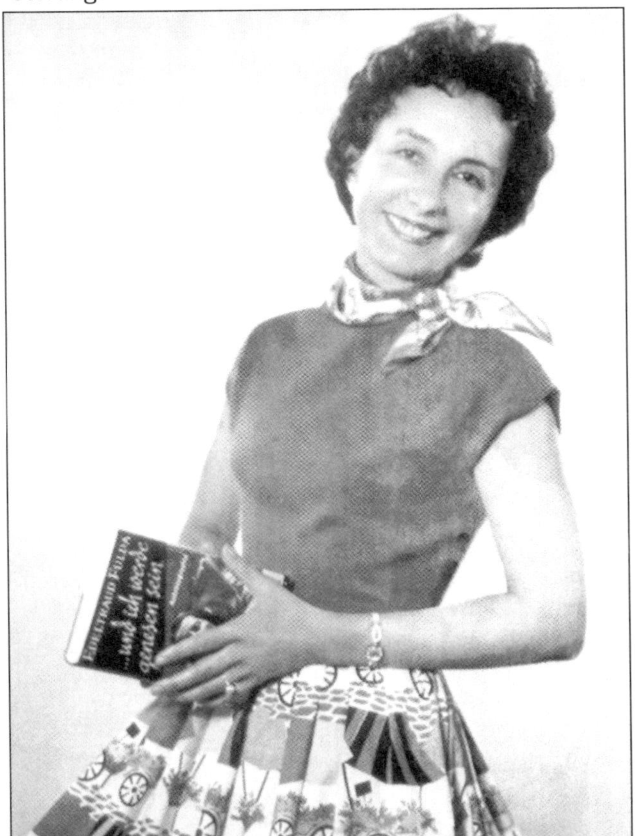

Abbildung 32: Edeltraud Fulda nach der Heilung. In den Händen hält sie ihr Buch: Und ich werde genesen sein. Aus Olivieri, S.1.

Name: Ginette **Nouvel**[92]
Alter: **26**
Wohnort: **Carmaux**
Datum der Heilung: **21.09.1954** Datum der Anerkennung: **23.01.1963**
Bezeichg. der Krankheit in der Quelle: **Budd-Chiari-Syndrom**

Klinische Angaben	**Klinische Diagnosen**	**Klinische Diagnosen nach Heilung**
07.11.1933: Schmerzen im Oberbauch und Erbrechen von Galle, Kollaps, Verdacht auf Pseudozyste, OP, Leber violettfarben, linker Lappen vergrößert, 500 ccm Aszites. **Diagnose →** Dezember 1953: erneuter Aszites, erheblicher Umgehungskreislauf, Erys: 7700000. Januar 1954: Punktion, 1-2 Liter alle 5 Tage. 01.07.1954: Biopsie aus dem rechten und linken Leberlappen, keine porto-cavale Anastomose, Unterbinden der Leberarterie, keine Veränderung, Punktionen bis zu 8 Litern. 20.09.1954: Abreise nach Lourdes: Taillenumfang: 1,25 m, Gewicht ca. 35 - 40 kg, mit Aszites ca. 60 kg.	**Vergiftung (später verworfen) Budd-Chiari-Syndrom**	Auf der Rückfahrt, von Lourdes langsame Besserung, nach Ankunft schmerzfrei, sonstige Beschwerden verschwinden, größere Urinmengen gehen ab. 15.10.1954: Monatsregel kehrt zurück, Allgemeinzustand bessert sich, erneute Punktion, danach wird der Aszites innerhalb von drei Monaten resorbiert. 19.10.–18.11.1954: Rückgang des Bauchumfangs um 10 cm. Dezember 1954: Linker Leberlappen hat wieder normalen Umfang, Labor: 5000000 Erythrocyten, 7200 Leukocyten. 08.08.1955: Gewicht auf 61,3 kg ohne Aszites gestiegen.

[92] Quellen: Läpple, S. 179 ff.; Olivieri, S. 195 ff.; Aziz, S. 245 ff.

Maligne Neoplasien

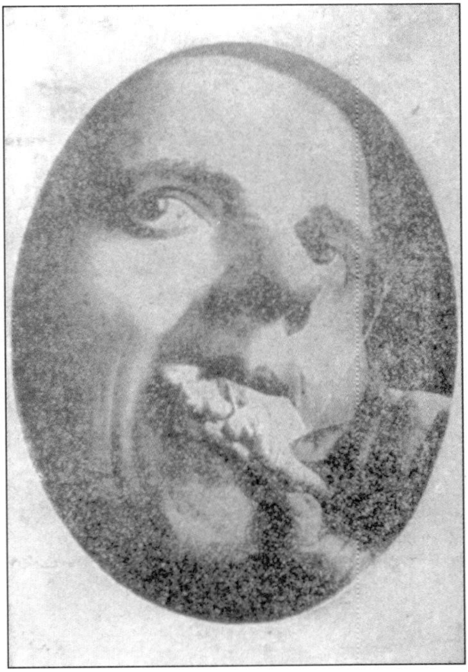

Abbildung 33: Catharine Lapeyre. Diagnose „Rezidivierender Zungenkrebs“. Geheilt um 1897. Diese Heilung wurde jedoch nicht als Wunder anerkannt. Aus Boissarie, Die großen Heilungen von Lourdes,S. 90.

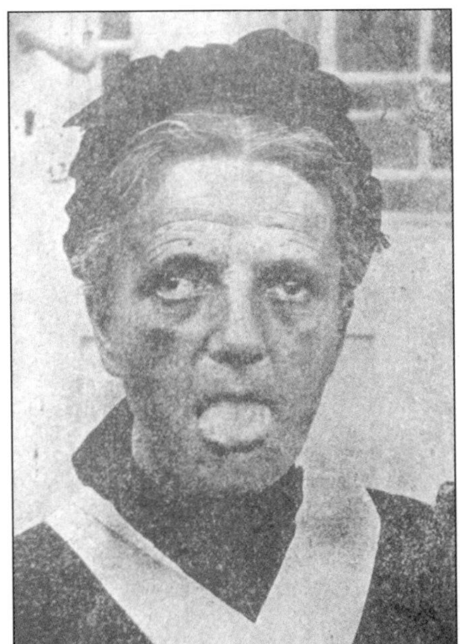

Abbildung 34: Catherine Lapeyre nach ihrer Heilung um 1897. Die Heilung hatte Bestand. Aus Boissarie,
Die großen Heilungen von Lourdes, S. 92.

Name: Schwester **Sainte-Hilaire** [93]
Alter: **39**
Wohnort: **Rodez**
Datum der Heilung: **31.08.1904** Datum der Anerkennung: **10.05.1908**
Bezeichg. der Krankheit in der Quelle: **Darmkrebs**

Klinische Angaben	**Klinische Diagnosen**	**Klinische Diagnosen nach Heilung**
Ärztliche Untersuchung aufgrund intestinaler Beschwerden: **Diagnose →**	**Darmkrebs**	Ärztebüro: Vollständiges Verschwinden des Tumors, normale Blutbefunde.
Starke Schmerzen im Magen-Darm-Trakt, fast unkontrollierbar, starke Kachexie. **Prognose →**	**Infaust**	
August 1904: Abfahrt nach Lourdes. Bäder in der Piszine. Vollständige Heilung nach dem ersten Bad.		

[93] Quellen: Läpple, S. 92 ff.

Name: Rose **Martin** [94]
Alter: **46**
Wohnort: **Nizza**
Datum der Heilung: **03.07.1947** Datum der Anerkennung: **05.05.1949**
Bezeichg. der Krankheit in der Quelle: **Gebärmutterkrebs**

Klinische Angaben	**Klinische Diagnosen**	**Klinische Diagnosen nach Heilung**
November 1945, im Alter von 45 Jahren, blutiger Ausfluß nach Geschlechtsverkehr. Vaginale Untersuchung: Zervix hölzern verhärtet, blutet bei der geringsten Berührung. 19.02.1946: Radikale Hysterektomie. **Diagnose nach Histologie →** Aorta erweitert, nach Röntgenbefund. 5 Tage nach der Operation bricht die abdominale Wunde auf. Es bildet sich eine Narbenhernie. Schlechter Allgemeinzustand. 04.10.1946: Operation zur Beseitigung der Hernie und einer Abdominalfistel. 20.04.1947: Schmerzen im Rektum, in die Beine ausstrahlend. Rektale Palpation: Mandarinengroße Schwellung an der Vorderwand, im Übergang Rektum zum Sigmoid. Ebenfalls bei abdominaler Palpation zu tasten. Von April bis Juni 1947:	**Adenokarzinom**	30.06.1947: Abreise nach Lourdes. Stark stinkende Fäzes während des Transports. Nach dem dritten Bad in der Piszine ist die Patientin in der Lage, aufzustehen. Obstipation verschwunden, Stuhlgang ohne Klistier. Untersuchung 2 Tage später nach der Rückkehr nach Nizza: Schwellung nach Palpation nicht mehr auffindbar. Keine Beschwerden. Bis Januar 1948: Absetzen der Morphininjektionen. März 1948: Kontrastmitteldarstellung des Rektums: Kein Tumor auffindbar, Rektum o.B.

[94] Quellen: Läpple, S. 137 ff.; Leuret-Bon, S. 170 ff.; West, S. 48 ff.

Klinische Angaben	Klinische Diagnosen	Klinische Diagnosen nach Heilung
Bettlägerig, Verschlechterung des Allgemeinzustandes. Sehr starke Schmerzen, 8 cg. Morphin täglich. Zusätzlich vaginale Beschwerden		06.07.1948: Ärztebüro: Rektum o.B. nach Rektoskopie. Eitriger Ausfluß aus der Vagina klärt sich und klingt ab. Appetit kehrt zurück, Gewichtszunahme ca. 17 kg. Defekt in der Abdominalwand zwischen den Muskeln des Rektums. Der verschwundene Tumor wird als regionale Metastase des Zervixkarzinoms interpretiert. Es wurde jedoch keine Biopsie vorgenommen.

Name: Evasio **Ganora** [95]
Alter:
Wohnort: **Casale Monferrato**
Datum der Heilung: **02.06.1950** Datum der Anerkennung: **31.05.1955**
Bezeichg. der Krankheit in der Quelle: **Morbus Hodgkin**

Klinische Angaben	Klinische Diagnosen	Klinische Diagnosen nach Heilung
Ende 1949 Schwäche und Appetitlosigkeit, 1950 Temperatur 40°C morgens 37°C abends, Schweißausbrüche, Serumdiagnose: Paratyphus A.	**Paratyphus A**	Am folgenden Morgen nach einem Bad in der Piszine: Kein Fieber, keine Spuren lymphatischer Tumoren, guter Allgemeinzustand.
23.01.1950 Einweisung: Penicillingabe ohne Erfolg, intermittierendes Fieber, vergrößerte Leber bis 5.ICR Fingerbreit unter dem Rand des Rippenbogens, vergrößerte Milz 2 Querfinger unter dem Rippenbogen. Paratyphus A negativ, Wassermannreaktion negativ, Erythrocyten: 4.300.000, Hämoglobin: 75%, Leukocyten: 1.400, Globulinwert: 0,90. Penicillin-Auromycin, Streptomycingabe, Hämogramm: Leukopenie, Lymphochromatose, Eosinophile: 5-7%. 10. Februar 1950: Bohnengroße Tumoren in der linken Achselhöhle. Histologie: Ausschluß von TB, zweite Histologie: Sternbergzellen		6. Juni 1950 im Ärztebüro: Verschwinden des Fiebers und der Hepatose. 16. August 1954: Drüsen in der Leiste o.B., kleiner Tumor in der Nackengegend, Leber o.B., keine Anämie. 18. Sept. 1954: beide Resttumoren verschwunden. 9. März 1955: Blutanalyse: Erythrocyten:
Diagnose → Therapie: Phenylbutazol,	**Lymphogranulomatose Morbus Hodgkin**	4.290.000, Leukocyten: 6.000,

[95] Siehe unter: Läpple, S. 143 ff.; Olivieri, S. 111 ff.; Paciorkowski, S. 50 ff.; Aziz, S. 236 ff.

Klinische Angaben	Klinische Diagnosen	Klinische Diagnosen nach Heilung
Bluttransfusionen, Pentanucleotide, ohne Erfolg. Neue Tumoren in der Achselhöhle, Vergrößerung von Leber und Milz. 25. März 1950, Phenylbutazolgabe und Radiumbestrahlung, 2 Bluttransfusionen. 5. Mai 1950 Prognose beläuft sich auf wenige Monate.		Hämoglobin: 80%, Färbeindex: 0.94, Blutkörper nach Form und Größe normal, leukocytäre Formel: Neutrophile, polynukleäre Granulocyten: 69%, Eosinophile: 1%, Lymphocyten: 18%, Monocyten: 9%. 8. Mai 1955: Keine Spur von Knoten in der linken Achselhöhle, zeitweiliges Auftreten von Knoten wird mit vorübergehenden Infektionen begründet

Name: Vittorio **Micheli** [96]
Alter: **23**
Wohnort: **Scurelle, Trient**
Datum der Heilung: **01.06.1963** Datum der Anerkennung: **26.05.1976**
Bezeichg. der Krankheit in der Quelle: **Osteosarkom**

Klinische Angaben	**Klinische Diagnosen**	**Klinische Diagnosen nach Heilung**
Während der Ableistung des Militärdienstes unspezifische Symptome. 16.04.1962, Einweisung ins Militärhospital von Verona: 22.04.1962, Röntgen: Diagnose: Befund: Osteolyse im linken Ileumflügel und im Dach der Gelenkpfanne. 18.07.1962, **Diagnose →** Befund: Die linke Beckenhälfte ist fast völlig zerstört, es besteht nur noch ein Teil des Flügels Ileum-Pubis und das obere Drittel des Ileumflügels. Osteoporose des Femurs und des Knies. Die Knochenfragmente erscheinen nekrotisch. Therapie: Gipsverband vom Becken bis zum linken Fuß, Ruhestellung. Zehnmonatiger Aufenthalt im Militärhospital: Keine chirurgischen Eingriffe, Strahlentherapie oder medikamentöse Behandlung. 24.05.1963, Gutachten: Keine Skelettstruktur im befallenen Beckenbereich mehr vorhanden,	**Osteosarkom mit Osteolyse im linken Ileumflügel und im Dach der Gelenkpfanne. Osteosarkom der linken Beckenhälfte.**	24.05.1963: Abreise nach Lourdes. Mehrfache Bäder in der Piszine. Der Patient verspürt nach den Bädern Hunger und fühlt sich geheilt. Analgetika und Sedativa werden abgesetzt. Plötzlicher Stillstand des Tumors. Nach Rückkehr ins Militärhospital von Trient: Befund Röntgen: Wiederaufbau der zerstörten Knochenteile. Allgemeinzustand bessert sich täglich. Der Patient kann wieder gehen. Das Bein verbleibt zunächst in der Gipshülle. Februar 1964, Röntgen: Asymmetrie

[96] Quellen: Läpple, S. 194 ff.; Aziz, S. 249 ff.

Klinische Angaben	**Klinische Diagnosen**	**Klinische Diagnosen nach Heilung**
lediglich eine "formlose Masse von pastöser Konsistenz". Der Patient ist unfähig, die geringste Bewegung mit dem linken Bein auszuführen.		des Beckens mit sichtbarer Verkürzung des linken Beines, der Femurkopf ist nach oben verschoben, wo sich eine neue Gelenkpfanne gebildet hat. Der Patient kann wieder ungehindert gehen. Mehrjährige Nachsorge und Fahnden nach Metastasen. Bestätigung des Gewebsbefundes „Osteosarkom“ . Kein Rezidiv.

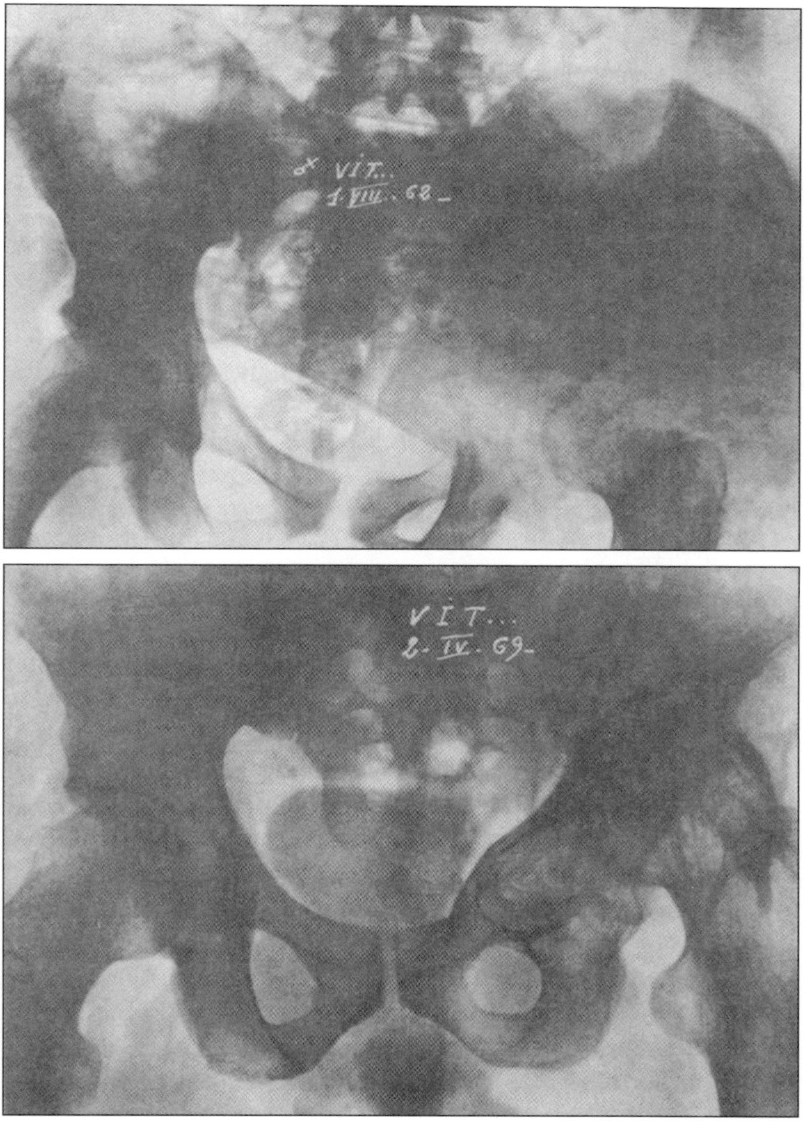

Abbildung 35:
Röntgenbilder von Vittorio Micheli vor und nach der Heilung. Aus Läpple, S. 190.

Name: Delizia **Cirolli**[97]
Alter: **12**
Wohnort: **Paternò/ Catania**
Datum der Heilung: **24.12.1976** Datum der Anerkennung: **28.07.1980**
Bezeichg. der Krankheit in der Quelle: **Osteosarkom der rechten Tibia**

Klinische Angaben	**Klinische Diagnosen**	**Klinische Diagnosen nach Heilung**
1976: Schmerzhafte Schwellung des rechten Kniegelenks. Die Eltern messen den Symptomen zunächst nur geringe Bedeutung zu. Konsultieren des Hausarztes: Überweisung in die orthopädische Uniklinik von Catania: 30.04.1976 - 17.05.1976 wiederholtes Röntgen und Gewebebiopsien aus dem oberen Teil der Tíbia.		15.08.1976: Abreise nach Lourdes. Bäder in der Piszine, zunächst ohne Erfolg. Rückkehr am 23.08.1976. 25.12.1976: Schmerzen lassen nach, Schwellung geht zurück. Die Patientin kann das Bein wieder bewegen, kann ohne Hilfen gehen, sie nimmt wieder am Schulunterricht teil. 1977, Ärztebüro: Verschwinden des Tumors, restitutio ad integrum
Diagnose → Erwogene Therapie: Palliative Kobalttherapie, Erwägen einer Amputation, Röntgentiefenbestrahlung, medikamentöses Eindämmen der Metastasierung.	**Maligner Tumor, Sarkom im oberen Bereich der Tibia.**	
Prognose → Keine Amputation aufgrund der schlechten Prognose. Das Kind wird nach Hause entlassen.	**Infaust, etwa ein halbes Jahr verbleibende Lebenszeit.**	

[97] Quellen: Läpple, S. 201ff.

Läsionen des Nervensystems und der Sinnesorgane

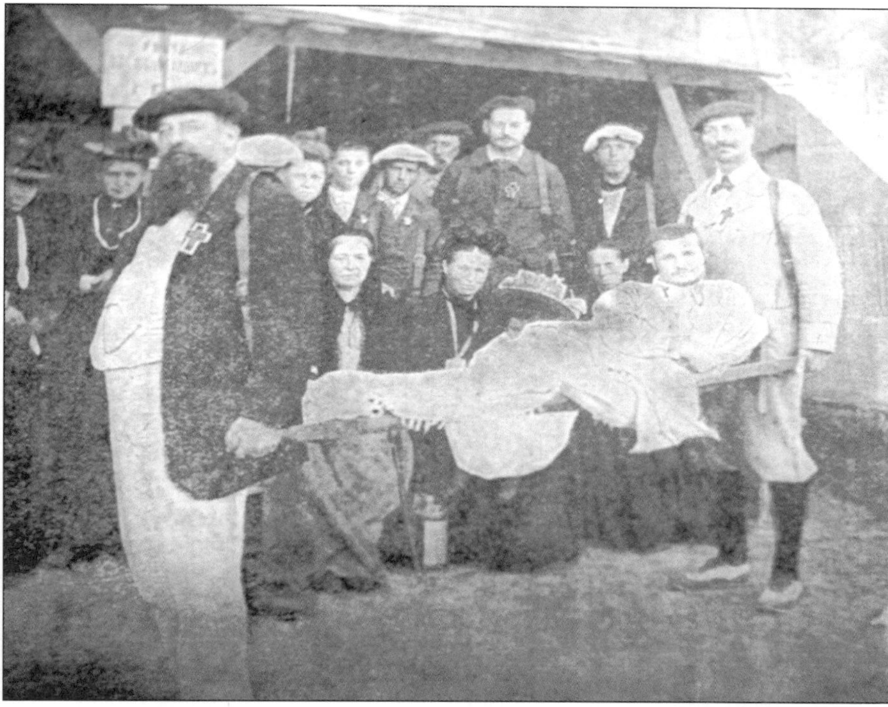

Abbildung 36: Lähmung infolge eines Bruchs der Wirbelsäule. Am 21. August 1898 in Lourdes geheilt. Keine kirchlich anerkannte Wunderheilung. Boissarie, S. 264

Name: Louis **Bouriette** [98]
Alter: **54**
Wohnort: **Lourdes**
Datum der Heilung: **27.02.1858** Datum der Anerkennung: **1862**
Bezeichg. der Krankheit in der Quelle: **Traumatische Erblindung des rechten Auges**

Klinische Angaben	Klinische Diagnosen	Klinische Diagnosen nach Heilung
1838: Bei der Explosion einer Sprengmine, bei der sein Bruder getötet wird, verliert der Patient das Sehvermögen des rechten Auges. Ärztliche Untersuchung: **Diagnose →** Der Patient kann auf dem linken Auge keine Formen mehr diskriminieren. Februar 1858: Als der Steinmetz von der Entdeckung der Quelle erfährt, läßt er sich von seiner Enkelin feuchte Erde von der Grotte in Massiabelle bringen. Er streicht den Schlamm auf ein Taschentuch und legt dieses auf die Augen. Nachdem er in einer Scheune gebetet hat, tritt er ins Tageslicht, bemerkt, daß ihn die Helligkeit blendet und beginnt, nach insgesamt zwei Stunden, Umrisse zu erkennen.	**Verlust des Augenlichts des rechten Auges („schwarzer Star“) Visuseinschränkung auf dem linken. Prognose: Weitere Verschlechterung auf dem linken Auge.**	Es bleibt eine leichte Trübung des Gesichtsfeldes zurück, die bei weiterem Beten jedoch komplett verschwindet, bis er schließlich Gegenstände deutlich unterscheiden kann. Ärztliche Untersuchung: Überprüfen der Sehfähigkeit durch Vorhalten eines beschriebenen Papiers, das der Patient ohne Probleme zu lesen in der Lage ist. Eine Narbe, entstanden bei der Explosion, bleibt weiter bestehen.

[98] Quellen: Läpple, S. 34 ff.; Aziz, S. 160 ff.; Monsignore von Segur, S. 58 ff.; Sonnet, S. 253 ff.

Name: Blaisette **Soupène** [99]
Alter: **50**
Wohnort: **Lourdes**
Datum der Heilung: **27.02. 1858** Datum der Anerkennung: **1862**
Bezeichg. der Krankheit in der Quelle: **Blepharitis, Ektropium**

Klinische Angaben	**Klinische Diagnosen**	**Klinische Diagnosen nach Heilung**
Nach ärztlichem Attest leidet die Patientin seit drei Jahren unter einer Auswärtskehrung der freien Augenlidränder.		Die Lider haben sich wieder angelegt.
Diagnose →	**Blepharitis und Ektropium**	
Die Augen tränen, Lider verhärtet, Verlust der Wimpern, die unteren Lidränder erscheinen verhornt.		
Erwogene Therapie: Kauter, Chirurgischer Eingriff. Augenbäder.		
27.02.1828: Die Patientin besucht die Quelle. Heilung nach zweimaligem Waschen mit Lourdeswasser.		

[99] Quellen: Läpple, S. 40 ff.; Aziz, S. 166 ff.; Monsignore von Segur, S. 133/114.; Sonnet, S. 253 ff.

Name: **Katharina Latapie-Chouat** [100]
Alter: **38**
Wohnort: **Loubajac**
Datum der Heilung: **01.03.1858** Datum der Anerkennung: **1862**
Bezeichg. der Krankheit in der Quelle: **Lähmung infolge Zerrung des rechten Plexus brachialis**

Klinische Angaben	Klinische Diagnosen	Klinische Diagnosen nach Heilung
1856: Die Patientin verletzt sich durch einen Sturz von einer Eiche. Untersuchung: Luxationen und Zerrungen mehrerer Gelenke des rechten Armes. Deformierung der Hand, Ankylose der Fingergelenke. **Diagnose →** Therapie: Reponieren der Luxationen, bis auf zwei Finger der rechten Hand, die luxiert und verkrümmt bleiben. Die Finger bleiben daraufhin gelähmt. Die Patientin taucht ihren Arm in die Quelle: Spontane Heilung.	**Verdacht auf Zerrung des rechten Plexus brachialis. (Andere Ursachen für die Lähmung können nicht ausgeschlossen werden: Ankylose der Fingergelenke, Läsion der Beugersehnen)**	Die Finger gewinnen ihre Elastizität zurück, die Hand kann geöffnet und geschlossen werden, keine Schmerzen mehr, restitutio ad integrum.

[100] Quellen: Läpple, S. 41 ff.

Name: Madeleine **Rizan** [101]
Alter: **58**
Wohnort: **Nay**
Datum der Heilung: **17.10.1858** Datum der Anerkennung: **1862**
Bezeichg. der Krankheit in der Quelle: **Lähmung der unteren Gliedmaßen**

Klinische Angaben	**Klinische Diagnosen**	**Klinische Diagnosen nach Heilung**
1834: Cholerainfektion **Diagnose →** Lähmung der unteren Gliedmaßen, bzw. der rechten Seite. Fortschreitende Verschlechterung des Allgemeinzustandes Appetitlosigkeit. 1858: Fast vollständig bettlägerig. **Prognose →** 17.10.1858: Waschungen mit Lourdeswasser, die Lähmungserscheinungen gehen zurück.	 **Cholera** **Infaust**	Lähmungserscheinungen verschwunden. Appetit kehrt zurück, die Patientin kann aufstehen. Verschwinden der Schmerzen nach einigen Tagen. 1860: Untersuchung, gastrointestinale Beschwerden.

[101] Quellen: Läpple, S. 47 ff.; Aziz, S. 171 ff.; Monsignore von Segur, S. 114 ff.

Name: Maria **Moreau** [102]
Alter: **16**
Wohnort: **Tartas**
Datum der Heilung: **09.11.1858** Datum der Anerkennung: **1862**
Bezeichg. der Krankheit in der Quelle: **Erblindung eines Auges**

Klinische Angaben	**Klinische Diagnosen**	**Klinische Diagnosen nach Heilung**
Januar 1858: Die Patientin stellt eine Einschränkung der Sehschärfe fest. Ärztliche Untersuchung, Therapie nicht bekannt. Einige Monate später verschlimmert sich die Situation. Untersuchung: Ein Auge ist „verloren“, das andere ebenfalls in der Sehschärfe eingeschränkt. Blutige „Kongestionen“, die zwischen den Augen hin und her wechseln, mit Einschränkung der Sehschärfe, hauptsächlich auf dem rechten Auge. Myopie. Die Augen tränen, „kutane Eruptionen“, periodisches Auftreten, hartnäckige Rezidivneigung. **Prognose:** 09.11.1858: Novene in Lourdes, die Patientin legt eine mit Lourdeswasser getränkte Binde auf die Augen, sofortige Heilung.	**Erblindung des rechten Auges**	Die Patientin ist wieder in der Lage, zu sehen.

[102] Quellen: Läpple, S. 48 ff.; Monsignore von Segur, S. 114/115.; Aziz, S. 151 ff

Name: Jeanne **Dubois** [103]
Alter: **28**
Wohnort: **Périgeux**
Datum der Heilung: **08.08.1904** Datum der Anerkennung: **02.07.1908**
Bezeichg. der Krankheit in der Quelle: **Allgemeiner Kräfteverfall aus unbekannter Ursache. Eitrige Entzündung beider Augen.**

Klinische Angaben	**Klinische Diagnosen**	**Klinische Diagnosen nach Heilung**
Bereits als Jugendliche von schwächlicher Konstitution. Im Laufe der Jahre allgemeiner, nur schwer zu diagnostizierender Kräfteverfall unbekannter Ätiologie. Pneumonie, typhusartige Komplikationen.		Ärztebüro: Lungentuberkulose, Anämie und eitrige Entzündung der Augen sind vollständig geheilt
Diagnose →	**Kachektische Anämie, hoher Grad von Lungentuberkulose**	
Weiterer Befund: Eitrige Entzündung beider Augen. Starke Dyspnoe, die Augen tropfen von Eiter. Die Stirn ist von eitrigen Krusten bedeckt.		
07.08.1904: Abfahrt nach Lourdes.		
08.08.1904: Bäder in der Piszine, plötzliche Heilung.		

[103] Quellen: Läpple, S. 91 ff.

Name: Marie **Biré** [104]
Alter: **41**
Wohnort: **Lucon**
Datum der Heilung: **05.08.1908** Datum der Anerkennung: **30.07.1910**
Bezeichg. der Krankheit in der Quelle: **Unheilbare Erblindung, Papillenathrophie**

Klinische Angaben	Klinische Diagnosen	Klinische Diagnosen nach Heilung
1904: Tod zweier Kinder der Patientin. Daraufhin: Blutsturz, Erbrechen, tagelange Ohnmachten. Folge: Schwächezustand, Kräfteverfall. Die Kranke ist nicht mehr in der Lage, ihren täglichen Aufgaben gerecht zu werden. Ärztliche Untersuchung: Keine sicheren Angaben über die auslösenden Faktoren möglich. Erblindung auf beiden Augen nach einem Ohnmachtsanfall, Apoplex, rasende Kopfschmerzen. **Diagnose →** Anfang August 1908: Abreise nach Lourdes. 05.08.1908: Die Patientin empfängt die Kommunion, sie stößt plötzlich einen Schrei aus. Sehvermögen kehrt zurück.	**Erblindung durch beidseitige Papillenatrophie**	Nachuntersuchung durch Augenärzte: Untersuchung mit Ophthalmoskop: Beidseitig weiße Papilla ohne Färbung. Die Adern und Arterien sind einseitig verschoben, „dünn und wie Fäden“. Beidseitige, weiße Atrophie des Sehnervs mit zerebraler Ursache. Sehschärfe vollkommen wiederhergestellt. Atrophie nicht behoben. Erneute Untersuchung nach einem Monat: Jede Spur der papillaren Atrophie ist verschwunden. Der Sehnerv ist wiederhergestellt

[104] Quellen: Läpple, S. 100 ff.; Sonnet, S. 254/255

Name: Francis **Pascal** [105]
Alter: **4**
Wohnort: **Aix**
Datum der Heilung: **31.08.1938** Datum der Anerkennung: **31.05.1948**
Bezeichg. der Krankheit in der Quelle: **Blindheit, Lähmung der unteren Gliedmaßen**

Klinische Angaben	Klinische Diagnosen	Klinische Diagnosen nach Heilung
Dezember 1937: Hohes Fieber, Körper wird steif, Erbrechen. 17.12.1937, Untersuchung: Lähmung aller vier Gliedmaßen, totale Blindheit. **Diagnose →** März 1938: Erneute Untersuchung, gleiche Verdachtsdiagnose. Befund: Sehr schlechter Allgemeinzustand, Quadriplegie, keine Besserung. 15.03.1938, Labor: Liquoruntersuchung: Leicht getrübt, 125 Leukozyten cu./mm, Nageotte-Zell-Lymphozyten 50%, Albumin 0.62 g./l., Glucose 0.33 g./l. Wassermann-Reaktion negativ, Mikroskopie: Bakterien o.B., Kultur nach 6 Tagen negativ. 03.05.1938: Ophthalmologische Untersuchung: Schwache Pupillenreaktion, normale Transparenz, Fundus gestaut, Papille abgeblaßt, Optikusatrophie. Bilaterale Pupillenstase, absolute Blindheit.	**Verdacht auf aseptische, lymphozytäre Meningitis**	26.08.1938: Abfahrt nach Lourdes. 31.08.1938: Heilung nach Bad in der Piszine. Das Kind kann zunächst wieder Umrisse wahrnehmen, Lähmungen sind verschwunden (Angaben der Mutter). 09.11.1938: Das Kind ist in der Lage, zu gehen, Verschwinden der Lähmungserscheinungen, Rückkehr des Sehvermögens. Leichtes Schwanken im Gang. Besserung hält an. 14.02.1948, Ophthalmologische Untersuchung: Lähmungen verschwunden, Sehvermögen zurückgekehrt.

[105] Quellen: West, S.53 ff.; Läpple, S. 100 ff.

Klinische Angaben	Klinische Diagnosen	Klinische Diagnosen nach Heilung
Diagnose → **Prognose →** Gutachten vor der Wallfahrt: Die Läsionen befinden sich seit vier Monaten in unverändertem Zustand	**Verdacht auf Meningitis,** **Infaust.**	Rechtes Auge: Adnexe normal, Media und Reflexe o.B., Fundus: Weiße Atrophie vom postneuritischen Typ. Gefäße normal. Gesichtsfeld normal für weiß, eingeschränkt für Farben. Okularer Tonus normal. Sehschärfe 1/10, nicht zu verbessern durch Linsen. Linkes Auge: Gleicher Befund, Sehschärfe: 2/10. Postneuritische, optische Atrophie mit Regeneration der Sehschärfe. Unverändert seit der Heilung.

Name: Yvonne **Fournier** [106]
Alter: **17**
Wohnort: **Paris**
Datum der Heilung: **19.08.1945** Datum der Anerkennung: **14.11.1959**
Bezeichg. der Krankheit in der Quelle: **Vollständige Lähmung des linken Armes seit 1940.**

Klinische Angaben	**Klinische Diagnosen**	**Klinische Diagnosen nach Heilung**
12.02.1940: Totale Lähmung des linken Armes, Wunde auf der Rückseite der Handwurzel, vereitert. Mai 1940: Ödembildung. Juni 1940: OP, vordere Achsel mit Resektion des „großen Brustmuskels." Dezember 1940: OP. 13.08.1941: Abtragung des Stellarganglions wegen trophischer Ernährungsstörungen am oberen linken Glied. Dezember 1941: OP des Stellarganglions ohne Erfolg. August 1942: Elektrizität, Radiotherapie, ohne Erfolg. Erneuter Eingriff: Die Folge – Dauerschmerzen. Januar 1943: Elektrizität, Radiotherapie ohne Erfolg. Oktober 1944: OP, Nervenastdurchschneidung, C6 und C7, Ausschneiden der Reste des Stellarganglions, vorübergehende Besserung. 06.02.1945: OP, Inzision am	**Totale Lähmung des linken Armes.**	19.08.1945: Bad in der Piszine, Motorik und Sensibilität kehrt zurück, schmerzfrei. Ärztebüro: Subnormale Hautfarbe des ganzen Gliedes, erhöhte Rosafärbung, Unterarm braun pigmentiert, Haut brüchig, Ödem vollständig erhalten, linkes Glied hat deutliche Übertemperatur, Muskelhypertrophie, Muskelatrophie, Beweglichkeit der Finger normal, leichtes Defizit bei Heben des Arms, Segmentalkraft gemindert: 45 rechts, 25 links, Sensibilität normal, Reflexe normal, Puls links schwer zu

[106] Quellen: Läpple, S. 135 ff.; Olivieri, S. 159 ff.; Éditions Sand, S. 142 ff.; Aziz, S. 224 ff.

Klinische Angaben	Klinische Diagnosen	Klinische Diagnosen nach Heilung
Rippenrand des Schulterblattes, vorübergehende Besserung, Ödem tritt immer wieder auf.		tasten, Blutdruck beidseitig 110/80, Lunge und Herz o.B. 21.08.1945, Ärztebüro: Übertemperatur, Ödem vermindert, Puls links schwächer als rechts. 27.08.1945: Reaktionen auf faradischen und galvanischen Strom seitengleich. 17.02.1946: Keine Durchblutungsstörungen mehr, kein Ödem, Hautfarbe normal. 19.08.1946: Leichte tonische Störung des linken Armes, leichte Kürzung der linken Hand, Tendenz zur Beugung des vierten und fünften Fingers.

Name: Thea **Angele** [107]
Alter: **28**
Wohnort: **Tettnang**
Datum der Heilung: **20.05.1950** Datum der Anerkennung: **28.06.1961**
Bezeichg. der Krankheit in der Quelle: **Multiple Sklerose**

Klinische Angaben	Klinische Diagnosen	Klinische Diagnosen nach Heilung
1944: Bewegungsstörungen aller vier Gliedmaßen, Schmerzen in die Gliedmaßen ausstrahlend, Motorik eingeschränkt, Sehnenreflexe verstärkt, Haut- Leibreflexe aufgehoben, Fußklonus, Abnahme der Oberflächensensibilität, Schmerzen bei Perkussion der Wirbelsäule, „Intentional-Zittern", freie Bewegungen werden unmöglich, Sprechen stoßartig, Doppelsehen, Sphinkterstörungen, Amenorrhoe. **Diagnose →** 1945: Verschlimmerung, Paraesthesie des Sitzens, der Beine und der Finger, Verschlimmerung der Sehstörungen. 1946: **Diagnose →** Oktober bis Dezember 1949: Rapide Verschlimmerung der Bewegungsstörungen der linken Seite, Opisthotonus, Kopfschmerzen, Koliken, Erbrechen, Ernährung über Sonde. 24.12.1949: Alkoholeinspritzungen	**Läsionen des Zentral-Nervensystems, wahrscheinlich Beginn einer Multiplen Sklerose.** **Multiple Sklerose mit ungünstiger Prognose.**	15.05.1950: Abreise nach Lourdes. 19.05.1950: Nach dem zweiten Bad in der Piszine: Schlucklähmung verschwunden, drittes Bad erbringt völlige Schmerzfreiheit. 20.05.1950: Sprechen möglich, Gesichtsmotorik kehrt zurück, großer Appetit, Motorik im linken Arm kehrt zurück. Ärztebüro: Beweglichkeit: Rechts alle Bewegungen mit Unterstützung möglich, Heben des linken Arms möglich, Reflexe: Patellarsehnenreflex rechts lebhaft, Babinski fehlt, Radiusperiostreflex rechts

[107] Quellen: Läpple, S. 156 ff.; Olivieri, S. 185 ff.; Aziz, S. 237 ff.; Éditions Sand, S. 148 ff.;

Klinische Angaben	Klinische Diagnosen	Klinische Diagnosen nach Heilung
beiderseits in den Sympathikus in Höhe von D 12, daraufhin Nachlassen der Schmerzen für 24 Stunden. Februar 1950 erneute Spasmen, Alkoholeinspritzungen ohne Erfolg. 06.03.1950: Parenterale Ernährung, Impletolspritzen zur Schmerzberuhigung, Sprechen wird unmöglich, soporöser Zustand, Kachexie.		und links leicht lebhaft, ebenso Kubitalreflex, Hautreflexe des Unterleibs normal, Sensibilität normal, Sehen und Hören normal, Pupillenreflexe normal. Tags darauf: Progressives Wiedergewinnen der Muskelkraft. Lähmung der rechten Seite löst sich, feinmotorische Bewegungen beider Hände möglich, Darm- und Harnblasentätigkeit kehrt zurück. 17.07.1950: Klassisches Bild der Multiplen Sklerose besteht nicht mehr. 11.05.1955: Keine erkennbaren Krankheitszeichen mehr.

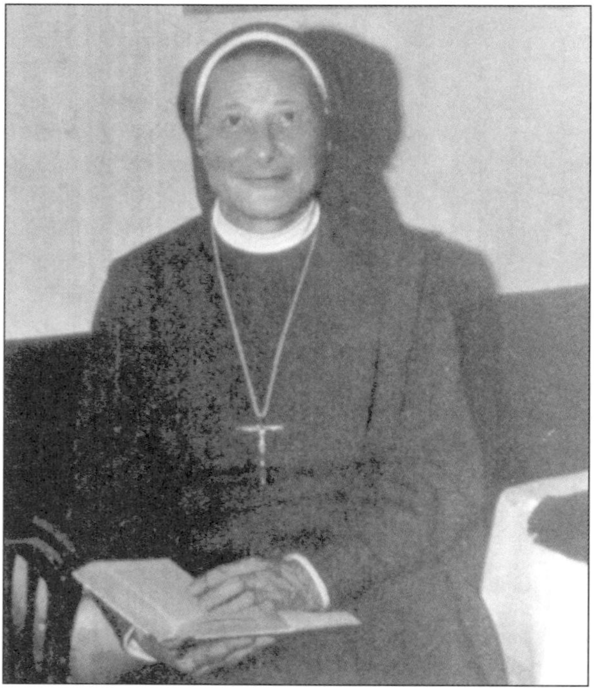

Abbildung 37:
Thea Angele, die erste geheilte Deutsche in Lourdes als Ordensschwester.
Aus Olivieri, S. 1.

Name: Leo **Schwager** [108]
Alter: **28**
Wohnort: **Fribourg**
Datum der Heilung: **30.04.1952** Datum der Anerkennung: **18.12.1960**
Bezeichg. der Krankheit in der Quelle: **Multiple Sklerose**

Klinische Angaben	**Klinische Diagnosen**	**Klinische Diagnosen nach Heilung**
1936: Fahrradunfall, daraufhin Schwindelanfälle über 2 Jahre. 1945: Gehirnerschütterung, mit anschließender „Diphtheritis“, zwei Monate später Badeunfall mit Wiederbelebung. 1947: Intermittierendes Doppelsehen, Sprachstörungen, Ohrensausen. 1948: Sphinkterstörungen. 1949-1950: Gleichgewichtsstörungen. Dezember 1950: erneuter Harnverhalt, Katheterisierung der Blase. 05.08.1951: Spastische Störungen, Nystagmus, lebhafte Reflexe, Babinski negativ, Hypaesthesie links bis oben auf den Thorax, Hyperaesthesie bis zum halben Thorax rechts, Adiadochokinese.		01.05.1952, Ärztebüro: Keine Störungen mehr feststellbar 30.05.1952: Kopf: Nerven intakt, Pupillenreflex und Konvergenzbewegung normal, kein Strabismus, keine Störung der Hornhautreflexe: Keine Dysmetrie, keine Ataxie, keine Adiadochokinese, keine Sprachstörungen mehr, keine Aphasie, keine Störung der Tiefensensibilität, keine Gleichgewichtsstörungen, normaler Gang.
Diagnose →	**Verdacht auf MS**	21.04.1951, Ärztebüro: Keine Rückkehr von Krankheitszeichen, Patient leidet noch an Kopfschmerzen.
Dezember 1951: Hemiplegie links mit Aphasie. Anfang 1952: Starke Fallneigung, nur 10 Minuten aufrechtes Stehen möglich, kein		

[108] Quellen: Läpple, S. 171 ff.; Olivieri, S. 177 ff.; Aziz, S. 241 ff.

Klinische Angaben	Klinische Diagnosen	Klinische Diagnosen nach Heilung
Doppelsehen mehr, starke Sprachstörungen. 28.04.1952: Abreise nach Lourdes		

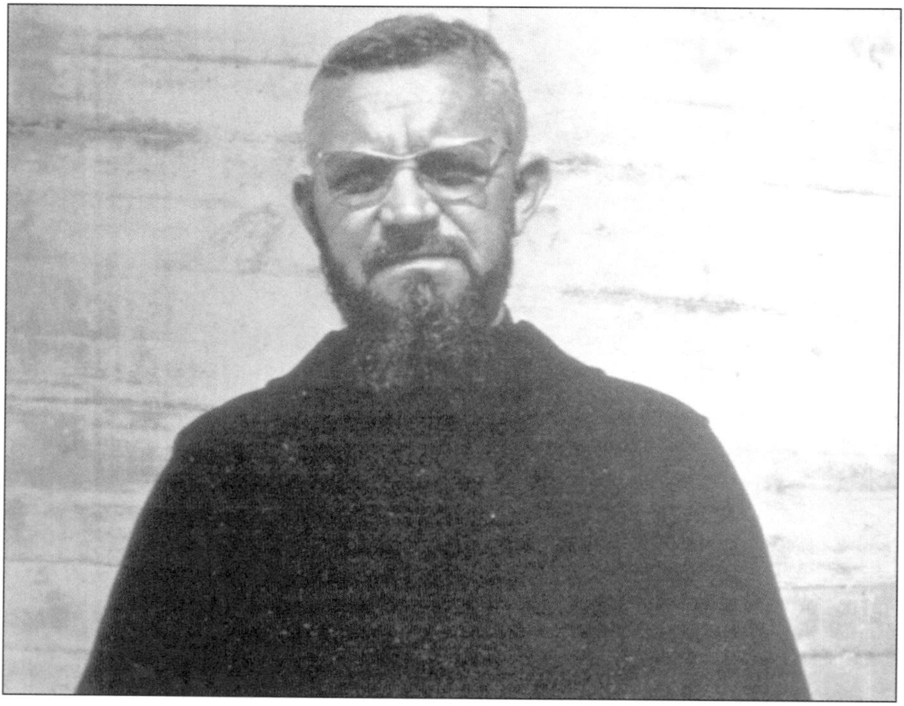

Abbildung 38: Bruder Leo Schwager nach seiner Heilung in Lourdes. Aus Olivieri, S. 1.

Name: Alice **Couteault** [109]
Alter: **35**
Wohnort: **Boillé – Loretz**
Datum der Heilung: **16.05.1952** Datum der Anerkennung: **16.07.1956**
Bezeichg. der Krankheit in der Quelle: **Multiple Sklerose**

Klinische Angaben	**Klinische Diagnosen**	**Klinische Diagnosen nach Heilung**
Juli bis Oktober 1949 abends Fieber 38,5°C, morgens 37,5°C, schwache Schmerzen in der Kreuzbeingegend, Gehen leicht spastisch. Therapie: Bevitine Surocaine Tionaidine. Ab Oktober 1949 gesteigerte Reflexe und Neigung zu Lähmung und Muskelzucken. **Diagnosen →** **Therapie:** Bevitine Straprolysat i.v. ohne Erfolg. Schmerzen an Kreuz- und Steißbein mit Ausstrahlen ins rechte Bein. Gehen nicht koordiniert, Kontraktur der Beine, Achillesreflexe verstärkt, Zittern der Füße und Kniescheiben, Abmagerung, schmerzhafte Monatsregel, Dysurie und Appetitlosigkeit. **Labor:** Zerebrospinaler Liquor: Albumine 0,2 auf Tausend, Zucker: 0,5 auf Tausend	**13. September 1952: MS** **November 1952: Keine sichere Diagnose möglich.** **Januar 1949: „Syndrom" von MS.**	16 Mai 1952: Ärztebüro: Gang und Haltung beim Gehen normal, keine Kontrakturen, Patellarreflexe normal, Achillesreflex verstärkt, rechts epileptoides Zittern, kein Fußklonus, Bauchwandreflex normal, kein Konjunktivalreflex, Pupillenreflexe normal, leichter Ansatz zu vertikalem Nystagmus, Schilddrüse vergrößert, Exophthalmus. 19. Mai 1952: Verschwinden des epileptoiden Zitterns. 27. Juli1952: Hyperthermie fast völlig verschwunden, vollständige Wiederherstellung.

[109] Quellen: Läpple, S. 176 ff.; Olivieri, S. 121 ff.; Aziz, S. 239 ff.; West, S. 95 ff.

Klinische Angaben	Klinische Diagnosen	Klinische Diagnosen nach Heilung
Chlorverb.: 7 auf Tausend , Blutbild: Hämoglobin 90%, Globulinwert 1,05, Erythrocyten 4.256.000, Leukocyten 4.400, Hämogramm: Lymphocyten 3,3%, BSG 3/6. Tests: Hecht, Wassermann, Kahn und Meinecke negativ. Sprechen disartikuliert, Sehschärfe vermindert, Motorik allgemein eingeschränkt.		5. Mai 1953, 20. Mai 1954, 10. Mai 1954: Verschwinden aller subjektiven Krankheitszeichen.

Name: Marie Louise **Bigot** [110]
Alter: **30**
Wohnort: **La Richardais**
Datum der Heilung: **Teilheilung: Oktober 1953, völlige Heilung: Oktober 1954**
Datum der Anerkennung: **15.08.1954**
Bezeichg. der Krankheit in der Quelle: **Halbseitige Lähmung, totale Taubheit und Blindheit.**

Klinische Angaben	Klinische Diagnosen	Klinische Diagnosen nach Heilung
Seit dem zehnten Lebensjahr: Blutvergiftung mit Pyodermie, Panaritien, Hautinfektionen. 1941–1943: Therapie ohne Einsatz von Antibiotika. Ab 1950: Sehschwäche, Schwindel und Kopfschmerzen. März 1951: Einschränkung der Sehkraft → Gesichtsfeld normal, Retina blaß	**Sehkraft: 3/10., nicht ausgleichbar.**	Oktober 1953, Wallfahrt, in Lourdes Verschwinden der Lähmung rechts. 1954: Dritte Wallfahrt. 08. Oktober: Gehör kehrt zurück 09. Oktober: Schwindelzustände nehmen ab.
03.04.1951: Antibiotikabehandlung, Verschlechterung. 13.04.1951: Halb komatöser Zustand, hohe Temperatur, Schluckbeschwerden. Einweisung, Punktion der Oberkieferhöhle, Penicillin, Streptomycin, Auromycin. OP, Schädelöffnung. **Diagnose→** Sehnenhyperreflexivität, Hypermetrie, Adiadochokinese, Hypotonie der Gliedmaßen rechts, Schwächung des Körpererfassens und des Haltungssinns, Diarrhoe, Fieber,	**Entzündung der Arachnoidea der hinteren Schädelgrube, Verwachsungen an Facialis, Trigeminus und der gemischten Nerven.**	Auf der Rückfahrt Hell-Dunkel-Wahrnehmung, tags darauf: Vollständige Rückkehr der Sehkraft. November 1953: Normales Gehör, Umfang mit Taschenuhr geprüft, Sehschärfe: 10/10., Augenhintergrund nomal. 07.02.1955: Hörverlust beider

[110] Quellen: Läpple, S. 182 ff.; Olivieri, S. 209 ff.; Aziz, S. 243 ff.

Klinische Angaben	Klinische Diagnosen	Klinische Diagnosen nach Heilung
Erkennen bewegter Objekte, aber keine Identifizierung. Hirnnerven: II: geschwächte Sehkraft, konzentrische Einengung beider Sehfelder, rechts Exophthalmie. V: Parästhesie einer Gesichtshälfte, Hypästhesie der Augenhornhaut rechts. VI: Intermittierende Parästhesie beiderseits, vor allem links. VIII: Gehör rechts geschwächt, Weberscher Drehversuch: Schwindel und Störung des Gleichgewichts.		Ohren beträgt 1,8%, Weber und Rinne normal. Ärztebüro bestätigt die Heilung.
September 1951: **Diagnose →**	**Hemiplegie rechts, Taubheit rechts.**	
20.12.1951: Schwindel, links Parästhesie mit leichten Koordinationsstörungen.		
Januar 1952: **Diagnose →**	**Blindheit, 1/10 der Sehkraft.**	
Oktober 1952: **Diagnose →**	**Pes equinovarus, Taubheit vollständig.**	

Name: Serge **Perrin** [111]
Alter: **41**
Wohnort: **Le Lion d`Angers/Rennes**
Datum der Heilung: **01.05.1970** Datum der Anerkennung: **22.03.1978**
Bezeichg. der Krankheit in der Quelle: **Organisch rezidivierende Hemiplegie mit Augenstörungen**

Klinische Angaben	Klinische Diagnosen	Klinische Diagnosen nach Heilung
Seit 1964 heftige Kopfschmerzen, Geh- und Sprechstörungen. Konsultieren des Hausarztes: **Diagnose →** Februar 1969, neurochirurgische Klinik in Rennes: **Befund:** Linksseitige Thrombose der A. carotis. Tendenz zur Bilateralisierung des Syndroms der zerebralen Kreislaufinsuffizienz. Deutliche Veränderungen des Gesichtsfeldes und der Sehschärfe sind die Folge. Lourdeswallfahrt im April 1969: Keine Besserung. Zunehmende Kachexie, Verschlechterung des Sensoriums, fast völlige Blindheit, Häufung der zerebralen Anfälle. Jegliche Therapiemaßnahmen wirkungslos. April 1970: Abfahrt nach Lourdes, Zustand: Apoplex, Halbseitenlähmung, beinahe erblindet. 01.05.1970:	**Rechtsseitiger Schlaganfall mit Halbseitenlähmung. Zusätzlich schwere Augenstörungen und zerebrale Probleme.**	30.05.1970, Gutachten: Befund: Hirnkreislauf normal, sensitiv motorische Defekte sind verschwunden, das Sehvermögen ist zurückgekehrt. 04.05.1972, Ärztebüro: Das Syndrom der beidseitigen Karotisstenose besteht nicht mehr. Abschließender Bericht: Das Bild einer organisch rezidivierenden Hemiplegie mit Augenstörungen hat bestanden, ohne daß es möglich war, das Ausmaß der Gefäßstörungen zu präzisieren.

[111] Quellen: Läpple, S. 198 ff.; Aziz, S. 251 ff.

Klinische Angaben	Klinische Diagnosen	Klinische Diagnosen nach Heilung
Der Patient bemerkt in den Füßen ein Kribbeln und Wärmegefühl. Er ist schließlich in der Lage, aufrecht ohne Hilfen zu gehen. Kontursehen, später Farbensehen und schließlich Rückkehr der Sehschärfe.		

Läsionen des Skeletts und der Muskeln

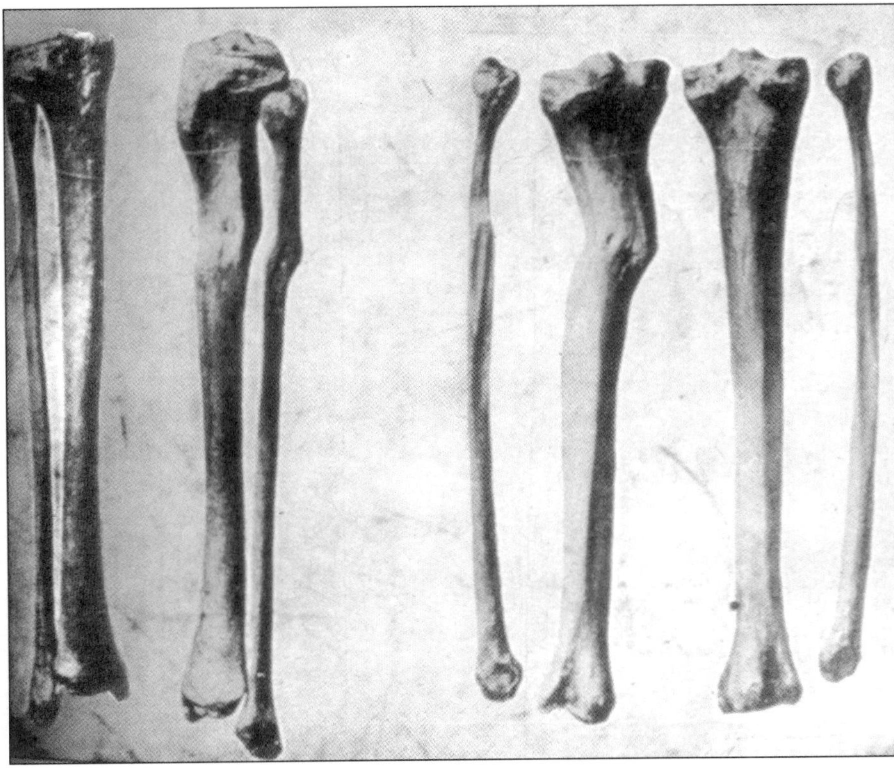

Abbildung 39: Die Knochen des Peter de Rudder. Peter de Rudder, einer der schillerndsten Fälle von Lourdes wurde kurz nach seinem Tod exhumiert sowie auf beiden Seiten Tibia und Fibula entnommen. Aus Le Bec, S. 116.

Name: Henri **Busquet** [112]
Alter: **30**
Wohnort: **Nay**
Datum der Heilung: **28./29.04.1858** Datum der Anerkennung: **1862**
Bezeichg. der Krankheit in der Quelle: **Typhöse Muskelentzündung**

Klinische Angaben	Klinische Diagnosen	Klinische Diagnosen nach Heilung
November 1856: „Typhoides Fieber" danach Besserung. Nach 6 Monaten Auftreten eines großvolumigen Tumors im Halsbereich. Der Tumor wandert schließlich in den oberen Bereich der Brust. Versuch einer medikamentösen Behandlung ohne Erfolg. Daraufhin Exzision des Tumors. Besserung für 4 Monate. Erneut Fieberschübe. Die Operationsnarbe öffnet und schließt sich, es bilden sich kleine Fisteln. Oktober 1857: Die Wunde schließt sich und bedeckt sich mit Schorf. Überweisung zur Kur, Verschlechterung, erneut tritt ein Defekt auf.	**Typhöse Muskelentzündung**	Restitutio ad integrum.

112 Quellen: Läpple, S. 44 ff.; Monsignore von Segur, S. 93 ff.; Aziz, S. 168 ff.

Name: Peter de **Rudder** [113]
Alter: **53**
Wohnort: **Brüggen / Belgien**
Datum der Heilung: **07.04.1875** Datum der Anerkennung: **25.07.1908**
Bezeichg. der Krankheit in der Quelle: **Offene Fraktur des Unterschenkels**

Klinische Angaben	**Klinische Diagnosen**	**Klinische Diagnosen nach Heilung**
16.02.1867: Fraktur des Unterschenkels durch einen Arbeitsunfall. Schien- und Wadenbein im oberen Drittel gebrochen.	**Fraktur**	Knochenenden zusammengewachsen. Defekte verheilt, kaum Narben.
Therapie: Einrenkung, Stärke-Kleisterverband. Nach der Entfernung, einige Wochen später: Breiter, eiternder Defekt auf dem Fußrücken, Defekt auf dem Unterschenkel, Bruchstellen durch den Defekt freigelegt, Knochenenden schwimmen im Eiter, Periost fehlt.	**Brandige Defekte auf Fußrücken und Unterschenkel.**	
Erwogene Therapie: Amputation, Patient lehnt ab. Unterschenkel in sich verdrehbar, nach Exzision von Knochenteilen vergrößert sich der Abstand der Bruchenden auf 3 cm. 1875: Erneuter Stärke-Kleisterverband, Defekte werden hierbei ausgespart, Waschungen mit Absud von Eichenrinde – ohne Erfolg.	**Defekte nicht heilbar.**	

113 Quellen: Läpple, S. 51 ff.; Boissarie, S. 46 ff.; Sonnet, S. 155/256.; Aziz, S. 215 ff.; Frankfurter Zeitgemäße Broschüren, S. 4 ff.

Klinische Angaben	Klinische Diagnosen	Klinische Diagnosen nach Heilung
07.04.1875: Abreise nach Lourdes-Oostacker: Sekundenheilung		

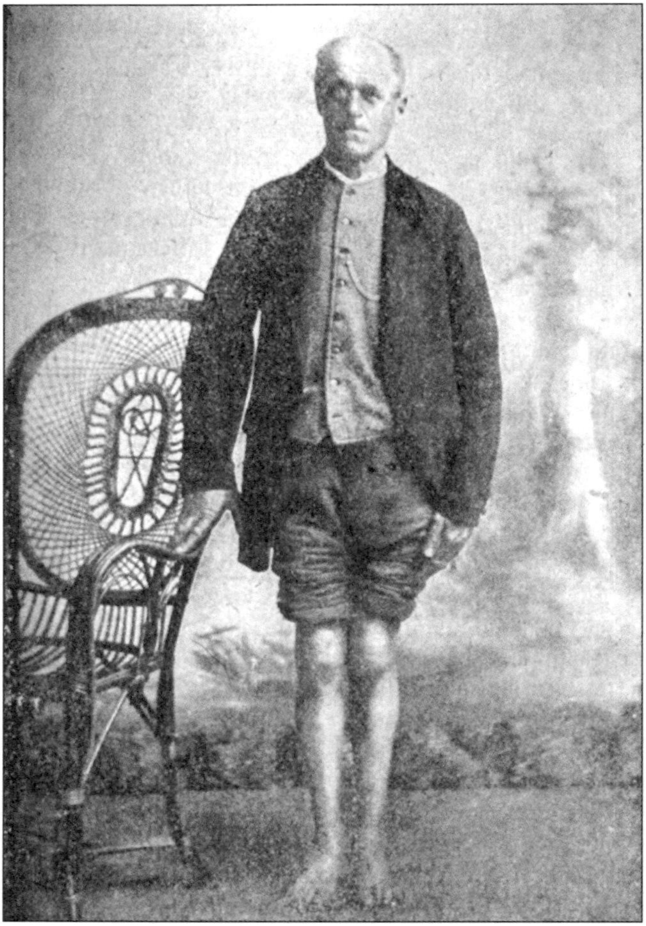

Abbildung 40: Peter de Rudder nach seiner Heilung. Aus Boissarie, Die großen Heilungen von Lourdes, S. 47.

Name: Clémentine **Trouvé** [114]
Alter: **14**
Wohnort: **Beauvais**
Datum der Heilung: **21.08.1891** Datum der Anerkennung: **06.06.1908**
Bezeichg. der Krankheit in der Quelle: **Knochen- und Hautentzündung des rechten Fußes**

Klinische Angaben	**Klinische Diagnosen**	**Klinische Diagnosen nach Heilung**
Drei Jahre Vorerkrankung: „Karies am Fersenknochen". **Diagnose →** Therapie: Einschnitte und Einspritzungen	**„Osteoporositis" (Osteomyelitis?)**	Sekundenheilung, rötliche Narbe, leicht vertieft.

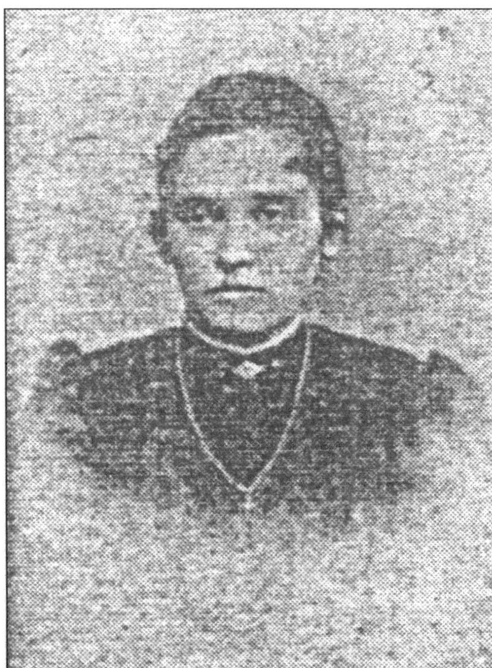

Abbildung 41: Clémentine Trouvé. Aus Boissarie, Die großen Heilungen von Lourdes, S. 82.

[114] Quellen: Läpple, S. 64 ff.; Boissarie, S. 82 ff.

Name: Abbé **Cirette** [115]
Alter: **46**
Wohnort: **Evreux**
Datum der Heilung: **31.08.1893** Datum der Anerkennung: **11.02.1908**
Bezeichg. der Krankheit in der Quelle: **Wirbel- Sklerose vorn und seitlich**

Klinische Angaben	Klinische Diagnosen	Klinische Diagnosen nach Heilung
Der Patient wird von einer „rätselhaften" Krankheit befallen. **Diagnose →** **Folge:** Fortschreitende Lähmungserscheinungen. 31.08.1893: Besuch in Lourdes, Bäder in der Piszine, zunächst keine Heilung. In den folgenden Stunden stellt sich eine langsame und stetige Besserung der Lähmungserscheinungen ein. Schließlich vollständige Heilung	 **Rückenmarksklerose mit Schädigung der Pyramidenbahn.**	Vollständige Heilung

[115] Quellen: Läpple, S. 72 ff.

Name: Gabriele **Clauzel** [116]
Alter: **49**
Wohnort: **Oran**
Datum der Heilung: **15.08.1943** Datum der Anerkennung: **18.03.1948**
Bezeichg. der Krankheit in der Quelle: **Rheumatische Wirbelentzündung**

Klinische Angaben	**Klinische Diagnosen**	**Klinische Diagnosen nach Heilung**
1937: Einweisung aufgrund einer retrovaginalen Fistel, verursacht durch einen hämorrhagischen Abszeß. **Diagnose →**	**Retrovaginale Fistel**	Großer Appetit, Schmerzen verschwunden. Als Ursache für die Beschwerden wird eine Kompression der Nervenwurzeln angegeben. Wirbelsäule: Perkussion, Palpation o.B. Alle Bewegungen schmerzfrei. Leichte Skoliose, links konkav, leichte Kyphose in der dorsalen Region. Röntgen: Keine Veränderung der Knochenwucherung. Rein funktionale Heilung, eine psychosomatische Komponente kann nicht ausgeschlossen werden.
Plötzlicher Anfall rheumatoider Arthritis, vor allem im rechten Handgelenk konzentriert. Starke Schwellung. Befall weiterer Gelenke sowie zervikaler Wirbel. Schließlich Besserung der rheumatischen Symptome. **Diagnose →**	**Rheumatoide Arthritis**	
Im folgenden Jahr tritt eine Verschlechterung der Arthritis ein, keine inflammatorischen Attacken, jedoch zervikale und lumbale Schmerzzustände, welche sie erneut bettlägerig machen. Röntgen: „Osteophytische" Proliferation, klassische Deformitäten der Vertebralkörper. **Diagnose →**	**Rheumatische Spondylitis**	
Weitere rheumatoide Attacken, tonischklonische Anfälle unklarer Genese, ohne Bewußtseins–verlust.		

[116] Quellen: West, S. 23 ff.; Läpple S.127 ff.; Leuret-Bon, S. 164 ff.

Klinische Angaben	**Klinische Diagnosen**	**Klinische Diagnosen nach Heilung**
Unterbrechung der Anfälle durch „Kélène", Sedativa ohne Effekt. Erhöhte Temperatur. Die Patientin kann sich nicht aufrichten, bei einer erneuten Untersuchung ist kurzes Aufrichten möglich. 22.07.1939: Die Patientin kann aufgerichtet und in einen Armstuhl gesetzt werden. Myoklonische Attacken verschwunden. Wieder folgt eine Verschlechterung, die die Patientin erneut bettlägerig macht. Zervikale und lumbale Schmerzen, zusätzlich Schmerzen in der rechten Fossa iliaca, die bereits zu einer Appendektomie geführt hatten. Verdacht auf Gallenkolik oder Nierenkolik. Urin o.B., Palpation des Abdomens: Leichte Distension. Später völliges Verschwinden der myoklonischen Anfälle. Schließlich treten gastritische Beschwerden auf, mit Hyperazidität. Nahrungsaufnahme wird verweigert. Röntgen der Gallenblase und des Oberbauches: o.B. Später Schmerzen, die in die Schulter ausstrahlen, mit Dyspnoe und pektanginösem Charakter. Plötzliches		

Klinische Angaben	Klinische Diagnosen	Klinische Diagnosen nach Heilung
Verschwinden aller weiteren Beschwerden, jedoch starke Schmerzen in der Region der Gallenblase. Urinretention: Anlegen eines Dauerkatheters, der mehrere Monate verbleibt. Nach Entfernen des Katheters Miktion und Urinbefund normal. 1943: Bettlägerig, Schmerzen in der rechten Fossa Iliaca und im Bereich der Niere. **Therapie:** Sedativa i.v. Gallenblase druckdolent, starke Verdauungsstörungen, Appetitlosigkeit. Azetonfötor, Hypotonie, hoher Puls. **Therapie:** Insulin, Glucose. **Prognose →** 14.8.1943: Lourdeswallfahrt. Nach der Messe hat die Patientin das Verlangen, aufzustehen, ist daraufhin in der Lage, aufzustehen und zu gehen.	**Infaust aufgrund Kachexie**	

Name: Paul **Pellegrin** [117]
Alter: **53**
Wohnort: **Toulon**
Datum der Heilung: **03.10.1950** Datum der Anerkennung: **08.12.1953**
Bezeichg. der Krankheit in der Quelle: **Postoperative Fistel rechts**

Klinische Angaben	Klinische Diagnosen	Klinische Diagnosen nach Heilung
07.01.1947: Einweisung wegen schmerzhafter Stelle an der Basis des Thorax rechts unten. Abhören der Lunge rechts: Fehlen des Atemgeräusches, matter Klopfschall, sprechbedingte Schwingungen, Atemgeräusch an der oberen Grenze, Reiben der Pleura, TB direkter Test negativ. Blutanalyse: Erythrocyten: 5.281.000, Leukocyten: 8.800, Hämoglobin: 90%, Differentialblutbild: Neutrophile: 71%, Basophile: 2%, Lymphocyten: 24% Monocyten: 2%, Myelocyten: 1%. 13.01.1947: Röntgen: Eindruck einer Pleuraverdichtung an der Basis mit möglichem Erguß, oberer Pleuraspalt verdichtet. TBC negativ, BSG: 86 mm. Ansteigen der BSG mit Polynukleose, Verdacht auf Amöbenruhr, Emantin, Penicillin, Probepunktion der Lunge: Negativ. Röntgen: Brustfell und Lunge intakt.	**Verdacht auf Amöbenruhr**	Oktober 1950: Abreise nach Lourdes. 03.10.1950: Ausfluß stoppt nach Bad in der Piszine. Rückkehr nach Toulon: Völlige Vernarbung. 10.10.1951: Narbe, Durchmesser ca. 10 cm, leicht eingedellt, entsprechend der Fistelöffnung. 01.10.1952: gleicher Befund.

[117] Quellen: West, 61 ff.; Läpple, 167 ff.; Olivieri, S. 93 ff.; Aziz, S. 235 ff.

Klinische Angaben	**Klinische Diagnosen**	**Klinische Diagnosen nach Heilung**
11.02.1949: Auswurf TBC positiv. 18. 03.1949: **Diagnose →** OP erfolgreich.	**Tuberkulose, Leberabszeß**	
18.03.1949: Komplikation, Rippenabszeß in der Lebergegend. Röntgen: Große Höhle neben der Wirbelsäule mit Fistelausgang.	**Rippenabszeß**	
Es wird Staphylokokkus aureus festgestellt. 25.03.1949 Röntgen: Weicher Schatten oberhalb des Hilus, Penicillingabe ohne Erfolg, Verdacht auf Pyämie, Behandlung mit Streptomycin. Milz perkutabel, Staphylokokken im Eiter, Polynukleose. 02. u. 05.12.1949: BSG 3 mm, Reaktion nach Vernes: Wiederaufsaugen: 18. 28.02.1950 Röntgen: Osteophyten und Syndesmophyten von Th8 bis L1. 07.08.1950 Röntgen: Unter Lipiodoleinspritzung ovaler Fleck mit Fistelung im letzten ICR. Eitriger Ausfluß mit gemischter Mikrobenflora.	**Infektion mit Staphylokokkus aureus.**	

Fatima, das portugiesische Lourdes

Entstehungsgeschichte und Überblick

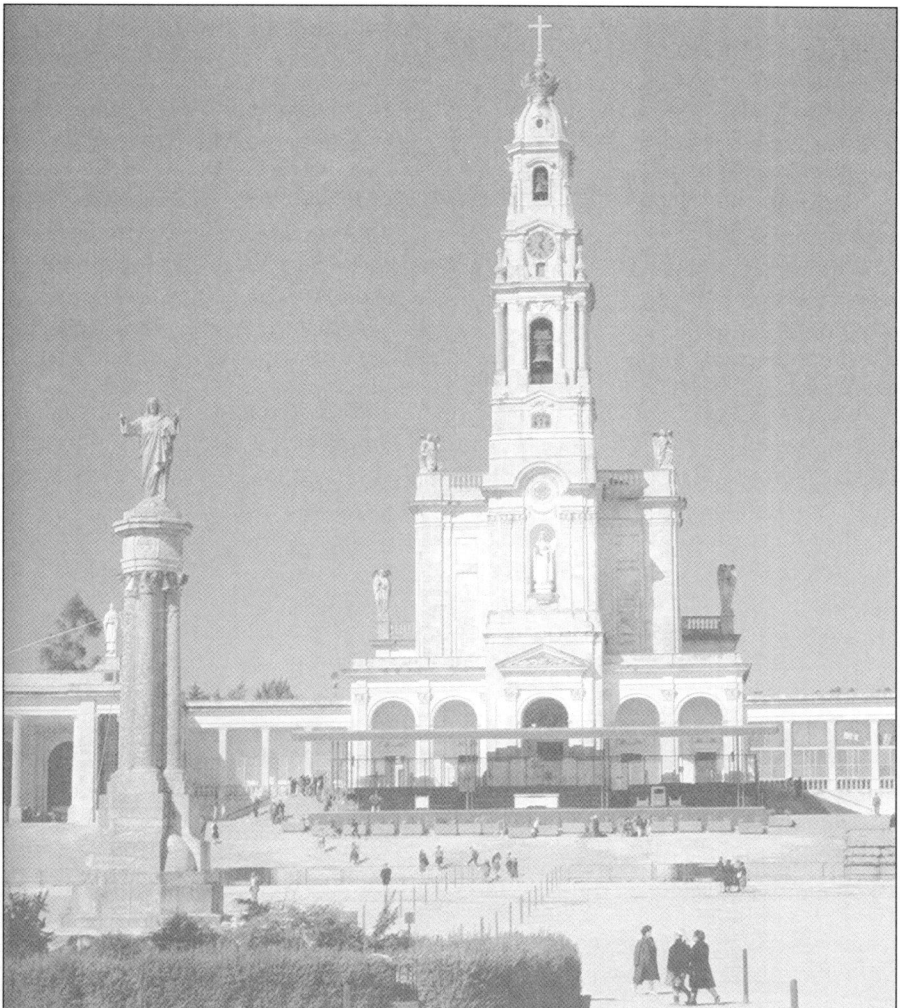

Abbildung 42: Der Vorplatz und die Basilika von Fatima, die in den Jahren 1928 bis 1953 erbaut wurde. Aus Mikocki, Pauels, Schött, Fatima, S. 115.

Fatima

Fatima, in der einschlägigen Literatur auch das „portugiesische Lourdes" [118] genannt, gilt als eine der bekanntesten Pilgerstätten im Europa des 20. Jahrhunderts. Zwischen Fatima und dem französischen Pilgerort besteht tatsächlich eine enge Verbindung.

Lourdes und Fatima stehen in direkter Folge in einer Reihe von Pilgerstätten, die seit Anfang des 19. Jahrhunderts ihre Entstehung mehreren Marienerscheinungen verdanken.

Auch in Fatima konnte die Erscheinung der Madonna nur von ausgewählten Personen mit entsprechender „medialer Fähigkeit" wahrgenommen werden, die Maria erschien hier drei Hirtenkindern: Lucia Santos sowie den Geschwistern Jacinta und Francisco Martos.

Die „Seher"

Die drei Seherkinder Lucia, Jacinta und Francisco stammen alle aus Aljustrel, einem Weiler in Portugal, der der Diözese Fatima angehört. Die Familien der Kinder gehören der portugiesischen Landbevölkerung an, besitzen nur eine geringe Schulbildung und können weder lesen noch schreiben.

Ihre Aussage, die Mutter Gottes sei ihnen am 13. Mai 1917 beim Spielen auf dem Feld erschienen, soll in der Folgezeit – noch eindrucksvoller als in Lourdes – zu einem religiös motivierten Massenansturm führen.

Francisco, zum Zeitpunkt der Erscheinungen neun Jahre alt, Cousin Lucias und Bruder Jacintas, kann während der Erscheinungen zwar den visuellen Eindruck der Madonna wahrnehmen, ist jedoch nicht in der Lage, ihre Aussagen zu hören. Seine Angaben zu den Botschaften der Madonna stützen sich somit auf die Erzählungen der beiden Mädchen. Francisco stirbt als erster der drei Kinder im Alter von elf Jahren am 04. April 1919 an Influenza.

Die jüngste der drei Zeugen der Marienerscheinungen, die damals sechsjährige Jacinta, fungiert als Augen- und Ohrenzeugin der Erscheinungen, sie bestätigt die Aussagen und Prophezeiungen der Madonna, die aus dem Dialog zwischen Lucia und und der Mutter Gottes hervorgehen. Jacinta verstirbt ebenfalls sehr bald nach den Geschehnissen in Fatima, am 20. Februar 1920 an eitriger Peritonitis, bzw. der „spanischen Krankheit." [119]

[118] Wohnhaas, Fatima, Entstehung und Entwicklung des portugiesichen Lourdes. Ellwangen 1931, Titel. Fischer, Fatima, das portugiesische Lourdes. Kirnach Villingen, 1930, Titel.

[119] Hanauer, Fatima, Erscheinungen und Botschaften. Bad Honnef, 1979. S. 4.

Die bedeutendste Rolle unter den drei Seherkindern nimmt jedoch zweifellos die zehnjährige Lucia Santos ein.

Lucia Santos

Die zehnjährige Lucia ist das eigentliche Medium der Botschaften der Maria, sie führt während der Erscheinungen den Dialog an, erfragt die wichtigsten Aussagen der Madonna (ganz im Gegensatz zu den Geschehnissen in Lourdes. Bernadette Soubirous überbringt direkte Eingebungen der Mutter Gottes).

Ein Großteil der übermittelten Botschaften wird jedoch erst Jahre nach der ersten Marienerscheinung bekannt, da Lucia diese zum Teil erst 21 Jahre später niederschreibt, mit der Begründung, die Madonna habe ihr eine frühere Veröffentlichung untersagt.

Das Mädchen wird am 17. März 1921 ins Kolleg der Schwestern von Vilar aufgenommen, am 02. Oktober 1926 wechselt sie ins Institut der Seligen Paula Frascineti. Schließlich legt sie im Kloster der Unbeschuhten Karmelitinnen von Coimbra am 31. Mai 1949 die feierliche Profeß ab.

Die Erscheinungen

Engelserscheinungen

Die Geschichte des Wallfahrtsortes Fatima beginnt am 13. Mai 1917 mit der ersten Marienerscheinung, die die Kinder beim Spielen auf dem Feld überrascht. Durch einen Blitz werden die drei aufgeschreckt, wenig später zeigt sich ihnen eine weiße Frauengestalt, die sich in einer der folgenden Erscheinungen als die Mutter Gottes zu erkennen gibt.

Nach den späteren Angaben Lucias jedoch beginnen die Erscheinungen an der Cova da Iria bereits zwei Jahre früher.

Lucia Santos berichtet, ihr sei bereits 1915 in Begleitung zweier Freundinnen ein Engel erschienen. Diese Erscheinung habe sich in den folgenden zwei Jahren bis zur Marienerscheinung dreimal wiederholt, diesmal in Anwesenheit der Seherkinder.

Der Engel wird als „etwas Durchsichtiges von Menschengestalt" und mit ähnlichen Umschreibungen geschildert.[120]

Lucia hat diese Erscheinungen bis zum Jahr 1941 verschwiegen.

[120] Ebd. S 15

Den Kindern werden durch den Engel Anweisungen zum Beten und Opfern für die Sünder erteilt.

In der zweiten Engelserscheinung gibt sich die Gestalt als „Engel Portugals“ zu erkennen, er befiehlt den Kindern wiederum, Opfer für die Sünden der Menschen zu erbringen.

In der dritten Erscheinung überbringt der Engel den Kindern die Kommunion mit dem Blut Christi, so Lucia.

Marienerscheinungen

Die eigentlichen *Marienerscheinungen* ab dem 13. Mai 1917 wiederholen sich an jedem dreizehnten der folgenden Monate, bis zum 13. Oktober 1917.

Die Madonna, die nun erscheint, befiehlt den Kindern wiederum, zu beten und Opfer zu bringen, sie kündigt unter anderem an, ein Wunder zum Beweis ihrer Existenz zu vollbringen. Dieses Wunder wird für den 13. Oktober 1917 vorausgesagt. An diesem 13. Oktober findet schließlich das Sonnenwunder von Fatima statt: 16 Zeugen (von insgesamt ca. 60.000 anwesenden Menschen) berichten, die Sonne sei zwischen den Wolken hervorgetreten, habe eine silberne Färbung angenommen und habe schließlich mit großer Geschwindigkeit zu rotieren begonnen. Sie habe hierbei Strahlen verschiedenster Farben ausgesandt.

Eine weitere Erscheinung, welcher eine zentrale Bedeutung zukommt, fand am 13. Juli 1917 statt.

Am 13. Juli, so Lucia, habe Maria den Kindern das „Große Geheimnis“ offenbart, welches die Seherin in den ca. 21 Jahre später verfaßten Erinnerungen preisgibt. Auf den Inhalt dieses Geheimnisses soll später genauer eingegangen werden.

Die Zahl der Pilger und Schaulustigen wächst im Fortgang der Marienerscheinungen stetig an (13. Juni: 50, 13. Juli: 3–4.000, 13. August: 15–20.000, 13. Oktober: 50–70.000).

Ein weiteres bemerkenswertes Datum während dieser Zeit stellt der 13. August dar. Nachdem die Kinder durch den Bezirksvorsteher Fatimas arretiert wurden und somit am Besuch des Erscheinungsortes gehindert sind, nehmen die Zuschauer eine Wolke wahr, die sich um eine Eiche legt (die Maria erscheint immer bei einer Steineiche) und schließlich mit einem Donnerschlag verschwindet.

Die angekündigte Erscheinung findet daraufhin am 19. August statt. Hier erneuert die Madonna ihr Versprechen, am 13. Oktober ein Wunder zu wirken.

Spätere Erscheinungen

Auch nach dem 13. Oktober 1917 soll die Mutter Gottes einige Male erschienen sein, so zum Beispiel beim Tod Franciscos am 04. April 1919, ebenfalls kurz vor dem Tod Jacintas.

Eine kurze Aufzählung in Stichworten soll den Ablauf der Erscheinungen noch einmal verdeutlichen.

1915: *	Erste Engelserscheinung Lucia hat die Erscheinung in Begleitung dreier Freundinnen.
Spätes Frühjahr 1916: *	Zweite Engelserscheinung Diesmal in Begleitung der beiden anderen Seherkinder.
Ende Juli 1916: *	Dritte Engelserscheinung Der Engel spendet den Kindern die heilige Kommunion.
Ende September 1916: *	Vierte Engelserscheinung
13. Mai 1917:	Erste Marienerscheinung Ein Blitz bei hellem Sonnenschein kündigt die Erscheinung an. Die Maria verspricht, die Erscheinungen fortzusetzen.
13. Juni 1917:	Zweite Marienerscheinung Der baldige Tod von Francisco und Jacinta wird vorausgesagt.*
13. Juli 1917:	Dritte Marienerscheinung Den Kindern wird das „Große Geheimnis“ offenbart.*
13. August 1917:	Die Kinder wurden vom Bezirksvorsteher arretiert. Die anwesende Menge wird Zeuge eines „Erscheinungswunders“.

19. August 1917:	Die vierte Marienerscheinung findet statt.
13. September 1917:	Fünfte Marienerscheinung Eine Lichtkugel am Himmel wird beobachtet.
13. Oktober 1917:	Sechste Marienerscheinung Prophezeiung eines baldigen Kriegsendes, Sonnenwunder.

(* Daten und Informationen, die bis zu 21 Jahre später durch die Erinnerungen Lucias ergänzt wurden.)

Die „Erinnerungen" Lucias

Die zurückbehaltenen Informationen, die Lucia stückweise in ihren „Erinnerungen“ preisgibt, sind in der Folgezeit Gegenstand lebhafter Diskussionen, da diese Aufschriebe unter anderem Voraussagen der Mutter Gottes über Ereignisse enthalten, die in der Zeitspanne vor der Veröffentlichung bereits stattgefunden haben (wie zum Beispiel der frühe Tod der beiden anderen Kinder).

Diese vorausgesagten Ereignisse entziehen sich somit der Überprüfbarkeit und bringen Lucia somit auch den Vorwurf der Unglaubwürdigkeit ein,[121] da sich der Eindruck für einige Kritiker aufdrängt, Lucia habe ihre späteren Berichte selbst erfunden.[122]

Die „Erinnerungen“ der Lucia Santos sind in vier Teilen verfaßt, die in den Jahren 1935 bis 1941 aufeinander folgen. Die erste „Erinnerung“ enthält Informationen über „Engelserscheinungen, die vor der eigentlichen Marienerscheinung stattgefunden haben, außergewöhnliche Gnaden bei der Erstkommunion, Erscheinungen des Herzens Mariens im Juni 1917 und viele bis dahin völlig unbekannte Einzelheiten.“ [123]

Die dritte „Erinnerung“ behandelt unter anderem die „Geheimnisse“, die den Kindern mitgeteilt wurden. Dazu gehören auch Teile der bekannten Prophezeiungen der Maria, deren dritter Teil erst Ende 1943 niedergeschrieben wurde und vom Vatikan immer noch unter Verschluß gehalten wird. Die vierte „Erinnerung“ erschien in zwei „Heften“. Das erste Heft wurde am 05. November 1941

[121] Ebd. S.51 ff.
[122] Ebd.
[123] P. Louis Kondor: Schwester Lucia spricht über Fatima, Fatima 1976, in Hanauer, S. 51 ff.

abgeschlossen, das zweite am 08. Dezember 1941 und enthält ebenfalls Informationen über das „Große Geheimnis“.

Das „Große Geheimnis“, in eben diesen Erinnerungen Lucias ab 1935 beschrieben, umfaßt insgesamt 3 Teile.

Im ersten Teil, 1941 abgefaßt, wird die Vision der Hölle beschrieben, die die Madonna den Kindern vorgeführt hat. Lucia spricht von einem großen Feuermeer, in das die Teufel und die verdammten Seelen eingetaucht sind. Es wird der Beginn des zweiten Weltkrieges vorausgesagt, ebenso das Ende des Krieges von 1914–1918 am 13. Oktober 1917. Außerdem prophezeit Maria einen noch größeren Krieg, welcher unter Papst Pius XI. stattfinden soll. Dieser soll durch ein Lichtzeichen am Himmel angekündigt werden, das den Beginn der Bestrafung der Welt anzeigt.

Im zweiten Teil, 1941 bekanntgegeben, spricht die Madonna von der „Weihe Rußlands.“ [124] Rußland, von dessen Boden der folgende Krieg ausgehen soll, wird durch diese Weihe und durch eine Sühnekommission, die am ersten Samstag eines jeden Monats tagen soll, bekehrt werden.

Das Ärztebüro von Fatima

Seit 1926 werden Heilungen, die in Fatima auftreten, wie in Lourdes durch ein Ärztebüro registriert und katalogisiert. Das Ärztebüro steht ab 1926 unter der Leitung von Dr. Pereira und umfaßt eine Belegschaft von rund 30 Ärzten verschiedener Fachrichtungen.

Anfang 1950 wird das Ärztebüro von Fatima reorganisiert, die Leitung übernimmt Dr. Meyrelles do Souto.

Allein in den Jahren 1926 bis 1937 wurden 15.000 Fälle von Heilungen festgehalten, in der Zeitschrift „La Voz de Fatima“, offizielles Organ von Fatima, wurden bis zum Jahr 1956 ca. 800 mutmaßliche Wunderheilungen veröffentlicht.

[124] Hanauer, S. 80.

Die Wunderheilungen von Fatima, Überblick und Vergleich mit Lourdes

Die Wunderheilungen von Fatima, die hier dokumentiert sind, umfassen 17 Einzelfälle über den Zeitraum 1917 bis 1948. Die Tatsache, daß die Wunderheilungen von Fatima gegenüber den Heilungen von Lourdes in der Literatur eher unbefriedigend dokumentiert sind, (vor allem was die Anzahl der Heilungen betrifft) mag vor allem in der schlechteren Erfassung der Krankheiten durch die örtliche Instanz begründet sein. Außerdem entsprechen die Krankenakten offensichtlich nicht den erforderlichen Kriterien einer Kanonischen Kommission, da sich in der Literatur keine Hinweise auf eine kirchliche Anerkennung der hier gesammelten Heilungen finden.

Eine Übersicht der aufgeführten Heilungen soll die folgende Graphik ermöglichen.

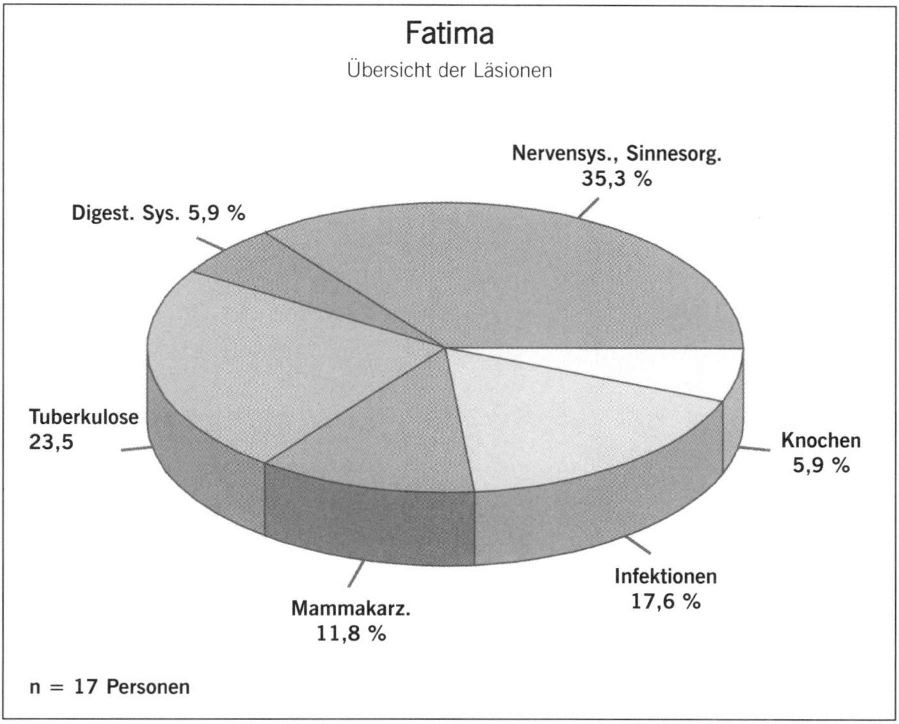

Tabelle 6: Übersicht der Läsionen, die in Fatima geheilt wurden.

Die Heilungen von Läsionen, die das Nervensystem und die Sinnesorgane betreffen (wie zum Beispiel Optikusatrophie im Fall der Maria Augusta Dias, oder Hemiplegie im Fall der M. Eugenio Santos) stellen mit 35,3% (6 Fälle) den höchsten Anteil, gefolgt von den Tuberkuloseheilungen mit 23,5% (4 Fälle).

Hier ist eine Übereinstimmung mit den Ergebnissen der Heilungen von Lourdes festzustellen. Auf diesen Sachverhalt wird im Kapitel über Lourdes genauer eingegangen. Die übrigen Anteile stellen die Heilungen von Infektionen mit 17,6% (3 Fälle), von Erkrankungen des digestiven Systems mit 5,9% (1 Fall), von Knochenläsionen mit 5,9% (1 Fall von Knochenfrakturen des Patienten Dr. med. Acacio da Silva) und von Mammakarzinomen mit 11,8% (2 Fälle).

Die zeitliche Einteilung der Heilungen

Die Orientierung über die zeitliche Einteilung der Heilungen im Vergleich mit den Diagnosen wird durch die folgende Tabelle ermöglicht, in welcher die einzelnen Fälle nach den Daten der Heilungsereignisse geordnet sind.

Mit Hilfe dieser Tabelle können nun auch alle Diagnosen der 17 gesammelten Fälle eingesehen werden.

Übersicht der Diagnosen, aufgeführt mit Heilungsdaten

Nr.	Name	Diagnose	Datum der Heilung
1	**Canavarro,** Maria Amalia	Meningitis	28.02.1923
2	**do Carmo,** Maria	Lungentuberkulose	13.10.1917
3	**de Jesus Martins,** Teresa	Lungentuberkulose mit Hämoptyse	Oktober 1922
4	**Gouveia Prestes,** Cecilia Augusta	Lungentuberkulose, Peritonealtuberkulose mit Aszites	13.06.1923
5	**Ribeiro,** Maria Rosa	Magenulkus	13.10.1923
6	**da Silva,** Dr. med. Acacio	Frakturen an Armen und Beinen, offene Fraktur der Tibia	09.03.1926
7	**de Jesus Morais,** Rosa	Mammakarzinom	08.01.1927
8	**da Costa,** Antonio	Peritonitis infolge Typhusinfektion	13.05.1927
9	**Lopes,** Margarida Teixeira	Tuberkulöse Abszesse	13.10.1928
10	**Dias,** Maria Augusta	Optikusatrophie, Erblindung	04.02.1929
11	**Fontès,** Maria Rosa	Mammakarzinom rechts	01.05.1929
12	**Nunes Pereira,** Maria dos Anjas	Epilepsie	13.08.1929
13	**Santos,** M. Eugenio	Hemiplegie	13.05.1938

Nr.	Name	Diagnose	Datum der Heilung
14	**Moreira de Sa,** Dulce Magalhaes	Meningitis arachnoidea	13.05.1940
15	**de Jesus Campos,** Arminda	Colitis und peritoneale Fisteln	13.10.1947
16	**de Jésus Rebelo,** Marguerita	Paraplegie durch Quetschung des Rückenmarks, Cystitis purulenta	13.05.1944
17	**dos Prazeres Santos,** Aldima	Staphylokokkeninfektion	21.06.1948

Die geschlechtsspezifische Verteilung der Heilungen

Die Anteile von Männern und Frauen unter den 17 Heilungen sind in der folgenden Graphik dargestellt.

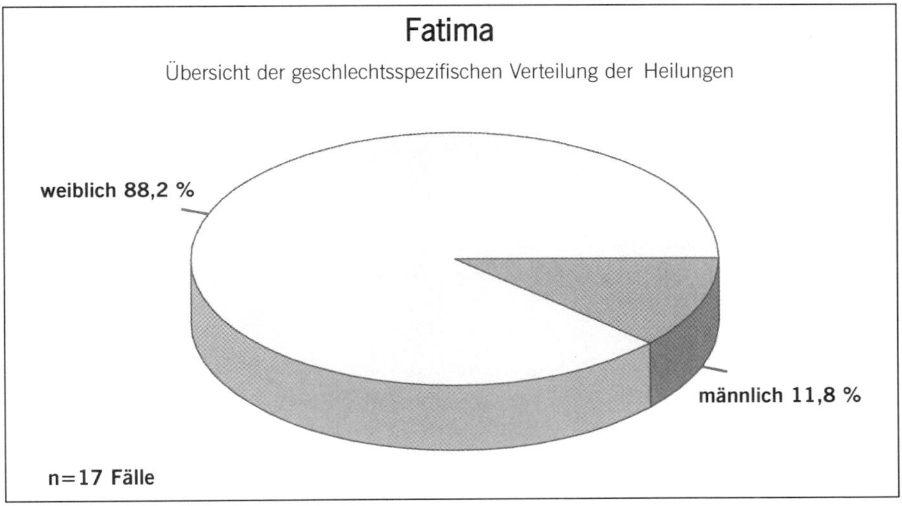

Tabelle 7: Übersicht der Verteilung männlicher und weiblicher Geheilter in Fatima.

Die überraschende Tatsache, daß es sich bei den Geheilten mit 15 von 17 Fällen um 88,2% Frauen handelt, mag an der relativ geringen Anzahl der untersuchten Heilungen liegen. Die Grundtendenz dieses dargestellten Sachverhalts erscheint uns jedoch als sehr wahrscheinlich, da die Analyse aller anerkannten Wunder, die in Lourdes stattgefunden haben sehr ähnliche Ergebnisse liefert und eine Verwandtschaft der beiden Pilgerorte in ihrer Entstehung und Entwicklung nicht zu übersehen ist. Der Vergleich der Ergebnisse wird ebenfalls im Kapitel über Lourdes näher behandelt.

Besonderheiten der Heilungen

Die Tatsache, daß hier einige Heilungen gesammelt wurden, die einer Anerkennung durch die Kirche entbehren, führt bei einigen Berichten zu einer freieren Auslegung des Wunderbegriffs.

Hier sei als Beispiel der Fall des Dr. med Acacio da Silva angeführt. Der Patient selbst berichtet von einem schweren Motorradunfall, wobei er die Madonna von Fatima um Hilfe gebeten habe. Das eigentlich „Wunderbare" an seinem Fall sieht der Arzt vor allem in seinem Überleben bei diesem Unglück. Außerdem beschreibt er die komplikationslose Abheilung seiner Läsionen sowie die Tatsache, daß keinerlei Folgeschäden durch den Unfall zurückgeblieben sind als so unerwartet, daß dieser Krankheitsverlauf als Wunder anzusehen sei.

Auch bei den beiden Fällen von Mammakarzinom zeigt sich die großzügigere Auslegung des Wunderbegriffs, zumindest was die Berichterstattung in den vorliegenden Quellen betrifft.

Weder bei Rosa de Jesus Morais noch bei Maria Rosa Fontès finden sich in der Krankengeschichte Angaben, ob die Diagnose eines malignen Tumors durch eine Biopsie verifiziert wurde. Im Fall der Maria Rosa Fontès geht diese Unsicherheit zusätzlich aus einem Gutachten hervor, welches den Untersuchungsbefund vor der Heilung enthält. Das Gutachten enthält den Einwand, es könne keine sichere Aussage über die Malignität des Tumors getroffen werden.

Die Krankenberichte

Die gesammelten Krankenberichte aus Fatima wurden aus der einschlägigen Literatur über den Pilgerort entnommen. Die Autoren weisen darauf hin, daß die Informationen über die geheilten Personen und ihre Krankengeschichte nicht den umfassenden Charakter der anerkannten Wunderheilungen von Lourdes haben. Trotzdem weisen einige Krankheitsbilder, vor allem bei den Fällen von Tuberkulose, ähnliche Verläufe wie in Lourdes auf.

Die Informationen über die Krankengeschichte sowie Diagnosen vor und nach der Heilung wurden in dasselbe tabellarische Schema übertragen. Die Einteilung der Berichte orientiert sich an der vorausgegangenen Graphik über die prozentuale Verteilung der Läsionen, die in Fatima geheilt wurden.

Die Wunderberichte von Fatima im Einzelnen

Tuberkulose

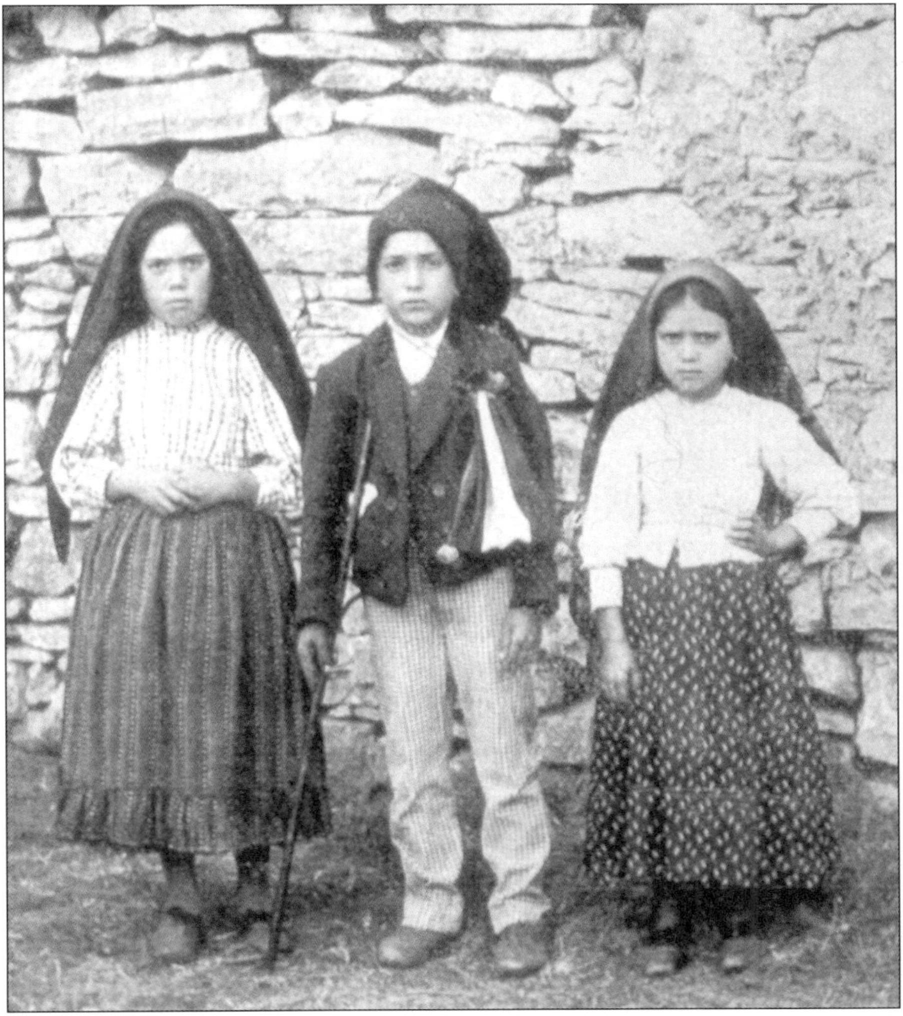

Abbildung 43: Die drei Seherkinder Jacinta, Francisco und Lucia (v. l. nach r.).
Aus Agnellet, S. 32.

Name: Maria **do Carmo** [125]
Alter: **27**
Wohnort: **Bourg d`Arnal/Maceira, Kanton Leiria**
Datum der Heilung: **13.10.1917** Datum der Anerkennung: –
Bezeichg. der Krankheit in der Quelle: **Lungentuberkulose**

Klinische Angaben	**Klinische Diagnosen**	**Klinische Diagnosen nach Heilung**
Seit 5 Jahren leidet die Patientin an der Krankheit. Sie zeigt alle Symptome einer Tuberkulose im Primärstadium. Zunächst wird kein Arzt konsultiert. Die Patientin klagt über Kopfschmerzen und intestinale Schmerzen. Anfang 1916 verschlimmern sich die Schmerzen, gehen in ein chronisches, intolerables Stadium über. Es folgen Hustenanfälle mit blutigem Sputum. Schmerzen in der Lumbalgegend, zum Sternum hin ausstrahlend. Stechende Schmerzen in der Brust. Entwicklung eines Ödems an Händen, Beinen und Bauch. Konsultieren eines Arztes. Befund: Husten. Sputumuntersuchung: Kochsche Bazillen im Auswurf, pulmonale Sekundärläsionen in der Lumbalgegend. Weiterhin Verdacht auf Uteruskarzinom.		Die gesundheitliche Situation verbessert sich sehr schnell, der Husten verschwindet schließlich völlig, kein Blut mehr im Auswurf. Leichte Arbeiten wieder möglich. 17.10.1917: Vollständige Wiederherstellung des Gesundheitszustandes vor der dritten Pilgerwanderung. Intestinale Beschwerden, Hustenanfälle, Ödeme und alle weiteren Symptome sind verschwunden. Funktionale Heilung.
Diagnose → Starker Gewichtsverlust von ca. 20 kg, fortschreitende Kachexie.	**Lungentuberkulose, Verdacht auf Uteruskarzinom**	

[125] Quellen: Michel Agnellet, Miracles à Fatima, Paris 1958, S. 126-133.

Klinische Angaben	Klinische Diagnosen	Klinische Diagnosen nach Heilung
Die Patientin wird angewiesen, jegliche Anstrengung zu vermeiden. Appetitlosigkeit. Starker, zunächst feuchter, schließlich „kavernöser" Husten. 1917: Ärztliche Untersuchung.		
Prognose →	**Infaust, in ca. 15 Tagen Exitus.**	
Medikamentöse Therapie zeigt keinen Erfolg. Als die Patientin von den Geschehnissen von Fatima hört, beschließt sie, jeden Monat eimal zu Fuß nach Fatima zu pilgern (Entfernung ca. 35 Kilometer.) 17.08.1917: Aufbruch nach Fatima, zur Cova da Iria. Dort angekommen verspürt sie eine Besserung des Allgemeinzustandes, der Appetit kehrt zurück. 17.09.1917: Erneute Wanderung nach Fatima. Noch persistiert der Bluthusten. Jedoch weitere Besserung. Die Patientin kann wieder feste Nahrung zu sich nehmen.		

Name: Teresa **de Jesus Martins** [126]
Alter: **19**
Wohnort: **A-dos-Cunhados/ Torres Vedras, später Lissabon**
Datum der Heilung: **Oktober 1922** Datum der Anerkennung: –
Bezeichg. der Krankheit in der Quelle: **Lungentuberkulose mit Hämoptyse**

Klinische Angaben	Klinische Diagnosen	Klinische Diagnosen nach Heilung
Dezember 1921: Pulmonaler Infekt, Verschlimmerung der Krankheit innerhalb weniger Monate, Fieber und weitere Erkrankungszeichen einer Infektion. Schließlich Auftreten von „Hämoptysen“. Ärztliche Untersuchung. **Diagnose →** Nur der linke Lungenflügel scheint betroffen. **Therapie:** Klimawechsel. Medikamentöse Behandlung, es folgt eine Besserung. Sommer 1922: Rückkehr nach Lissabon. Erneute, progressive Verschlechterung. Einweisung in eine Tuberkuloseklinik. Die Patientin weigert sich jedoch, in der Klinik zu bleiben.	**„Hämoptysen“, Lungentuberkulose**	Die Patientin verläßt erneut Lissabon. In den folgenden Monaten trinkt sie wiederholt Wasser von den Quellen Lourdes und Fatima, sie lehnt jegliche Medikation ab. Deutliche Besserung des Allgemeinzustandes, die Patientin kann wieder aufstehen. 25.10.1922: Nach ihrer Rückkehr nach Lissabon trinkt sie erneut Wasser aus Fatima. Immer noch kachektisch, jedoch rapide Besserung. Auskultationsbefund und Röntgen: Keine Anzeichen der Krankheit mehr erkennbar.

[126] Ebd. S. 135-141.

Name: Cecilia Augusta **Gouveia Prestes** [127]
Alter: **22**
Wohnort: **Torres Novas**
Datum der Heilung: **13.06.1923** Datum der Anerkennung: –
Bezeichg. der Krankheit in der Quelle: **Lungentuberkulose, Peritonealtuberkulose mit Aszites.**

Klinische Angaben	Klinische Diagnosen	Klinische Diagnosen nach Heilung
Im Alter von 20 Jahren erste Symptome der Tuberkulose. Allgemein schlechte Abwehrlage. Januar 1923: Einweisung für drei Wochen. **Diagnose →**	**Tuberkulose**	13.06.1923: Abfahrt nach Fatima. Starke Schmerzen, mehrere Ohnmachten. Zunächst keine Besserung. Auf der Rückfahrt bittet die Kranke um Essen, sie entwickelt starken Appetit, fühlt sich geheilt. Ärztliche Untersuchung sofort nach der Rückkehr: Nach Palpation: Aszites verschwunden (geschätzte Menge vor der Heilung: Ca. 2 Liter).Kavernen ebenfalls verschwunden. Restitutio ad integrum. 20.04.1924: Bescheinigung: „Robuster Zustand" der Patientin.
Frühjahr 1923: Verschlimmerung des Gesundheitszustandes, starke Gewichtsabnahme. Juni 1923, ärztliche Untersuchung: Mehrmalige Auskultation. Befund: Peritonealtuberkulose, die eine fortschreitende Beeinträchtigung des digestiven Systems zur Folge hat. Starke Aszitesbildung, der Bauch ist durch die Sekretion stark aufgetrieben, hart und druckdolent, ein Riß des Peritoneums ist zu befürchten. Lungenbefund: Starke Affektion der Lunge mit respiratorischer Insuffizienz. Seit einigen Monaten besteht Appetitlosigkeit, nur noch flüssige Nahrung möglich.	**Lungentuberkulose, Peritonealtuberkulose Prognose: Infaust**	

[127] Ebd. S. 145-153.

Name: Margarida **Teixeira Lopes** [128]
Alter: **Keine Angaben**
Wohnort: **Casa de Pereira, Kommune Louzada**
Datum der Heilung: **13.10.1928** Datum der Anerkennung: –
Bezeichg. der Krankheit in der Quelle: **Tuberkulöse Abszesse**

Klinische Angaben	**Klinische Diagnosen**	**Klinische Diagnosen nach Heilung**
Ca. 1920 treten nervöse Störungen auf. Später wird ein Eingriff vorgenommen: Entfernung von Tumoren im Kehlkopfbereich. Direkt nach dem Eingriff tritt eine Verschlimmerung der nervösen Störungen ein. Alle Therapieversuche ohne Erfolg. **Diagnose →** Einweisung, später Bildung eines Abszesses am Oberschenkel, multiple Abszedierungen in den folgenden Jahren. Kein Ansprechen auf Bestrahlung, Infrarot oder Medikation. Während der dritten Schwangerschaft verschlechtert sich der Gesundheitszustand rapide. Die Patientin kann keine feste Nahrung mehr zu sich nehmen. 13.10.1928: Pilgerfahrt nach Fatima. Während der Krankensegnung verschwinden die Abszesse plötzlich und dauerhaft.	**Tuberkulose**	Die Abszesse sind sofort von Epidermis bedeckt und vollkommen abgeheilt. Die Verbände fallen nach der Sekundenheilung ab.Direkte Dokumentation des Krankheitsverlaufs und der Heilung durch den Hausarzt.

[128] Ebd. S. 175-179.

Läsionen des Nervensystems und der Sinnesorgane

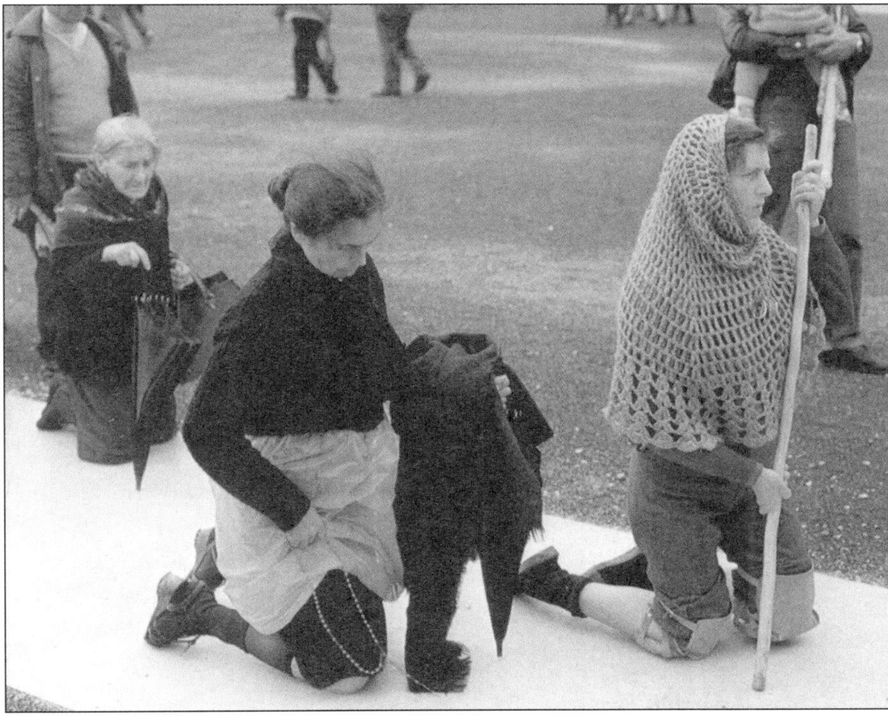

Abbildung 44: Pilger bei der Wallfahrt nach Fatima. Die letzte Strecke legen diese oft auf den Knien zurück. Aus Mikocki, Pauels und Schött: Fatima, S. 82.

Name: Maria Amalia **Canavarro** [129]
Alter: **ca. 40**
Wohnort: **unbekannt**
Datum der Heilung: **Februar 1923** Datum der Anerkennung: –
Bezeichg. der Krankheit in der Quelle: **Meningitis**

Klinische Angaben	Klinische Diagnosen	Klinische Diagnosen nach Heilung
23.02.1923: Die Patientin fühlt sich fiebrig, am folgenden Tag wird ein Arzt hinzugerufen. **Diagnose →**	**Roseoleninfektion**	Die Effloreszenzen verschwinden, das Gesicht entspannt sich, Verkrampfungen lösen sich. Sehr schnelle Besserung, vollständige Abheilung der Meningitis
28.02.1923: Plötzliche Verschlimmerung, schlaflose Nacht, agitiert, Roseoleneffloreszenzen an Gesicht und Körper. Trübe Augen, eingerissene Lippen, apathischer Zustand. Konsultieren eines Spezialisten: **Diagnose →**	**Zerebrospinale Meningitis**	
Liquorpunktion: Mikroben nachweisbar. Eine Therapie wird verworfen, da die Meningitis zu weit fortgeschritten scheint.		
28.02.1923: Nach starken Krämpfen fällt die Patientin ins Koma. Eine Angehörige der Patientin flößt ihr Wasser von Fatima ein, gleichzeitig steckt sie ihr eine Reliquie von Fatima zu. Die Kranke schließt die Hand um die Reliquie und erwacht daraufhin aus dem Koma.		

[129] Ebd. S. 141-144

Name: Maria Augusta **Dias** [130]
Alter: **Keine Angaben**
Wohnort: **Aldea do Chào, Provinz L`Alentejo**
Datum der Heilung: **04.02.1929** Datum der Anerkennung: –
Bezeichg. der Krankheit in der Quelle: **Optikusatrophie, Erblindung**

Klinische Angaben	Klinische Diagnosen	Klinische Diagnosen nach Heilung
Juli 1928: Verschlechterung des Gesundheitszustandes, mehrere systemische Infekte. Patientin fühlt sich schwach. Schwindelanfälle und Angstzustände, Einschränkung des Sehvermögens, anfallsartig auftretend mit steigender Häufigkeit. Ärztliche Untersuchung: Genaue Anamnese, Untersuchung der Augen und Pupillenreflexe. Keine genaue Diagnose. Es wird eine systemische Krankheit angenommen, die den Gesundheitszustand progressiv verschlechtert. Einweisung: Verdacht auf Syphilis, Wassermannreaktion positiv.		04.02.1929: Die Patientin trinkt Wasser aus Fatima und gewinnt im gleichen Augenblick ihr Augenlicht wieder.
Diagnose → Therapie: Wismut, Mercur und „914“ i.v. Schnelle Besserung, fast vollständige Heilung. Entlassen der Kranken unter fortgesetzter medikamentöser Therapie. Die Situation verschlechtert sich jedoch wieder rapide.	**Syphilis im Tertiärstadium.**	

130 Ebd. S. 171-175

Klinische Angaben	Klinische Diagnosen	Klinische Diagnosen nach Heilung
03.01.1929: Plötzliche Erblindung in Sekunden. 21.01.1929: Untersuchung durch einen Spezialisten. **Diagnose →** Ein Auge vollkommen erblindet, auf dem anderen nur noch eingeschränkte Hell-Dunkel-Unterscheidung. Schlechte Prognose der Atrophie. **Nebenbefund:** Stomatitis. Wiederholte Untersuchungen durch Spezialisten mit gleicher Diagnose und Prognose. Schließlich lehnt die Patientin alle weiteren ärztlichen Interventionen ab.	**Beidseitige Optikusatrophie, durch Tabes bedingt.**	

Name: Maria **dos Anjas Nuñes Pereira** [131]
Alter: **22**
Wohnort: **Murtosa**
Datum der Heilung: **13.08.1929** Datum der Anerkennung: –
Bezeichg. der Krankheit in der Quelle: **Epilepsie**

Klinische Angaben	Klinische Diagnosen	Klinische Diagnosen nach Heilung
1925: Depressive Verstimmungen, Kontaktscheu und Apathie, in Schüben auftretend. Untersuchung: **Diagnose →**	**Verdacht auf Epilepsie**	13.08.1929: Absence während der Messe. Danach erwacht die Patientin, zeigt sich wach, orientiert und fühlt sich geheilt. 29.07.1930, Untersuchung: Keine Anfälle nach der Heilung mehr aufgetreten. Die psychische Problematik ist ebenfalls verschwunden.
Zunächst tritt eine Besserung der Depressionen ein. Schließlich weitere Verschlechterung der Situation, die Patientin ist desorientiert und aggressiv. Es folgt ein plötzlicher Anfall eines Grand-Mal. Konsultieren eines Arztes. **Diagnose →**	**Epilepsie**	
Es wird erwogen, die Patientin in eine psychiatrische Klinik einzuweisen. Schlechte Prognose. Kein Ansprechen auf angesetzte Therapie. Psychiatrische Behandlung zeigt ebenfalls keine Besserung. 11.08.1929: Abreise nach Fatima. Zwei Grand-Mal Anfälle während der Fahrt.		

131 Ebd. S. 179-184

Name: M. Eugenio **Santos** [132]
Alter: **42**
Wohnort: **Lissabon**
Datum der Heilung: **13.05.1938** Datum der Anerkennung: –
Bezeichg. der Krankheit in der Quelle: **Hemiplegie**

Klinische Angaben	Klinische Diagnosen	Klinische Diagnosen nach Heilung
1928: Erste zerebrale Kongestionen. Es resultiert eine Hemiplegie der rechten Seite, mit Paralyse der oberen und unteren Anteile, sowie des Gesichts. Durch die angesetzte Therapie gewinnt der Patient eine gewisse Mobilität zurück, ist schließlich wieder arbeitsfähig. 27.01.1938: Während der Arbeit, tritt ein erneuter Anfall auf. Sofortige Einweisung:	**Zerebrale „Kongestion" Hemiplegie**	Der Patient konvertiert zum katholischen Glauben. Vollkommene Heilung, keine Läsionen mehr auffindbar. Sprechvermögen komplett zurückgekehrt.
Diagnose → Untersuchung durch den Hausarzt, Befund: Amnesie, komplette Aphasie, Desorientiertheit, Sprachzentrum zentral geschädigt. Totale Paralyse der rechten Seite. **Therapie:** Elektrovolt. Leichte Besserung. Das Sprechvermögen kehrt zurück, die Lähmungserscheinungen bleiben jedoch weitgehend bestehen. Anpassen eines orthopädischen Apparates für das rechte Bein. 13.05.1938: Abreise nach Fatima. Während der	**Rezidiv der Hemiplegie**	

[132] Ebd. S. 184-191

Klinische Angaben	Klinische Diagnosen	Klinische Diagnosen nach Heilung
Krankensegnung bittet der Patient um seine Heilung, im selben Moment beginnt er zu zittern, es tritt ein kurzer Schwächeanfall ein. Schließlich stellt sich ein großes Wohlgefühl ein, der Patient ist wieder in der Lage, ohne Hilfen zu gehen.		

133 Ebd. S. 191-197

Name: Dulce **Magalhaes Moreira De Sa** [133]
Alter: **54**
Wohnort: **Porto**
Datum der Heilung: **13.05.1940**
Bezeichg. der Krankheit in der Quelle: **Meningitis arachnoideae**

Klinische Angaben	**Klinische Diagnosen**	**Klinische Diagnosen nach Heilung**
In der Kindheit treten rezidivierende Mittelohrentzündungen auf. Diese führen zum Verlust der Hörfähigkeit des linken Ohres. Im Alter von 16 Jahren tritt eine Mastoiditis auf. Diese entwickelt sich zu einer eitrigen Entzündung. Zunächst keine operative Sanierung, nicht näher beschriebene medikamentöse Therapie. 1932: Untersuchung durch mehrere Spezialisten. Operativer Eingriff wird erwogen, wird aufgrund des schlechten Allgemeinzustandes jedoch wieder verworfen. 1935: Weitere Verschlechterung mit Nausea, Schwindelgefühl. Konsultieren eines Spezialisten. 07.10.1935: Chirurgische Sanierung des Infektionsherdes. In direkter Folge: Zerebrale Schmerzen und Schwindelanfälle, Lichtscheu. Schmerzattacken bei geringsten Bewegungen des	**Mastoiditis**	10.05.1940: Abfahrt nach Fatima. Während der Krankensegnung verschwinden die Beschwerden, die Patientin ist in der Lage, sich aufzurichten. Lichtscheu und Schmerzen sind verschwunden, Gehen ohne Hilfe möglich. Die Patientin lernt wieder schreiben, wird schließlich wieder arbeitsfähig. Restitutio ad integrum.

[133] Ebd. S. 191-197

Klinische Angaben	Klinische Diagnosen	Klinische Diagnosen nach Heilung
Kopfes. Zustand bleibt über zwei Monate unverändert. **Therapie:** Bestrahlung, Elektrovolt, ohne Erfolg. Schmerzen in der Vertebralregion und im linken Bein, mit Lähmung und Muskelatrophie (ca. 6 Monate post OP.). Sehstörungen. Keine sichere Diagnose möglich. 1936: Liquorpunktion. **Diagnose:** Keine Operation aufgrund des Schwächezustandes der Patientin.	**Meningitis, Arachnoiditis**	

Name: Marguerita **de Jésus Rebelo** [134]
Alter: **23**
Wohnort: **Guarda**
Datum der Heilung: **13.05.1944** Datum der Anerkennung: –
Bezeichg. der Krankheit in der Quelle: **Paraplegie durch Quetschung des Rückenmarks, Zystitis purulenta.**

Klinische Angaben	**Klinische Diagnosen**	**Klinische Diagnosen nach Heilung**
Die Patientin stürzt im Alter von 18 Jahren aus einem Fenster im zweiten Stockwerk, Bewußtlosigkeit und 14-tägige Bettlägerigkeit sind die Folge. Später leichte Schmerzen in der Lendenwirbelsäule. Es folgen motorische Störungen in den unteren Gliedmaßen und Miktionsstörungen. 1941: Starke Schmerzen in der Lendengegend, starke Schwächung der unteren Gliedmaßen, Harnverhalt, der das Einführen eines Dauerkatheters erforderlich macht. Zusätzlich Stuhlverhalt. **Therapie:** Gipsverband. 16.02.1942, Röntgen: Quetschung des zweiten Lendenwirbels, Winkelform der vorderen Spitze, leichte Verschiebung nach dorsal. **Therapie:** Erneuter Gipsverband. 19.03.1942, Röntgen:		Fisteln am Rücken geschlossen, kaum sichtbare Narben. Urin hell und normal. Röntgen: Fraktur des Wirbels verwachsen. Keine pathologischen Kennzeichen mehr. Allgemeinzustand stark gebessert. 13.05.1944: Nach der Krankensegnung fühlt sich die Patientin vollkommen geheilt. Infektionen verschwunden. Kompression besteht nicht mehr.

[134] Ebd. S. 197-204

Klinische Angaben	Klinische Diagnosen	Klinische Diagnosen nach Heilung
Bruch des zweiten Lendenwirbels, verursacht durch Quetschung, Knochenveränderungen vor allem an der rechten Seite, Verflachung der Zwischenwirbelscheiben zwischen L1 und L2 sowie zwischen L2 und L3, Verschiebung nach dorsal weniger gravierend. 13.04.1942: **Diagnose →**	**Alter Bruch von L2, Schmerzen und Lähmungen.**	
Klare Anzeichen einer langsamen Kompression. Schmerzen in den angrenzenden Organen. 15.04.1942, Röntgen: Bestätigung des vorhergehenden Befundes. 16.04.1942: Wassermannreaktion negativ. 25.05.1942, Harnanalyse: Staphylokokken positiv. **Therapie:** Kalzium, Tetravaccin, Urotropin, Vitamin B1. Juli 1942: Abnehmen des Gipsverbandes. 29.09.1942, Röntgen: Keine Veränderung der Knochenstruktur. Zwischen September und Oktober 1942 wiederholte Fieberschübe, ab Oktober konstant hohe Temperatur. 25.01.1943: **Diagnose →**	**Verdacht auf Pott'sche Krankheit. Tuberkulose.**	

Klinische Angaben	Klinische Diagnosen	Klinische Diagnosen nach Heilung
Ende April 1944: Bildung kleiner Fisteln am Rücken. 12.05.1944: Abreise nach Fatima. Schmerzen in der Lendengegend, Wirbelsäule druckschmerzhaft. Lähmung und Gefühllosigkeit der unteren Gliedmaßen, Harnverhalt und Dauerkatheter, Tonusstörungen des Schließmuskels, leichte Atrophie der unteren Gliedmaßen. Tiefergehende Fistel in Höhe des Os Sakrum. Sehr schlechter Allgemeinzustand.		

Innere Organe

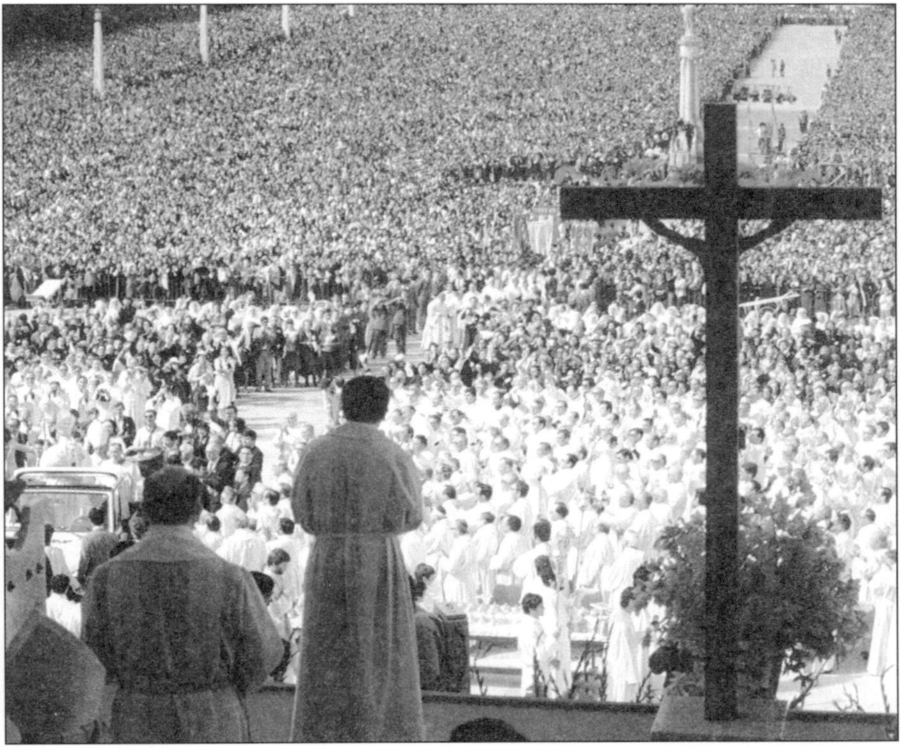

Abbildung 45: Großer Gottesdienst mit ca. einer Million Besuchern, anläßlich eines Papstbesuches in Fatima am 13.05.1982. Eine Abbildung, die die große Popularität des Wallfahrtsortes verdeutlicht. Aus Mikocki, Pauels, Schött, Fatima.

Name: Maria Rosa **Ribeiro** [135]
Alter: **22**
Wohnort: **Porto**
Datum der Heilung: **13.10.1923** Datum der Anerkennung: –
Bezeichg. der Krankheit in der Quelle: **Magenulkus**

Klinische Angaben	**Klinische Diagnosen**	**Klinische Diagnosen nach Heilung**
Nachdem die Patientin die Stelle eines Hausmädchens angetreten hat, magert sie innerhalb von 7 Monaten stark ab, ernährt sich aufgrund starkerVerdauungsbeschwerden nur von Milch. Nachtschmerz, Schlaflosigkeit, rezidivierende Hämorrhagien, Erbrechen von Blut, in Stärke und Frequenz zunehmend. Ärztliche Untersuchung:		Die Kranke gewinnt ihre Kräfte zurück, Hämorrhagien sind verschwunden, Appetit kehrt zurück, sie gewinnt in der Folgezeit sehr schnell an Gewicht. 08.09.1926, Gutachten: Funktionale Heilung eines Magenulkus.
Diagnose → Aufgrund des fortgeschrittenen Stadiums ist ein chirurgischer Eingriff nicht mehr möglich. 13.10.1923: Abfahrt nach Fatima. Während des Gottesdienstes fühlt sich die Patientin plötzlich geheilt.	**Magenulkus im fortgeschrittenen Stadium.**	

[135] Ebd. S. 153-155

Mammakarzinome

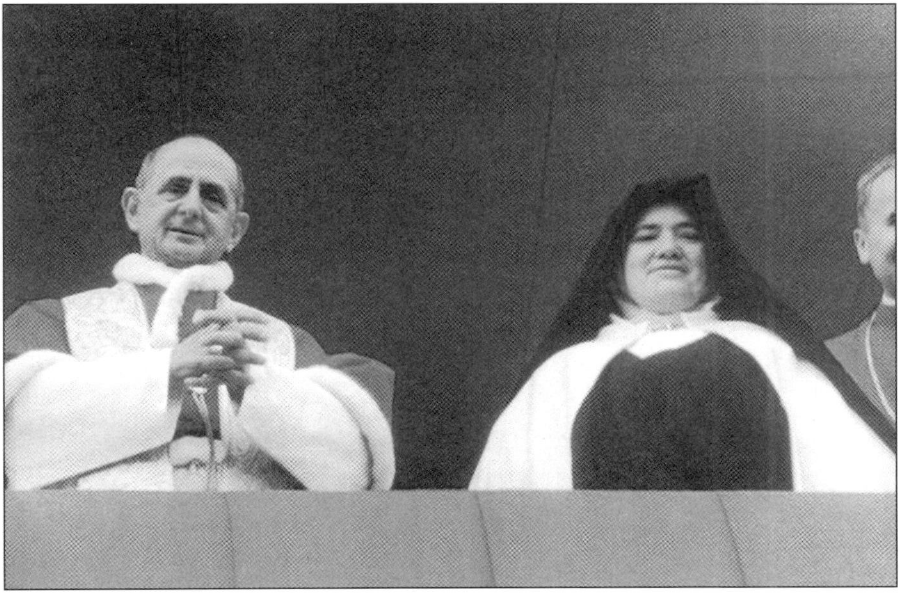

Abbildung 46: Lucia Santos vor der Menge in Fatima, neben ihr Papst Paul VI.
Aus Mikocki, Pauels und Schött: Fatima, S.28.

Name: Rosa de Jesus **Morais** [136]
Alter: **Keine Angaben**
Wohnort: **Porto**
Datum der Heilung: **08.01.1927** Datum der Anerkennung: –
Bezeichg. der Krankheit in der Quelle: **Mammakarzinom**

Klinische Angaben	Klinische Diagnosen	Klinische Diagnosen nach Heilung
November 1926: Ärztliche Untersuchung: Auskultation, Palpation, Diagnose eines Tumorknotens von der Größe einer kleinen Orange. Keine Beschwerden, keine inflammatorischen Symptome oder Fieber. **Diagnose →** Der Patientin wird eine sofortige Operation angeraten, diese lehnt jedoch zunächst ab. Weihnachten 1926: Erneute Untersuchung (Keine Angaben, ob eine Biopsie vorgenommen wurde), weitere Vergrößerung. **Diagnose →** Vereinbarung des Operationstermins auf 08.01.1927. 08.01.1927: Die Patientin reibt die Brust mit Wasser von Fatima ein. Der Tumor verschwindet sofort.	**Benigner oder maligner Tumor der Mamma.** **Mammakarzinom**	Erneute Untersuchung: Es ist nur noch eine kleine fibröse Verdickung feststellbar, die nach 15 Tagen komplett verschwunden ist.

[136] Ebd. S. 161-162

Name: Maria Rosa **Fontès** [137]
Alter: **Keine Angaben**
Wohnort: **Braga**
Datum der Heilung: **01.05.1929** Datum der Anerkennung: –
Bezeichg. der Krankheit in der Quelle: **Mammakarzinom rechts**

Klinische Angaben	Klinische Diagnosen	Klinische Diagnosen nach Heilung
1927: Schwere Krankheit (nach Angaben der Patientin). Plötzliche Besserung nach Einnahme von Wasser aus Fatima. Anfang 1929: Stechende Schmerzen, Schwellung und Verhärtung der Mamille. Erst Monate später Konsultieren eines Arztes: **Diagnose →** Es wird eine sofortige Ablation angeraten, die Patientin weigert sich jedoch. (Keine Angaben, ob eine Biopsie vorgenommen wurde.) Gutachten: Vor der Heilung wurde eine turgeszente Schwellung in der rechten Brust festgestellt, adhärent mit der Haut verwachsen, ohne Retraktion der Mamille. Schwellung der axillären Lymphknoten, kein Fieber, keine Beschwerden. Anraten einer Ablatio. Keine sichere Aussage über die Malignität möglich.	**Mammakarzinom rechts**	Die Kranke ruft die Mutter Gottes von Fatima um ihre Heilung an. Drei Tage später ist der Tumorknoten, am Morgen nach einer unruhigen Nacht, verschwunden. Restitutio ad integrum.

[137] Ebd. S. 162-165

Infektionen

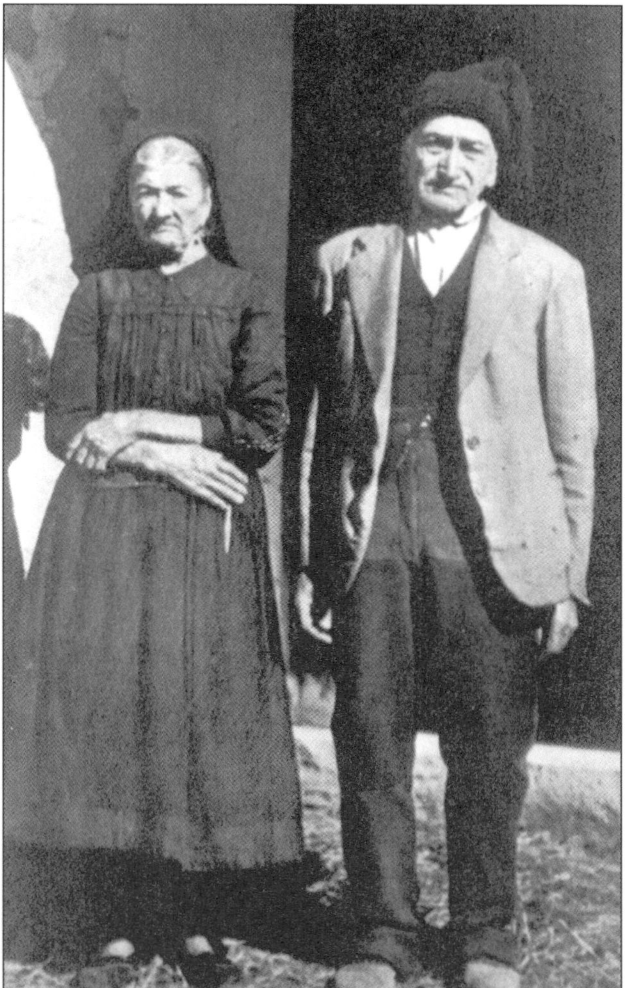

Abbildung 47: Olimpia de Jesus (1864-1956) und Manuel Pedro Marto (1873-1957), die Eltern Franciscos und Jacintas.
Aus Mikocki, Pauels und Schött: Fatima, S. 26.

Name: Antonio da **Costa**[138]
Alter: **4**
Wohnort: **Porto**
Datum der Heilung: **13.05.1927** Datum der Anerkennung: –
Bezeichg. der Krankheit in der Quelle: **Peritonitis infolge einer Typhusinfektion**

Klinische Angaben	Klinische Diagnosen	Klinische Diagnosen nach Heilung
August 1926: Der Patient klagt über Bauchschmerzen, fühlt sich fiebrig. Plötzlich auftretende Bauchkrämpfe. Ärztliche Untersuchung: Zunächst wird eine Lebensmittelvergiftung erwogen, später jedoch:		Ärztliche Untersuchung: Der Bauch ist weich, nicht schmerzhaft, Temperatur ist auf 36,4 °C gestiegen, der eitrige Ausfluß aus der Drainage stoppt.
Diagnose →	**Typhus**	
Überweisung, medikamentöse Therapie. In den ersten drei Wochen stabiler Zustand, Fieber fällt langsam. Plötzlicher Anstieg der Temperatur, starke Bauchschmerzen mit Druck- und Berührungsschmerz.		
Diagnose →	**Peritonitis**	
Die Temperatur fällt sehr stark ab (36°C). Die Peritonitis tritt in ein generalisiertes Stadium ein und umfaßt den gesamten intestinalen Bereich.		
Diagnose →	**Peritonitis mit Eiterbildung.**	
Fötide Exkremente. Die Krankheit ist für einen operativen Eingriff bereits zu weit fortgeschritten. Der Bauch ist stark aufgetrieben. Therapie: Verabreichung von		

[138] Ebd. S. 161-162

Klinische Angaben	Klinische Diagnosen	Klinische Diagnosen nach Heilung
Analgetika. Niedrige Temperatur, filiformer Puls. Bei Punktion der Peritonealabszesse: 5-6 Liter Pus, es wird eine Drainage gelegt. 13.05.1927: Abreise nach Fatima. Niedrige Temperatur (36,5 °C).		
Prognose →	**Infaust**	
Während der Messe fällt das Kind ins Koma. Das Kind erwacht jedoch, als der individuelle Segen ausgesprochen wird. Es verlangt schließlich, zu essen.		

Name: Arminda **de Jesus Campos** [139]
Alter: **22**
Wohnort: **Tomar**
Datum der Heilung: **13.10.1947**
Bezeichg. der Krankheit in der Quelle: **Colitis und peritoneale Fisteln**

Klinische Angaben	**Klinische Diagnosen**	**Klinische Diagnosen nach Heilung**
07.09.1941: Operation einer maxillären Sinusitis. **Diagnose →** Schnelle Besserung. Jedoch sehr bald Auftreten starker Beschwerden im Bereich des Magens. 27.07.1945, Röntgen: Feststellung eines Magenulcus. **Diagnose →** Eine Magenperforation wird befürchtet, schnelle Operation. Es folgen zwei weitere Operationen, letztere aufgrund einer Appendizitis, welche als Ursache rezidivierender Infektionen angesehen wird. 07.12.1945: **Diagnose →** Nach Krankenhausaufenthalt bis zum 25.08.1946 stark gebessert. Bis März 1947, Einweisung: Befund: Starke Verschlechterung des Allgemeinzustandes, starke Intestinale Beschwerden, Appetitlosigkeit, Verdauungsstörungen,	**Maxilläre Sinusitis, Colitis** **Magenulcus** **Osteitis der lumbalen und sakralen Wirbelkörper.**	Verschwinden aller Beschwerden, keine pathologischen Anzeichen mehr auffindbar.

[139] Ebd. S. 205-212

Klinische Angaben	**Klinische Diagnosen**	**Klinische Diagnosen nach Heilung**
purulente Pusteln auf der Haut. Abdominalfisteln. Leichte Besserung, Entlassung am 09. August. 01.09.1947, Einweisung:		
Diagnose →	**Gastritis, Colitis**	
Starke Schmerzen, Morphininjektionen, Kachexie. Oktober 1947: Abfahrt nach Lourdes. Plötzliche Heilung während der Krankensegnung.		

Knochenläsionen

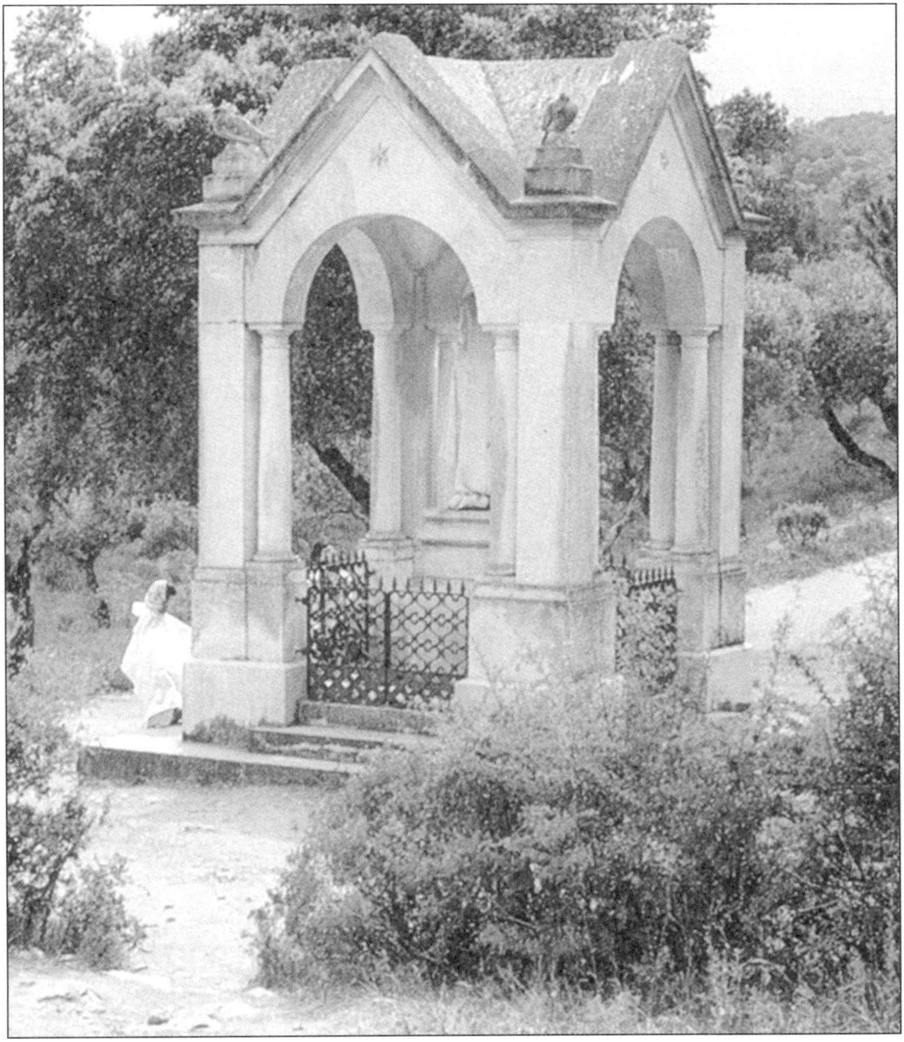

Abbildung 48: Eine kleine Kapelle in den „Valhinos“, die an der Stelle der vierten Marienerscheinung von Fatima errichtet wurde. Aus Mikocki, Pauels und Schött: Fatima, S.74.

Name: Dr. med. Acacio **da Silva** [140]
Alter: **Keine Angaben**
Wohnort: **Keine Angaben**
Datum der Heilung: **09.03.1926** Datum der Anerkennung: –
Bezeichg. der Krankheit in der Quelle: **Frakturen an Armen und Beinen, offene Fraktur der Tibia.**

Klinische Angaben	Klinische Diagnosen	Klinische Diagnosen nach Heilung
09.03.1926: Schwerer Motorradunfall. Als der Patient auf der Straße aufschlägt, bittet er die Mutter Gottes von Fatima um sein Überleben. Rechtes Bein: Zwei Frakturen, darunter offene Tibiafraktur mit starkem Blutverlust. Frakturen des rechten Armes und der rechten Hand sowie der Clavicula. Der Verunglückte erhält Hilfe von Passanten und wird später von Kollegen ärztlich versorgt. 19 Stunden nach dem Unfall, Einweisung. Der offene Bruch ist stark verschmutzt, es kommt jedoch zu keiner Superinfektion der Wunde, trotz der „Disposition“ des Patienten zur Gangränbildung. Bildung eines großen Hämatoms um die Wunde des Bruches.	**Frakturen an Armen und Beinen, offene Fraktur der Tibia.**	Der Arzt selbst hält sein Überleben sowie die Abheilung der Verletzungen ohne Komplikationen für ein Wunder.

[140] Ebd. S. 167-170

5 Wunderberichte aus Heiligsprechungsakten

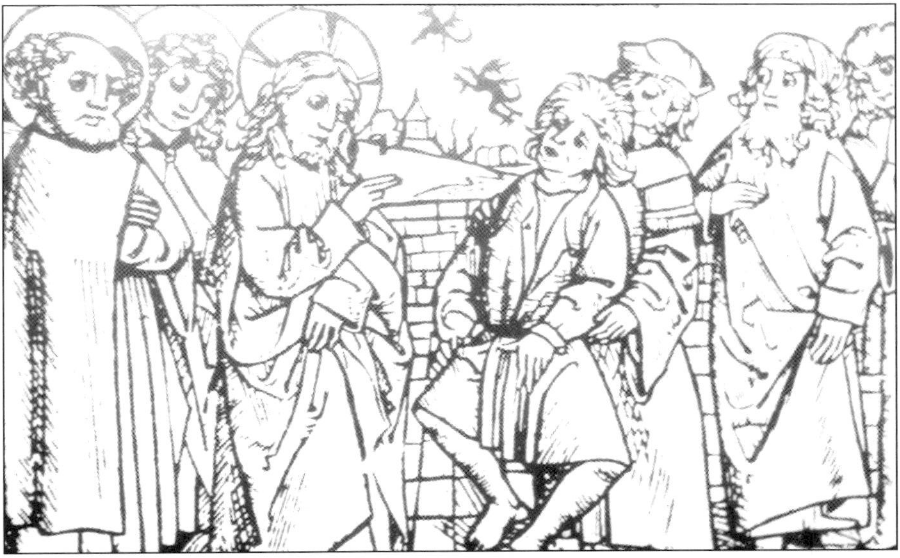

Abbildung 49: Jesus heilt einen Besessenen. Holzschnitt von Thomas Anselm, Straßburg 1488. Aus Theopold, S. 91.

Heiligsprechungsakten als Fundus für Berichte über Wunderheilungen

Die vorliegenden Fälle wurden aus Kanonisationsakten der katholischen Kirche, die in lateinischer Sprache vorliegen, übersetzt.

Um die Herkunft der Informationen über die Wunder aus Heiligsprechungsakten besser nachvollziehen zu können, folgt hier ein kurzer Überblick über das Verfahren der Heilig- oder Seligsprechung der katholischen Kirche.

Der Prozeß der Heiligsprechung/Seligsprechung

Der Antrag auf Heiligsprechung einer Person wird von der jeweiligen Diözese gestellt, in der die Person gestorben ist. Der Prozeß der Heiligsprechung wird durch den beauftragten **„Postulator“**, früher **„Prokurator“**, durchgeführt. Glaubensanwalt im Auftrag der Kirche ist der sog. **„Promotor Fidei“**, dieser kann die Sachverhalte des Prozesses beanstanden, er ist beauftragt, die gewirkten Wunder, als auch das Leben der Person zu prüfen, die heiliggesprochen werden soll. Dem „Postulator“ oder „Prokurator“ fällt die Aufgabe zu, die Sache der Person unter Mithilfe seiner Anwälte zu verteidigen.

In der ältesten Form der Heiligsprechung wurde auf Konzilien und Synoden über die vorgenommenen Untersuchungen berichtet und die Heiligsprechung beschlossen. Später wurden die Richter des päpstlichen Gerichtshofs der sog. **„Rota“** mit der Begutachtung der Untersuchungen betraut, seit 1634 werden die Prozesse von der „Ritenkongregation“ geführt.

Die Übersetzungen der Wunderheilungen sind aus Summarien der **„Positiones“** entnommen. Die „Positiones“ dienen der Darbietung der Unterlagen für ein bestimmtes Prozeßvorhaben, in diesem Fall handelt es sich um die Heilig- und Seligsprechungsprozesse, in denen die aufgeführten Wunderheilungen zur Sprache kommen.

Die „Positiones“ der Kanonisationsakten enthalten unter anderem:

1. die lateinische **„Informatio“** über das Leben eines Heiligen, oder der Beschreibung eines Wunders, außerdem
2. die **„Summarien“**, in denen die Zeugenaussagen über den Sachverhalt zum Beispiel eines Wunders enthalten sind.
   Die Zeugenaussagen werden in den "Summarien" aus den Vernehmungsprotokollen der Kanonisationsprozesse zusammengefaßt, die später vom Subpromotor Fidei durch handschriftliche Bestätigung und Siegel in ihrer Übereinstimmung mit den Vernehmungsprotokollen verifiziert werden. Diese Summarien werden meist in italienischer Sprache abgefaßt.

Der Promotor Fidei kann in den

3. **„Animadversiones“** besondere Einwände und Bedenken zu dem untersuchten Sachverhalt einbringen, die er aufgrund des Informativprozesses erhebt. Ebenso können in die „Animadversiones“ die Einwände der Prälaten, Konsultoren und Gutachter, welche mit dem Kanonisationsprozeß befaßt waren, eingearbeitet werden.
4. In der **„Responsio“** wird zu Einwänden aus den „Animadversiones“ Stellung genommen.

Schließlich wird in der **„Positio supra introductionem“** entschieden, ob von den vorbereitenden bischöflichen Prozessen zum päpstlichen Prozeß übergeleitet wird. Bei positiver Entscheidung beginnt der Prozeß über das Tugendleben oder das Martyrium, denen die **Positiones „super virtutibus“** oder **„super martyrio“** zugrunde gelegt werden (jeweils erste Instanz des Prozesses).

Der jeweilige Prozeß über das Martyrium oder das Tugendleben wird in drei Instanzen geführt. Die zweite Instanz nennt sich **„Positio nova“**, die dritte **„Positio novissima“**.

In ebenfalls drei Instanzen wird der Prozeß über die Wunder geführt, es zählen hier jedoch nur die Wunder, die nach dem Tod des „Dieners Gottes“ aufgetreten sind und die dieser durch seine Fürbitte bei der göttlichen Allmacht bewirkt haben soll. Die drei Instanzen des Wunderprozesses tragen die Namen **„Positio super miraculis“** mit „Positio nova“ und „Positio novissima“. [141]

Graphische Übersicht des Kanonisationsprozesses

In der folgenden Graphik wird der Entscheidungsweg, sowie die Instanzen, die der Antrag auf Heiligsprechung/Seligsprechung durchläuft, noch einmal dargestellt.

[141] Vgl.: Wilhelm Schamoni, Wunder sind Tatsachen, Würzburg, 1976; Einführung, S. 21-22.
Wilhelm Schamoni, Auferweckungen vom Tode, Paderborn 1968; Einführung, S. 11-12.
Leuret-Bon, Wunder Wissenschaft und Kirche, Wien 1957; S. 80-99.

Verfahren der Heiligsprechung/Seligsprechung

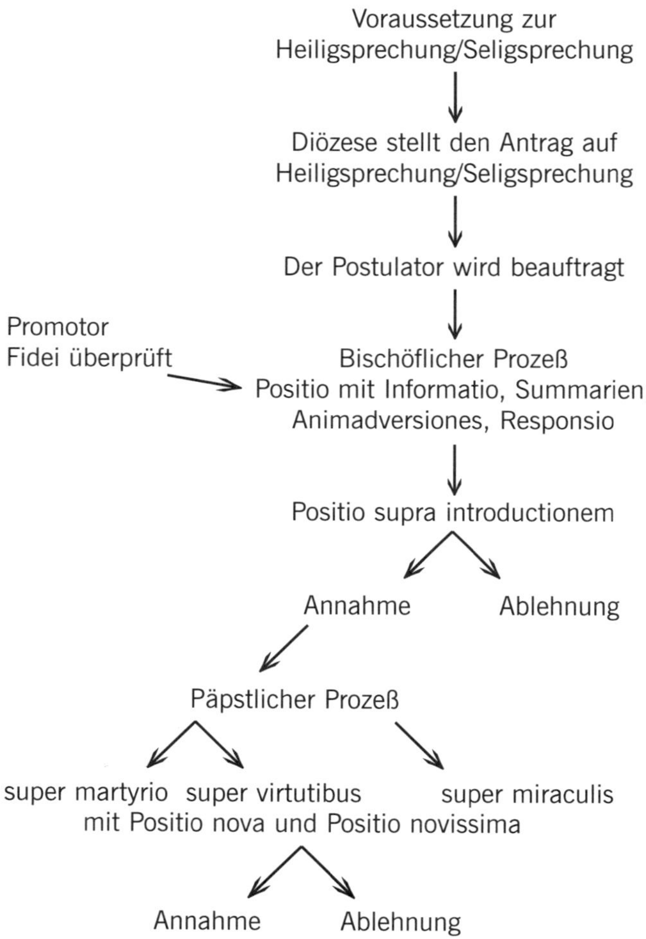

Heiligsprechung/ Seligsprechung
Die Zeugenvernehmung

Die Zeugen einer Wunderheilung werden in den Kanonisationsprozessen vereidigt. Die Zeugen knien hierbei vor einem Altar und schwören unter Berührung der Evangelien. Der Text, mit welchem die Zeugen im Prozeß des hl. Thomas von Hereford im Jahr 1307 vereidigt wurden, lautete folgendermaßen:

Daß sie „über alles die ganze, volle, reine, lautere und einfache Wahrheit sagen würden, die sie wüßten oder glaubten oder gehört hätten, so wie sie wissen, glauben oder gehört haben, daß sie nicht aus persönlicher Zuneigung und Begünstigung oder aus freundschaftlichen Gründen oder wegen eines persönlichen Vorteils, den sie selbst oder durch andere schon erlangt hätten, erlangen würden oder zu erlangen hofften, oder aus Furcht oder aus Haß etwas verschweigen würden, und daß sie nicht betrügerisch etwas Falsches einflechten oder etwas Wahres unterschlagen würden und daß sie nicht aus Eigenem etwas hinzufügen würden und daß sie über ihre Aussage mit niemand sprechen würden bis zur Veröffentlichung des Urteils der Kirche." [142]

Die Zeugen wurden daraufhin vernommen, wie bereits in der Vereidigung ersichtlich, unter der Wahrung absoluten Stillschweigens. Wurde die Vernehmung vertagt, so mußte der Zeuge erneut vereidigt werden.

Der Meineid gilt als Todsünde und zieht die Exkommunikation nach sich.

Die Kirche verschaffte sich mit diesem langwierigen Verfahren zumindest bei den Gläubigen ein Höchstmaß an erreichbarer Glaubwürdigkeit, sowohl durch die Organisation der Zeugenvernehmung, als auch durch die des Kanonisationsprozesses.

Somit haben auch die anerkannten Wunderheilungen der Kirche eine beinahe unumstößliche Position in der Kirchengeschichte.

Die umfassenden Zeugenvernehmungen kommen der Dokumentation der Wunder zugute, so wird noch heute die Unangreifbarkeit dieser Wunder durch Theologen und Kirche betont.

[142] Acta Sanctorum, Oct. 1, Antverpiae 1746, S. 588, Nr. 268, zitiert nach Schamoni, Wunder sind Tatsachen S. 16 Abschnitt 2.

Die Verbindung von Wundern und Heiligen/Seligen

Die Wunder der katholischen Kirche aus Heiligsprechungsakten haben durch den Kanonisationsprozeß als Rahmen ihrer Veröffentlichung stets eine Verbindung zu einem Heiligen/Seligen oder zumindest einer Person, die das Wunder bewirkt hat.

In den Wunderberichten ist stets die Rede von direkter Einflußnahme oder von Fürbitten, durch die die verstorbenen Heiligen den positiven Einfluß Gottes erreichen. Der Heilige/Selige selbst war nicht in der Lage, ein Wunder zu bewirken, er konnte nur seine Bitte an die „göttliche Allmacht" richten.

Hier unterscheiden sich die Wunder der Kirche in ihrer Definition elementar von der „Wundertätigkeit" selbsternannter Heiler, wenn diese ihre Heilungen als „Wunder" propagieren.

Die Kirche benötigt also einen „Botschafter", durch den Gott auf den Kranken oder gar Verstorbenen „reagiert".

Oftmals berichten die Zeugen von „Opferversprechen", die bei Anrufen des Heiligen gegeben wurden. So bestanden die Opfer in Wachsspenden an die Kirche des Heiligen, die manchmal sogar mit dem Gewicht oder der Größe des Kranken aufgewogen wurden, oder aber in Gebeten, Novenen und Pilgermärschen zum Beispiel vom eigenen Wohnort zum Grab des Heiligen.

Vor allem die Katholiken des Mittelalters glaubten an die Beeinflußbarkeit des Heiligen durch ihre Opfer, so tauchen diese Versprechen in dieser Zeit sehr oft in den Wunderberichten auf.

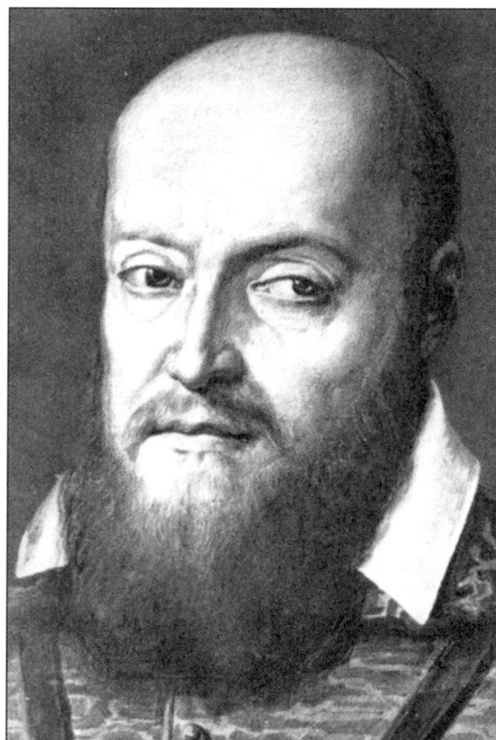

Abbildung 50:
Der Heilige Franz von Sales. Aus Schamoni, S. 145

Übersicht über Wunderberichte aus 8 Jahrhunderten

Die aufgeführten Wunderberichte erstrecken sich über einen Zeitraum von 8 Jahrhunderten, die erste Heilung fand im 13. Jahrhundert statt, die letzten 9 Heilungen am Anfang bis Mitte dieses Jahrhunderts.

Insgesamt wurden 43 paradigmatische Heilungen aus dieser Quelle gesammelt.

Die folgende Graphik gibt einen Überblick der zeitlichen Verteilung der Wunder aus Heiligsprechungsakten.

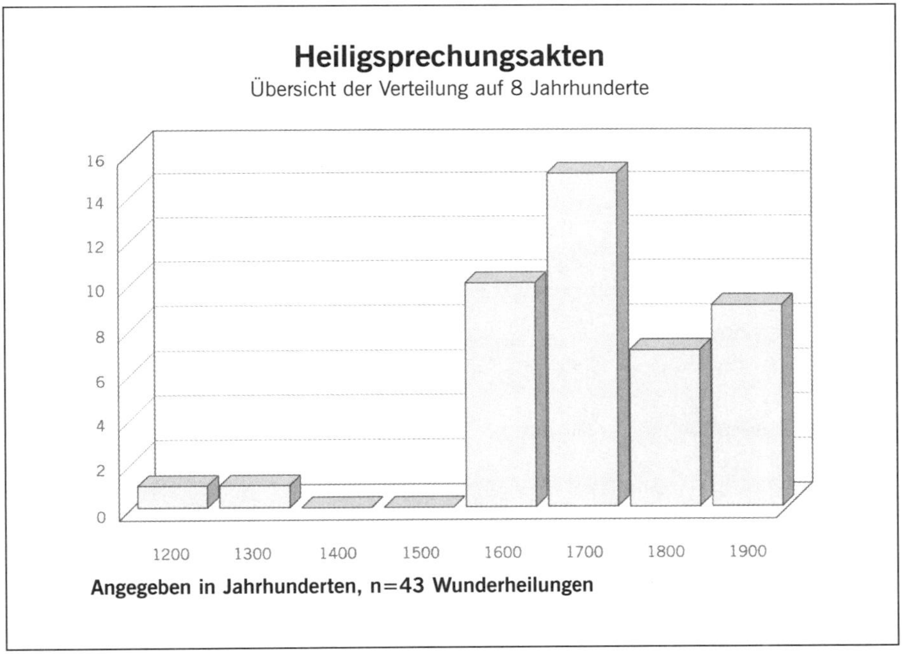

Tabelle 8: Übersicht der Wunderheilungen aus Heiligsprechungsakten. Es wurden insgesamt 43 Berichte gesammelt. Diese werden später noch einzeln aufgeführt.

Den zahlenmäßigen Höhepunkt erreichen die Wunder im 17. und 18. Jahrhundert.

Die Wunder wurden, wie schon eingangs erwähnt, durch die Dokumentation von Zeugenaussagen erfaßt. Nur in wenigen Fällen (vor allem, was die Wunderberichte älteren Datums betrifft) befand sich ein Arzt unter den Zeugen.

Dementsprechend fällt meist der Charakter der Dokumentation aus. Es handelt sich oft um Beschreibungen des Zustands des Kranken und des Verlaufs der Krankheit durch Angehörige, die den Patienten pflegten, durch Bekannte des Kranken oder durch Zeugen, die den Kranken vor und nach der Heilung beobachtet haben und so die auffälligsten Veränderungen beschreiben. Die Zeugen beurteilen somit hauptsächlich den funktionalen, von außen erkennbaren Zustand. Berichte über innere Läsionen finden sich in etwa ab dem 18. Jahrhundert.

Verständlicherweise nimmt die medizinische Präzision der Berichte mit steigendem Heilungsdatum zu.

Dieser Sachverhalt wird bereits bei Betrachten der gestellten Diagnosen deutlich, welche in der folgenden Tabelle mit steigendem Heilungsdatum aufgelistet sind.

Tabellarische Übersicht der Diagnosen und der Heilungsdaten

Nr.	Name	Diagnose	Datum der Heilung
1	**Schletzenrod,** Theoderich	Blind seit Geburt	08.04.1232
2	**Ciccus/Ceptus**	Klumpfuß	ca. 1300
3	**della Pesina,** Lorenz	Verkrüppelung seit Geburt	1610
4	**Grassal,** Alfons Ottero	Komplizierter Oberarmbruch	1615 ?
5	Bruder **Morellon,** Gabriel	Wahnsinn und Tobsucht	1620 ?
6	**le Signe,** Anna	Stumm seit Geburt	1624
7	**Textor,** Matthias	Verdorrte Hand	1626
8	**Unikowski** Andreas Faustus	Bösartiges Fieber	1639

Nr.	Name	Diagnose	Datum der Heilung
9	**Ploutier,** Johannes Claudius	Zwei Zungen	09.09.1654
10	**Vergant**	Verkrüppelung	1680
11	**Munier,** Carl	Taubstumm	1690 ?
12	**Diamantes,** Ignatius	Unheilbare Wunde	März 1690
13	Schwester **Peret,** Johanna Maria	Jahrelange Lähmung, Wassersucht	23.11.1701
14	**Lhullier,** Maria Anna	Gelähmt und taubstumm von Geburt an	1710
15	**Morel,** Angelika	Verkürzung des Beines um ca. 6 cm	März 1710
16	**Marrava,** Johannes	Verdorrter Arm	1719
17	**Ciarpaglini,** Marius Anton	Ileus	20.07.1719
18	**Marrava,** Anna	Gelähmt und taubstumm seit Geburt	1721
19	**Palla,** Johanna	Lepra	1723
20	**Chiaramonte,** Franz Anton	Podagra	ca. 1736
21	**Kimmel,** Johannes Georg	Gicht	Juni 1736
22	**Blanchini,** Antonius	Epilepsie	04.01.1738
23	**Dionisi,** Josef	Knochenlos, von den Lenden abwärts	Ostermontag 1739

Nr.	Name	Diagnose	Datum der Heilung
24	**Scaglione,** Phillip	Angeborene Verkrüppelung der Beine	1750 ?
25	**Pasquale,** Thomas	Stumm seit Geburt	1763
26	**Temperanza,** Anna Carini	Bauch- und Hautwassersucht	05.05.1772
27	**Pietrosanti,** Anna Luzia	Haut- und Bauchwassersucht	13.01.1776
28	**Carpineti,** Elisabeth	Verdacht auf Malaria tropica, schwerstes Fieber	28.04.1815
29	**Roussat,** Leo	Epilepsie	02.05.1862
30	**Dennebouy,** Constance	Angeborene Rachitis und schwere Verkrüppelung	ca.1867
31	**Stardero,** Maria	Erblindung	16.05.1869
32	**Bourdon,** Ludwig	Erblindung	27.12.1883
33	**Penasio,** Johannes	Blindheit	02.06.1885
34	**Vion-Dury,** Franz	Erblindung durch Netzhautablösung	02.08.1890
35	**Mazzarello,** Ercolina	Poliomyelitis anterior acuta	1916
36	**Smith,** Peter	Verätzung beider Augen, Pneumonie	15.03.1921
37	**del Pilar Pasquau Guttierrez,** Maria	Ausgelaufenes Auge	28.09.1921
38	**Erl,** Elisa	Rachitis	Oktober 1922

Nr.	Name	Diagnose	Datum der Heilung
39	**Montaguti,** Maria Josephine	Chronische Mittelohrentzündung mit Knochenfraß	16.10.1930
40	Schwester **Palombo,** Adele	Chronisch eiternde Labyrinthitis	01.05.1941
41	**Froppier,** Marie Antoinette	Erblindung durch Hornhautnarben	12.10.1947
42	**Cupisti,** Carola Raffaela	Osteoarthrose des Hüftgelenks, angeborene Subluxation	25.04.1950
43	**Oubeid,** Alexander Thomas	Traumatische Erblindung	20.10.1950

Sehr interessant zu beobachten ist das Verhältnis zwischen den Ausmaßen der beschriebenen Läsionen, verglichen mit der Entwicklung über die Jahrhunderte.

Hier sei zum Beispiel der Fall Josef Dionisi angeführt, dessen Diagnose „knochenlos, von den Lenden abwärts" geradezu spektakulären Charakter hat. Die plötzliche Heilung dieses Defekts kommt beinahe dem Nachwachsen eines abgetrennten Gliedes gleich.

Als ebenfalls spektakulär ist die Diagnose im Fall Johannes Ploutier zu betrachten, der als „das Kind mit den zwei Zungen" beschrieben wird.

Ein weiterer Fall, dessen Diagnose bereits überrascht, fand im 20. Jahrhundert statt. Maria del Pilar Pasquau Guttierrez, Diagnose: Ausgelaufenes Auge.

Die prozentuale Verteilung der Heilungen

Die prozentuale Verteilung der Wunderheilungen aus Heiligsprechungsakten geht aus der folgenden Graphik hervor.

Einen Anteil von 20,9% (9 Fälle) stellen Fehlbildungen, überwiegend handelt es sich hierbei um Anomalien im Knochenbau. Die Läsionen, welche das Nervensystem und Sinnesorgane betreffen stellen einen Anteil von insgesamt 46,5%. In den Berichten wird häufig nur das Symptom, Blindheit oder Taubheit bzw. Taubstummheit genannt, selten enthalten die Berichte Angaben über die Ätiologie, sofern die Symptome nicht durch auffällige Ereignisse wie Unfälle, vorausgegangene Infektionen oder ähnliches hervorgerufen wurden. Hier bildet das 19. und 20. Jahrhundert aufgrund der fortgeschrittenen Möglichkeiten, z. B. einer ophthalmologischen Untersuchung, eine Ausnahme.

Eine psychische Komponente, vor allem der Krankheiten, die die Sinnesorgane betreffen, kann deshalb nicht ausgeschlossen werden, ist jedoch auch nicht mit Sicherheit nachprüfbar oder gar zu beweisen.

Ein starkes psychisches Moment ist jedoch sicher bei fast allen Heilungen aufgetreten.

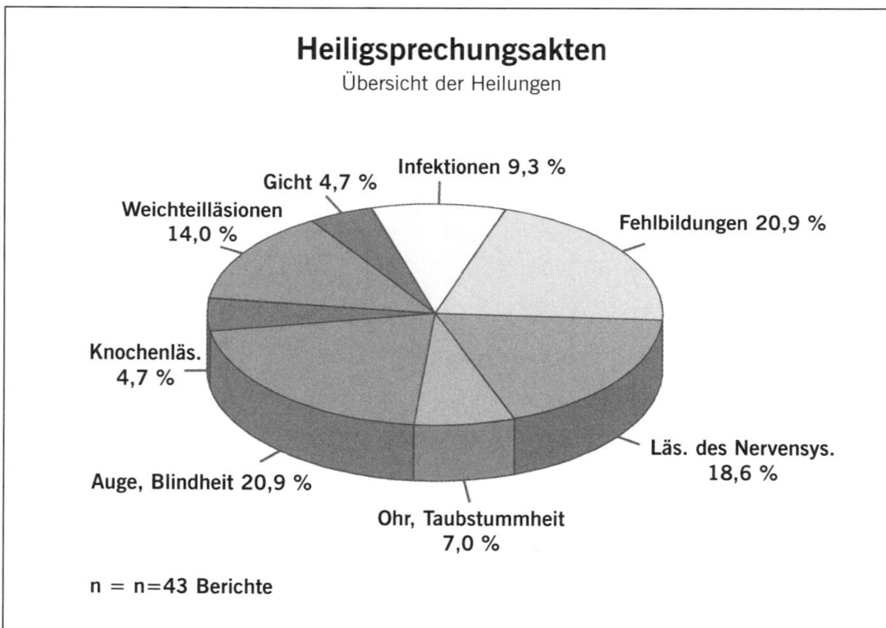

Tabelle 9: Übersicht der Wunderheilungen aus Heiligsprechungsakten, geordnet nach verschiedenen Läsionen.

Die Aussagen zum Augenblick der Heilung

Die Heilungen wurden entweder durch Auflegen von Reliquien erreicht, indem der Kranke auf das Grab des verstorbenen Heiligen/Seligen gelegt wurde, durch Waschungen mit Wasser von einem Pilgerort, durch direkten Einfluß des Heiligen/Seligen oder – in über der Hälfte der Fälle durch Novenen, Gottesdienste oder direktes Anrufen des Heiligen/Seligen.

In einigen Fällen erzählen die Geheilten, der Heilige/Selige sei ihnen im Traum erschienen, habe ihnen befohlen aufzustehen, denn sie seien geheilt (zum Beispiel im Fall der Schwester Adele Palombo) oder habe sie „an einem Strick in die Höhe gezogen“ (Elisabeth Carpineti).

Die Geheilten berichten unter anderem über starke Schmerzsensationen während der Heilung, seien „erzittert“ (Carola Raffaela Cupisti), eine „göttliche Kraft“ habe ihren Körper durchzogen (Johanna Maria Peret).

In etwa der Hälfte der Fälle haben sich die Heilungen in Sekunden abgespielt. Innerhalb von Sekunden erlangen Blinde ihr Augenlicht wieder, Taube ihr Hörvermögen, können paralysierte Glieder wieder bewegt werden, wachsen fehlende Knochen nach und gebrochene Knochen zusammen, verschwinden Hautdefekte.

In den anderen Fällen tritt zum Zeitpunkt des Wunders meist eine stetige Besserung ein, die in der Mehrzahl der Fälle zur Restitutio ad integrum führt.

Die Diagnosen nach der Heilung

Auch hier bestehen große Differenzen in der Dokumentation der Wunder. Im Gegensatz zu den Heilungen in Lourdes, in der zur Anerkennung des Wunders eine umfassende ärztliche Nachuntersuchung gefordert wird, sind hier die Informationen eher spärlich. Meist begnügt sich die Dokumentation wiederum mit einer funktionalen Beschreibung des Zustandes der Geheilten (der/die Lahme ist in der Lage, zu gehen).

Die Wunder neueren Datums sind auch hier besser dokumentiert, vor allem durch die vorwiegend ärztliche Untersuchung der Geheilten.

Die Wunderberichte

Die einzelnen Berichte, durch die die Wunder aus Heiligsprechungsakten dokumentiert wurden, sind in der folgenden Auflistung einzusehen. Wiederum wurde eine schematische Einteilung der medizinischen Informationen, welche diese Berichte bieten vorgenommen, um eine übersichtliche Darstellung zu ermöglichen. Die Berichte sind weiterhin nach Krankheitsfeldern geordnet, diese Einteilung orientiert sich an der vorausgegangenen Graphik 9.

Die Wunderberichte im Einzelnen

Fehlbildungen

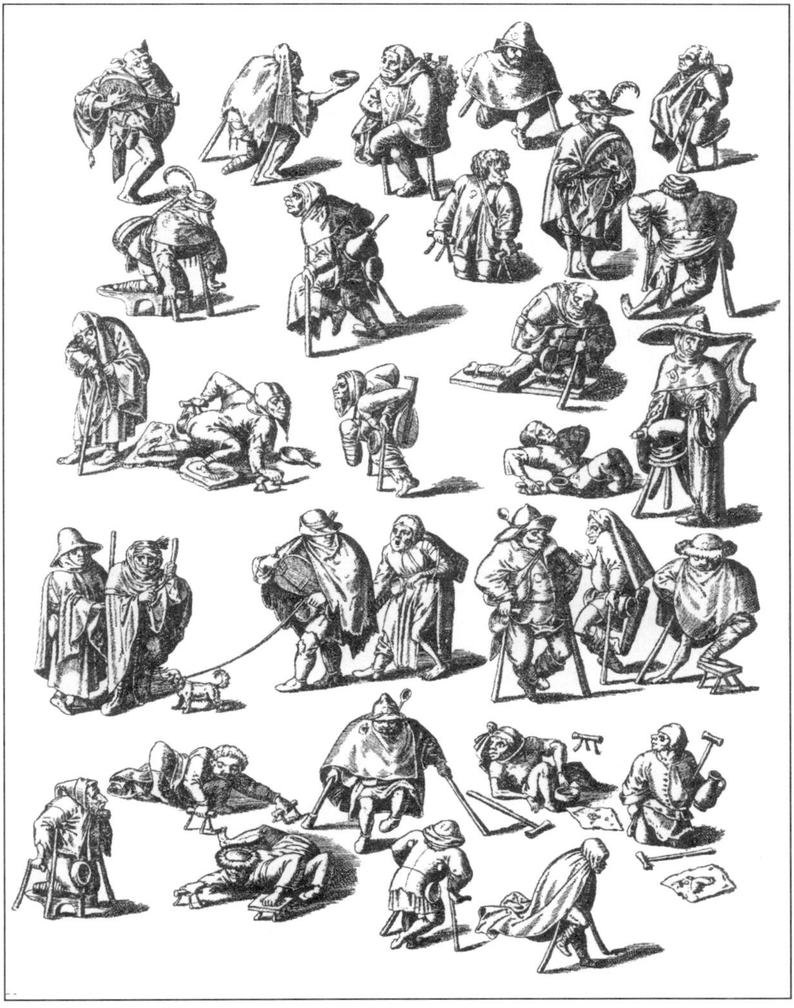

Abbildung 51: Hieronymus Bosch, Krüppelprozession. Aus Theopold, S. 18.

Name: **Ciccus/ Ceptus** [143]
Alter: **9-12**
Wohnort: **Montefalco**
Datum der Heilung: **um 1300** Datum der Anerkennung: **Keine Ang.**
Bezeichg. der Krankheit in der Quelle: **Klumpfuß**
Geheilt durch: **Fürbitte der hl. Klara von Montefalco**

Klinische Angaben	**Klinische Diagnosen**	**Klinische Diagnosen nach Heilung**
Zeugenaussagen zufolge leidet der Patient seit seiner Geburt an einer Verkrüppelung beider Füße. Die Fußsohlen sind an der Seite eingedrückt, beide Füße sind offenbar nach innen gedreht, so daß sich die Fußsohlen gegenüberstehen. Somit ist der Kranke gezwungen, auf den Fußrücken zu gehen, wo sich dementsprechend Schwielen finden. Anwendung therapeutischer Hilfsmittel sowie Bäder zeigen keinen Erfolg. Am Tag der Heilung wird der Junge zum Grab der obengenannten Heiligen getragen und dort auf die Erde gesetzt. Es wird beobachtet, wie die „verdrehten“ Füße langsam und sichtbar die anatomisch korrekte Stellung einnehmen.	**keine Angaben.**	Nach einer Stunde ist der Geheilte in der Lage, normal auf seinen Fußsohlen zu gehen. Eine spätere Untersuchung bestätigt regelrechten Knochenbau und Stellung der Füße. Die Krankheit tritt nicht wieder auf

143 Quelle: Schamoni, S. 46-51

Name: Lorenz **della Pesina** [144]
Alter: **18**
Wohnort: **Buffetto**
Datum der Heilung: **1610** Datum der Anerkennung: **Keine Ang.**
Bezeichg. der Krankheit in der Quelle: **Verkrüppelung von Geburt an**
Geheilt durch: **Fürbitte des hl. Aloysius**

Klinische Angaben	**Klinische Diagnosen**	**Klinische Diagnosen nach Heilung**
Der Patient ist nicht in der Lage, zu gehen. Er „kriecht über den Boden wie eine Kröte“. Zeugnisse über ärztliche Behandlung liegen nicht vor. Die Mutter des Jungen sagt aus, daß niemals ein Heilmittel angewandt wurde und die Krankheit unheilbar war. Die Mutter besucht die Kirche des hl. Aloysius in Sazzo. Vier Tage später, bei der Arbeit auf dem Feld, erfährt sie durch einen Boten, daß ihr Sohn sich aufgerichtet hat und in der Lage ist, mit Hilfe von zwei Stöcken aufrecht zu stehen.	**keine Angaben.**	Der Patient ist mit Hilfe zweier Stöcke in der Lage zu gehen.

[144] Ebd. S. 51-55

Name: Johannes Claudius **Ploutier** [145]
Alter: **1**
Wohnort: **Courbet, Diözese: Genf**
Datum der Heilung: **09.09.1654**
Dat. der Anerkenng: **28.12.1661** (Seligsprechg.), **19.04.1665** (Heiligsprechg.)
Bezeichg. der Krankheit in der Quelle: **Zwei Zungen**
Geheilt durch: **Fürbitte des hl. Franz von Sales**

Klinische Angaben	Klinische Diagnosen	Klinische Diagnosen nach Heilung
01.05.1653: Geburt des Kindes. Nach der Entbindung versucht die Mutter, dem Säugling die Brust zu geben. Das Kind kann jedoch nur unter großen Schwierigkeiten saugen, daraufhin öffnet ihm die Mutter den Mund und stellt dabei fest, daß sich unter der Zunge eine zweite Zunge befindet, die sich von der normalen nur durch ihre geringere Größe unterscheidet. Die zweite Zunge wächst von Geburt an weiter und droht, den Mundraum des Jungen komplett zu verlegen. September 1654: Untersuchung durch einen Operateur, dieser zieht einen Kollegen zu Rate. Nach erneuter Untersuchung lehnen die beiden Ärzte eine Operation mit der Begründung des lebensbedrohlichen Risikos im Falle des Eingriffs ab.		Die Anomalie ist ohne jegliche Fremdeinwirkung verschwunden. Die Heilung hält an.

[145] Ebd. S. 183-187

Klinische Angaben	Klinische Diagnosen	Klinische Diagnosen nach Heilung
Diagnose → Die Zunge befinde sich an einer zu empfindlichen Stelle, so daß es unmöglich sei, in sie zu schneiden, ohne das Kind in Lebensgefahr zu bringen. Die Eltern besuchen mit dem Kind das Grab des obengenannten Heiligen im Kloster der Heimsuchung in Annecy. Die Mutter legt ein Stück Holz vom Sarg des Heiligen in den Mund des Jungen, sofort „schmilzt" die überzählige Zunge dahin.	**Anatomische Anomalie, Prognose: Infaust.**	

Name: **Vergant** [146]
Alter: **30**
Wohnort: **Barcelona**
Datum der Heilung: **Ca. letztes Drittel des 17. Jh.** Datum der Anerkennung: **k. A.**
Bezeichg. der Krankheit in der Quelle: **Verkrüppelung**
Geheilt durch: **Hl. Joseph Oriol**

Klinische Angaben	**Klinische Diagnosen**	**Klinische Diagnosen nach Heilung**
Der stadtbekannte Bettler Vergant ist durch eine Fraktur des Os sacrum an Beinen und Füßen verkrüppelt. Kann sich nicht aufrichten, bewegt sich mit Hilfe zweier Krücken, mit der Höhe von zwei Handspannen, mit welchen er den Oberkörper vom Boden abhebt und die filzumwickelten Beine nachzieht. Keine weiteren Angaben zu vermutlicher Lähmung der Beine. Der Körper ist verdreht, die Beine sind „verdorrt" und unbeweglich. Der Patient kommt in die Pfarrkirche S. Maria del Pino um zu betteln, besucht dort die Kreuzkapelle vom hl. Dorn, wo er auf Dr. Joseph Oriol trifft. Dieser befragt Vergant, aus welchem Grund er ihn bisher noch nie um Heilung gebeten habe. Darauf entgegnet der Bettler, er sei zu alt um noch einen Beruf auszuüben. Daraufhin segnet ihn der obengenannte Heilige und befiehlt ihm, seine Krücken neben das Bild einer Heiligen zu hängen. Daraufhin erhebt sich Vergant, geht aufrecht und steigt eine Leiter hinauf, um seine Krücken neben das Abbild zu hängen.	**Keine Angaben**	Der Gelähmte bleibt Zeugenaussagen zufolge vollkommen gesund, ist in der Lage, aufrecht zu gehen und verdient sein Geld fortan als Gehilfe des Totengräbers der Pfarrkirche.

[146] Ebd. S. 55-58

Name: Angelika **Morel** [147]
Alter: **ca. 15**
Wohnort: **Avalon**
Datum der Heilung: **März 1710** Datum der Anerkennung: **keine Ang.**
Bezeichg. der Krankheit in der Quelle: **Verkürzung des rechten Beines um ca. 6 cm**
Geheilt durch: **Fürbitte der hl. Johanna Franziska Chantal**

Klinische Angaben	Klinische Diagnosen	Klinische Diagnosen nach Heilung
Angeborene Verkürzung des rechten Beines, zu Anfang „ca. 4 Fingerbreit" kürzer. Nach Abschluß des Wachstums schließlich 6 cm. Die Patientin kann nur mit großer Anstrengung und unter starken Schmerzen gehen. Ärztliche Hilfe wird nicht in Anspruch genommen. Erhöhung des rechten Absatzes, um die Anomalie auszugleichen. Die Kniescheibe des rechten Knies fehlt völlig, das rechte Bein wird schlechter durchblutet und erscheint atrophiert. Der rechte „Hüftknochen" fehlt. Knien ist nur auf dem linken Knie möglich und auch dann nicht länger als 15 Minuten. Die Patientin wird als Professin in das Heimsuchungskloster von Avalon aufgenommen. Dort wird ihr angetragen, Novenen zu Ehren der obengenannten Heiligen abzuhalten. Im Laufe der zweiten Novene fühlt die Patientin unter heftigen Schmerzen, wie	**Keine Angaben**	Die Länge des verkürzten Beines hat sich angeglichen, das atrophische Erscheinungsbild ist verschwunden. Schmerzen sind verschwunden. Kniescheibe und Ferse sind plötzlich auffindbar. Der rechte Fuß bleibt um „einen Fingerbreit" verkürzt. Durchblutung normal. Rückwirkende Diagnose um 1968: Angeborene Mißbildung des gesamten rechten Beines, nicht allein eine angeborene Hüftluxation. Das Fehlen von Ferse und Kniescheibe spricht für eine weiterge-

[147] Ebd. S. 75-79

Klinische Angaben	Klinische Diagnosen	Klinische Diagnosen nach Heilung
sich ihr erkranktes Bein langsam verlängert. Die Schmerzen strahlen bis zum Herzen aus und sind allgemein stärker als gewöhnlich. Innerhalb der zweiten bis zur dritten Novene scheint die Heilung vollständig.		hende Mißbildung des gesamten Beins, wahrscheinlich für einen angeborenen, partiellen Oberschenkeldefekt mit Kniestrecksteife und erheblichem Spitzfuß, wodurch ein scheinbares Fehlen erklärt werden könnte.

Name: Josef **Dionisi** [148]
Alter: **2**
Wohnort: **Leonessa**
Datum der Heilung: **Ostermontag 1739** Datum der Anerkennung: **Keine Ang.**
Bezeichg. der Krankheit in der Quelle: **Knochenlos, von den Lenden abwärts**
Geheilt durch: **Fürbitte des hl. Franz von Sales**

Klinische Angaben	Klinische Diagnosen	Klinische Diagnosen nach Heilung
1737 stellt die Hebamme nach der Geburt fest, daß das Neugeborene in den Beinen keinen Halt hat, weder in den Schenkeln noch in den Füßen finden sich knöcherne Strukturen. Ärztliche Untersuchung. **Diagnose →** 7 Monate später, Untersuchung durch einen zweiten Arzt: Bei Auflegen der Hände unter die Rückenwirbel schlagen die unteren Extremitäten nach vorn und zurück aus, bei Abtasten haben Schenkel und Unterschenkel keinerlei Widerstand, es fehlen sowohl Oberschenkelknochen, als auch Schien- und Wadenbein, ebenso sind in den Füßen keine knöchernen Strukturen aufzufinden, auch keine Hinweise auf Knochenanlagen. Nur ein „reines Kontinuum von Fleisch, ohne Knochen". Bei Aufrichten des Kindes ballen sich die unteren Extremitäten zu einer „Kugel	**Untere Körperhälfte ohne Knochen und ohne Halt und Kraft.**	Das Kind ist in der Lage, auf den Füßen zu stehen und zu gehen. Ärztliche Untersuchung: Anatomisch regelrechter Knochenbau der unteren Extremitäten.

[148] Ebd. S. 178-183

Klinische Angaben	Klinische Diagnosen	Klinische Diagnosen nach Heilung
von Fleisch zusammen". Am dritten Ostertag des Jahres 1739 besucht die Mutter mit dem Kind die Kirche von Leonessa. Sie legt das Kind auf den Altar und ruft den obengenannten Heiligen an, er möge das Kind heilen, oder aber sterben lassen. Sie schickt sich an, die Kirche zu verlassen, daraufhin streckt ihr der Junge einen Fuß entgegen.		

Name: Phillip **Scaglione** [149]
Alter: **14**
Wohnort: **S. Philadelphio**
Datum der Heilung: **18. Jh.** Datum der Anerkennung: **Keine Ang.**
Bezeichg. der Krankheit in der Quelle: **Angeborene Verkrüppelung der Beine**
Geheilt durch: **Fürbitte des hl. Benedikt des Mohren**

Klinische Angaben	**Klinische Diagnosen**	**Klinische Diagnosen nach Heilung**
Der Patient ist seit der Geburt an beiden Beinen verkrüppelt und ist bis zum Zeitpunkt der Heilung nicht in der Lage, zu stehen, kann somit nur auf den Knien kriechen. Keine Zeugnisse über ärztliches Einwirken. Weitere Angaben zum Zustand des Jungen liegen nicht vor. Im Alter von 14 Jahren beobachtet der Patient eine Prozession zu Ehren des heiligen Benedikt, wobei eine Reliquie des Heiligen von der Mutterkirche in San Fradello zum neuen Standort in S. Philadelphio überführt wird. Er läßt sich von seiner Schwester ans Fenster tragen und bittet im Angesicht der vorbeiziehenden Reliquie um seine Heilung. Als diese vorbeigezogen ist, hat der Junge eine Erscheinung: Plötzlich steht ein schwarzer Franziskaner neben ihm und befiehlt ihm, zu gehen, er sei geheilt. Infolge dessen setzt der Patient die Füße auf den Boden und geht.	**Keine Angaben**	Die Heilung hält an. Zeugenaussagen zufolge ist der Patient ohne Schwierigkeiten in der Lage, zu gehen.

[149] Ebd. S. 79-82

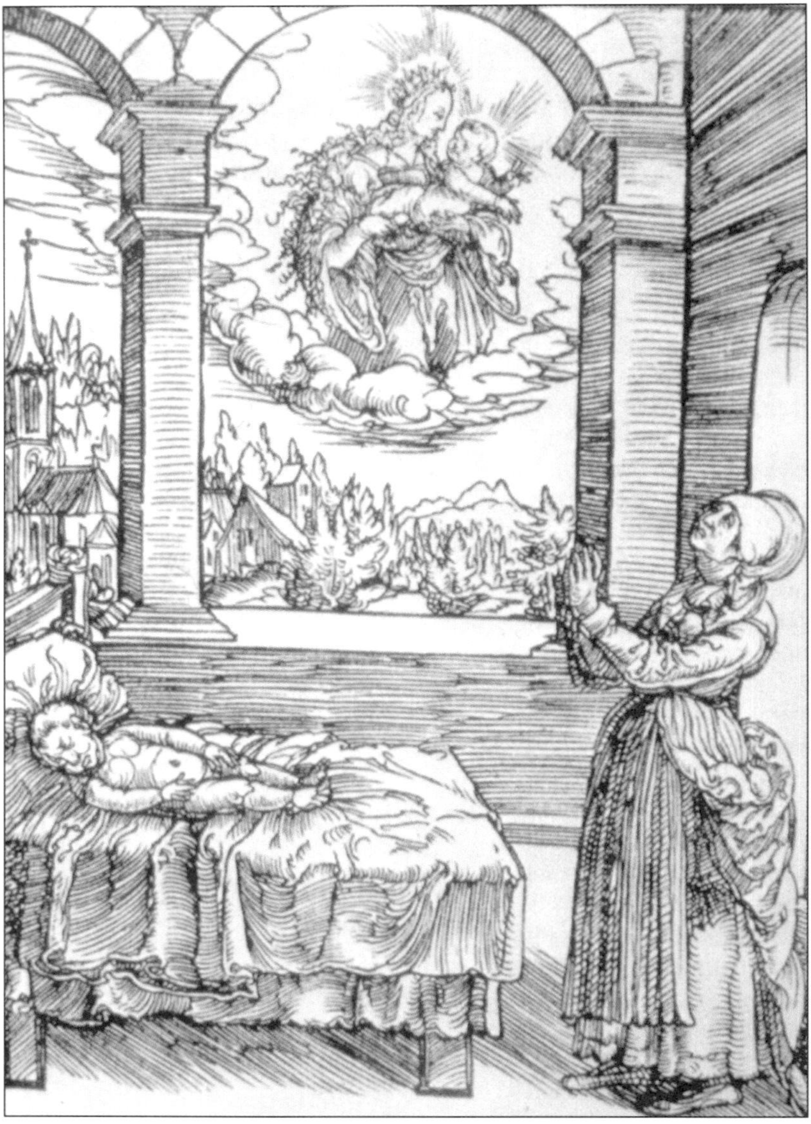

Abbildung 52: Wunderbare Hilfe der Muttergottes von Mariazell bei einem kindlichen Leibschaden. Meister der Schnittfolge, um 1520. Aus Theopold, S. 84.

Name: Constance **Dennebouy** [150]
Alter: **6**
Wohnort: **Keine Angaben**
Datum der Heilung: **Um 1867** Datum der Anerkennung: **Keine Ang.**
Bezeichg. der Krankheit in der Quelle: **Angeborene Rachitis und schwere Verkrüppelung**
Geheilt durch: **Fürbitte der hl. Maria Magdalena Postel**

Klinische Angaben	Klinische Diagnosen	Klinische Diagnosen nach Heilung
Die ledige Mutter verbirgt ihre Schwangerschaft, worauf das Kind rachitisch und mißgestaltet zur Welt kommt. Zeugenaussagen zufolge sind Arme und Beine in außerordentlicher Weise verdreht, die Füße bilden eine gerade Linie. Sofort nach der Geburt im Hospital von Valognes wird das Mädchen zu Pflegeeltern gegeben, das äußerst schwache Kind ist in der Entwicklung retardiert, hat im Alter von sechs Jahren das Aussehen eines Zweijährigen. Aufgrund von Verdickungen der oberen Enden der Oberarm- und Schenkelknochen sitzen diese nicht in den Gelenken, sondern stehen erheblich vor, so daß Beine und Arme im Kreis rotieren können. Die Ellbogen stehen nach innen, die Knie stehen nicht nebeneinander, sondern einander gegenüber, die	**Keine Angaben**	Die Glieder werden bei der Heilung gerade gerichtet Die Knochen, welche in sich verdreht waren, besonders die Knochen des rechten Fußes erscheinen normal. Verdickungen auf den Knochen sind verschwunden, Arme und Beine haben ihre normale Form zurückerlangt. Eine ärztliche Untersuchung, 30 Jahre nach der Heilung bestätigt die obengenannten Ergebnisse. Geburt dreier Kinder ohne Komplikationen.

[150] Ebd. S. 58-61

Klinische Angaben	Klinische Diagnosen	Klinische Diagnosen nach Heilung
Füße sind um 90° nach außen verdreht und bilden eine gerade Linie. An den verkrümmten Armen und Beinen finden sich knochige Knoten, Knie und Knöchel sind schwer mißgebildet. Das Kind ist nicht in der Lage, zu gehen, auch Gehen an Krücken gestaltet sich schwierig. Das Mädchen bewegt sich aufgrund dessen auf allen Vieren oder rollt einfach über den Boden.Heilmittel oder ärztliche Hilfe werden nicht in Anspruch genommen. Die Pflegemutter besucht mit dem Kind die Abtei St. Sauveur le Vicomte und nimmt dort an Novenen teil. Das Mädchen wird zum Grab der obengenannten Heiligen geführt. Am neunten Tag der Novene wirft Constance in der Kirche plötzlich ihre Krücken fort und beginnt, aufrecht durch die Kirche zu gehen.		

Name: Elisa **Erl** [151]
Alter: **5**
Wohnort: **Wasserburg**
Datum der Heilung: **Oktober 1922** Datum der Anerkennung: **Keine Ang.**
Bezeichg. der Krankheit in der Quelle: **Rachitis, Unfähigkeit, zu gehen**
Geheilt durch: **Fürbitte des hl. Konrad von Parzham**

Klinische Angaben	**Klinische Diagnosen**	**Klinische Diagnosen nach Heilung**
Bei der Geburt verliert die Mutter das Kind bei dem Versuch, in einen anderen Raum zu gehen. Das Neugeborene fällt unter einen Sessel. Als die Hebamme das Kind untersucht, stellt sie eine Verkürzung des linken Beines fest, das Neugeborene trägt keine äußerlich sichtbaren Verletzungen durch den Unfall davon. **Diagnose →** Die „Fersenknochen" sind verkrümmt, die Handgelenke sind verdickt. Im Alter von eineinhalb bis zwei Jahren wird eine Verbreiterung des Brustkorbs nach unten festgestellt, das Sternum entwickelt sich am kaudalen Abschnitt nach innen, die Gelenke schwellen an. Die Mutter beobachtet weiterhin eine Vergrößerung des Bauches, X- Beine und Plattfüße. Die Füße sind mit Leichtigkeit beweglich, an Hand- und Fußgelenken erscheinen kleine	**Verkürzung des linken Beins Knochendystrophien**	Das Kind ist in der Lage, zu gehen.Der Gesundheitszustand und die körperlichen Behinderungen bleiben auch nach der Heilung vorerst unverändert, bessern sich jedoch in der Folgezeit. Ebenso bleibt das linke Bein verkürzt, gleicht sich jedoch in der Folgezeit dem gesunden an. Rückwirkende Diagnose: Rachitis

151 Ebd. S. 61-55

Klinische Angaben	Klinische Diagnosen	Klinische Diagnosen nach Heilung
Höcker, am Sternum tritt der rachitische Rosenkranz auf. Der Unterleib schwillt häufig an, der Kopf des Kindes schwitzt. Kinderkrankheiten: Im Alter von zwei Jahren milde Form der Masern, 3 Wochen zuvor Windpocken. Bis zum Alter von drei Jahren und neun Monaten ist das Mädchen in keiner Form in der Lage, zu stehen oder zu gehen. Nur wenn das Kind aufgerichtet wird, ist Stehen für kurze Zeit möglich. Der allgemeine Gesundheitszustand bessert sich, ausgenommen die motorischen Einschränkungen. Am Tag der Heilung liest die Mutter im Liebfrauenboten von Altötting, in welchem die Heilung eines gelähmten Kindes durch den obengenannten Heiligen beschrieben wird. Auf den Wunsch der Mutter hin, ihr Kind möge in gleicher Weise geheilt werden, steht das Mädchen auf und geht selbständig.		

Verletzungen des Auges und Blindheit

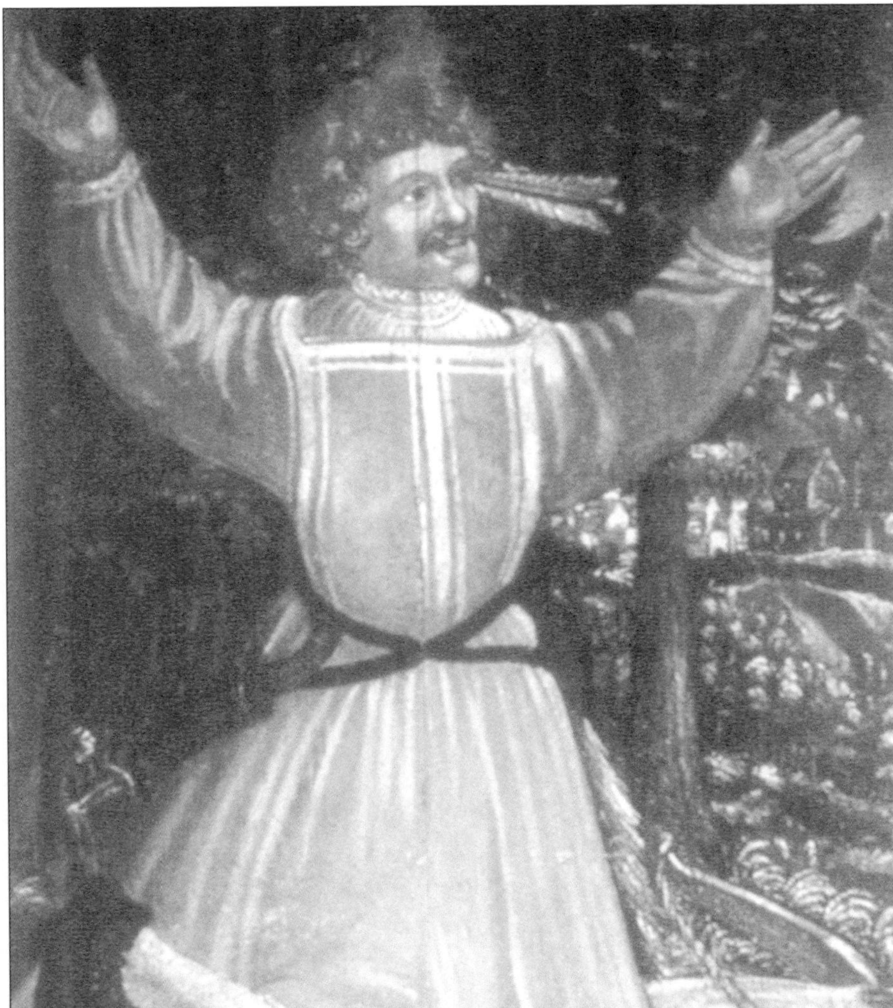

Abbildung 53: Verlust des Auges bei einem Jagdunfall. Altötting, 1520. Mirakelbild aus dem Umgang der Gnadenkapelle. Aus Theopold, S. 122.

Name: Theoderich **Schletzenrod** [152]
Alter: **5**
Wohnort: **Keine Angaben**
Datum der Heilung: **08.04.1232** Datum der Anerkennung: **Keine Ang.**
Bezeichg. der Krankheit in der Quelle: **Blind bei Geburt**
Geheilt durch: **Fürbitte der hl. Elisabeth von Thüringen**

Klinische Angaben	**Klinische Diagnosen**	**Klinische Diagnosen nach Heilung**
Von Geburt an blind, die Augenhöhlen sind von einer geschlossenen Hautschicht überzogen. Gründonnerstag des Jahres 1232: Nach Bestreichen der Augen mit Erde vom Grab der heiligen Elisabeth reißt die bedeckende Hautschicht bei beiden Augen auf, es kommen kleine, trübblutige Augen, die an Froschlaich erinnern, zum Vorschein	**Keine Angaben**	Der Junge ist in der Lage zu sehen und entwickelt, nach späteren Aussagen, Augen normaler Größe.

[152] Ebd. S. 44-45

Name: Maria **Stardero** [153]
Alter: **Keine Angaben**
Wohnort: **Vinovo, Italien**
Datum der Heilung: **16.05.1869** Datum der Anerkennung: **Keine Ang.**
Bezeichg. der Krankheit in der Quelle: **Erblindung**
Geheilt durch: **Don Bosco**

Klinische Angaben	Klinische Diagnosen	Klinische Diagnosen nach Heilung
Erblinden des Mädchens ein Jahr vor der Heilung. Konsultieren einiger Ärzte. Prognose: Unheilbar. Völlige Erblindung, keine Helldunkelwahrnehmung. Beschreibung des Zustands der Augen durch einen Salesianerpater: „Keine Hornhaut, keine Pupillen, weiß wie zwei Eier." Don Bosco hält dem Mädchen eine Mariahilfsmedaille vor die Augen, daraufhin öffnet das Kind die Augen, sie erscheinen normal, das Kind ist in der Lage, beide Seiten der Medaille zu beschreiben.	**Keine Angaben**	Augen normal

153 Ebd. S. 39-42

Name: Ludwig **Bourdon** [154]
Alter: **Keine Angaben (Schüler)**
Wohnort: **Plancoet, Frankreich**
Datum der Heilung: **27.12.1883** Datum der Anerkennung: **Keine Ang.**
Bezeichg. der Krankheit in der Quelle: **Erblindung**
Geheilt durch: **Fürbitte des hl. Johannes Eudes**

Klinische Angaben	Klinische Diagnosen	Klinische Diagnosen nach Heilung
23.05.1883: Rechtes Auge wird von einem Erdklumpen getroffen. Sofortiger Verlust der Sehfähigkeit. Auge schwillt an, chronische Schmerzen. 26.06.1883: Untersuchung durch Augenspezialisten. Befund: Augenspiegelung o.B., zweite Untersuchung: Verletzung nahe des gelben Flecks, einige Fäden und Verdickungen von Adern.		Schmerzen sind innerhalb von Sekunden verschwunden, volle Sehfähigkeit ist wiedererlangt. Restitutio ad integrum einer Ophthalmia sympathica mit Exsudat
Diagnose → Entfernung des rechten Auges wird erwogen, da eine Ophthalmia sympathica befürchtet wird. Weitere Untersuchungen durch mehrere Augenspezialisten. Rechtes Auge bei Befühlen härter, Augenspiegel: Trübung des Glaskörpers, kleiner Riß der Netzhaut in der Region nahe des gelben Flecks, Papille erscheint weiß.	**Verlust der Sehfähigkeit des rechten Auges.**	
Diagnose → Region des gelben Flecks leicht infiltriert, Arterien feiner als	**Atrophie des Sehnervs**	

[154] Ebd. S. 29-33

Klinische Angaben	Klinische Diagnosen	Klinische Diagnosen nach Heilung
normal, Venen an einigen Stellen „krampfaderig“. **Therapie:** Bettruhe in Dunkelheit. Starke Schmerzen und schnelle Ermüdbarkeit des Auges, Lichtscheu, fixierte Gegenstände „tanzen vor Augen.“ 15.12.1883: Spontane Erblindung des linken Auges, somit völlige Blindheit. 18.12.1883: Untersuchung. **Diagnose →** Linkes Auge: Bleiche Papille, Ablösung der Netzhaut in der unteren Augenzone und der gesamten Region des gelben Flecks. Heftige Schmerzen auch im linken Auge. Anordnung einer Behandlung über drei Monate (nicht weiter beschrieben). 27.12.1883: Sekundenheilung beider Augen während einer Novene zum ehrwürdigen Eudes.	**Völlige Blindheit, Prognose: Unheilbar.**	

Name: Johannes **Penasio** [155]
Alter: **8**
Wohnort: **Keine Angaben**
Datum der Heilung: **02.06.1885** Datum der Anerkennung: **Keine Ang.**
Bezeichg. der Krankheit in der Quelle: **Blindheit**
Geheilt durch: **Don Bosco**

Klinische Angaben	Klinische Diagnosen	Klinische Diagnosen nach Heilung
Leidet seit 20 Monaten an einer nicht näher beschriebenen Augenkrankheit mit Lichtscheu. Mehrere Ärzte wurden ohne Erfolg konsultiert, es wurde erwogen, das linke Auge zu entfernen. Don Bosco segnet den Jungen, am darauffolgenden Morgen ist die Lichtscheu verschwunden. Sehfähigkeit wieder hergestellt.	**Keine Angaben**	Lichtscheu verschwunden. Das Kind sieht ohne Einschränkung.

[155] Ebd. S. 42-43

Name: Franz **Vion-Dury** [156]
Alter: **30**
Wohnort: **Confort**
Datum der Heilung: **02.08.1890** Datum der Anerkennung: **Keine Ang.**
Bezeichg. der Krankheit in der Quelle: **Erblindung durch Netzhautablösung**
Geheilt durch: **Fürbitte des hl. Petrus Maria Chanel**

Klinische Angaben	Klinische Diagnosen	Klinische Diagnosen nach Heilung
November 1882: Offensichtlich durch eine Feuerlohe verursacht, die dem Patienten beim Versuch, vier Personen aus einem brennenden Haus zu retten, ins Gesicht schlägt, verschlechtert sich die Sehfähigkeit innerhalb von drei Monaten. 02.03.1883, Lazarett von Dijon, **Diagnose →**	**Netzhautablösung beider Augen.**	02.08.1890: Bestreichen der Augenlider mit Lourdeswasser, daraufhin unmittelbare Rückkehr des Sehvermögens. 10.03.1893: Rechtes Auge fast vollständig wiederhergestellt, Geradeaussehen normal, leichte Einschränkung des Umfangs des Sehfelds, linkes Auge 2/7 Sehschärfe.
16.08.1884: **Bescheinigung:** Finger sind in 30 cm Entfernung kaum zu zählen, Netzhaut des linken Auges hat sich wieder angeheftet, trotzdem keine Hell-Dunkel-Unterscheidung möglich. **Diagnose →**	**Netzhautablösung beider Augen, Prognose: Unheilbar.**	27.11.1894: Rechtes Auge: Buchstaben von 0.75 mm Höhe in 50 cm Entfernung erkennbar, entspricht einer Sehkraft von 0,50:0,50, linkes Auge: Buchstaben von 10–4 mm in 30 cm Entfernung er-
Ende Januar 1886: 55-tägige Behandlung mit Strychnin-Einspritzungen. Linkes Auge weniger als 1/200 der normalen Sehkraft mit eingeschränktem Gesichtsfeld, weist die Folgen einer alten Retino-Choroiditis und vielleicht einer alten Ablösung auf,		

[156] Ebd. S. 6-17

Klinische Angaben	Klinische Diagnosen	Klinische Diagnosen nach Heilung
da nur Narbenlinien sichtbar sind, die vom Sehnerv ausgehen und zur Peripherie des Auges gehen und zur Atrophie einiger Fasern der Netzhaut geführt haben könnten, rechtes Auge ca. 1/100 Sehkraft, bei eingeschränktem Gesichtsfeld, Netzhautatrophie, jedoch nicht mit Beteiligung des Sehnervs.		kennbar, entspricht einer Sehschärfe von 0.30 : 0,10

Name: Peter **Smith,** Mutter Margarete **Smith** [157]
Alter: **Neugeborenes**
Wohnort: **New York**
Datum der Heilung: **15.03.1921** Datum der Anerkennung: **Keine Ang.**
Bezeichg. der Krankheit in der Quelle: **Verätzung beider Augen durch fünfzigprozentige Silbernitratlösung sowie Lungenentzündung.**
Geheilt durch: **Fürbitte der hl. Franziska Xaveria Cabrini**

Klinische Angaben	Klinische Diagnosen	Klinische Diagnosen nach Heilung
Irrtümliche Anwendung fünfzigprozentiger Silbernitratlösung anstatt einprozentiger zur postnatalen Infektionsprophylaxe der Augen. Zwei bis drei Stunden später wird der diensthabende Arzt durch das Pflegepersonal hinzugerufen. **Diagnose →** Ein Augenfacharzt wird konsultiert: Augenlider sind geschwärzt und stark geschwollen, lassen sich nicht öffnen, die Haut in der nasalen Region bis zu den Lippen ist geschwärzt, eitriger Ausfluß aus Mund und Nase. → Die Augen werden daraufhin mit einem Lidheber von Desmarres geöffnet, Hornhaut beider Augen zeigt sich gräulich weiß verfärbt und blutig. → Keine medikamentöse Therapie. Anrufen der Heiligen. Am folgenden Morgen,	**Außerordentliche Schwellung der Augenlider sowie völliger Verschluß, Schwellung des Augapfels fühlbar.** **Verdacht auf Verbrennung dritten Grades.** **Vollständige Verbrennung der Hornhaut, Verdacht auf vollständige Erblindung**	Keine Vernarbung des geschädigten Gewebes in der Gesichtsregion nach Abheilen, Augen unverletzt und Sehvermögen wiederhergestellt. Symptome der diagnostizierten Pneumonie vollständig verschwunden.

[157] Ebd. S. 1-6

Klinische Angaben	Klinische Diagnosen	Klinische Diagnosen nach Heilung
15.03.1921 gegen 9 Uhr erneute Inspektion der Augen, leichte Schwierigkeiten beim Öffnen der Lider →	**sowie Zerstörung der Bulbi.** **Restitutio ad integrum**	
Gegen 17 Uhr: Temperatur steigt auf 42.8 °C, Dämpfung an der linken Lungenbasis, Rantoli crepitanti, Bronchialatmen, keine Pleurageräusche, schwache Herztöne, entspannter Bauch →	**Doppelseitige Lungenentzündung, Prognose: Infaust.**	
Therapie: Wasser per Rektum, Alkoholabwaschungen und Auflegen von Eis. Am Morgen des 16.03.1921: Temperatur normal, vollständiges Verschwinden aller Symptome. Entlassung des Patienten nach 15 Tagen.		

Name: Maria **del Pilar Pasquau Guttierrez**
Alter: **22**
Wohnort: **Ubeda**
Datum der Heilung: **16.–28.09.1921** Datum der Anerkennung: **1940**
Bezeichg. der Krankheit in der Quelle: **Ausgelaufenes Auge**
Geheilt durch: **Fürbitte der hl. Joachina de Vedruna**

Klinische Angaben	**Klinische Diagnosen**	**Klinische Diagnosen nach Heilung**
14.09.1921: Verletzung des rechten Auges durch einen Glassplitter bei der Explosion einer Flasche mit kohlensaurem Wasser bei Anwesenheit dreier Ärzte, die den Bruder der Patientin operieren sollten. Der Splitter verursacht einen schrägen Schnitt in der Sklera von 1,5 cm Länge am Limbus Corneae. Er wird durch einen der Ärzte entfernt. Infolge dessen tritt der Glaskörper sowie Kammerwasser aus, der Bulbus verliert die Spannung und zieht sich in die Augenhöhle zurück, die Augenlider ziehen sich nach innen ein. Keine Lichtscheu, Retina intakt. Nach Konsultieren eines Augenspezialisten: Untersuchung mit Augenspiegel. **Diagnose→** **Therapie:** Atropin, geplantes Ersetzen des Auges durch eine Glasprothese. Nach Auflegen einer Reliquie der obengenannten Heiligen auf den Verband beginnt das Auge wieder an Umfang zuzunehmen.	**Verlust des rechten Auges**	17. und 18.09.: Hell-Dunkel-Wahrnehmung sowie Formensehen kehrt zurück. Nach insgesamt 12 Tagen: Wunde vollständig vernarbt, Augendruck und Sehvermögen normal.

Name: Marie Antoinette **Froppier** [158]
Alter: **39**
Wohnort: **Keine Angaben**
Datum der Heilung: **12.10.1947** Datum der Anerkennung: **keine Ang.**
Bezeichg. der Krankheit in der Quelle: **Erblindung durch Hornhautnarben**
Geheilt durch: **Fürbitte der hl. Theresia Couderc**

Klinische Angaben	**Klinische Diagnosen**	**Klinische Diagnosen nach Heilung**
Vermutlich konnatale Gonokokkeninfektion führt zu chronischer Vereiterung beider Augen. 21.04.1921: Untersuchung. 21.06.1922: Untersuchung. Prognose: Unheilbar. Verläßt im Alter von 14 Jahren die Schule aufgrund starker Sehstörungen. Auge eitert, Augenlieder sind rot und geschwollen. Das rechte Auge wird entfernt. Angaben über das Jahr 1939 vom 15.05.1949 sowie 07.03.1949: Periodische Geschwüre der Hornhaut des linken Auges. Es besteht ein zur Mitte hin gelegenes Hornhautgeschwür als Folge einer Keratitis in der Kindheit bei starker Blutüberfülle des Augapfels, große Lichtscheu, infolgedessen keine Untersuchung des Augenhintergrundes möglich. Juni 1935: Einweisung, Cholezystektomie, Therapie der Augeninfektion mit nicht näher genannten Medikamenten und Dunkelzimmer über drei Wochen.	**Keine Angaben**	Lesen ohne Brille, Vereiterung verschwindet, leichte Visuseinschränkung.

[158] Ebd. S. 33-38

Klinische Angaben	Klinische Diagnosen	Klinische Diagnosen nach Heilung
1938: Aufnahme in ein Blindenheim. Behandlung des Auges mit Salben, Tropfen und örtlichen Punktierungen. 1946: Besuch des Zönakulums von Genf. Ab 16.08.1947: Auflegen einer Reliquie der obengenannten Heiligen, weitere Verschlechterung des Zustands. 28.09.1947: Besuch der Kirche von Corenc, während des Gottesdienstes plötzliches Auftreten eines Lichtblitzes und Rückkehr des Augenlichts, Fernsicht möglich, nahe Gegenstände jedoch nicht erkennbar. Schmerzen nehmen ab, Auge eitert weiterhin. 29.09.1947: Rückkehr in das Zönakulum von Genf. 12.10.1947: Bei Anbeten einer Monstranz tritt ein heftiger Schmerz in der linken Kopfhälfte und am Hals auf, Nahsicht wieder möglich.		

Name: Alexander Thomas **Oubeid** [159]
Alter: **54**
Wohnort: **Baabdat, Libanon**
Datum der Heilung: **20.10.1950** Datum der Anerkennung: **Keine Ang.**
Bezeichg. der Krankheit in der Quelle: **Durch Verletzung erblindetes Auge**
Geheilt durch: **Fürbitte des seligen Charbel Makhlouf**

Klinische Angaben	Klinische Diagnosen	Klinische Diagnosen nach Heilung
Die Quelle gibt fast ausschließlich die Darstellung des Patienten wieder. Verletzung des bereits vorgeschädigten Auges (durch einen Eisensplitter) durch einen zurückschnellenden Zypressenzweig. Konsultieren eines Augenarztes, **Therapie:** Nicht näher beschriebene Anwendung von Augentropfen und -salbe sowie vollständige Bettruhe während einer Woche, auf dem Rücken liegend. Nach dreitägigem Liegen kehrt die Sehfähigkeit zurück, als der Patient sich aufrichtet erlischt das Sehvermögen innerhalb von Sekunden „wie wenn ein Vorhang vor dem Auge niedergegangen wäre“.[160] Erneutes Konsultieren desselben Arztes, **Therapie:** Vierwöchige Bettruhe unter gleicher Anweisung. Nach vier Tagen erneute Rückkehr des Sehvermögens, nach		Nach Rückkehr starke Schmerzen am rechten Auge, sowie starker Tränenfluß, am folgenden Morgen, 20.10.1950, Auftreten eines Ödems unterhalb der Augenbraue und oberhalb der Wange. Beim Betrachten eines Abbilds des Seligen kehrt das Augenlicht zurück. Zeitunglesen bei abgedecktem gesunden Auge möglich. Fingerprüfung positiv. Nach eigenen Angaben normales Sehen möglich. Rückwirkende Krankheitsdiagnose der Ritenkongregation: Riß der Netz-

[159] Ebd. S. 22-28
[160] Ebd. S. 23

Klinische Angaben	Klinische Diagnosen	Klinische Diagnosen nach Heilung
zwei Wochen Aufrichten mit gleichem Effekt.		haut durch Verletzung um den gelben Fleck, Retina Paramaculare, mit Netzhautablösung und Aderhautentzündung, Iridozyclitis mit erhöhtem Druck als Folge, „Opazität" der strahlenbrechenden Mitte und teilweisem Pupillenverschluß. Als Folge: Blindheit.
Diagnose →	**Verdacht auf Netzhautablösung**	
Einweisung: Die Entfernung des erkrankten Auges wird erwogen, da eine Ophthalmia sympathica befürchtet wird. Der Patient lehnt diese Maßnahme ab. Regenbogenhaut „erweitert". 04.11.1937: Einweisung: Rechtes Auge: Hornhaut o.B., Augenspiegel: „Opazität" in der Mitte der Linse, umfangreiche Ablösung der Netzhaut, Cataracta Zentralis Traumatica, zählt die Finger in einem Meter Entfernung, klagt über Kopfschmerzen.		
Diagnose →	**Verlust des Sehens seit zwölf Tagen**	
Ab 1937: Konsultieren mehrerer Augenspezialisten ohne therapeutischen Erfolg, daraufhin eigenmächtiges Absetzen der verschriebenen Medikamente. Oktober 1950: Besuch des Klosters Mar Maroun zu Annaja. Auflegen einer Reliquie des obengenannten Seligen.		

Läsionen des ZNS und der peripheren Nerven

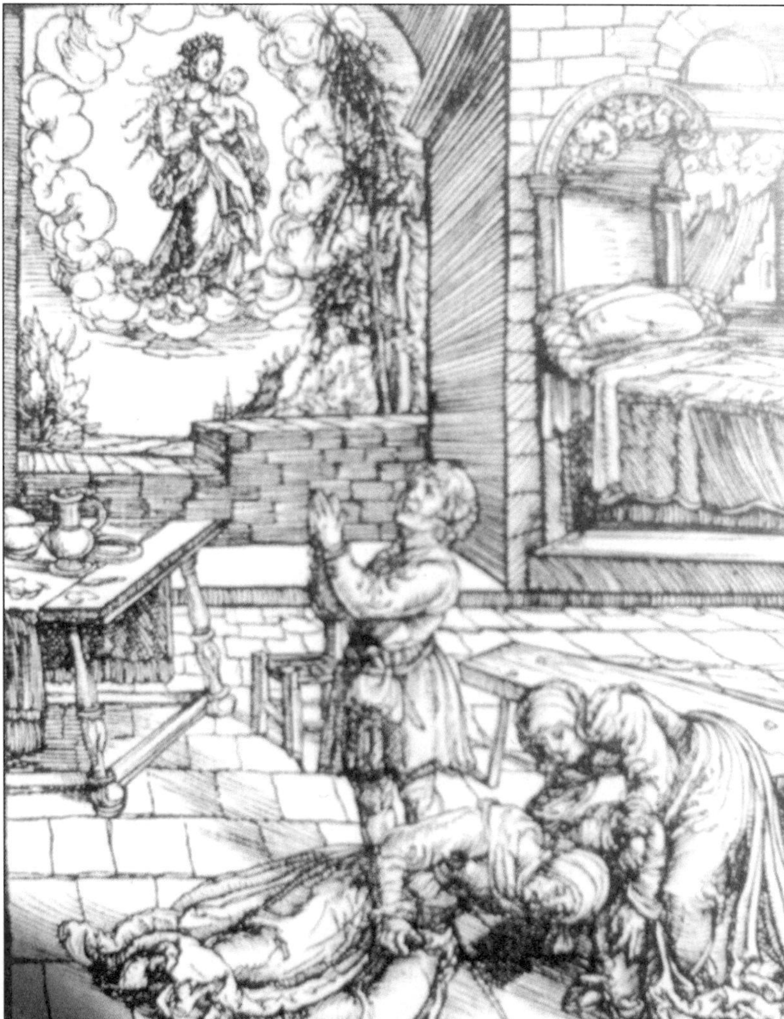

Abbildung 54: Eine Fallsüchtige, Meister der Holzschnittfolge um 1520.
Aus Theopold, S. 102.

Name: Bruder Gabriel **Morellon** [161]
Alter: **ca. 50-55**
Wohnort: **Valenchia, Orden der Minimi**
Datum der Heilung: **Anfang 17. Jh.** Datum der Anerkennung: **Keine Ang.**
Bezeichg. der Krankheit in der Quelle: **Wahnsinn und Tobsucht**
Geheilt durch: **Fürbitte des seligen Kaspar de Bono**

Klinische Angaben	**Klinische Diagnosen**	**Klinische Diagnosen nach Heilung**
Offensichtlich bricht die Erkrankung durch eine Rippfellentzündung, begleitet von hohem Fieber, ca. 1603 bei dem Patienten aus. Der Ordensbruder zerstört alle Gegenstände in greifbarer Nähe. Keine weiteren Angaben zum Gesundheitszustand. Ein Laienbruder, der nicht an die Wunder des obengenannten Seligen glaubt, schleppt den Kranken vor den Altar des Klosters. Er schwört, daß er nicht an diese Wunder glauben wolle, so lange der Selige nicht auch diesen Bruder heile. Im gleichen Moment erlangt der Ordensbruder den Verstand wieder.	**Keine Angaben Psychose.**	Die Heilung hält an.

[161] Ebd. S. 202-205

Name: Anna **le Signe** [162]
Alter: **8**
Wohnort: **Paris**
Datum der Heilung: **September 1624** Datum der Anerkennung: **1791**
Bezeichg. der Krankheit in der Quelle: **Taubstumm seit Geburt**
Geheilt durch: **Fürbitte der hl. Maria der Menschwerdung**

Klinische Angaben	Klinische Diagnosen	Klinische Diagnosen nach Heilung
Das Kind ist von Geburt an taub, reagiert auf keinerlei Geräusche. Untersuchung durch mehrere Ärzte, **Befund:** Alle Organe, die zur Sprachbildung notwendig sind zeigen keinerlei Beeinträchtigung, alle „zum Hören und Sprechen erforderlichen Teile des Kopfes“ werden untersucht, Zunge ist „gesund und unverletzt, wohlgebildet, jedoch ohne Zungenband.“ [163] **Diagnose →** Es liegen keine Zeugnisse über die Anwendung von Medikamenten vor. September 1624: Die Großmutter des Mädchens nimmt das Kind mit nach Pontoise, um dort Novenen zu Ehren der obengenannten Heiligen abzuhalten.	**Taubheit, dadurch keine Sprachentwicklung möglich, Stummheit als Folge.**	Drei Tage vor Ende der ersten Novene beginnt das Mädchen, zu hören und zu sprechen und nennt Vater, Mutter, Brüder und Schwestern beim Namen. Das Mädchen ist in der Lage, Gesprochenes zu verstehen und nachzusprechen, es entwickelt schließlich ein dem Alter angepaßtes Sprechvermögen.

[162] Ebd. S. 109-113
[163] Ebd. S. 112.

Name: Schwester Johanna Maria **Peret** [164]
Alter: **29**
Wohnort: **Moulins**
Datum der Heilung: **23.11.1701** Datum der Anerkennung: **1703**
Bezeichg. der Krankheit in der Quelle: **Jahrelange Lähmung und tympanitische Wassersucht**
Geheilt durch: **Fürbitte des hl. Franz Regis**

Klinische Angaben	Klinische Diagnosen	Klinische Diagnosen nach Heilung
05.01.1695: Die Patientin wird vom „Wechselfieber" angesteckt, sie leidet unter dieser Krankheit bis zum 06.02.1698. Fieberanfälle mit doppeltem, dreitägigem und viertägigem Verlauf, eine Angina tritt hinzu, deren schwerer Verlauf die Aufnahme fester Nahrung unmöglich macht. Ende April 1698: Besserung, die Patientin kann aufstehen und beginnt, mühselig zu gehen. 15.05.1698: Die Kranke beginnt unter Lähmungen zu leiden, die Schenkel werden „schwach", so daß sie bei jedem Schritt ausgleitet. Die Beine werden atrophisch, sind unterkühlt und schlecht durchblutet. Anfang Juni 1698: Widerwille gegen jegliche Art von Speisen. Brechreiz bereits bei Anblick. Herzschmerzen und Erbrechen,		13.11.1701: Die Patientin glaubt, eine Stimme zu hören, die ihr die Heilung voraussagt. 21.11.1701: Verschlechterung des Zustandes, die Schwester kann nicht ins Chor getragen werden. 23.11.1701: Besuch der Messe, die Kranke läßt sich beim Knien von zwei Schwestern stützen, bei der Kommunion fühlt sie eine „göttliche Kraft, die den Körper durchdringt", danach fühlt sie sich augenblicklich geheilt. Sie bleibt bis zum Ende der Messe ohne Hilfe knien, ist nach

[164] Ebd. S. 164-171

Klinische Angaben	Klinische Diagnosen	Klinische Diagnosen nach Heilung
Leberschmerzen, Kopfschmerzen, Schlaflosigkeit, Kontrakturen, allgemeiner Kräfteverfall, die Patientin muß an Festtagen zur Messe getragen werden. Zu Beginn des Sommers 1700: Konvulsi motus, Zuckungen im rechten Arm, worauf die Hand beinahe empfindungslos wird, die täglichen, fast stündlichen Zuckungen setzen sich bis zum Zeitpunkt der Heilung fort. Kontrakturen am ganzen Körper, begleitet von scharfen Schmerzen an den Extremitäten. **Diagnose →**	**Fortschreitende Lähmung aller Gliedmaßen.**	dem Ende in der Lage, ohne Hilfe zu gehen. Untersuchung durch den Chirurgen des Klosters: Die Schenkel werden „ernährt“, Hautfarbe normal, Hauttemperatur normal, die „Adern schwellen und füllen sich zusehends“, die Muskulatur baut sich wieder auf, innerhalb von 4 Tagen scheint sich der Bewegungsapparat beider Beine regeneriert zu haben.
Die Haut der atrophierten Beine beginnt, sich unter großen Schmerzen abzulösen. Beständige Übelkeit, starke Vergrößerung der Leber und des Magens, Aufblähen des Bauches. 24.08.1701: **Diagnose →**	**„Tympanitische Wassersucht“.**	
Starkes Fieber mit Klimax am Abend. Oktober 1701: Die Kranke bittet in ihren Gebeten den obengenannten Heiligen um ihre Heilung.		

Name: Maria Anna **Lhullier** [165]
Alter: **8**
Wohnort: **Paris**
Datum der Heilung: **1710** Datum der Anerkennung: **Keine Ang.**
Bezeichg. der Krankheit in der Quelle: **Gelähmt und taubstumm von Geburt an**
Geheilt durch: **Fürbitte des hl. Vinzenz von Paul**

Klinische Angaben	**Klinische Diagnosen**	**Klinische Diagnosen nach Heilung**
Mehreren Zeugenaussagen zufolge kann das Mädchen bis zum Zeitpunkt der Heilung nicht auf den Füßen stehen, vollkommene Lähmung seit Geburt, die Beine sind nicht in der Lage, den Körper zu tragen, das Kind kann sich nicht bewegen. Die Mutter bringt das Mädchen zum Grab des obengenannten Heiligen und hält dort Novenen ab. Während der ersten Novene beginnt das Kind, den Stuhl neben dem Grab, auf welchen es von der Mutter gesetzt wurde, zu verlassen. Am Ende der zweiten Novene ist das Mädchen in der Lage, allein zu gehen und deutlich zu sprechen.	**Keine Angaben**	Unbehinderte Motorik, Sprachvermögen normal.

165 Ebd. S. 105-107

Name: Anna **Marrava** [166]
Alter: **7**
Wohnort: **Vettivayel**
Datum der Heilung: **1721** Datum der Anerkennung: **Keine Ang.**
Bezeichg. der Krankheit in der Quelle: **Gelähmt und taubstumm von Geburt an**
Geheilt durch: **die Fürbitte des hl. Johannes de Britto**

Klinische Angaben	**Klinische Diagnosen**	**Klinische Diagnosen nach Heilung**
Die Beine des Mädchens sind von Geburt an von der Hüfte abwärts „ohne Fleisch, ohne Empfindung und beinahe tot". Das Kind ist gehunfähig und stumm. Keine weiteren Angaben. Zeugnisse über ärztliche Eingriffe liegen nicht vor. Die Verwandten besuchen die Stätte des Martyriums des obengenannten Heiligen, um für die Heilung des Mädchens zu beten. Dort angekommen, legen sie das Mädchen auf den Boden und beginnen, die Kranke in einem „Wahnsinnigen Frömmigkeitsdrang" [167] über die Erde zu ziehen. Einen Augenblick danach steht das Mädchen für kurze Zeit auf den Beinen, öffnet den Mund und verlangt zu essen.	**Keine Angaben**	Das Mädchen kann frei sprechen und ohne Schwierigkeiten gehen. Die Beine „saugen sich voll von Fleisch".[168]

[166] Ebd. S. 107-109.
[167] Ebd. S. 107.
[168] Ebd. S. 108

Name: Antonius **Blanchini** [169]
Alter: **7**
Wohnort: **Venedig**
Datum der Heilung: **04.01.1738** Datum der Anerkennung: **Keine Ang.**
Bezeichg. der Krankheit in der Quelle: **Epilepsie**
Geheilt durch: **Fürbitte des hl. Hieronymus Aemiliani**

Klinische Angaben	**Klinische Diagnosen**	**Klinische Diagnosen nach Heilung**
Das Kind leidet von Geburt an unter leichten Krämpfen, die sich bis zum Alter von drei bis vier Jahren zu regelrechten und schweren epileptischen Anfällen steigern. Untersuchung: **Diagnose →** 10-16 Anfälle pro Tag, bei weiter steigendem Alter nehmen die Anfälle an Schwere und Häufigkeit zu, im Alter von sieben Jahren ca. 60 mal am Tag. Der Kranke muß ständig im Bett gehalten werden, um das Risiko schwerer Verletzungen durch die Anfälle zu reduzieren. Das Kind ist geistig retardiert, „verkrümmt, buckelig und ausgemergelt“.[170] Es kann schließlich weder sprechen noch essen. Die ärztliche Behandlung wird schließlich aufgrund des aussichtslosen Zustandes aufgegeben. Starke Unterernährung, fortschreitender körperlicher und geistiger Verfall.	**Epilepsie**	Als der Junge erwacht, ruft er seinen Eltern zu, er sei geheilt. Er ist in der Lage, zu gehen, findet seine Kräfte wieder, kann selbständig essen. Eine spätere ärztliche Untersuchung bescheinigt vollkommene Heilung. Kein Rückfall.

[169] Ebd. S. 197-202.
[170] Ebd. S. 200

Klinische Angaben	Klinische Diagnosen	Klinische Diagnosen nach Heilung
Eine Nachbarin gibt der Mutter Wasser aus einer Quelle, die der obengenannte Heilige in wunderbarer Weise entspringen ließ. Nachdem die Mutter dem Jungen zu trinken gegeben hat, bessert sich der Zustand geringfügig, er schläft die Nacht durch und erscheint am nächsten Morgen geheilt.		

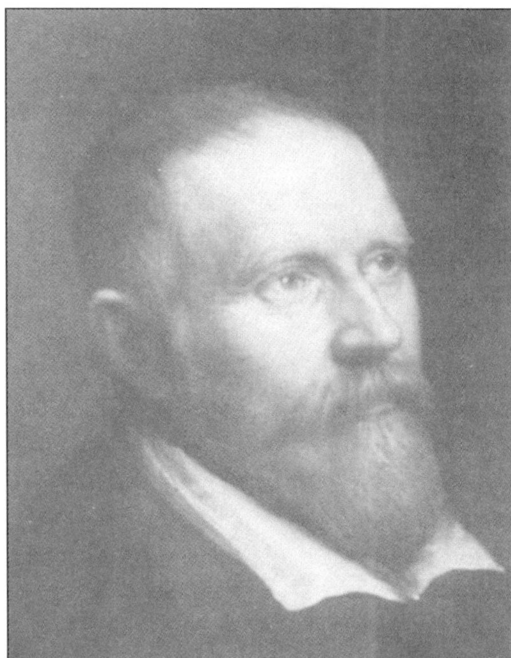

Abbildung 55:
Der heilige Hieronymus von Aemiliani.
Aus Schamoni, S. 169.

Name: Thomas **Pasquale** [171]
Alter: **4**
Wohnort: **Sant` Agata**
Datum der Heilung: **1762/1763** Datum der Anerkennung: **Keine Ang.**
Bezeichg. der Krankheit in der Quelle: **Stumm seit Geburt**
Geheilt durch: **hl. Alfons Maria von Liguori**

Klinische Angaben	**Klinische Diagnosen**	**Klinische Diagnosen nach Heilung**
Der Junge ist seit Geburt nicht in der Lage, zu sprechen, kann jedoch den Laut „o" artikulieren. Keine ärztlichen Befunde. Der Onkel des Kindes besucht mit seinem Neffen die Kathedrale Sant` Agata dei Goti, um dem obengenannten Heiligen ein Körbchen mit Feigen zu bringen, welches durch den Jungen übergeben wird. Der Heilige segnet den Jungen, läßt ihn ein Bild der Mutter Gottes küssen und befragt ihn nach dem Inhalt des Bildes. Das Kind antwortet daraufhin: „Die Madonna."	**Keine Angaben**	Das Kind spricht fließend.

[171] Ebd. S. 104-107

Name: Leo **Roussat** [172]
Alter: **5**
Wohnort: **Nahe Macon**
Datum der Heilung: **02.05.1862** Datum der Anerkennung: **Keine Ang.**
Bezeichg. der Krankheit in der Quelle: **Epilepsie**
Geheilt durch: **Fürbitte des hl. Pfarrers von Ars**

Klinische Angaben	**Klinische Diagnosen**	**Klinische Diagnosen nach Heilung**
Vorgeschichte: Es wird von einem Unfall erzählt, bei dem der Junge ins Eis eingebrochen ist, wobei er sich durch eine Kopfverletzung eine Hirnschädigung zugezogen haben könnte. Mitte Januar 1862: Der Patient bekommt „Nervenanfälle“, die anfangs sehr leicht verlaufen, sich im Laufe der Zeit verschlimmern und schließlich damit enden, daß die Glieder starr und kalt werden, besonders auf der rechten Seite. Konsultieren eines Arztes: **Therapie:** Wurmabtreibende Mittel, später das „Antiepileptische Elixier von Faillote“.[173] Konsultieren eines Arztes in Lyon. **Therapie:** Eisenhaltiges Wasser und eisenhaltige Medizin. Weitere Verschlechterung des Zustandes. Die Anfälle werden häufiger und dauern länger,	**Keine Angaben**	Auch auf der Rückfahrt von Ars hat das Kind noch kleinere Anfälle über einen Zeitraum etwa eines Tages und noch eine Morgenlähmung. Die schließlich vollständige Heilung hält an.

[172] Ebd. S. 192-197.
[173] Ebd. S. 193

Klinische Angaben	Klinische Diagnosen	Klinische Diagnosen nach Heilung
oftmals mehrmaliges Auftreten innerhalb einer Stunde. Ca. 15–20 Mal im Laufe eines Tages. Der Patient verdreht bei den Anfällen die Augen, den Kopf und die Glieder, es folgen Lähmungen der Zunge und der rechten Seite, oftmals länger als 15 Minuten. Erneutes Konsultieren des Arztes: Therapieabbruch drei Tage später: Vollständige, rechtsseitige Lähmung, der linke Arm läßt sich nur schwach bewegen. Einschränkung des Sprechvermögens, keine selbständige Nahrungsaufnahme mehr, Speichel fließt aus dem Mundwinkel. Auf Anraten des Bischofs von Belley besuchen die Eltern mit dem Kind das Grab des obengenannten Heiligen in Ars. Der Junge wird auf das Grab gelegt, kurz darauf ist er in der Lage, die rechte Hand zu bewegen. Wenige Stunden ist bereits Gehen mit leichter Unsicherheit in den Bewegungen möglich.		

Knochenläsionen

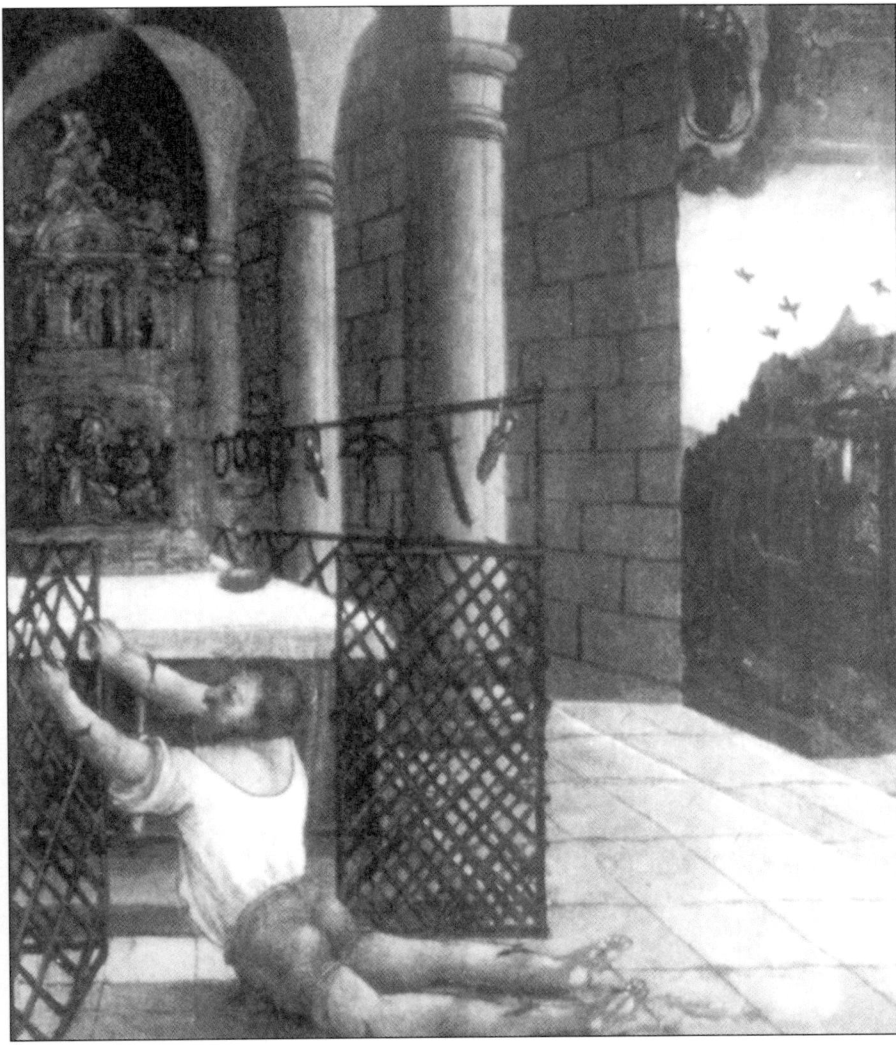

Abbildung 56: Wunderbare Heilung eines Geräderten, als er das Altargitter in Mariazell berührt. Aus Theopold, S. 126.

Name: Alfons **de Ottero Grassal** [174]
Alter: **41**
Wohnort: **Valladolid**
Datum der Heilung: **Anfang des 17 Jh.** Datum der Anerkennung: **Keine Ang.**
Bezeichg. der Krankheit in der Quelle: **Komplizierter Oberarmbruch**
Geheilt durch: **Fürbitte des hl. Michael de Sanctis**

Klinische Angaben	**Klinische Diagnosen**	**Klinische Diagnosen nach Heilung**
Der Patient hat sich durch eine nicht näher genannte Ursache den Arm 4 Finger breit unter dem Schultergelenk gebrochen. Der Arm hängt herunter, dreht sich nach hinten und schwillt beträchtlich an. Der Patient hat starke Schmerzen. Ärztliche Behandlung über 4 oder 6 Tage. **Diagnose →** Aufgrund der starken Schmerzen ist der Schlaf erschwert. Appetitlosigkeit. Eine Nachbarin rät ihm, eine Reliquie des obengenannten Heiligen auf die Wunde zu legen, der Arm schwillt daraufhin sehr schnell ab, so daß die Verbände, welche um den Arm gewickelt sind, von selbst herunterrutschen.	**Fraktur des Oberarms**	Die Schmerzen sind nach Auflegen der Reliquie verschwunden, der Patient entwickelt Appetit, die Knochen scheinen komplett verwachsen. Der Arm ist kräftiger als zuvor. Annahme der Quelle: Die Bruchenden konnten aufgrund mangelnder Fixierung nicht verwachsen, da der Arm als Hebel wirkte, ebenso wird angenommen, daß es sich hier um eine komplizierte Fraktur mit Weichteilverletzungen handelte, wobei austretendes Mark sich isolierend zwischen die Bruchränder geschoben hatte, wodurch die starken Schmerzen erklärt werden. Die Entzündung hat für die Heilung wichtige Zellbestandteile absterben lassen.

[174] Ebd. S. 176-178

Name: Carola Raffaela **Cupisti**, Geborene **Pucci** [175]
Alter: **56**
Wohnort: **Viareggio**
Datum der Heilung: **25.04.1943** Datum der Anerkennung: **09.12.1962**
Bezeichg. der Krankheit in der Quelle: **Chronisch deformierende Osteoarthrose des rechten Hüftgelenks bei angeborener Subluxation**
Geheilt durch: **Fürbitte des hl. Antonius Maria Pucci**

Klinische Angaben	**Klinische Diagnosen**	**Klinische Diagnosen nach Heilung**
Von Geburt an: **Diagnose →** Dies führt zu einer Verkürzung des Gliedes und zu Hinken. Im Alter von vier Jahren Auftreten eines nicht näher abgeklärten Abszesses. Seit 1921: Zwölffingerdarmgeschwüre. 1918: Mastitis. Sommer 1938: Die Patientin stürzt im Boot ihres Mannes, in der Folge starke Schmerzen im rechten Hüftgelenk, die zu Schonhaltung führen und fast jede Bewegung unmöglich machen. Röntgen: Schenkelkopf vergrößert und deformiert mit Zonen knochiger Verdickungen, ebenso deformierte Gelenkpfanne, die den Schenkelkopf nicht umschließt. **Diagnose →** **Therapie:** Gipsverband des gesamten Beckens und des rechten Beins, keine tiefgreifende	**Angeborene Luxation des rechten Hüftgelenks.** **Arthrose des rechten Hüftgelenks und des unteren Traktes der Wirbelsäule.**	25.04.1943: Die Patientin nimmt an einer Prozession teil, um den obengenannten Heiligen um Heilung zu bitten. Während der Anrufung des Seligen in der Kirche fühlt die Patientin plötzlich ein Zittern und ist augenblicklich schmerzfrei. Die Patientin ist in der Lage, sich aufzurichten und sich ohne Schmerzen und Hilfsmittel zu bewegen. 28.04.1953: Röntgen: Anatomische Schädigung persistiert unverändert, die Patientin bleibt jedoch schmerzfrei.

[175] Ebd. S. 65-74

Klinische Angaben	Klinische Diagnosen	Klinische Diagnosen nach Heilung
Besserung, Schmerzen bleiben bestehen. Berührungsschmerz, Nachtschmerz, aufgrund dessen Verabreichung von Betäubungsmitteln. 1939 und 1942 weitere Behandlungen. **Diagnose →**	**Osteoarthrose**	Bewegungsradien des Hüftgelenkes nahezu uneingeschränkt in den Grenzen des physiologisch Möglichen. Vollständige klinische Heilung
Therapie: Hüfttutor und erneut Gipsbett. Nach der Behandlung: Immobilität des Hüftgelenkes. Die Patientin ist für lange Perioden bettlägerig und auf Krücken angewiesen. 1946: Erneute Behandlung, eine Operation zur Fixierung des Gelenks wird erwogen. 1947: Weitere Behandlung mit Folge leichter Besserung. Wiederum wird die Operation angeraten. Patientin weigert sich. **Therapie:** Anästhesierende Kuren und Anpassen eines orthopädischen Apparates, welcher den unteren Teil der Wirbelsäule und die Hüfte fixiert. Keine Besserung, schließlich Novocain-Injektionen, danach leichte Besserung. 1951: Wiederum Anraten der operativen Fixierung des Gelenks. **Diagnose →**	**Fausta quoad vitam, infausta quoad valetudinem.**	

Läsionen der Weichteile

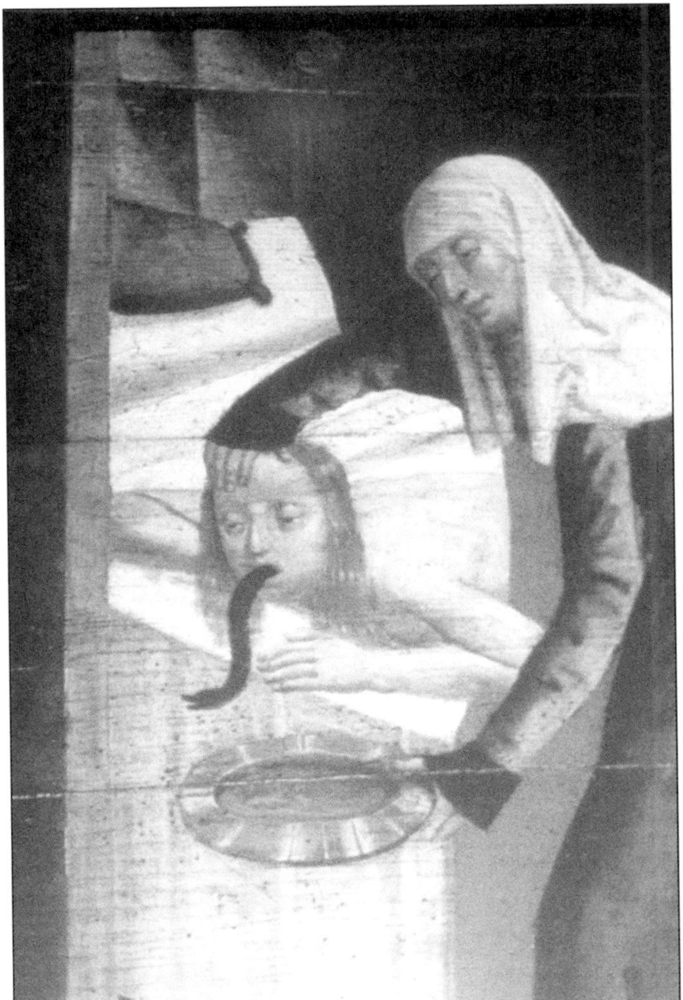

Abbildung 57: Eine Schlange kriecht aus dem Mund einer Kranken, Mirakelbild aus Altötting, Umgang der Gnadenkapelle. Aus Theopold, S. 116.

Name: Matthias **Textor**, der **Weber Matthias**[176]
Alter: **Keine Angaben**
Wohnort: **Niewronic, Polen**
Datum der Heilung: **1626 ?** Datum der Anerkennung: **Keine Ang.**
Bezeichg. der Krankheit in der Quelle: **Verdorrte Hand**
Geheilt durch: **Fürbitte des hl. Stanislaus Kostka**

Klinische Angaben	**Klinische Diagnosen**	**Klinische Diagnosen nach Heilung**
Im Jahr 1626 wird die Hand des Patienten ohne erkennbare Ursache beeinträchtigt. Er ist nicht in der Lage, die Finger zu beugen, noch kann er sie überhaupt bewegen, auch „das heilige Kreuzzeichen" ist nicht mehr möglich. Der Patient berichtet, die Hand hänge „wie ein schweres, nutzloses Gewicht" an seinem Arm. Die Therapieversuche einiger Wundärzte bringen derart starke Schmerzen mit sich, daß der Patient jegliche weitere Behandlung verweigert. Eine Frau, deren Sohn durch den obengenannten Heiligen geheilt wurde, rät dem Patienten, bei ihm Zuflucht zu nehmen.	**Keine Angaben**	Am Weihnachtstag (vermutlich des Jahres 1626) besucht der Erkrankte die Kirche der Jesuiten in Jaruslaw, wo eine Messe am Altar des obengenannten Heiligen abgehalten wird. Er erfleht dort seine Heilung. Erst als der Name Jesu ausgesprochen wird, nimmt der Patient, ohne es anfangs zu bemerken, die Mütze mit der vormals erkrankten Hand ab. Der Geheilte ist in der Lage, mit der geheilten Hand am selben Tag das Brot zu brechen, sich Speisen zu nehmen. Er kann schließlich wieder alle Tätigkeiten seines Handwerks mit dieser Hand ausführen.

[176] Ebd., S. 145-146

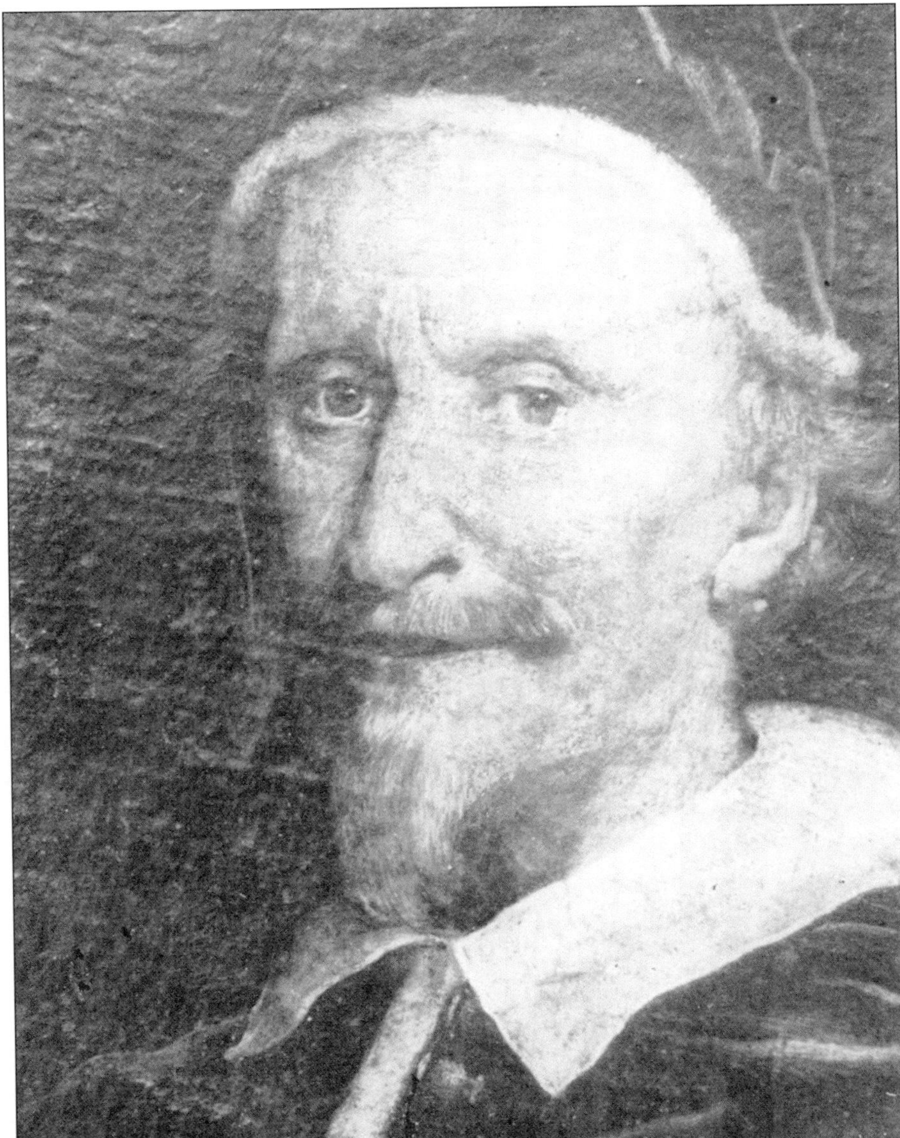

Abbildung 58: Der selige Innozenz XI. Aus Schamoni, S. 174

Name: Ignatius **Diamantes** [177]
Alter: **66**
Wohnort: **Umgebung von Santa Lucia in Selce**
Datum der Heilung: **März 1690** Datum der Anerkennung: **Keine Ang.**
Bezeichg. der Krankheit in der Quelle: **Unheilbare Wunde**
Geheilt durch: **Fürbitte des seligen Innozenz XI**

Klinische Angaben	**Klinische Diagnosen**	**Klinische Diagnosen nach Heilung**
Der Patient leidet an einer Wunde an der linken Wade über einen Zeitraum von ca. zwei Jahren bis zum Zeitpunkt der Heilung. Die Ränder der Wunde sind blaß und geschwollen, rings herum ungleichmäßig entzündet. Starke Geruchsentwicklung, verbunden mit sehr großen Schmerzen. **Diagnose →** Der Wundboden weist Löcher und Unebenheiten auf, die Sehnen sind zu sehen, die Ausdehnung variiert: Auf der Wade, 6–7 Fingerbreit lang, teils 2–4 Finger breit. Nahezu täglich ärztliche Behandlung, Ausbrennen wird erwogen, der Kranke lehnt jedoch ab. In den letzten 36–40 Stunden der Krankheit wachsen die Schmerzen derart stark an, daß der Patient Suizidversuche unternimmt.	**„Fressende Wunde“**	Die Frau des Kranken überreicht ihm ein Abbild des obengenannten Seligen, worauf der Patient den Seligen um seine Heilung bittet. Er legt das Abbild auf den Verband der Wunde, der Schmerz geht zurück, so daß er die Nacht durchschläft. Im Traum erscheint ihm der selige Innozenz, ganz in Weiß gekleidet. Am folgenden Morgen sind die Schmerzen verschwunden. Der Patient ist am Morgen der Heilung sofort in der Lage, zu arbeiten. Als er den Verband abnimmt, hat sich die Wunde geschlossen, es bleibt ein „Pickel“ mit eitrigem Ausfluß zurück, welcher sich später von selbst schließt. Die Sehnen haben sich durch den Defekt offensichtlich verkürzt, die Verkürzung bleibt bestehen.

[177] Ebd. S. 172-175

Name: Marius Anton **Ciarpaglini** [178]
Alter: **Keine Angaben**
Wohnort: **Cortona**
Datum der Heilung: **20.07.1719** Datum der Anerkennung: **Keine Anerkennung, das Wunder wurde abgelehnt.**
Bezeichg. der Krankheit in der Quelle: **Ileus**
Geheilt durch: **Fürbitte der hl. Margareta von Cortona**

Klinische Angaben	Klinische Diagnosen	Klinische Diagnosen nach Heilung
19.07.1719: Bei dem Patienten setzen plötzlich heftige Schmerzen im Magen und in den anliegenden Abschnitten des Bauches ein. Häufiges Erbrechen und kompletter Stuhlverhalt. Der Vater des Patienten, ebenso wie der Patient selbst ein Arzt, untersucht den Kranken.		Als der Patient erwacht, sind Krämpfe und Schmerzen verschwunden.Gesamte Dauer vom Auftreten der ersten Symptome bis zum Zeitpunkt der Heilung ca. 72 Stunden. Der Patient hat Stuhlgang (3–4 mal nach Erwachen), Schmerzen und Krämpfe sind verschwunden. Vollständige Heilung. Gründe für die Ablehnung: Der Verschluß ist vermutlich am Vortag, beim Reiten eingetreten, vermutlich handelte es sich um eine Invagination. Es ist kein Fieber aufge-
Diagnose →	**Ileus mit Miserere.**	
Alle verabreichten Medikamente werden wieder erbrochen, es wird innerhalb von 72 Stunden dreimal Opium verabreicht. Die Schmerzen wachsen und werden schließlich unerträglich. Weiterhin unstillbares Koterbrechen. Der Schmerz konzentriert sich auf die Nabelgegend.		
Prognose →	**Infaust**	
Konsultieren eines zweiten Arztes, gleicher Befund. Schließlich Krämpfe, die den gesamten Körper ergreifen.		

[178] Ebd. S. 187-192

Klinische Angaben	Klinische Diagnosen	Klinische Diagnosen nach Heilung
Dem Patienten wird die letzte Ölung gespendet. Ein Freund der Familie reicht dem Kranken ein Kruzifix der obengenannten Heiligen, der Patient legt es auf die schmerzende Stelle, kurz darauf ist ein lautes Glucksen zu hören, welches als Wiedereröffnung des Verschlusses interpretiert wird. Danach schläft der Patient ca. 4 Stunden.		treten, zu welchem es bei einem Darmdurchbruch kommen muß. Die Zeichen eines unmittelbar bevorstehenden Todes fehlten (u.a. Harnverhalt nicht aufgetreten).

Name: Anna Carini **Temperanza** [179]
Alter: **62**
Wohnort: **Monte Rubbiano, Diözese Fermo**
Datum der Heilung: **05.05.1772** Datum der Anerkennung: **Keine Ang.**
Bezeichg. der Krankheit in der Quelle: **Bauch- und Hautwassersucht, Anasarka**
Geheilt durch: **Fürbitte des sel. Bernhard von Offida**

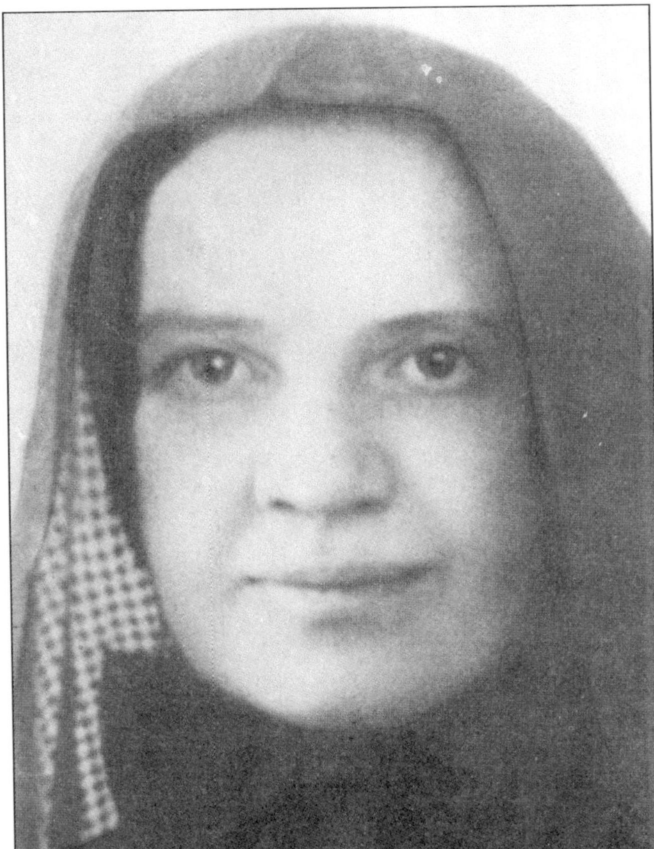

Abbildung 59: Die heilige Franziska Xaveria Cabrini. Auf ihre Fürbitte geschehen zahlreiche – nicht anerkannte – Wunderheilungen.
Aus Schamoni, S. 184.

[179] Ebd. S. 154-159

Klinische Angaben	Klinische Diagnosen	Klinische Diagnosen nach Heilung
Anfang April 1772 zeigen sich erste Symptome mit Ödemen an den Beinen, die Füße beginnen, anzuschwellen, die Schwellung verbreitet sich über den ganzen Körper. Die Patientin ist von dürrer, ausgemergelter Konstitution. Die Schwellung zieht sich schließlich über die Beine bis zum Oberbauch, begleitet von leichtem Fieber, Atemnot und Miktionsstörungen, Obstipation und Durst. 24.04.1772, Untersuchung: **Diagnose →** Vermutliche Ursache: Hartnäckige, beständige und schmerzhafte Erkrankung des Magens, unter der die Patientin bereits geraume Zeit leidet. Die Wasseransammlung ergreift schließlich auch Brust und Kopf und somit fast die gesamte Körperoberfläche. Diuretika und andere harntreibende Mittel lehnt die Patientin ab. Brechreiz und Widerwillen gegen jegliche Art von Nahrung. 29.04.1772: Letzte Ölung. Die Patientin schläft nur noch mit erhöhtem Oberkörper, kann sich nur durch Flüstern und Zeichen verständigen. Starke Atemnot, komplett bettlägerig, Puls schwach.	**Anasarka, Wassersucht, insbesondere der Haut**	Am Abend des 04. auf den 05.05.1772 erfleht die Kranke ihre Heilung durch Gebete zum obengenannten Seligen, kurz danach hat sie eine Erscheinung: Ein alter Kapuziner steht neben ihrem Bett und befiehlt ihr, zum „Wasserlassen" aufzustehen. Als sie schließlich das Bett noch ein zweites Mal verläßt, um das Licht zu löschen bemerkt sie, daß die Schwellungen am Körper verschwunden sind. Am nächsten Morgen werden die Beobachtungen der Patientin durch Angehörige bestätigt. Die Haut ist komplett abgeschwollen, die Geheilte ist in der Lage aufzustehen und zu arbeiten. Ca. 5 Tage später, Untersuchung: Die gewöhnliche Hautfarbe ist zurückgekehrt, jegliche Schwellung verschwunden, keine Krankheitsanzeichen mehr. In der Zeit vor, während und nach der Heilung beschränkte sich die Ausscheidung auf ca. einen Becher Urin, kein Flüssigkeitsverlust durch übermäßiges Schwitzen.

Name: Anna Luzia **Pietrosanti** [180]
Alter: **ca. 30**
Wohnort: **Umgebung von Tivoli**
Datum der Heilung: **13.01.1776** Datum der Anerk.: **Ende Februar 1778**
Bezeichg. der Krankheit in der Quelle: **Haut- und Bauchwassersucht, Anasarka**
Geheilt durch: **Fürbitte des sel. Johannes Grande**

Klinische Angaben	**Klinische Diagnosen**	**Klinische Diagnosen nach Heilung**
Im August 1775 wird die Patientin von „dreitägigem, doppeltem, hartnäckigem" Fieber befallen (dreitägiges Wechselfieber, offensichtlich Malaria oder auch doppeltes Tetianafieber). Oktober 1775, Einweisung: Das Gesicht ist geschwollen. November 1775, erneute Untersuchung: Gesicht geschwollen, Ödeme an den Beinen. Perkussion, sowie verschiedene Lagerungsproben. **Diagnose →**	**Aszites**	Am Morgen des 7.01.1776 schickt der Gutsherr der Familie der Erkrankten einen Freund, welcher ihr ein Bild des obengenannten Seligen überreicht. Der Gesundheitszustand bleibt noch einige Tage unverändert, am Abend des 12.01.1776 erfleht die Kranke abermals ihre Heilung, um Mitternacht Erwachen und Stuhlgang, schließlich ruhiger Schlaf. Als die Patientin erwacht, hat sie ein Gefühl der „Schlankheit". Durst, Atemnot, Husten und Beklemmungen sind ebenso wie die
Am folgenden Tag erneute Untersuchung: Die Schwellung breitet sich zur Brust hin aus. Die Zunge ist rauh und hart, die Patientin leidet unter großem Durst. Einen weiteren Tag später: Krampfhafte Hustenanfälle und Atemnot. Nach drei Tagen: Starke Atemnot, Hochlagerung des Oberkörpers. Obstipation, minimale Urinmengen. Prognose:	**Infaust**	

[180] Ebd. S. 159-164

Klinische Angaben	Klinische Diagnosen	Klinische Diagnosen nach Heilung
06.11.1775: Entlassung nach Hause. Die Anschwellungen, sowie der Aszites schreiten weiter fort. Husten, Atemnot, Beklemmung, Angst und Unruhe quälen die Patientin. Schlechter Schlaf. Die Kranke kann nur mühsam gehen. Wächserne Gesichtsfarbe, die Schwellung ist bis zur Brust und zum Hals fortgeschritten, Sprechen erschwert. Die Glieder haben etwa den doppelten Umfang des Normalen erreicht. Die Krankheit schreitet bis 07.01.1776 unverändert fort. Es gibt keine erträgliche Ruhestellung. Konsultieren eines Arztes in Tivoli. **Diagnose →**	**Aszites, Prognose: Infaust**	Schwellungen verschwunden sowie alle anderen Anzeichen der Krankheit. Großer Appetit.

Gicht

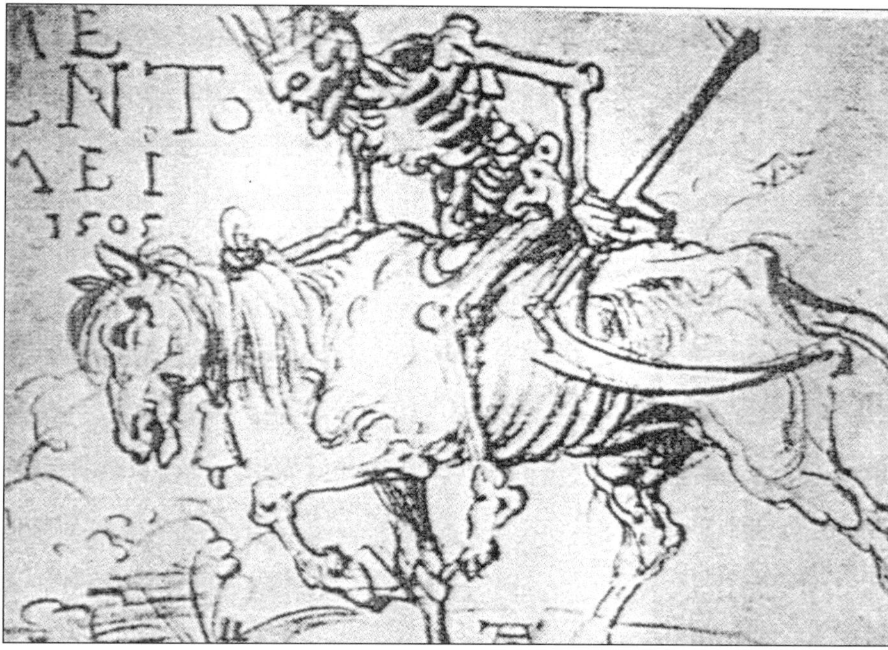

Abbildung 60: Der Tod mit dem Zeichen seiner Allgewalt, der Krone. Albrecht Dürer, Kohlezeichnung, 1505. Aus Theopold, S. 22

Name: Franz Anton **Chiaramonte** [181]
Alter: **44**
Wohnort: **Ischia**
Datum der Heilung: **Ca. 1736** Datum der Anerkennung: **Keine Ang:**
Bezeichg. der Krankheit in der Quelle: **Podagra, Gicht**
Geheilt durch: **Fürbitte des hl. Johannes Josef vom heiligen Kreuz**

Klinische Angaben	**Klinische Diagnosen**	**Klinische Diagnosen nach Heilung**
Im Alter zwischen 23 und 24 Jahren zeigen sich erste Symptome mit Schmerzen am großen Zeh des linken Fußes. Daraufhin schwillt der gesamte Fuß bis zum Knöchel an. Starke Schmerzen rauben dem Patienten den Schlaf. Diese halten ca. 7 Tage an, am Ende dieser Periode verschwindet auch die Schwellung, die erkrankten Gebiete bleiben jedoch geschwächt. Es folgen jeweils freie Intervalle. Zwei bis drei Schmerzattacken im Jahr von zwei bis drei Wochen Dauer. Es besteht eine erbliche Disposition (Großvater, Vater). Konsultieren mehrerer Ärzte, gemeinsame **Diagnose →** Der Erkrankte leidet über einen Zeitraum von 20 Jahren an dieser Krankheit.	**„Podagra"**	Der Patient besucht die Kirche Santa Lucia del Monte in Neapel, um das Grab des obengenannten Heiligen aufzusuchen, dort fleht er ihn um Heilung an. In der folgenden Nacht treten anfangs scharfe Schmerzen vom Charakter eines Gichtanfalls auf, diese halten ca. 3 Stunden an, danach schläft der Patient durch. Am nächsten Morgen sind Schmerzen und Schwellung verschwunden. Der Patient empfindet keine Schwächung der betroffenen Regionen. Die Gichtanfälle kehren nicht zurück. In den folgenden 30 Jahren bemerkt der Patient noch zweimal einen leichten Stoß oder Stich in der geheilten Region, welcher jedoch nicht länger als einen Augenblick andauert.

[181] Ebd. S. 89-93

Name: Johannes Georg **Kimmel** [182]
Alter: **ca. 10**
Wohnort: **Schlesien**
Datum der Heilung: **Juni 1736** Datum der Anerkennung: **Keine Ang.**
Bezeichg. der Krankheit in der Quelle: **Gicht**
Geheilt durch: **Fürbitte des hl. Johannes Sarkander**

Klinische Angaben	**Klinische Diagnosen**	**Klinische Diagnosen nach Heilung**
Im Alter von 8 Jahren erste Gichtanfälle mit starken Gichtschmerzen in den Füßen, die über zwei Jahre andauern. Die Schmerzen nehmen mit der Dauer der Krankheit zu. Die Symptome beginnen an den Fersen und setzen sich bis in die Knie fort. Die Fußsehnen werden zusammengezogen. Starke Wetterfühligkeit. Keine ärztliche Behandlung. Die Schmerzen weichen nur langsam bei ausgiebigem Liegen. Juni 1736: Pilgerfahrt nach Olmütz, zur Stätte des Martyriums des obengenannten Heiligen, danach Besuch der Messe.	**Keine Angaben**	Die Füße des Jungen sind stark geschwollen, er muß barfuß gehen, da er wegen der starken Schwellung der Füße keine Schuhe tragen kann. Der Vater muß das Kind tragen, da es nicht in der Lage ist, allein zu gehen. Am Ende der zweiten Messe verschwinden die Schmerzen vollkommen. Der Patient hat ein angenehmes, kühles Gefühl in den Füßen, die Sehnen haben sich entspannt, die Kontrakturen in den Füßen sind verschwunden, keine Verkrampfungen mehr. Der Junge ist in der Lage, den zweitägigen Fußmarsch von Olmütz zu seinem Heimatort ohne Hilfe zu bestreiten.

[182] Ebd. S. 93-98

Infektionen

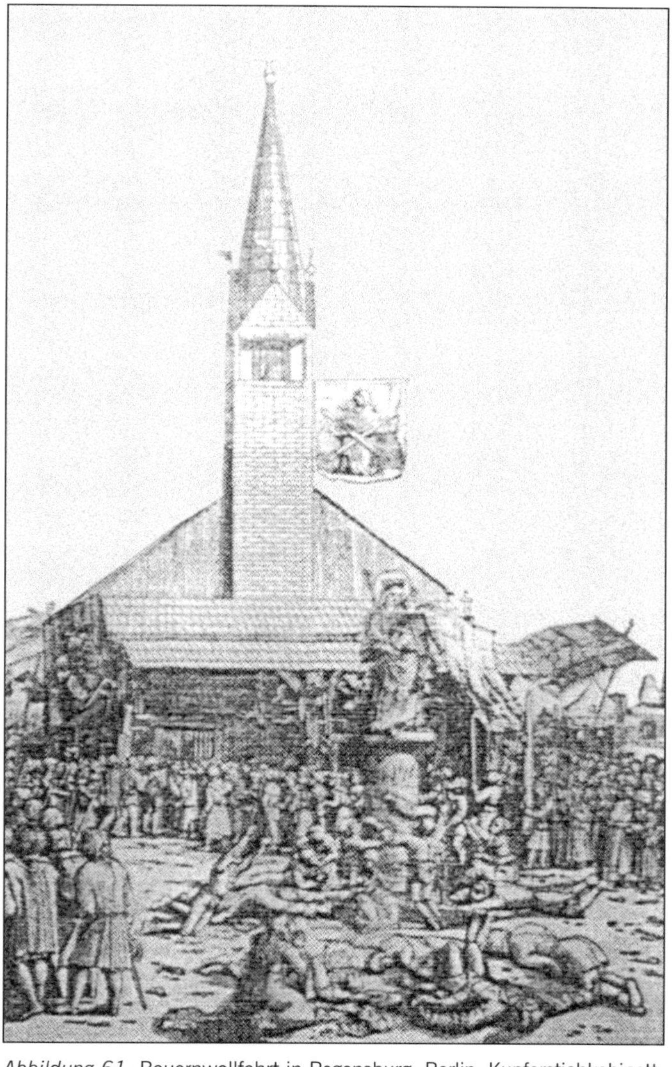

Abbildung 61: Bauernwallfahrt in Regensburg. Berlin, Kupferstichkabinett, 1519, Aus Theopold, S. 21

Name: Andreas Faustus **Unikowski o.s.b** [183]
Alter: **Keine Angaben**
Wohnort: **Koscielnawies, nahe Kalisz, Polen**
Datum der Heilung: **1639** Datum der Anerkennung: **Keine Ang.**
Bezeichg. der Krankheit in der Quelle: **Bösartiges Fieber**
Geheilt durch: **Fürbitte des hl. Stanislaus Kostka**

Klinische Angaben	**Klinische Diagnosen**	**Klinische Diagnosen nach Heilung**
Im Juli des Jahres 1639 befällt den Patienten ein „bösartiges" Fieber, welches über 7 Wochen lang anhält. Ärztliche Behandlung mit allen zu dieser Zeit zur Verfügung stehenden Mitteln, ohne Erfolg. Der Patient wird aufgegeben. 28.08.1639: Der Patient erhält die letzte Ölung, da offensichtlich ein finales Stadium eingetreten ist. In der Nacht ruft der kranke Propst einen Priester seines Ordens und bittet diesen, in Kalisz, am Altar des obengenannten Heiligen um seine Heilung zu bitten.	**Keine Angaben**	Um 5 Uhr morgens wird der Patient vom Boden ins Bett zurückgelegt, da er sich ausgekühlt fühlt. Am Kopfende des Bettes hängt ein Bild des heiligen Stanislaus. Plötzlich hat der Patient das Gefühl, „als stünde jemand zu seinen Häupten". Vor Schreck dreht er sich um, bemerkt im selben Augenblick, daß er seine, durch Schmerz bewegungsunfähigen Hände wieder bewegen kann. Der Geheilte ist in der Lage, Arme und Beine zu bewegen, sich aufzusetzen und aufzustehen. Das Fieber scheint augenblicklich verschwunden.

[183] Ebd. S. 142-144

Name: Johanna **Palla** [184]
Alter: **10**
Wohnort: **Raimangallam (Südostindien)**
Datum der Heilung: **1723** Datum der Anerkennung: **Keine Ang.**
Bezeichg. der Krankheit in der Quelle: **Lepra (pessimum leprae genus)**
Geheilt durch: **Fürbitte des hl. Johannes de Britto**

Klinische Angaben	**Klinische Diagnosen**	**Klinische Diagnosen nach Heilung**
1723 wird das Mädchen vom Aussatz angesteckt. Ein Arzt wird hinzugezogen. Befund der Untersuchung: Die Hautfarbe ist „verdorben", alle Finger und Zehen „faulen", eitern und stinken, eitriger, fauliger Ausfluß mit starker Geruchsentwicklung. Die faulenden Nägel sind bereits abgefallen, alle Finger und Zehen haben begonnen, kürzer zu werden. Der Geruch wird so stark, daß es beinahe unmöglich wird, sich dem Mädchen zu nähern. Das Kind kann die Füße nicht mehr auf den Boden setzen und muß getragen werden.		Die Großmutter trägt ihre Enkelin zur Stelle des Martyriums des obengenannten Heiligen und erbittet dort deren Heilung. Am gleichen Tag läßt die „Gewalt der Krankheit" bereits etwas nach, so daß das Kind ein Stück des Rückweges allein gehen kann. Innerhalb von zwei Tagen sind die leprösen Geschwüre abgeheilt. „Fleisch, Sehnen, Haut und Nägel" sind gewachsen und der Gesundheitszustand vollkommen wiederhergestellt.
Diagnose →	**Lepra**	
Es wird versucht, zu therapieren, nach sechs Monaten wird die Patientin aufgrund fehlender Erfolge und aufgrund des hoffnungslosen Zustandes aufgegeben. Über einen längeren Zeitraum bleibt die Krankheit schließlich unbehandelt.		

[184] Ebd. S. 99-103

Name: Elisabeth **Carpineti** [185]
Alter: **Keine Angaben**
Wohnort: **Rom**
Datum der Heilung: **28.04.1815** Datum der Anerkennung: **Keine Ang.**
Bezeichg. der Krankheit in der Quelle: **Schwerstes Fieber, Verdacht auf Malaria tropica (malaria perniciosa algida)**
Geheilt durch: **Fürbitte des hl. Leonhard von Porto Maurizio**

Klinische Angaben	**Klinische Diagnosen**	**Klinische Diagnosen nach Heilung**
Zum Zeitpunkt der Ersterkrankung herrscht eine Epidemie von „perniziöser Lethargie“, die nur mit Chinarinde therapiert werden kann. Die Patientin wird von einem Fieberanfall überrascht, nimmt jedoch aus ungenannten Gründen keine Chinarinde ein. Dauer des ersten Anfalls: Ca. 7–8 Tage. Nach einem freien Intervall von einer Woche befällt sie schließlich „hohes Fieber mit lethargischer Benommenheit“. Konsultieren eines Arztes. Am folgenden Abend erneuter Fieberanfall, welcher zu Bewußtlosigkeit führt. Die Patientin ist nicht ansprechbar und reagiert nicht auf Reize: Somnolenz. **Diagnose →** Der behandelnde Arzt verordnet Chinarinde, die von der Kranken jedoch nicht eingenommen wird. Am darauffolgenden Tag	**Verdacht auf perniziöses, lethargisches Fieber**	Plötzlich beginnt die Sterbende, Sprechbewegungen auszuführen und den Kopf zu drehen. Schließlich setzt die Kranke sich im Bett auf, ruft dabei nach dem „Strick des seligen Leonhard“. Wie sie kurz darauf berichtet, sei ihr der obengenannten Heilige im Traum erschienen und habe sie mit einem Strick nach oben gezogen. Die Patientin hat den Fieberanfall überwunden, sie ist wach, ansprechbar und orientiert. Normale Hautfarbe, Aufstehen möglich.Die Senfpflaster werden abgenom-

[185] Ebd. S. 135-141

Klinische Angaben	Klinische Diagnosen	Klinische Diagnosen nach Heilung
erneuter Fieberanfall mit Lethargie, die Patientin klagt. über stechende Schmerzen unter der Brust, Sputum blutig, teils geronnen, teils frisch. Es folgt ein dritter Fieberanfall, danach ein freies Intervall von einem Tag, wiederum Fieber mit Bewußtlosigkeit.		men, eine zuvor unter den Pflastern vorhandene, blasse Wunde ist unter Bildung eines dunklen Flecks verheilt. Keine Anzeichen der Krankheit mehr zu finden.
Prognose →	**Infaust**	
Keine Reaktion auf Reize. **Therapie:** Senfpflaster auf die Fußsohlen und blasenziehende Pflaster auf die Brust. Gegen 22 Uhr desselben Tages tritt die Krankheit in ihr Endstadium ein. Die Augen der Kranken sind glasig und unbeweglich, die Gesichtsfarbe blaß, die Schläfen eingefallen, der Körper kaltschweißig. Extremitäten kalt, Puls flach und unregelmäßig, Röcheln, völlige Kraftlosigkeit.		

Name: Ercolina **Mazzarello** [186]
Alter: **4**
Wohnort: **Genua**
Datum der Heilung: **1916** Datum der Anerkennung: **Keine Ang.**
Bezeichg. der Krankheit in der Quelle: **Poliomyelitis anterior acuta**
Geheilt durch: **Fürbitte der hl. Maria Dominika Mazzarello**

Klinische Angaben	**Klinische Diagnosen**	**Klinische Diagnosen nach Heilung**
Schwangerschaft verläuft normal, Geburt ohne Komplikationen. Das Kind wird bis zum Alter von vier Jahren unregelmäßig gestillt. Stuhlgang normal, der Leib schwillt jedoch an. Das Kind hebt den Kopf, ist jedoch nicht in der Lage, sich aufzurichten. Mit drei Monaten erste Schreitversuche bei Anheben. Späte Zahnung, erst im Alter von 1.5 Jahren. Die Milchzähne sind offenbar „verdorben“. Konsultieren eines Arztes aufgrund einer Affektion der Gingiva. Im Alter von drei Monaten versagen die Beine: Morgenlähmung, jedoch weder Fieber noch Krämpfe. Die Beine erscheinen weiß und können nicht willkürlich bewegt werden. Die Beine sind ausgestreckt, die Füße fallen nach außen. Konsultieren mehrerer Ärzte, keine Medikation. Die Beine bleiben in der Folgezeit in der Entwicklung zurück. Die		Nach Aussage der Mutter: Leib nicht mehr aufgetrieben, Beine sind voll und fest, Wachstumsanomalie der Brust verschwunden. Konsultieren eines Arztes (in den Berichten nicht namentlich genannt). Dieser bestätigt die vollkommene Heilung. Nach Untersuchung durch Sachverständige: Gesund und kräftig in allen Organen, Gehvermögen normal, Elektrodiagnose zeigt Unversehrtheit des gesamten Nerven- und Muskelsystems. Rückwirkende Diagnose der Ritenkongregation und

[186] Ebd. S. 83-89

Klinische Angaben	Klinische Diagnosen	Klinische Diagnosen nach Heilung
Brustknochen wachsen „wie zu einem Gebirge“. 1916: Zweimalige Untersuchung: Beachtlicher Grad von Unterernährung, die ausgestreckten Beine sind völlig unbeweglich, Füße fallen nach außen. Aktive Bewegung ist vollständig erloschen, die passiven zeigen eine Verminderung der Muskelspannung und anormale Schlaffheit. Keine Sehnenreflexe, starker Muskelschwund, Kachexie: Unterhautfettgewebe am ganzen Körper vermindert. Die Beine sind bleich und untertemperiert. Kein Schmerzempfinden. Weitere Untersuchung mit gleichem Ergebnis. Auf Stechen und Kitzeln keinerlei Reaktion. Sinnesempfindung bleibt erhalten.		Präzisieren der Diagnose in den Zeugenberichten: Poliomyelitis anterior acuta (seu epidemica infantium), mit Rachitis einhergehend.
Diagnose: →	**Kinderlähmung**	
Bestätigung der Diagnose durch später folgende Befunde. Die Familie hält 1916 Novenen zu Ehren der obengenannten Heiligen ab, einige Zeit danach wird das Kind innerhalb weniger Stunden geheilt.		

Berichte über Auferweckungen in den Heiligsprechungsakten

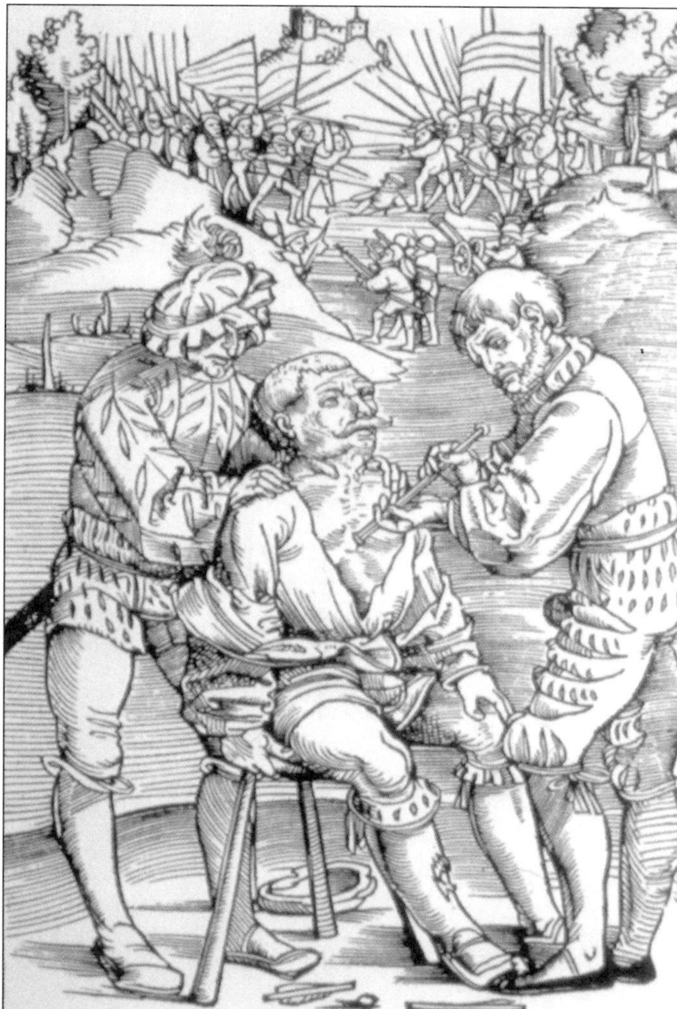

Abbildung 62: Schuß durch die Brust, vermutlich durch den Bolzen einer Armbrust. Aus Theopold, S. 123

Eine Sammlung von Totenerweckungen aus Heiligsprechungsprozessen

Die Auferweckungen vom Tode stellen sicherlich den sensationellsten Beitrag zu den Wundern der katholischen Kirche. Im Gegensatz zu den somatischen Heilungswundern handelt es sich hier nicht nur um das Verschwinden von Symptomen oder somatischen Defekten. Die Wunder der Auferweckung definieren sich in der Rückkehr des „Lebensprinzips“ in einen toten Körper. Die Totenauferweckungen entstammen, wie auch die vorangegangenen Heilungen, den „Positiones“ der Heiligsprechungsprozesse, durchgeführt durch die Ritenkongregation.

(Zum Prozeß der Heiligsprechung s. S. 233). Die Auferweckungen bilden somit eine Ergänzung der vorangegangenen Sammlung.

Die folgende Graphik bietet eine Übersicht der zeitlichen Verteilung: Die Sammlung von Totenauferweckungen erstreckt sich über 5 Jahrhunderte. Die ältesten der 20 dokumentierten Fälle finden sich im 13. Jahrhundert, die jüngsten im 17. Jahrhundert, danach bricht diese Serie ab.

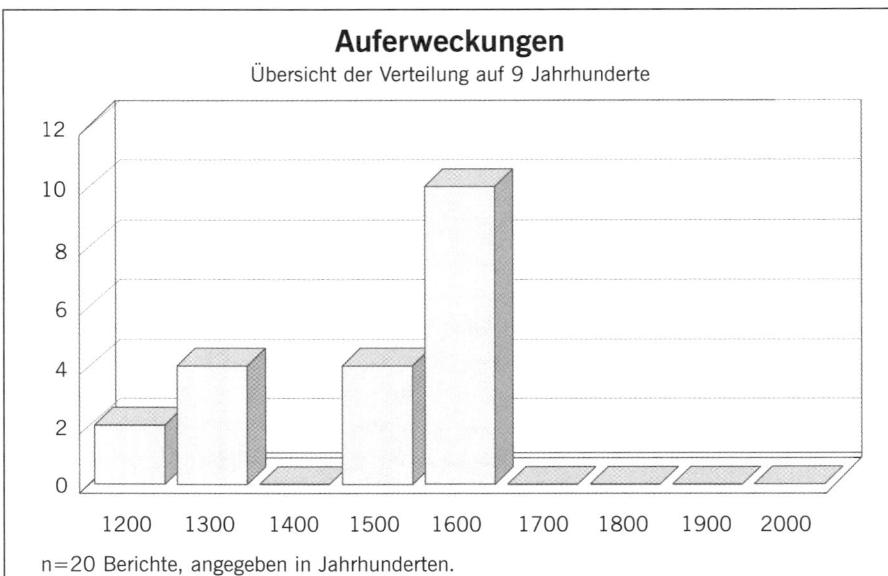

Tabelle 10: Zeitliche Einteilung der Berichte von Auferweckungen, übersetzt aus Heiligsprechungsakten

Die Todesursachen

Wie aus der später folgenden Aufstellung hervorgeht, erstrecken sich die Ursachen des Ablebens der Menschen, die später durch Fürbitte oder direkte Einwirkung eines Heiligen/Seligen ins Leben zurückgerufen wurden, hauptsächlich auf unfallbedingte, äußere Einwirkungen oder aber auf Geburtskomplikationen, beziehungsweise auf pränatalen Exitus. Eine prozentuale Einteilung zeigt die folgende Graphik.

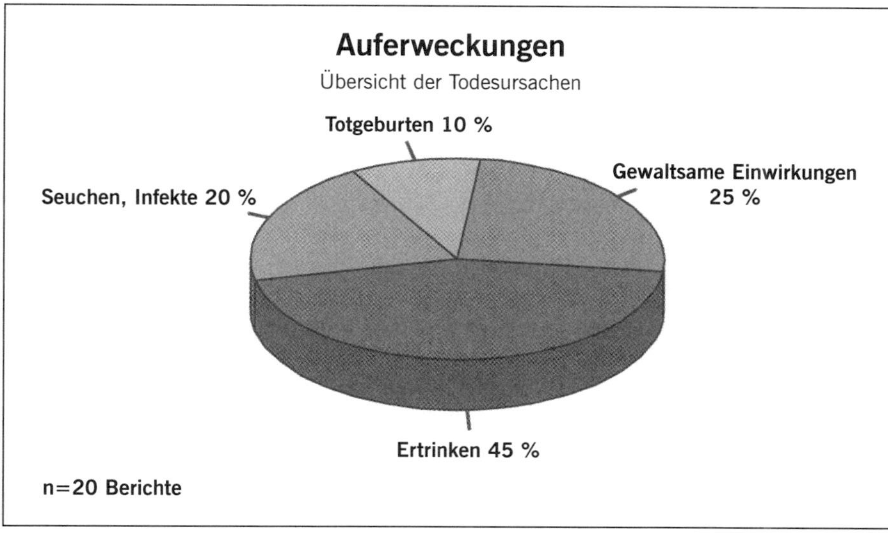

Tabelle 11: Übersicht der Todesursachen in den Berichten über Auferweckungen, übersetzt aus Heiligsprechungsakten

Seuchen und Infektionen wie Tuberkulose stellen hierbei nur einen relativ geringen Anteil von 20% (4 Berichte). Andere Todesursachen aus dem Bereich maligner Neoplasien, systemischer Erkrankungen oder organischem Versagen fehlen vollständig. Beinahe die Hälfte der Berichte über Auferstehungen nennen die Todesursache Ertrinken: 45,0 % (9 Fälle). Durch gewaltsame Einwirkungen starben 25,0% (5 Fälle) der später Auferweckten, die Totgeburten stellen einen Anteil von 10,0% (2 Fälle).

Die Feststellung des eingetretenen Todes

Als sicheres Todeszeichen, bedingt durch den damaligen Stand der Medizin, galt nur die bereits eingetretene Fäulnis des Körpers. Die sicheren Todeszeichen wie Leichenstarre und Totenflecke konnten wohl diagnostiziert werden, der kausale Zusammenhang war jedoch noch nicht bekannt. Die Kriterien für die Feststellung des sicheren Todes wurden dementsprechend verschieden ausgelegt. Falls dieses eine Todeszeichen nicht erfüllt werden konnte, so bedienten sich die Prokuratoren, die den jeweiligen Heilig/Seligsprechungsprozeß zu führen und zu verteidigen hatten, der Kausalität der Ereignisse. Es zählte somit das „Todesgeschehen“ (wie zum Beispiel „Sturz aus großer Höhe im Fall Scipio de Amelia“) unmittelbar als unterstützender Faktor zur Feststellung des sicheren Todes – und das im Nachhinein. Wiederum sind die Fälle, in denen der Tod durch einen Arzt festgestellt wurde, in der Minderzahl. Dies ist in Bezug auf die Auferweckungsdaten durchaus verständlich, außerdem war die Wahrscheinlichkeit, einen Arzt direkt am Unglücksort zu haben, relativ gering. Bereits bei Durchsicht der Todesursachen ist die häufige Verwendung dieser Art von Kausalität: „Erdrückt durch einen Karren“ (Nr. 18), „Tod durch zweimaliges Erhängen“ (Nr. 3) oder „Schlangenbiß“ (Nr. 8). Das deutlichste Beispiel für die Verwendung der Kausalität ist der Fall Nr. 17 des Franz la Chaenal, der in eine ca. 55 Meter tiefe Schlucht gestürzt war und nach 2 Stunden, mit dem Kopf unter Wasser eingeklemmt, jedoch völlig unverletzt, geborgen wurde.

Tabellarische Übersicht der Todesursachen, zeitlich geordnet

Nr.	Name	Diagnose	Datum der Auferweckung
1	**Gotfried**	Ertrinken	24.06.1232
2	**le Schirreve,** Johanna	Ertrinken	25.04.1292
3	**Apres,** Wilellm	Zweimaliges Erhängen	vermutlich um 1300
4	**Cozober,** Ivo	Nicht näher beschriebene Krankheit	1312
5	**Lother,** Bertrand	Ertrinken	Juni 1388

Nr.	Name	Diagnose	Datum der Auferweckung
6	**Schonav**	Totgeburt	1397
7	**Massimo,** Paul	Zehrende Krankheit, vermutlich Lungentuberkulose	16.03.1583
8	**de Miranda,** Antonius	Schlangenbiß	1586
9	**Ein Knabe aus Mutan/ Indien**	Opfer einer Seuche	um 1590
10	**? Ein Knabe**	Ertrinken	1591
11	**Rigliano,** Joseph	Zehrende Krankheit	Anfang 1620
12	**Schw. de la Presse** Franziska-Angelika	Ertrinken	28.04.1623
13	**Genin,** Hieronymus	Ertrinken	01.05.1623
14	**Nikolaus,** Sohn eines Müllers	Ertrinken	Ca.1267
15	**Reinoso,** Johannes	Ertrinken	Juni 1627
16	**Stanislaus**	Ertrinken	1630
17	**la Chaenal,** Franz	Absturz	06.09.1649
18	**Baptista de Huz,** Nikolaus und Johannes	Erdrückt durch einen Karren	19.11.1670
19	**de Amelia,** Scipio	Sturz aus großer Höhe	05.08.1678
20	**Lora,** Johannes	Totgeburt	18.03.1686

Die Dauer des Todes

Die Dauer der Todeszeit variiert zwischen 6 Minuten (Nr. 3 , der Fall Wilellm Apres, Dauer des zweiten Erhängen: Mindestens 6 Minuten) und 14 Tagen (Nr. 20, der Fall des totgeborenen, nach 14 Tagen exhumierten Johannes Lora). Bei den Ertrunkenen wird als kürzeste Todes- oder Bergungszeit eine Stunde angegeben. Hier soll als Besonderheit vermerkt werden, daß es sich oftmals um sehr kalte Gewässer handelte, in denen die Verunglückten ertrunken sind (kalte Gebirgsbäche im Frühjahr, Flüsse im Winter).

Die Auferweckung

Die Auferweckung der Verstorbenen geschieht wiederum auf die direkte Anrufung der Heiligen oder aber durch deren direkten Einfluß (der Verstorbene wird angesprochen, Auflegen der Hand. Im Fall Nr. 8 des Antonius Miranda wird der Schlangenbiß mit Speichel eingerieben). In einigen Fällen von Ertrinken werden die Verunglückten durch verschiedene Maßnahmen wie „auf den Kopf stellen" wieder ins Leben zurückgerufen.

Beobachtungen nach der Auferweckung

In den meisten Fällen bleiben bei den Auferweckten keine Folgeschäden zurück, Läsionen, die direkt als Todesursache anzusehen sind, bestehen nach der Auferweckung nicht mehr. Nebenbefunde wie Hämatome (Nr. 14) und Frakturen (Nr. 5) etc. bleiben nach der Auferweckung oft noch bestehen, heilen jedoch schließlich ab. Einige der Auferweckungen sind nur temporär. So in den Fällen Paul Massimo, Johannes Lora, Schonav und Ivo Cozober. Bei den beiden erstgenannten Fällen wird diese temporäre Auferweckung von einigen Minuten bis ca. einer Stunde als durchaus beabsichtigt angegeben. Im Fall Johannes Lora soll ein ungetauftes, totgeborenes Kind von der Erbsünde freigesprochen werden, im Fall Paul Massimo soll ein Verstorbener die Möglichkeit zur Beichte erhalten. Im dritten und vierten Fall handelt es sich um einen erneuten Tod nach 8 Wochen und ca. einem halben Jahr.

Die Wunderberichte

Tod durch Ertrinken

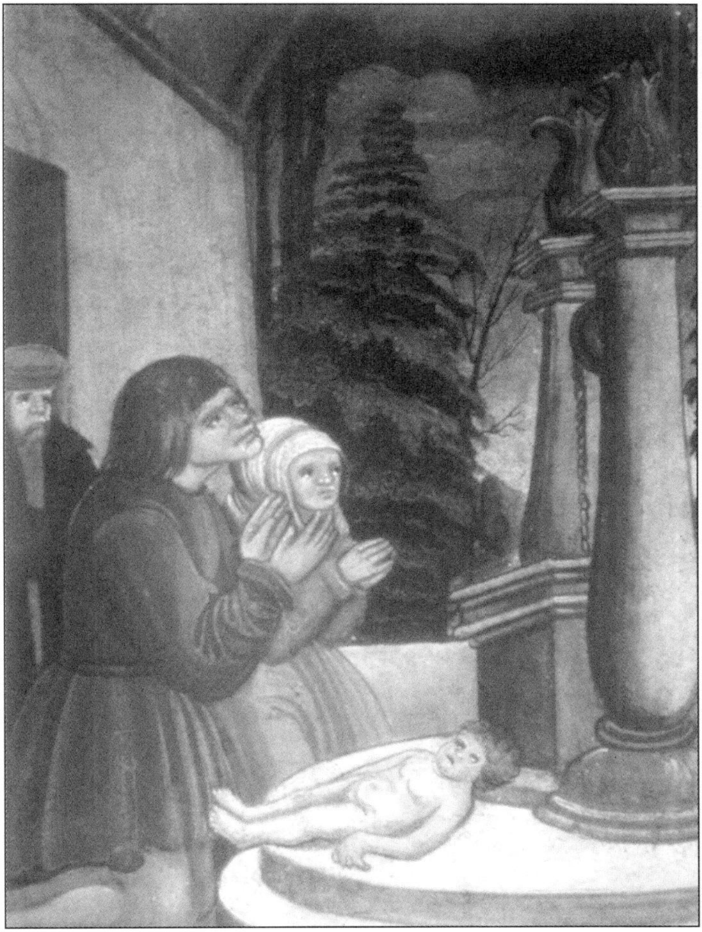

Abbildung 63: Ein Kind, im Brunnen ertrunken, soll durch die Fürbitte der Mutter Gottes von Mariazell wieder zum Leben erweckt werden. Mariazeller Wunderaltar, Meister der Holzschnittfolge, um 1520.
Aus Theopold, S. 63.

Name: **Gotfried** [187]
Alter: **4**
Wohnort: **Medebach, Diözese Köln**
Datum der Auferweckung: **24.06.1232**
Datum der Anerkennung: **Pfingsten 1231/35** (Datum der Heiligsprechung)
Bezeichg. der Krankheit in der Quelle: **Tod durch Ertrinken**
Auferweckt durch: **Fürbitte der hl. Elisabeth von Thüringen**

Klinische Angaben	**Klinische Diagnosen**	**Klinische Diagnosen nach Auferweckung**
Ein Zeuge entdeckt den Knaben beim Wasserschöpfen. Er steigt sofort in den Brunnen, um den Jungen zu bergen. Alle hinzu gerufenen Zeugen halten den Verunglückten für tot. Angegebene **Todeszeichen:** Der Mund steht offen, die Augen sind aufgerissen und starr, die Haut ist bleich und „runzelig, wie in Wasser abgekocht", der Bauch ist aufgetrieben, die Glieder sind starr. Die Zeugen tragen den Jungen in einen Raum, um dort die obengenannte Heilige anzurufen. Schließlich erhält der Körper seine normale Hautfarbe zurück, der Puls wird fühlbar.	**Tod durch Ertrinken**	Der Junge erholt sich, ist ansprechbar und orientiert, keine bleibenden gesundheitlichen Schäden. Keine Angaben zum zeitlichen Ablauf des Unglücks, keine Angaben über ärztliche Befunde.

187 Quelle: Schamoni, Auferweckungen vom Tode, Paderborn 1968, S. 13-15

Name: Johanna l**e Schirreve** [188]
Alter: **5**
Wohnort: **Mauvdin, England**
Datum der Auferweckung: **25.04.1292**
Datum der Anerkennung: **Keine Angaben**
Bezeichg. der Krankheit in der Quelle: **Tod durch Ertrinken**
Auferweckt durch: **Fürbitte des hl. Thomas**

Klinische Angaben	Klinische Diagnosen	Klinische Diagnosen nach Auferweckung
Das Kind spielt mit einem gleichaltrigen Jungen an einem Fischtümpel (Tiefe ca. 13,5 Fuß). Der Junge wirft das Mädchen ins Wasser, um es zu erschrecken, worauf das Kind schließlich vom Rand des Tümpels abrutscht und ertrinkt (Zeitpunkt ca. 15 Uhr). Die Verunglückte wird sehr bald entdeckt. Aufgrund einer damaligen Verhaltensregel, die es nur den Angehörigen eines Ertrunkenen erlaubt, den Körper zu bergen, wird das Kind erst nach Sonnenuntergang von der Mutter gefunden und von einer weiteren Zeugin vom Grund des Fischbeckens geborgen. Beschriebener Zustand und **Todeszeichen:** Das Kind ist schlammbedeckt und „ohne Leben", die Zunge schwarz, der geschlossene Kiefer preßt die vorgeschobene Zunge zusammen. Der Leib ist aufgetrieben		Das Kind bewegt zunächst einen Fuß, erzittert dann am ganzen Körper. Die Atmung wird fühlbar, schließlich ein leises Wimmern. Nach ca. 15 Minuten ist das Mädchen ansprechbar. Völlige Gesundung, keine Folgeschäden.

[188] Ebd. S. 18-25

Klinische Angaben	Klinische Diagnosen	Klinische Diagnosen nach Heilung
Keine Atmung, Erkalten des Körpers. Aus dem Darm und teilweise aus Mund und anderen Leibesöffnungen geht Wasser ab (angegebene Menge ca. 12 Liter). Es wird versucht, den Mund mit Hilfe eines Messers zu öffnen, um die Zunge zu reponieren, schließlich bleibt der Mund geöffnet. Als der Vater des Mädchens dessen Gürtel zerschneidet, wird ein Geräusch hörbar.		
Diagnose →	**Tod durch Ertrinken (nicht ärztlich gesichert).**	
Die Angehörigen flehen den obengenannten Heiligen um Hilfe an. Zunächst keinerlei Lebenszeichen.Die Mutter nimmt das Kind zu sich in ihr Bett. Bei Anbruch des folgenden Tages, beginnt das Mädchen, sich zu bewegen.		

Name: Bertrand **Lother** [189]
Alter: **18**
Wohnort: **Barbentan, Diözese Avignon**
Datum der Auferweckung: **Juni 1388**
Datum der Anerkennung: **12.08.1390 (Abschluß der Vernehmung)**
Bezeichg. der Krankheit in der Quelle: **Tod durch Ertrinken**
Auferweckt durch: **Fürbitte des hl. Petrus von Luxemburg**

Klinische Angaben	Klinische Diagnosen	Klinische Diagnosen nach Auferweckung
Der Patient fährt mit einem Handkarren durch eine gefährliche, nicht befahrbare Stelle am Ufer eines Mühlgrabens, stürzt hinein und wird unter seinem Karren begraben. Eine Zeugin findet den Verunglückten einige Zeit später und ruft Hilfe herbei. Zeitspanne bis zur Bergung: Ca. 1 h. **Todeszeichen:** Starr und kalt, bei Befühlen der Hände und des Körpers. Die Hände sind halb geschlossen, können nicht geöffnet werden. Keine Atmung (Überprüfung: Die Hand wird vor den Mund gehalten). Kein Ausfluß von Wasser, die Lippen sind geschwollen und schwärzlich verfärbt, die Augen verdreht. Es finden sich zusätzlich eine Reihe von Frakturen. **Diagnose →**	**Tod durch Ertrinken (nicht ärztlich gesichert).**	Die Zeugen rufen den obengenannten Heiligen um die Auferweckung an. Als der Verunglückte auf den Kopf gestellt wird, beginnt dieser zu atmen, zu „jammern und zu stöhnen". Die Frakturen bleiben zunächst bestehen. Die Tatsache, daß der Auferweckte am nächsten Tag bereits auf eigenen Füßen das Grab des Heiligen besucht, wird von der Quelle als Beweis für die vollständige Heilung der Frakturen innerhalb eines Tages angesehen.

[189] Ebd. S. 35-39

Name: Schwester Franziska-Angelika **de la Pesse** [190]
Alter: **8**
Wohnort: **Frangy, Annecy**
Datum der Auferweckung: **28.04.1623**
Datum der Anerkennung: **1665**
Bezeichg. der Krankheit in der Quelle: **Tod durch Ertrinken**
Auferweckt durch: **Fürbitte des hl. Franz von Sales**

Klinische Angaben	**Klinische Diagnosen**	**Klinische Diagnosen nach Auferweckung**
Das Kind spielt mit seinem Bruder am Rand eines Flusses. Als die Kinder den Fluß auf einem langen Brett überqueren, verliert das Mädchen das Gleichgewicht und stürzt in den „sehr kalten" Fluß. Daraufhin wird das Ufer des Thioux-Flusses, welcher Hochwasser führt, von mehreren Helfern abgesucht, bis die Verunglückte schließlich an einer besonders tiefen Stelle (20 Fuß) gefunden wird. Der Körper wird durch Algenwuchs auf dem Grund festgehalten. Nach zweimaligem Tauchversuch wird das Mädchen nach ca. 2–3 h geborgen. Ärztliche Untersuchung, **Todeszeichen:** Kein Puls, keine Atmung, blutiger, schaumiger Ausfluß aus dem Mund, Gesicht zyanotisch, schwärzlich, Körper erkaltet, „Glieder unbiegbar und starr wie Knüppel", Lider ödematös geschwollen, Gesicht und Körper aufgedunsen. **Diagnose:**	**Tod durch Ertrinken**	Die Mutter bittet den obengenannten Heiligen um die Auferweckung ihrer Tochter. 1.5 h nach dem Unglück erwacht das Kind. Das Gesicht bleibt zunächst aufgedunsen, wenig später ist die Schwellung jedoch verschwunden. Bis zum Abend des gleichen Tages keine körperlichen Symptome mehr festzustellen. Dies wird durch ärztliche Untersuchung bestätigt.

[190] Ebd. S. 83-90

Name: Hieronymus **Genin** [191]
Alter: **13–14**
Wohnort: **Sainte-Hélène-du-Lac, Diözese Maurienne**
Datum der Auferweckung: **01.05.1623**
Datum der Anerkennung: **1727**
Bezeichg. der Krankheit in der Quelle: **Tod durch Ertrinken**
Auferweckt durch: **Fürbitte des hl. Franz von Sales**

Klinische Angaben	Klinische Diagnosen	Klinische Diagnosen nach Auferweckung
30.04.1623: Die zwei Brüder Genin, welche in Les Ollier von einem Pfarrer in Latein unterrichtet werden, verlassen heimlich den Ort, da der ältere Bruder Hieronymus von dem Vikar geschlagen wurde. Da sie in ihren Heimatort zurückkehren wollen, müssen sie den Fluß Fier überqueren, welcher Hochwasser führt. Der Fluß wird nur durch einige Holzbohlen überspannt. Etwa auf der Mitte des Flusses verliert der Patient das Gleichgewicht, schlägt zunächst auf den Bohlen auf, ruft den obengenannten Heiligen um Hilfe an, versinkt schließlich im Wasser. Der jüngere Bruder alarmiert die Dorfbevölkerung. Schließlich wird nach drei Stunden ein Taucher zu Hilfe geholt. Dieser findet den Verunglückten jedoch erst nach mehreren Versuchen in einem tiefen Kolk, an		Der Verunglückte fängt an, zu „klagen“. Der Körper ist immer noch von Hämatomen übersät. Die Schwellungen sind verschwunden, der Patient wäscht sich Sand aus Augen, Mund und Ohren. Er ist am folgenden Abend wieder in der Lage zu essen, klagt jedoch über starke Schmerzen, offensichtlich durch die Prellungen verursacht. 04.05.1623: Besuch des Grabes des Heiligen in Annecy. Der Patient legt sich auf das Grab, als er sich nach ca. 10 Minu-

[191] Ebd. S. 91-98

Klinische Angaben	Klinische Diagnosen	Klinische Diagnosen nach Heilung
einer Biegung des Flusses. Der Körper wird geborgen. **Diagnose →** **Todeszeichen:** Keine Atmung, kein Puls, bewegungslos, Gesicht zyanotisch und aufgedunsen, der Körper ist ebenfalls aufgedunsen, „zerstoßen" und bis zur Unkenntlichkeit entstellt. Der Leichnam wird in einer Scheune abgelegt. Die anwesenden Priester und Helfer rufen den obengenannten Heiligen um die Auferweckung des Verunglückten an. Der Zustand des Jungen bleibt jedoch bis zum folgenden Morgen unverändert, starke Geruchsentwicklung. Am folgenden Morgen, 6 Uhr, soll der Körper zur Beerdigung abgeholt werden (der Körper ist noch stärker entstellt als am Vortag), im selben Augenblick hebt der Patient einen Arm.	**Tod durch Ertrinken (Diagnose wird durch einen Priester gestellt)**	ten erhebt, sind Schmerzen und Hämatome verschwunden. Kein Erbrechen von Wasser, auch nicht unmittelbar nach der Bergung.

Name: **Nikolaus,** Sohn eines Müllers [192]
Alter: **Keine Angaben, ein Knabe**
Wohnort: **Umgebung von Breslau**
Datum der Auferweckung: **Anfang des 13. Jh**
Datum der Anerkennung: **Ca. 1267** (Erscheinen der Kanonisationsbulle)
Bezeichg. der Krankheit in der Quelle: **Tod durch Ertrinken**
Auferweckt durch: **Fürbitte der hl. Hedwig**

Klinische Angaben	**Klinische Diagnosen**	**Klinische Diagnosen nach Auferweckung**
Der Junge stürzt durch Zufall in einen Fluß, wird von der Strömung über die Flutrinne unter ein Mühlrad getrieben und dort eingeklemmt. Der Körper des Verunglückten wird dadurch unter Wasser gedrückt, nur die Füße ragen noch ein Stück aus dem Wasser hervor. Herbeigerufene Helfer versuchen zunächst, das Rad anzuheben, dann den Körper durch Fluten der Rinne herauszuschwemmen. Schließlich wird die Verankerung des Rades gelöst, das Rad in die Höhe gestemmt, um den Jungen zu bergen. Dauer der Bergungsaktion: Eine Stunde. Der Körper wird als „tot, blau, kalt und starr" beschrieben, „unbiegsam, wie ein Stück Holz". **Diagnose →**	**Tod durch Ertrinken (nicht ärztlich gesichert).**	Der Verunglückte wird auf den Kopf gestellt, Wasser wird erbrochen. Der Junge wird an ein Feuer gelegt. Bis zum Sonnenuntergang bleibt sein Zustand offenbar unverändert. Die Zeugen rufen die obengenannte Heilige um die Auferweckung des als tot Beurteilten an. Bei Anbruch der Dämmerung beginnt das Kind schließlich zu atmen. Am Morgen des folgenden Tages scheint der Gesundheitszustand des Jungen wiederhergestellt. Die erlittene Quetschung des Rückens durch das Mühlrad bleibt jedoch bestehen, ein großflächiges, dunkles Hämatom bleibt zurück.

[192] Ebd. S. 15-17

Name: Johannes **Reinoso** [193]
Alter: **3**
Wohnort: **La Aguilera**
Datum der Auferweckung: **Juni 1627**
Datum der Anerkennung: **Keine Angaben**
Bezeichg. der Krankheit in der Quelle: **Tod durch Ertrinken**
Auferweckt durch: **Fürbitte des hl. Petrus Ragalatus**

Klinische Angaben	**Klinische Diagnosen**	**Klinische Diagnosen nach Auferweckung**
Das Kind wird beim Spielen nicht beaufsichtigt und fällt in einen Brunnen, wird erst nach ca. 3 h entdeckt. Es liegt mit ausgestreckten Armen auf dem Rücken im Wasser, das Wasser steht über dem Mund. **Diagnose →** **Todeszeichen:** Starre der Glieder, fehlender Puls, keine Atmung, kalte Haut, Leichenflecke, über den ganzen Körper verstreut. Enorme Quetschungen im Gesicht, Mund steht offen, „verdrehte Glotzaugen", Gesicht ist aufgedunsen, schwärzliche Färbung. Der Verunglückte wird auf den Kopf gestellt, kein Erbrechen von Wasser.	**Tod durch Ertrinken (nicht ärztlich gesichert)**	Ein zufällig anwesender Priester ruft den obengenannten Heiligen um Auferweckung des Jungen an, er küßt den Jungen zweimal auf die Ohren und umarmt ihn, im selben Augenblick stößt der Knabe einen Schrei aus und bewegt den Kopf. Der Junge erscheint sofort orientiert, nach 15 Minuten kehrt die normale Hautfärbung zurück. Der Patient ist in der Lage aufzustehen.

193 Ebd. S. 40-43

Tod durch gewaltsame Einwirkungen

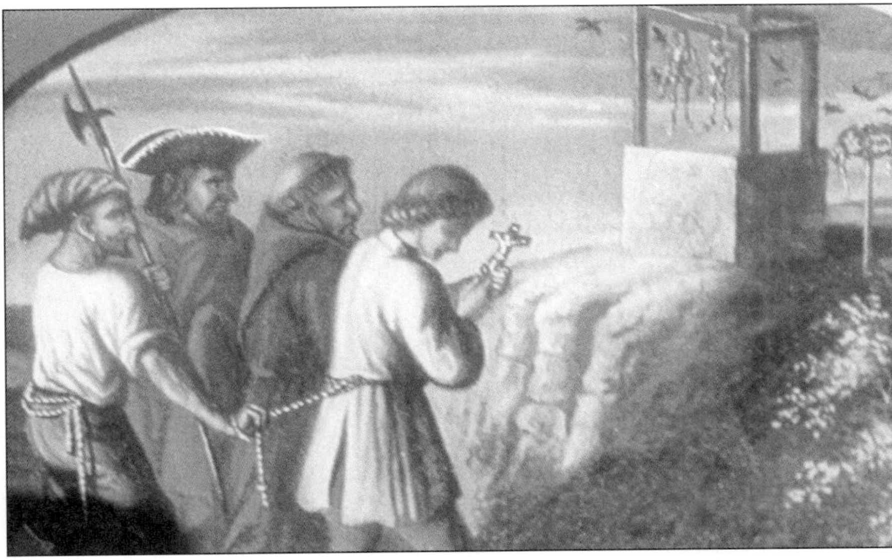

Abbildung 64: Ein Verurteilter wird zum Galgen geführt. Aus Theopold, S. 125

Name: Wilellm **Apres** [194]
Alter: **Keine Angaben**
Wohnort: **Swaynesey, Diözese Wrexham**
Datum der Auferweckung: **11.11.?**
Datum der Anerkennung: **Keine Angaben**
Bezeichg. der Krankheit in der Quelle: **Tod durch zweimaliges Erhängen**
Auferweckt durch: **hl. Thomas von Hereford**

Klinische Angaben	**Klinische Diagnosen**	**Klinische Diagnosen nach Auferweckung**
Der Patient wird beschuldigt, 13 Menschen getötet zu haben und wird zum Tod durch Erhängen verurteilt. Als er zum Galgen geführt wird, ruft er den obengenannten Heiligen um Gnade an. Der Mann wird schließlich zusammen mit einem weiteren Verurteilten an einem Doppelgalgen aufgehängt (mit einem sehr dicken Seil, Durchmesser ca. 5 cm, dem Verurteilten wird eine Leiter unter den Füßen weggezogen). Zeit: 15 Uhr/12 Uhr, die Angaben widersprechen sich. Als der zweite Verurteilte nach Erhängen des Wilellm Apres an den gleichen Balken des Galgens gehängt wird, bricht die Konstruktion, die beiden Körper fallen zu Boden. Zeitspanne des ersten Erhängen: ca. 5 min. **Diagnose →** **Todeszeichen:** Darm und Blase haben sich entleert.	**Tod durch Erhängen, (nicht ärztlich gesichert).**	Die Augen erscheinen normal. Der Patient schließt die Lider ca. 15 min., öffnet sie schließlich, ist jedoch nicht ansprechbar und nicht orientiert. Nach einem Tag wieder orientiert, nach 2 Wochen wieder in der Lage zu sprechen, weitere gesundheitliche Besserung.

194 Ebd. S. 25-34

Klinische Angaben	Klinische Diagnosen	Klinische Diagnosen nach Heilung
Der Patient hört – nach eigenen Angaben – noch das Geräusch, als sein Gegenüber aufgehängt wird, spürt jedoch den Aufschlag seines Körpers nicht mehr. Beide Verurteilten werden daraufhin erneut aufgeknüpft, diesmal an den Querstützen des Galgens. Unmittelbar danach überbringt ein Zeuge die Nachricht über die erfolgte Vollstreckung des Urteils. Die Gattin des Burgherrn und Richter Wilellm bitten um den Körper des Patienten. Dieser wird daraufhin vom Galgen abgenommen. Zeitspanne des zweiten Erhängen: Über 6 min.		
Diagnose → **Todeszeichen:** Die Augen sind weit aufgerissen, der Kiefer ist geschlossen, die Zunge geschwollen und bläulich verfärbt, von den Zähnen eingeklemmt, keine Atmung, kein Puls. Der Leichnam wird in die Stadt gebracht und zu Ehren des obengenannten Heiligen „gemessen". Kurz danach bewegt der Patient die Füße und ringt nach Luft.	**Tod durch Erhängen, (wiederum keine ärztliche Diagnose).**	

Name: Antonius de **Miranda** [195]
Alter: **Keine Angaben**
Wohnort: **Talle, nahe der Stadt Manapar, Indien**
Datum der Auferweckung: **1586**
Datum der Anerkennung: **Keine Angaben**
Bezeichg. der Krankheit in der Quelle: **Tod durch Schlangenbiß** (Brillenschlange)
Auferweckt durch: **hl. Franz Xaver**

Klinische Angaben	Klinische Diagnosen	Klinische Diagnosen nach Auferweckung
Der Patient wird nachts in einer Hütte von einer Brillenschlange gebissen. Am nächsten Morgen wird der Unfall von einem Zimmergenossen entdeckt. Er bemerkt, daß sich sein Bettnachbar nicht mehr bewegt, als er ihn mit den Händen berührt, stellt er den Tod des Jungen fest. Der Zeuge hebt die Matte des Verunglückten und sieht die Schlange fliehen. Er holt sofort den Pater zu Hilfe, welcher ihm entgegnet, der Junge sei nicht tot. Als Franz Xaver den Patienten sieht, hebt er die Augen zum Himmel, schlägt das Kreuz, berührt den Verunglückten mit den Händen und befiehlt ihm, im Namen Jesu Christi, aufzustehen. Anderen Zeugenaussagen zufolge reibt er die Bißstelle mit seinem Speichel ein.	**Keine Angaben**	Sofort steht der Patient auf. Keine Anzeichen der Vergiftung mehr auffindbar.

[195] Ebd. S. 43-47

Name: Franz **la Chaenal** [196]
Alter: **Keine Angaben**
Wohnort: **Gegend von St. Silvestre und Alby**
Datum der Auferweckung: **06.09.1649**
Datum der Anerkennung: **Keine Angaben**
Bezeichg. der Krankheit in der Quelle: **Tod durch Absturz**
Auferweckt durch: **Fürbitte des hl. Franz von Sales**

Klinische Angaben	**Klinische Diagnosen**	**Klinische Diagnosen nach Auferweckung**
Am 06.09.1649 arbeitet der Müllersgehilfe an der Instandsetzung der Piscoux-Brücke zwischen St. Silvestre und Alby. Durch eine Unachtsamkeit stürzt der Mann rückwärts in die Schlucht, die von der Brücke überspannt wird. Die Schlucht hat eine Tiefe von 52-55m, die Wände fallen steil ab. Der Verunglückte schlägt mehrmals an Felsvorsprüngen auf, bevor er in einer Wasserbucht im Tal zu liegen kommt, wo er zwischen den Felsen eingeklemmt wird. Der Oberkörper befindet sich bis zur Gürtellinie im Wasser, die Füße ragen in die Luft. Im Moment des Absturzes bittet der Besitzer der Mühlen den obengenannten Heiligen um die Errettung des Verunglückten. Zwei Helfer steigen in die Schlucht hinab, um den Mann zu bergen, müssen dabei jedoch einen Umweg von 1,5 Meilen in Kauf nehmen, so daß diese erst nach 2 h an der Unglücksstelle eintreffen. Nach der Bergung zeigt der vermeintlich Tote keinerlei Verletzung.	**Keine Angaben**	Der Verunglückte ist unversehrt. Keinerlei Verletzungen oder Brüche. Patient wach und orientiert. Er hat keine Schwierigkeiten, den Rückweg auf eigenen Füßen zurückzulegen. Keinerlei Folgeschäden.

[196] Ebd. S. 77-82

Name: Nikolaus und Johannes **Baptista de Huz** [197]
Alter: **6 und 4**
Wohnort: **Toul**
Datum der Auferweckung: **19.11.1670**
Datum der Anerkennung: **1685**
Bezeichg. der Krankheit in der Quelle: **Erdrückt durch einen Karren**
Auferweckt durch: **Fürbitte des hl. Petrus Fourier**

Klinische Angaben	Klinische Diagnosen	Klinische Diagnosen nach Auferweckung
Die Brüder spielen am Unglückstag neben einem Karren, der mit einem gefüllten Weinfaß beladen ist und durch eine „Pferdeschere" im Gleichgewicht gehalten wird. Als die Jungen sich an das Ende des Karrens hängen, gerät dieser aus dem Gleichgewicht und begräbt die beiden unter sich. Das Hinterende des Karrens drückt den Verunglückten Hals und Brust ein. Der Karren bleibt insgesamt 3 Stunden unbeaufsichtigt (keine genauere Angabe über die Zeitspanne, in der die Kinder unter dem Karren gefangen waren). Ein Knecht findet die Kinder und veranlaßt die Bergung. Es werden zwei Ärzte hinzugerufen. **Befund:** Kein Puls, keine Atmung. Rippenbrüche, instabiler Thorax des älteren Johannes (das Sternum kann bis zur Wirbelsäule durchgedrückt		Der ältere Bruder beginnt bei der Auferweckung, zu schwitzen, die Gesichtsfarbe wechselt von blau nach rot. Am Abend desselben Tages völlige Wiederherstellung des Gesundheitszustandes beider Jungen. Keinerlei Anzeichen von Knochenbrüchen mehr.

[197] Ebd. S. 98-103

Klinische Angaben	Klinische Diagnosen	Klinische Diagnosen nach Heilung
werden), kalt, blau, zyanotisch, Schaum auf den Lippen, Zungen stehen hervor, „Hälse eingedrückt“. **Therapie:** Mehrmaliger Aderlaß ohne Blutaustritt, Einwickeln in Tücher, mit heißem Wein getränkt, und in frisch abgezogene Hammelfelle.		
Diagnose →	**Exitus**	
Nach drei Stunden wird dem jüngeren der Brüder ein Birett des obengenannten Heiligen aufgesetzt, worauf dieser die Augen öffnet, zu essen verlangt und seinen Bruder sehen will. Ähnliche Entwicklung beim älteren, jedoch erst drei Stunden später.		

Name: Scipio **de Amelia** [198]
Alter: **2,5**
Wohnort: **Castronuovo, Italien, Königreich Neapel**
Datum der Auferweckung: **05.08.1678**
Datum der Anerkennung: **Keine Angaben**
Bezeichg. der Krankh. in der Quelle: **Tod durch Luxation des Vertebra prominens nach Sturz aus großer Höhe**
Auferweckt durch: **Fürbitte des hl. Andreas Avellino**

Klinische Angaben	Klinische Diagnosen	Klinische Diagnosen nach Auferweckung
Am 05.08.1678 stürzt das Kind beim Spielen von einem Felsen (Höhe: 19,10 m.). Der Junge schlägt auf halber Höhe auf einen Vorsprung und stürzt weiter bis zum Fuß des Felsens. Sofort nach dem Sturz zeigt das Kind keinerlei Lebenszeichen. Konsultieren eines Arztes. **Untersuchungsbefund:** Kein Puls, keine Atmung, keine „Wärme", keine Anzeichen von Lebenstätigkeit, großflächige Quetschung auf der Stirn, Verrenkung von Halswirbeln. Anderen Zeugenaussagen zufolge steht der Vertebra prominens nach kaudal über, die Stirn erscheint „eingedrückt", der Hals ein wenig verdreht. Der Körper kühlt aus.	**Tod durch Luxation der Halswirbel.**	Die Mutter besucht mit dem Kind die Mutterkirche des Ortes, um die Auferwecken ihres Sohnes am Altar des obengenannten Heiligen zu erflehen. Sie legt den Jungen auf den Altar, rutscht, über den Boden leckend, auf den Knien durch die Kirche. Als sie ihr Kind vom Altar nimmt, stellt sie das Verschwinden der Quetschung sowie die regelrechte Stellung der Halswirbel fest. Der Junge erhebt sich, geht auf eigenen Füßen. Bestätigung des somatischen Befundes durch den vormals untersuchenden Arzt: Quetschung der Stirn, sowie die Dislokation der Halswirbel sind verschwunden.

[198] Ebd. S. 64-69

Totgeburten

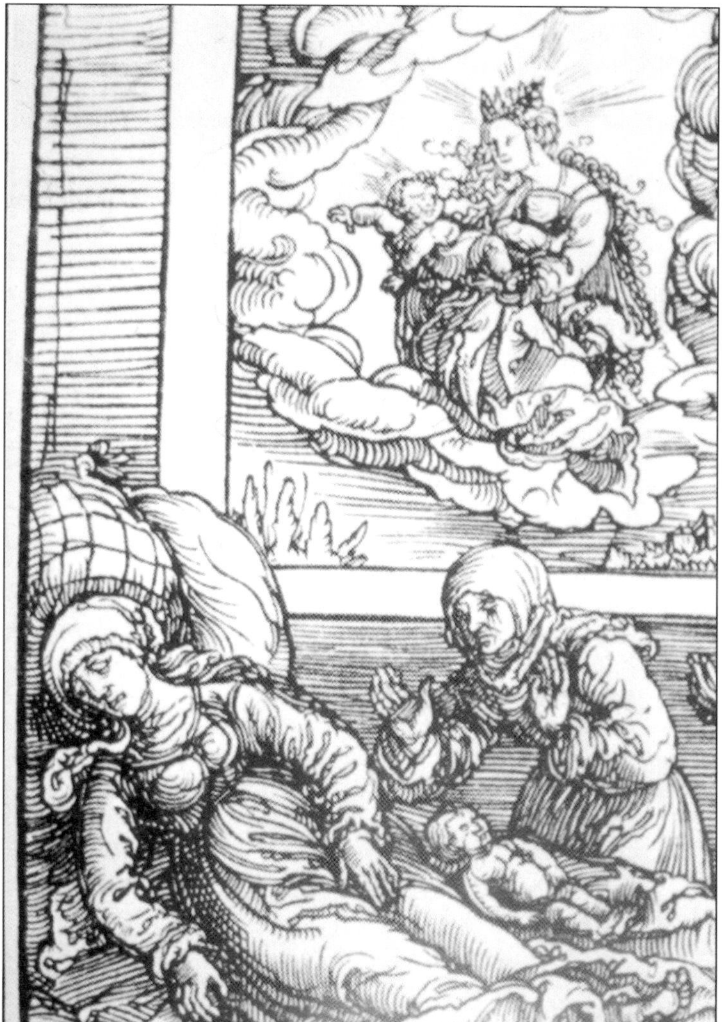

Abbildung 65: Im Wochenbett. Meister der Holzschnittfolge, 1520.
Aus Theopold, S. 109

Name: **Schonav** [199]
Alter: **Neugeborenes**
Wohnort: **Marienburg**
Datum der Auferweckung: **1397**
Datum der Anerkennung: **1404**
Bezeichg. der Krankheit in der Quelle: **Totgeburt**
Auferweckt durch: **Fürbitte der hl. Dorothea von Montau**

Klinische Angaben	**Klinische Diagnosen**	**Klinische Diagnosen nach Auferweckung**
Nach einer schweren Geburt über 9 Tage kommt das Kind leblos zur Welt, bereits einen Tag vor der Entbindung fühlt die Mutter keine Bewegungen des Kindes mehr. Alle Zeugen halten das Kind für tot, keine Angaben bezüglich der Todeszeichen. Der Vater bittet die obengenannte Heilige um Auferweckung. Kurz darauf tritt Schaum aus dem Mund des Kindes, welches daraufhin sofort zu schreien beginnt. Zeitpunkt der Lebenszeichen: 4 h nach der Entbindung.	**Keine Angaben**	Das Kind lebt ca. 8 Wochen und verstirbt schließlich durch unbekannte Ursache.

[199] Ebd. S. 39-40

Name: Johannes **Lora** [200]
Alter: **14 Tage**
Wohnort: **Arzignano, Vincenza**
Datum der Auferweckung: **18.03.1686, Sterbedatum 04.03.1686**
Datum der Anerkennung: **Keine Angaben**
Bezeichg. der Krankheit in der Quelle: **Totgeburt**
Auferweckt durch: **Pater Markus von Aviano**

Klinische Angaben	**Klinische Diagnosen**	**Klinische Diagnosen nach Auferweckung**
Das totgeborene Kind wird sofort beerdigt, nach 14 Tagen, am 18.03.1686 exhumiert. (Zur Zeit der Beerdigung scheint die Erde im italienischen Alpenvorland noch gefroren zu sein.) Der Vater bringt das Kind nach Schio, um es von Pater Markus segnen zu lassen. Der Pater erklärt, dem Kind so viel Lebenszeit zurückzugeben, daß es die Taufe empfangen könne. Er segnet das Kind und gibt dem Vater die Anweisung, es zum Marienaltar zu bringen und dort im Kreis einiger Zeugen zu beten. Kurze Zeit später beobachten die Zeugen, wie das Kind den Mund öffnet und sich dessen Zunge bewegt. Als ein beisitzender Priester das Kind genau betrachtet, beobachtet er, wie sich ein Auge des Kindes einen Spalt öffnet und Tränen aus dem Spalt hervorquellen. Nachdem das Kind „etwas geschwitzt hat“ verstirbt es schließlich erneut.	**Totgeburt**	Keine Angaben

[200] Ebd. S. 103-104

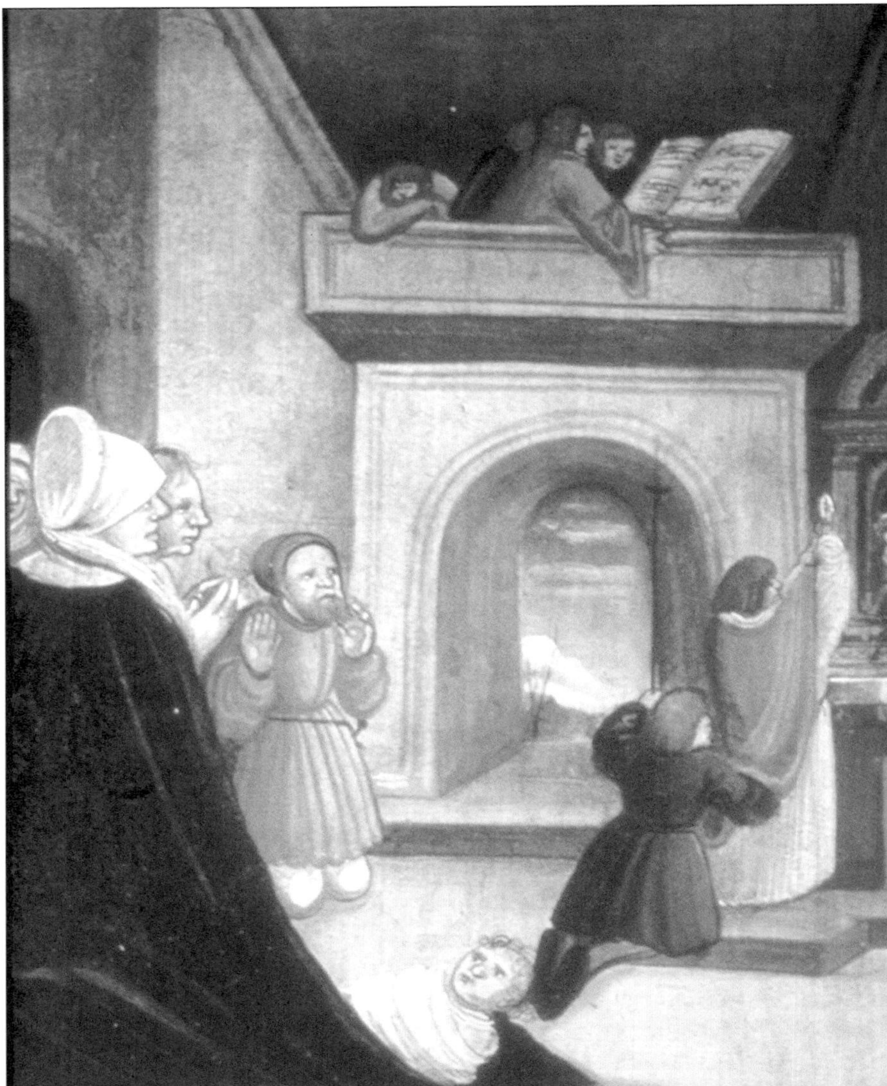

Abbildung 66: Ein vermeintlich tot geborenes Kind zeigt noch ein Lebenszeichen und kann die Taufe empfangen. Großer Mariazeller Wunderaltar, 1519. Aus Theopold, S. 110

Tod durch Seuchen und Infekte

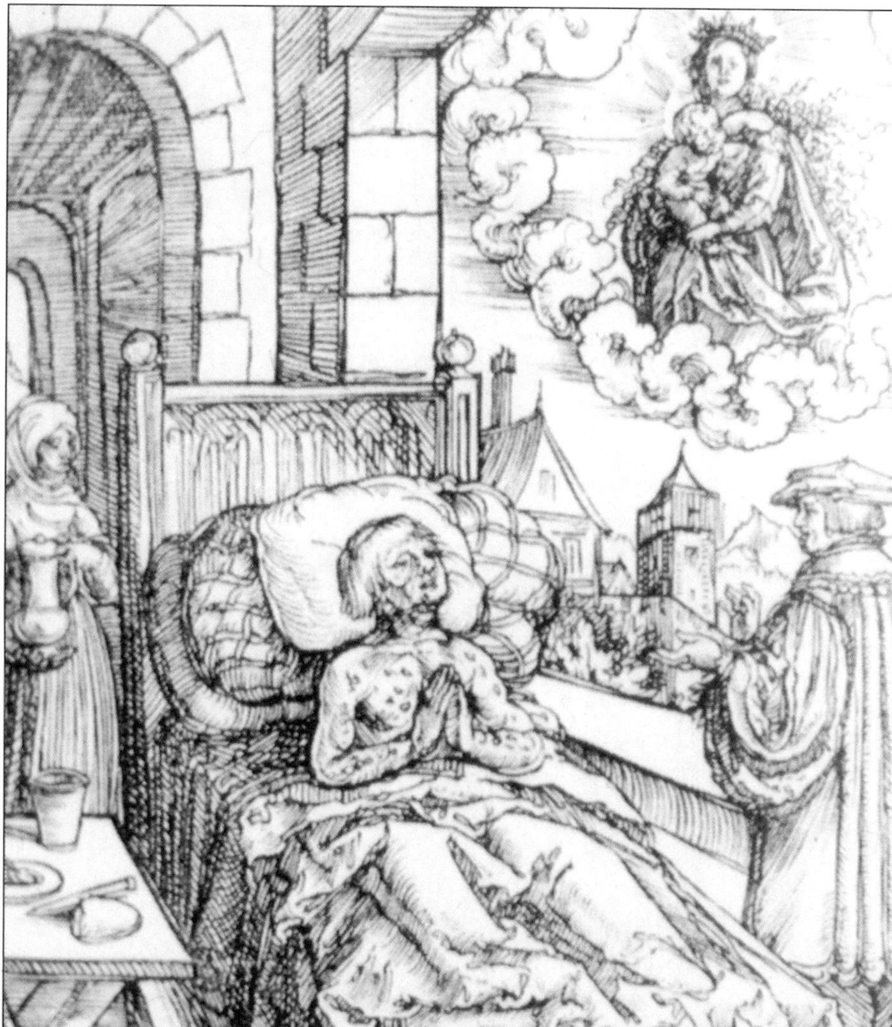

Abbildung 67: Die Franzosenkrankheit (Syphilis). Meister der Holzschnittfolge, 1520. Aus Theopold, S. 88

Name: Ivo **Cozober** [201]
Alter: **5**
Wohnort: **Ploeguille**
Datum der Auferweckung: **1312**
Datum der Anerkennung: **Keine Angaben**
Bezeichg. der Krankheit in der Quelle: **Tod durch eine nicht näher bekannte**
Auferweckt durch: **Krankheit**
Auferweckt durch: **Fürbitte des hl. Ivo Hélory**

Klinische Angaben	Klinische Diagnosen	Klinische Diagnosen nach Auferweckung
Der Patient verstirbt an einer nicht näher beschriebenen Krankheit im Hospital der Stadt Angers am Gründonnerstag gegen Mitternacht. **Todeszeichen:** Bleich, kalt und starr, Augen und Mund sind geschlossen, keine Atmung. Mutter und Tochter ziehen mit dem Leichnam durch die Stadt, um Almosen für sein Begräbnis zu erbitten. Am Ostersonntag besuchen sie das Haus eines Bretonen, welcher ihnen rät, den obengenannten Heiligen um die Auferweckung des Toten zu ersuchen. Daraufhin „mißt“ die Mutter ihren Sohn zu Ehren des Heiligen. In den Abendstunden dieses Sonntags bemerkt sie erste Lebenszeichen. Schließlich „steht er auf und lebt“.	**Keine Angaben**	Der Patient lebt bis zum Weihnachtsfest des selben Jahres und verstirbt schließlich erneut.

[201] Ebd. S. 34-35.

Name: Paul **Massimo** [202]
Alter: **14**
Wohnort: **Rom**
Datum der Auferweckung: **16.03.1583**
Datum der Anerkennung: **12.03.1622**
Bezeichg. der Krankheit in der Quelle: **Tod durch eine zehrende Krankheit, vermutlich Lungentuberkulose**
Auferweckt durch:
Auferweckt durch: **Hl. Philipp Neri**

Klinische Angaben	Klinische Diagnosen	Klinische Diagnosen nach Auferweckung
Der Patient leidet ca. 61 Tage unter ununterbrochenem Fieber und Katarrh. **Diagnose →** Stetige Verschlechterung des Allgemeinzustandes. 16.03.1583: Exitus nach schleichendem Kräfteverfall. **Todeszeichen:** Die Augen sind verdreht, der Körper kalt und starr, kein Puls. Der Vater schließt die Augen des Jungen. Eine halbe Stunde später wird der obengenannte Heilige hinzu gerufen, dieser legt dem Patienten die Hand auf die Stirn, fängt an zu beten, beträufelt das Gesicht mit Weihwasser und ruft ihn mit den Worten „Paul, Paul" an. Im selben Moment öffnet der Junge die Augen, richtet sich auf, und antwortet: „Oh Pater".	**Verdacht auf Lungentuberkulose**	Der Patient ist ansprechbar und orientiert. Die normale Hautfarbe kehrt zurück.Der Patient läßt Wasser. Er unterhält sich ca. 15 Minuten mit dem obengenannten Heiligen. Als ihm dieser schließlich die Frage stellt, ob er sterben wolle, um zu seiner Mutter und Schwester in den Himmel zu gehen, bejaht der Patient. Der Heilige segnet daraufhin den Kranken, worauf dieser endgültig stirbt. Da der Patient keine Schwächeanfälle oder Ohnmachten während der Krankheitsphase zeigte, verneint der Verfasser der Quelle die Möglichkeit eines Scheintodes.

202 Ebd. S. 54-63

Name: Joseph **Rigliano** [203]
Alter: **6 Monate**
Wohnort: **Lecce, Italien**
Datum der Auferweckung: **Anfang des Jahres 1620**
Datum der Anerkennung: **Keine Anerkennung als Wunder** (es wurde nur die spontane Heilung einer zehrenden Erkrankung anerkannt).
Bezeichg. der Krankheit in der Quelle: **Tod durch zehrende Krankheit**
Auferweckt durch: **Fürbitte des hl. Bernhardin Realino**

Klinische Angaben	Klinische Diagnosen	Klinische Diagnosen nach Auferweckung
Das Kind erkrankt an einem „pestilenzhaften Fieber“. Der Leib schwillt von der Gürtellinie aus nach distal an. Konsultieren mehrerer Ärzte.		Fieber verschwunden, Gesundheit vollständig wiederhergestellt.
Prognose →	**Infaust**	
Therapie: Einreibungen mit Mandelöl. Die Anschwellung geht nach ca. 8 Tagen zurück, das Fieber verschlimmert sich über weitere 4 Tage. Keine Nahrungsaufnahme mehr möglich, zugeführte Nahrung wird sofort über die Nase erbrochen. Am Morgen des vierten Tages: Dyspnoe, dreimalige Schnappatmung, Exitus.	**Exitus**	
Todeszeichen: Keine Atmung, Augen starr, Körper kühlt ab, Steife der Gliedmaßen, bei Öffnen der Lider verbleiben diese in der geöffneten Stellung, ebenso der Kiefer. Die Mutter nimmt das Kind in die Arme und ruft den obengenannten Heiligen um die Auferweckung an (Zeitpunkt: Die Abendstunden des Sterbetages). Im selben Moment öffnet das Kind den Mund und beginnt, an der Brust zu saugen.		

[203] Ebd. S. 69-77

6 Berichte über Spontanheilungen in der heutigen Medizin

Zum Phänomen der Spontanheilung

In der Geschichte der Wunderheilungen von Marienerscheinungsorten sowie bei anderen Wundern mit religiösem oder gar okkultem Hintergrund versuchen Kritiker stets, den Vorgang der plötzlichen und unerklärbaren Heilung einer Krankheit anzuzweifeln und damit den „Kern" des Wunders zu treffen. Es wird meist angestrebt, die Heilung oder zumindest den spontanen Heilungsvorgang zu erklären. So werden beispielsweise mögliche Alternativen zur bestehenden Berichterstattung angeführt, die sowohl die Vorgeschichte, die Diagnostik und den Zustand des Kranken betreffen. Es wird nach Fakten gesucht, mit welchen eine andere Ausgangssituation der Heilung angenommen werden kann und somit ein Erklärungsmuster wahrscheinlich wird, das dem Sachverhalt des Wunders widerspricht.

Dieser durchaus berechtigte Blickwinkel der Kritiker von Wunderheilungen erscheint jedoch etwas einseitig, wenn stets von der Maßgabe ausgegangen wird, es existierten keine unerklärbaren Heilungsverläufe. Die Möglichkeit, daß die spontane Heilung einer Krankheit wirklich stattgefunden haben kann – und dies auch ohne das Eingreifen einer „höheren Macht" – wird oftmals außer Acht gelassen oder aber kategorisch abgelehnt.

Dieser Maßgabe, die Existenz spontaner Heilung zu negieren, steht die Tatsache gegenüber, daß ab Mitte des letzten Jahrhunderts bis heute eine wachsende Anzahl von Veröffentlichungen über Fälle spontaner Remission und Regression in der medizinischen Fachliteratur zu verzeichnen ist.

Auf diese Fälle spontaner Heilungen von Krankheiten, ohne einen religiösen Hintergrund und mit rein wissenschaftlicher Grundlage, soll in diesem Kapitel näher eingegangen werden. Die Tatsache, daß in der Wunderdefinition der katholischen Kirche, vor allem bei den Wundern von Lourdes, stets das Kriterium der „medizinischen Unerklärbarkeit" als Voraussetzung für die Anerkennung zu finden ist, ermöglicht uns die Überleitung zu den Spontanheilungen, die in der medizinischen Fachliteratur beschrieben werden, da auch hier die Frage nach dem Unerklärlichen gestellt wird (siehe hierzu Kapitel Definition der Begriffe „Spontanheilung", „spontane Regression" und „spontane Remission").

Plötzliches und unerwartetes Verschwinden einer Läsion, wider den Gesetzmäßigkeiten der uns bekannten medizinischen Vorgänge, ist nicht allein das Vorrecht der eingangs beschriebenen Wunderheilungen der katholischen Kirche.

Dem Auftreten der Artikel zufolge wuchs das Interesse der medizinischen Fachwelt an solcherlei außergewöhnlichen Krankheitsverläufen seit Anfang dieses Jahrhunderts, so daß ab diesem Zeitpunkt eine steigende Anzahl von Berichten zu verzeichnen ist, die spontane Heilung von Krankheiten zum Thema haben.

Immer wieder wurden spontane Remission und Regression in Praxis und Klinik beobachtet, sie fanden jedoch erst in den letzten 50 Jahren die entsprechende Beachtung in der Literatur. Folgende Gründe sind hierfür anzunehmen: Oftmals wird spontane Heilung als das Produkt einer Fehldiagnose oder aber eines Versäumnisses in der Diagnostik erklärt, wodurch nur der Eindruck einer spontanen Remission entstehe. Aufgrund dieses Argumentes, welches immer wieder beim Thema spontaner Heilung auftritt, ist ebenfalls wahrscheinlich, daß verantwortliche Ärzte aus Angst, sich der Kritik von Kollegen auszusetzen, von einer Veröffentlichung ihrer Beobachtungen absehen.

Ebenfalls ist denkbar, daß ein Fall von spontaner Heilung nicht direkt zu einer Dokumentation und zu einer weiteren Untersuchung der Krankengeschichte führen muß, da hierfür im Klinikalltag kein Handlungsbedarf besteht (ein gesunder Patient wird entlassen). Tritt ein Fall von spontaner Heilung auf, stellt sich oftmals das Problem, daß die Vorgeschichte des Patienten nicht im erforderlichen Umfang dokumentiert wurde, um eine andere Erklärung für das plötzliche Verschwinden der Krankheit auszuschließen. Weiterhin ist denkbar, daß in einigen Fällen die Fachkenntnis des untersuchenden Arztes nicht ausreichte, um einen Fall spontaner Heilung erschöpfend zu dokumentieren oder eine Überweisung zu einem Spezialisten zu veranlassen, zumal wiederum kein Handlungsbedarf hierfür bestand.[204]

Das wachsende Interesse der Medizin an Berichten über Spontanheilungen

Das steigende Interesse der Medizin an dieser besonderen Art eines Krankheitsverlaufes zeigt sich in den folgenden Graphiken, die direkt aus einer Studie über Spontanheilungen aus dem Jahre 1993 entnommen wurden. Diese Sammlung von Artikeln über Spontanheilungen ist die umfangreichste Studie über dieses Themengebiet, die bisher veröffentlicht wurde.[205]

Die Übersicht der zahlenmäßigen Entwicklung von Veröffentlichungen über

[204] *Zu ähnlichen Schlüssen kommen auch die Autoren Brendan O`Reagan und Caryle Hirshberg in ihrer Studie:* Spontaneous Remission, an annotated bibliography, Institute of Noetic Sciences, Sausalito 1993; S. 4, Introduction.

[205] Ebd. S. 6, Introduction.

Spontanheilungen ist in zwei große Themenkomplexe unterteilt: Die Heilungen, welche alle Krankheiten ohne maligne Neoplasien betreffen (insgesamt 334 Veröffentlichungen), sowie die Spontanheilungen von malignen Neoplasien (1051 Veröffentlichungen).

Die Dokumentation der Autoren reicht bis zur Mitte des letzten Jahrhunderts zurück und erstreckt sich bis ins Jahr 1990.
Die Artikel, welche alle Krankheiten ohne maligne Neoplasien betreffen, treten erstmals 1929 in Erscheinung und zeigen ab 1949 eine stark steigende Tendenz, die ab 1984 ein Maximum erreicht.

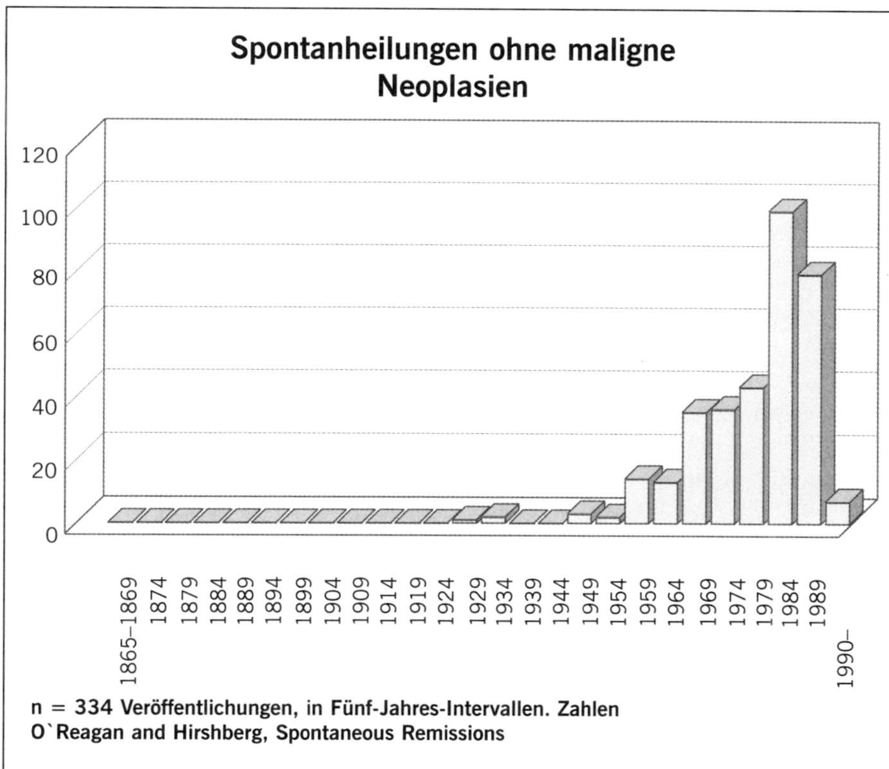

Tabelle 12: Übersicht der zeitlichen Häufung von Artikeln über spontane Remission von Krankheiten (aus O`Reagan and Hirshberg).

Noch weiter in die Vergangenheit reicht die Sammlung der Artikel über spontane Heilungen maligner Neoplasien, wo bereits ab 1865 über derartige Sachverhalte berichtet wurde. Auch hier ist eine stark steigende Tendenz erkennbar, ein zahlenmäßiges Maximum wird hier ab 1989 erreicht.

Der Grund für diesen Anstieg mag in der Weiterentwicklung der diagnostischen Möglichkeiten der Medizin liegen. Auch die Verbesserung des Kommunikationswesens für medizinische Veröffentlichungen und Forschungsvorhaben spielt sicherlich eine Rolle.

Außerdem ist denkbar, daß die ersten Veröffentlichungen mit dem Thema spontaner Remission einen Schneeballeffekt ausgelöst haben, durch den sich immer mehr Autoren ermutigt sahen, ihre Beobachtungen zu dokumentieren.

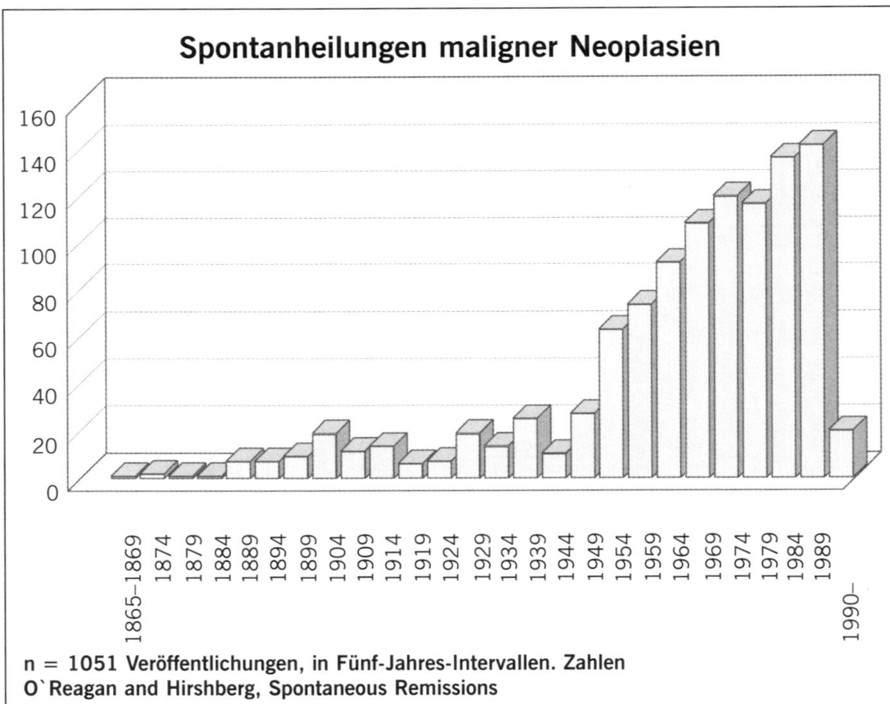

Tabelle 13: Übersicht der zeitlichen Häufung von Artikeln über spontane Remissionen aus dem Themenbereich der malignen Neoplasien (aus O`Reagan and Hirshberg).

Übersicht der Läsionen, bei welchen Spontanremission zu beobachten ist

Die folgenden Graphiken bieten eine Übersicht über die prozentuale Verteilung der Läsionen, bei denen Spontanheilungen beobachtet werden konnten, und die von O`Reagan and Hirshberg katalogisiert sind.[206]

Die Graphiken sind in gleicher Weise in zwei Themengebiete unterteilt, die Läsionen sind wiederum in die Bereiche der malignen Neoplasien und der Spontanheilungen ohne maligne Neoplasien unterteilt.

Bei der Übersicht aller Läsionen ohne maligne Neoplasien stellen die Läsionen, die das endokrine, metabolische System sowie das Immunsystem betreffen, mit 19,8% den höchsten Anteil. Es handelt sich beispielsweise um Fälle von Diabetes mellitus. Es folgen Erkrankungen des vaskulären Systems und der blutbildenden Organe mit 19,5%, wie kongenitale Anomalien im Gefäßsystem oder arteriovenöse Fehlbildungen. Erkrankungen durch Infekte oder Parasiten nehmen einen Anteil von 18,9% ein, hierbei handelt es sich beispielsweise um HIV und HIV-bedingte Erkrankungen wie Mycosen oder Sporotrichosen. Läsionen des Nervensystems und der Sinnesorgane stellen einen Anteil von 16,5%, Erkrankungen des digestiven Systems, beispielsweise der Gallenblase, des Pankreas oder des Magens in Form eines Ulkus stellen einen Anteil von 9,3%, Läsionen des respiratorischen Systems einen Anteil von 2,1% und Erkrankungen des Genitouretraltraktes sowie schwangerschaftsbedingte Erkrankungen einen Anteil von 8,1%.

Spontanheilungen, ohne maligne Neoplasien

Übersicht gesammelter Veröffentlichungen, n = 334

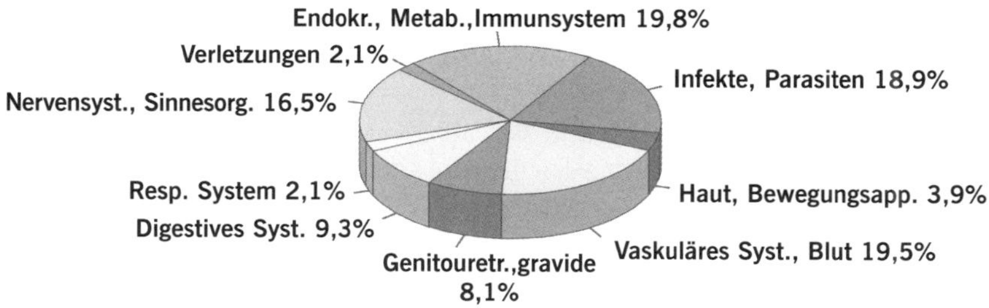

Aus O`Reagan and Hirshberg, Spontaneous Remissions.

Tabelle 14: Prozentuale Übersicht der Artikel über spontane Remission von Krankheiten aller Themengebiete ohne maligne Neoplasien, eingeteilt in Läsionen verschiedener Systeme.

[206] *Ebd. S. 5*

Der weit überwiegende Teil der von O`Reagan und Hirshberg gesammelten Artikel behandelt das Krankheitsfeld der malignen Neoplasien.

Es wird sowohl das Verschwinden maligner Neoplasien als auch von Metastasen behandelt. Die prozentuale Verteilung zeigt, daß vor allem Tumoren des Genitouretraltraktes (25,3%) und Krebserkrankungen des lymphatischen und hämatopoetischen Systems geheilt werden (16,5%, hierbei sind die verschiedenen Formen der Leukämie stark vertreten). Die Verteilung erstreckt sich weiterhin auf Tumoren des Nervensystems und der Sinnesorgane (9,3%), des Verdauungstrakts (8,8%), der Mundhöhle (1,1%), der Haut (15,8%), sowie auf Tumoren der Mamma (4,0%) und der Knochen (8,6%). Die Neuroblastome nehmen einen Anteil von 5,7% ein.

Spontanheilungen maligner Neoplasien

Übersicht gesammelter Veröffentlichungen, n = 1051

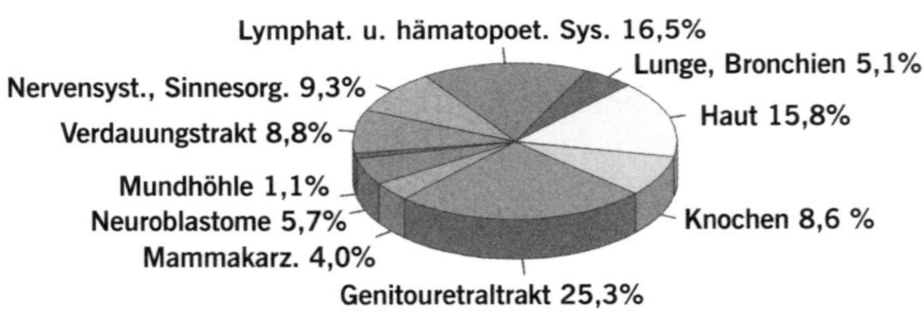

Aus O`Reagan and Hirshberg, Spontaneous Remissions.

Tabelle 15: Prozentuale Übersicht der Artikel über spontane Remission maligner Neoplasien, gesammelt in O`Reagan and Hirshberg, eingeteilt in Krankheitsbilder und Bereiche von Läsionen.

Fallberichte

Einen sehr interessanten Anteil in der Studie von O`Reagan und Hirshberg nehmen die Artikel über spontane Remission ein, bei denen ein konkreter Fall einer Heilung der jeweiligen Krankheit behandelt wird. Diese sogenannten „Case Reports“, wie sie auch in der heutigen Medline als Keyword zu finden sind, behandeln die Geschichte einzelner Patienten, deren Läsion durch eine Spontanheilung verschwunden ist.

Diese Einzelfälle erregten unser besonderes Interesse und wurden deshalb auch selbständig von uns in der Medline nach 1989 weiterverfolgt. Die folgenden Graphiken sind das Ergebnis der aus O`Reagan and Hirshberg gewonnenen Daten, ergänzt nach 1989 durch eigene Daten, die der Medline entnommen wurden.

Zeitliche Verteilung

Die Einteilung in zwei große Gruppen von Läsionen wurde wiederum übernommen. Die folgenden zwei Graphiken sollen einen Überblick über die zeitliche Entwicklung der veröffentlichten Fallberichte geben.

Spontanheilungen maligner Neoplasien

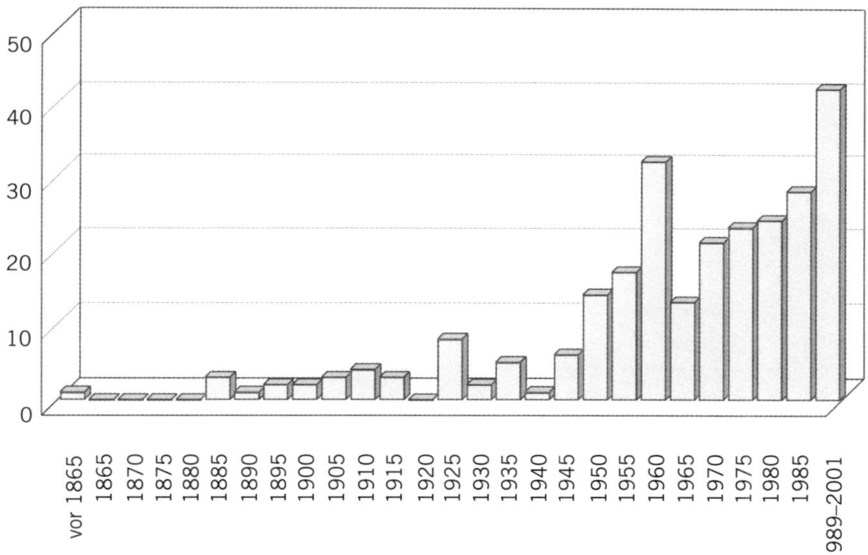

Fallberichte, Zeitliche Verteilung, n = 255. Aus O`Reagan and Hirshberg, ergänzt nach 1988

Tabelle 16: Zeitliche Übersicht von Fallberichten über spontane Remission maligner Neoplasien, entnommen aus O`Reagan and Hirshberg und ergänzt durch Durchsicht der Summarys aus Medline ab 1988 bis 2001

Die zeitliche Verteilung der Fallberichte über maligne Neoplasien verhält sich ähnlich wie die Artikel über Spontanheilungen maligner Neoplasien in der oben aufgeführten Graphik 13. Wiederum ist eine steigende Tendenz zu erkennen, die ab 1950 zu einer rasanten Entwicklung ansetzt. Durch die Ergänzung der Daten bis 07.1995 ist zu verzeichnen, daß dieser Trend sich auch weiterhin fortzusetzen scheint. Der Höhepunkt in der Anzahl der Veröffentlichungen wird in der Periode 1989–07.1995 erreicht (mit 51 Fallberichten von insgesamt 264).

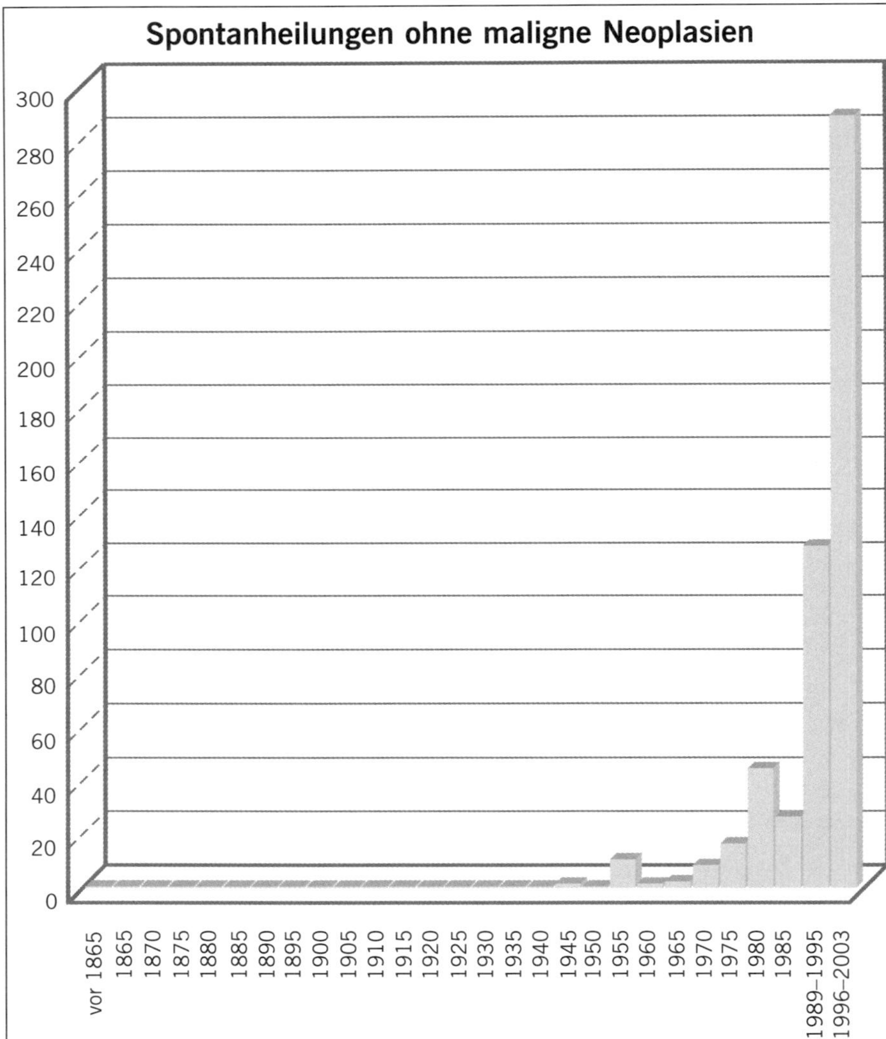

Fallberichte, zeitliche Verteilung, n = 217. Aus O`Reagan and Hirshberg, ergänzt nach 1988

Tabelle 17: Zeitliche Übersicht von Fallberichten über spontane Remission von Krankheiten aus allen Themengebieten, ausgenommen maligne Neoplasien, entnommen aus O`Reagan and Hirshberg, ergänzt nach Durchsicht der Medline ab 1988.

Bei den Fallberichten über alle Krankheiten ohne maligne Neoplasien wird der oben genannte Aufwärtstrend am deutlichsten. Nach der Ergänzung der Daten von O`Reagan and Hirshberg nach 1989 ergibt sich ein Maximum (118 Fälle von insgesamt 226) der zeitlichen Verteilung in der Periode 1989–07.1995, nach einer Aufwärtsentwicklung ab 1970. Seit 1996 hat sich die Zahl der Spontanheilungen auf das Doppelte vermehrt.

Gesammelte spontane Heilungs-Fallberichte (aus „Medline" ab 1989)

Um die Fallberichte über Spontanheilungen, die von uns aus der Medline entnommen wurden genauer zu behandeln, wurde hier wiederum eine Graphik zur Übersicht über die Häufigkeitsverteilung der Läsionen erstellt, die in den letzten sechs Jahren eine spontane Heilung durchlaufen haben und in der Fachliteratur beschrieben wurden.

Die Aufteilung in zwei Themengebiete wurde übernommen.

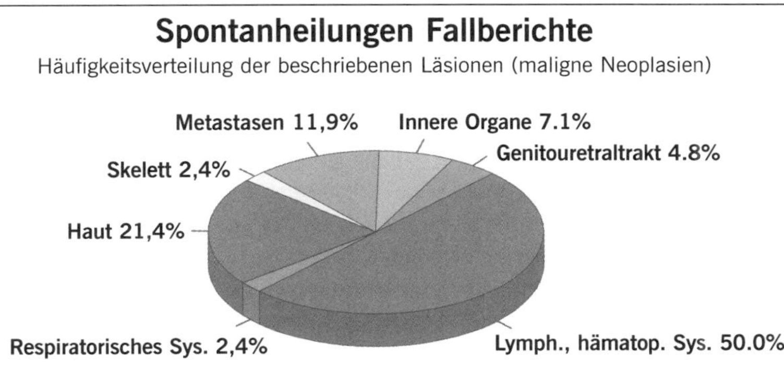

Zahlen entnommen aus Medline 1989-2001, n=42.

Tabelle 18: Prozentuale Verteilung der spontanen Remissionen maligner Neoplasien, entnommen aus Medline, 1989-2001)

Unter dem Themengebiet der malignen Neoplasien finden sich nach Durchsicht der Medline von 1989 bis 2001 insgesamt 42 Fallberichte, in denen beispielsweise das spontane Verschwinden von Tumoren beschrieben wird, oder die plötzliche Heilung von Leukämie.

50,0% der Spontanheilungen betreffen das lymphatische und hämatopoetische System (21 Fallberichte, es handelt sich hier hauptsächlich um spontane Remission verschiedener Leukämieformen). Es folgen die Erkrankungen der Haut mit 21,4% (9 Fallberichte, hauptsächlich Melanome). Spontane Heilung von Tumormetastasen stellen einen Anteil von 11,9% (5 Fallberichte), Knochentumoren einen Anteil von 2,4% (1 Fallbericht), die Läsionen des Genitouretraltraktes stellen einen Anteil von 4,8% (2 Fallberichte), die des respiratorischen Systems stellen jeweils einen Anteil von 2,4% (1 Fallbericht).

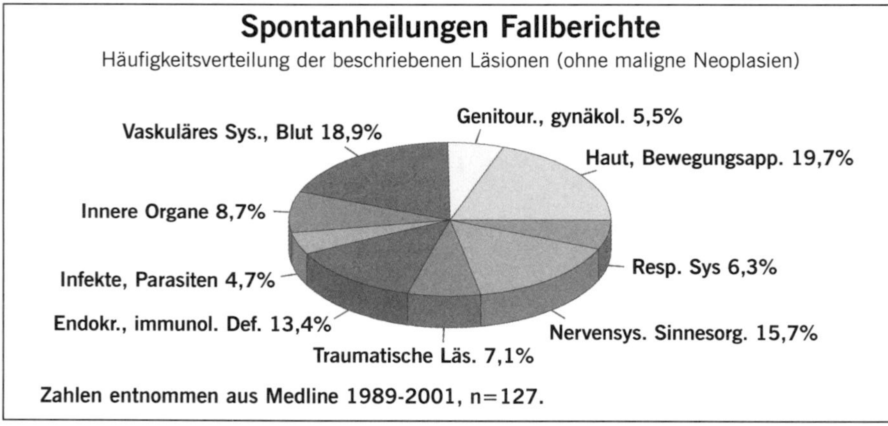

Tabelle 19: Prozentuale Verteilung von spontanen Remissionen aller Themengebiete ohne maligne Neoplasien, entnommen aus Medline 1989-2001.

Unter dem Themengebiet der Erkrankungen ohne maligne Neoplasien finden sich nach Durchsicht der Medline von 1989 bis 2001 insgesamt 127 Fallberichte spontaner Remission von Läsionen.

Defekte im endokrinen System, sowie im Immunsystem stellen 13,4% der Fallberichte (Anzahl:17), gefolgt von Defekten des vaskulären Systems und der blutbildenden Organe mit 18,9% der Fallberichte (Anzahl: 24) und den Läsionen der Haut und des Bewegungsapparates mit 19,7% (Anzahl: 25). Die Läsionen des Nervensystems und der Sinnesorgane nehmen einen Anteil von 15,7% ein (Anzahl: 20). Krankheiten, die durch Infekte oder Parasiten entstanden sind, stellen einen Anteil von 4,7% (Anzahl: 6), Läsionen des respiratorischen Systems einen Anteil von 6,3% (Anzahl: 8) und Erkrankungen des Genitouretraltraktes sowie Erkrankungen des gynäkologischen Formenkreises einen Anteil von 5,5% (Anzahl: 7). Traumatische Läsionen sind mit 7,1% vertreten (Anzahl: 9) , sowie Läsionen der inneren Organe mit 8,7% (Anzahl: 11).

Übersicht der gesammelten Fallberichte aus „Medline"

Wie bereits aus der tabellarischen Erfassung der Fallberichte über Spontanheilungen hervorgeht, wurden insgesamt 169 Fälle aus dem Zeitraum 1989 bis 2001 von uns aus der „Medline" entnommen. Hierbei verwendeten wir die Suchanweisung „SPONTANEOUS near REMISSION or SPONTANEOUS near REGRESSION and CASE REPORT."

In der folgenden Aufstellung der 169 tabellarisch erfaßten Fallberichte sind unter anderem die „SUMMARIES" enthalten, die uns zur Orientierung über den Inhalt der Berichte dienten, des weiteren sind alle Literaturverweise mit aufgeführt.

Zur besseren Übersicht wurden die Berichte nach den Untergruppen der Tabellen 18 und 19 geordnet, außerdem wurde eine generelle Aufteilung in den Themenkreis der malignen Neoplasien, sowie aller verbleibenden Läsionen, ohne maligne Neoplasien vorgenommen.

Maligne Neoplasien

Maligne Neoplasien des lymphatischen und hämatopoetischen Systems.

In der Gruppe der malignen Neoplasien des lymphatischen und hämatopoetischen Systems finden sich in erster Linie Berichte über Spontanheilungen aus dem Formenkreis der Leukämien. Beschrieben werden hier unter anderem kongenitale Leukämien, wie die kongenitale Monozytenleukämie sowie AML, CML und weitere Unterformen. Zwölf der insgesamt 21 beschriebenen Fälle der Untergruppe der malignen Neoplasien des lymphatischen und hämatopoetischen Systems fallen hierbei auf die Gruppe der Leukämien. Spontane Remission oder spontane Regression wird bei all diesen Fällen beschrieben, allerdings handelt es sich in der Mehrzahl der Fälle um temporäre Remission beziehungsweise Regression. Das bedeutet, daß der Befund einer malignen Neoplasie in dieser Periode nicht mehr existierte, dennoch trat später ein Rezidiv der Erkrankung auf. Bei insgesamt drei der zwölf Fälle hielt die Remission oder Regression an. Einer dieser Fälle aus dem Jahr 1995 sei hier kurz beschrieben. Es handelt sich hier um die spontane Remission einer akuten T-Zell-Leukämie, die ohne spezielle Therapie von selbst verschwand. Hierbei wurden T-Zell-surface-Antigene der abnormen Zellen untersucht. Es handelte sich um CD4+, CD45Ro+ und CD8. Fünf Monate nach initialer Diagnosenstellung war eine komplette Remission zu beobachten. Im peripheren Blut wurden keine abnormen Zellen mehr gefunden. Die vorher bestehenden Lymphknotenschwellungen gingen allesamt zurück und die Serumwerte normalisierten sich. Daraufhin wurde ein Southern-Blot für die provirale DNA von HTLV 1 durchgeführt. Es wurde eine kleine monoklonale Bande für mit-Eco R1 gefunden, weiterhin wurde die provirale DNA von HTLV 1 durch die Polymerase-Kettenreaktion nachgewiesen. Somit wird angenommen, daß einige wenige abnorme Zellen persistierten. Die Symptomatik einer T-Zell-Leukämie bildete sich jedoch komplett zurück.

Neben dem Formenkreis der Leukämien existieren in dieser Untergruppe noch vier Fälle von spontaner Remission oder Regression von Non-Hodgkin-Lymphomen. Bei insgesamt drei Fällen hielt die spontane Remission oder Regression an. Besonders hervorzuheben ist ein Bericht aus dem Jahr 1993, der zwei Fälle spontaner Regression eines primären malignen Lymphoms im Bereich des Magens beschreibt, wobei in beiden Fällen keine spezifische Therapie zum Einsatz kam. So wurde bei einer 40-jährigen japanischen Patientin ein großer ulzerierender Tumor in der großen Kurvatur des Magens diagnostiziert. Dieser Tumor verschwand spontan unter Zurücklassen eines kleinen Ulkus. Biopsien dieses Ulkus deuteten auf ein malignes Lymphom in der Basis hin. Außerdem wird der Fall eines 73-jährigen Patienten beschrieben, bei dem ebenfalls ein Tumor mit zentraler Ulzeration an der Hinterwand des Antrums des Magens diagnostiziert wurde. Eine endoskopisch durchgeführte Biopsie bewies ein malignes Lymphom. Der Patient sprach sich gegen einen chirurgischen Eingriff aus. Der Tumor verschwand 16 Tage nach Diagnosenstellung spontan, der Patient befand sich auch 44 Monate später noch im Stadium der kompletten Regression.

Eine weitere Gruppe von Erkrankungen stellen die myeloproliferativen Veränderungen und das myelodysplastische Syndrom dar. Hierbei sind insgesamt fünf Fälle beschrieben. In allen Fällen kam es zu einer kompletten Remission der Erkrankung, ohne daß ein Rezidiv auftrat.[207]

[207] **MEDLINE (R) 1989**

Der Befund einer kongenitalen Leukämie ist eine insgesamt sehr seltene Erkrankung, die sich unmittelbar nach der Geburt manifestiert. Die kutanen Erscheinungen manifestieren sich in roten, bräunlichen oder lividen Papeln und Knötchen, gelegentlich auch in konfluierenden purpurfarbenen flächigen Bezirken. Die Diagnose wird gestellt durch die bioptische Sicherung von Leukämiezellen des Knochenmarkes und der Haut, sowie durch die immuncytochemische Charakterisierung dieser Zellverbände. Der Fall eines 5-jährigen Kindes mit einer massiven Symptomatik wird berichtet bei normalem Karyotyp, der sich ohne spezifische Therapie spontan zurückbildete. In einem 1-jährigen Zeitraum haben sich die Symptome und Effluoreszenzen unerklärlich vollständig normalisiert („spontaneous regression").
(Congenital monocytic leukemia: report of a case with cutaneous involvement, and review of the literature. Francis-JS; Pediatr-Dermatol. 1989 Dec; 6(4): 306–11).

MEDLINE (R) 1989

Eine spontane, vollständige Remission von fünf Monaten Dauer wurde bei einem 70-jährigen Mann beobachtet, der an einer akuten myeloblastischen Leukämie mit der Komplikation einer schweren Pneumonie litt. Die völlige Remission trat nach einer schweren Panzytopenie auf. Der Patient wurde nur mit Antibiotika und Bluttransfusionen therapiert. Bei der Aufnahme war der Wert der Leukozyten auf 6,4 x 10 (3) μl mit 98 % Myeloblasten. Das Hämoglobin war auf 9,9 g gesunken, die Thrombozyten betrugen 1.500. Die Aspirationszytologie aus dem Knochenmark ergab eine 98,5%ige Myeloblastendarstellung, desgleichen zeigte sich ein geringes 1a-Antigen und ein Myeloid relatet antigen. Nach fünfwöchiger vollständiger Remission waren die Leukämiezellen unreifer geworden, Peroxydase negativ und zeigten keine Oberflächenmarker. Chromosomale Abnormalitäten wurden entdeckt. Während der Spontanremission starb der Patient an einer schweren bakteriellen und fungalen Sepsis. Derartige Fälle von kompletten spontanen Remissionen sind äußerst selten berichtet, frühere ähnliche Fälle in der Literatur werden aufgrund des ätiologischen Faktors diskutiert.
(Spontaneous complete remission in a 70 year-old man with acute myeloblastic leukemia with severe pneumonia. Nakamura-N; Rinsho-Ketsueki. 1989,1835–9.)

MEDLINE (R) 1989

Ein Fall eines 50jährigen Patienten mit einem malignen Lymphom wird berichtet, der an acht verschiedenen Lokalisationen während sieben Jahre beobachtet wird nach der initialen röntgenologischen und internistischen Diagnose. Danach ist ohne Therapie eine 22jährige, vollständige Remission bei dem Patienten aufgetreten. In dieser Arbeit wird die gesamte Literatur der „Regressionen oder Remissionen" von malignen Lymphomen aufgearbeitet und diskutiert.
(Prolonged spontaneous remission of case of malignant lymphoma. Wolf-JW; Mo-Med. 1989 May; 86(5): 275–7.)

MEDLINE (R) 1989

Der Fall einer 54jährigen Frau mit einer spontanen, vollständigen Remission einer akuten myeloischen Leukämie für die Dauer eines Monats wird berichtet. Es bestand bei der Patientin keine stattgehabte Infektion oder Bluttransfusion und die spontane Remission war laborchemisch eindeutig dokumentierbar. Über den weiteren Verlauf wird nicht berichtet.
(Spontaneous transient remission in adult acute myeloid leukemia. Tsukada-T; Rinsho-Ketsueki. 1989 Feb; 30(2): 227–31.)

MEDLINE (R) 1989

Ein Fall eines vierjährigen Kindes mit kongenitaler Leukämie wird berichtet. Die kongenitale Leukämie als eine äußerst seltene Erkrankung beträgt lediglich 1 % sämtlicher Leukämien in der Kindheit. Fälle von Spontanremissionen in Verbindung mit dem Down-Syndrom sind nicht selten. In diesem Fall war in einem nicht Down-assoziierten Fall eine klonale zytogenetische Alteration in neoplastischen Zellen aufgetreten. Der Patient war ohne weitere Therapie nach etwa zwei Monaten symptomfrei und die leukämischen Zellen waren nicht mehr nachweisbar.
(Congenital leukemia: persistent spontaneous regression in a patient with an acquired abnormal karyotype. Sansone-R; Acta-Haematol-Basel. 1989; 81(1): 48–5.)

MEDLINE (R) 1989

Eine 28jährige Frau erkrankte im dritten Trimester der Schwangerschaft mit einer akuten myeloischen Leukämie. Das Baby wurde durch Kaiserschnitt entbunden und ihre Leukämie verschwand spontan. Unglücklicherweise war drei Monate später eine massive, äußerst schmerzhafte leukämische Infiltration der Brust aufgetreten, danach gefolgt von den üblichen systemischen Symptomen der Leukämie. In der Vitrokultur fanden sich typische leukämische Zellen der makrophagen Linie. Dieser Fall zeigt eine einzigartige Folge des Krankheitsverlaufes: Zunächst spontane Rückbildung nach der Beendigung der Schwangerschaft, verbunden mit relativ hoher hormonaler Aktivität und nachfolgende erneute Erkrankung des hormonsensitiven Organes Brust, und zwar nach einigen Monaten, als das normale hormonale Milieu wieder erreicht wurde. Dieser Fall zeigt eine starke hormonale Abhängigkeit von Leukämiezellen und weist eventuell auf eine mögliche hormonelle Therapie bei Leukämien hin.
(Spontaneous remission of acute leukemia after the termination of pregnancy. Antunez-de-Mayolo-J; Cancer. 1989 Apr 15; 63(8): 1621–3.)

MEDLINE (R) 1989

Ein Neugeborenes mit einem Down-Syndrom (Karyotyp 47 xy + 21) wurde beobachtet mit einem transienten myeloproliferativen Syndrom, möglicherweise verbunden mit einer perinatalen Infektion. Die Erkrankung bildete sich spontan zurück. Möglicherweise kann die Komplettremission der proliferativen Veränderungen in einem Frühstadium der Leukämie auftreten.

(Transient myeloproliferative syndrome or congenital leukemia in a newborn infant with Down syndrome? Maszkiewicz-W; Wiad-Lek. 1989 May 15.)

MEDLINE (R) 1989

Eine spontane, vollständige Remission für die Dauer von vier Monaten wurde bei einem 51-jährigen Mann mit einer hypoblastischen Leukämie beobachtet. Die zytogenetischen Analysen zeigten, daß die Leukämiezellen des Patienten tetraploid waren. Der Durchmesser der gefundenen Zellen mit den Myeloidveränderungen reichte von 30–50 μ. Die vollständige Remission war offensichtlich verbunden mit einer mehrfach vorgenommenen Bluttransfusion und einer damit begleitenden Infektion. Die Komplettremission wurde eindeutig bestätigt durch eine normale Morphologie und Karyotypisierung der Knochenmarkszellen, obwohl im Vitroversuch das Markzellenwachstum nicht auf das Normalmaß zurückfand. Auf diese Weise war eine normale Hämatopoese nicht erreicht worden, als die Diagnose der vollständigen Spontanremission durchgeführt war. Die Erkrankung trat wieder auf. Die Spontanheilung ist nicht geklärt.
(Spontaneous remission of four months' duration in hypoplastic leukemia with tetraploid chromosome after blood transfusions and infection. Maekawa-T; Nippon-Ketsueki-Gakkai-Zasshi. 1989 Aug; 52(5): 849–57.)

MEDLINE (R) 1989

Der Fall eines Neugeborenen mit einem transienten myeloproliferativen Syndrom mit zeitweiligem Anstieg des Tetrasomie-21-Zellscors eines phänotypisch normalen Neugeborenen wird berichtet. Der Patient wurde mit einer massiven Hepatosplenomegalie am 7. Tag nach der Geburt eingewiesen. Bei der Aufnahme fand sich hämatologisch eine massive Leukozytose mit 79% Blasten. Die immunologische Untersuchung der Blasten ergab eine positive Reaktion des Blastenantigens KOR P 77, AN 50, TB 80 und Pan-T-Antigen, TB 40. Die Peroxydasereaktion war hochpositiv für endoblasmatische Retikulumzellen. Beide immunologische wie zytochemische Befunde wiesen auf das Vorhandensein einer aus der Megakaryozytenblastenreihe stammenden Reihe hin. Die Chromosomenanalyse ergab 48 Blasten, XX, + 21, + 21 (21-Tetrasomie). Nach Chemotherapie war das Knochenmark vollkommen in Remission. Trotz der Chemotherapie muß davon ausgegangen werden, daß sich die Remission als Spontanremission erwiesen hat, da PSL und 6MP normalerweise bei der akuten megakaryozytischen Leukämie nicht anschlägt. Knochenmarkzellen sind karyotypisch normal am 67. Tag des Lebens, wenn abnormale Blastenzellen im Knochenmark nicht gesehen werden können. Dieser Befund ist somit ungewöhnlich und nicht zuvor beschrieben.
(Transient myeloproliferative disorder (TMD) with transiently increased tetrasomy-21 cells in a phenotypically normal newborn. Takeda-TSO; Rinsho-Ketsueki. 1989 Jul; 30(7): 1010–5.)

MEDLINE (R) 1989

Berichtet wird von einem 59 Jahre alten Mann, der im September 1984 mit hohem Fieber und Thoraxschmerz eingewiesen wurde. Im CT fand sich eine große, blumenkohlartige Tumormasse im Oberbauch. Die explorative Laparotomie ergab die Diagnose eines Non-Hodgkin-Lymphoms. Trotz intensiver und aggressiver Behandlung mit Chemotherapie und Radiotherapie konnte kein Erfolg der Therapie gesehen werden und auch in den folgenden Behandlungszyklen ergab sich keine Remission. Der Patient lehnte weitere Therapien ab. Neun Monate nach der letzten Behandlung trat ein völliges Zurückgehen des Tumors auf, das computertomographisch nachgeprüft werden konnte. Dieses Phänomen war auch durch eine zweite Laparotomie bestätigt, die wegen einer anderen Sache durchgeführt wurde (Divertikulitis). Im gesamten Abdomen

war kein malignes Lymphom mehr zu erkennen, ebensowenig im Bereich des resezierten und histologisch aufgearbeiteten Colons. Der Patient war zum Zeitpunkt der Veröffentlichung 26 Monate tumorfrei.
(Spontaneous remission in a case of non-Hodgkin's lymphoma. Katabami-TSunaga-T; Rinsho-Ketsueki. 1989 Jun; 30(6): 887–91.)

MEDLINE (R) 1989

Bei zwei Patienten mit primär malignem Lymphom konnte eine spontane Regression der Erkrankung beobachtet werden. Der erste Patient, eine 40 Jahre alte Frau, litt an einem ausgeprägten ulzerierenden Tumor der großen Kurve des Magenantrums. Dieser Tumor war spontan zurückgegangen und zeigte lediglich ein kleines, zurückgebliebenes Ulcus, das reseziert werden konnte. Hier fand sich lediglich ein kleinstes malignes Lymphom im Ulcuskrater, jedoch nicht im Bereich des gesamten, vormals bestehenden großen Tumors. Der andere Patient war 73 Jahre alt, der ebenfalls an einer zentralen Ulzeration an der hinteren Wand des Antrums des Magens litt. Die endoskopische Biopsie ergab ein malignes Lymphom. Dieser Tumor verschwand vollständig 16 Tage später. Der Patient lehnte jede operative Therapie ab und hatte auch 44 Monate nach der Diagnostik zum Zeitpunkt der Abfassung dieser Arbeit keinerlei Rezidiv.
(Spontaneous regression of primary malignant lymphoma of the stomach in two nontreated Japanese. Shigematsu-A; J-Clin-Gastroenterol. 1989 Oct; 11(5): 511-7.)

MEDLINE (R) 1989

Ein 60jähriger Mann wird mit diffusem chronisch myeloischem Leukämiebefund in ein Klinikum eingewiesen. Ohne jede Therapie konnte der Patient etwa vier Wochen später das Klinikum verlassen, wobei sich keine Veränderungen des Blutbildes mehr ergaben. Eine Therapie erfolgte nicht.
(Spontaneous remission in a patient with chronic myeloid leukaemia [letter; comment]. Br. J. Haematol 1989 Feb;71(2):296-7: Fegan-C; Br-J-Haematol. 1989 Aug; 72(4): 594–5.)

MEDLINE (R) 1989

Ein männliches Kind war geboren mit Hautveränderungen im Sinne einer Hautexulzeration, wobei die Biopsie eine monoblastische Leukämie-Cutis ergab. Die Untersuchungen des Knochenmarks ergaben die Diagnose einer Leukämie. Das Kind war nach zwei Jahren ohne weitere Therapie – welche abgelehnt wurde – vollständig beschwerdefrei. Die Hautveränderungen sind vollständig zurückgegangen.
(Transient blueberry muffin appearance of a newborn with congenital monoblastic leukemia. Gottesfeld-E; J-Am-Acad-Dermatol. 1989 Aug; 21(2 Pt 2): 347–51.)

MEDLINE (R) 1990

Von einer 47jährigen Frau mit einer myeloischen Metaplasie wird berichtet, daß etwa ein Jahr nach Stellung der Diagnose eine Splenektomie durchgeführt wurde. Die myeloischen Läsionen des peripheren Blutes sowie des Knochenmarks waren danach für sechs Jahre ohne weitere Therapie in vollständiger Remission. Die peripheren Leukozyten waren im Normbereich und zeigten keinen Shift nach links und die peripheren Erythroblasten waren vollständig zurückgegangen.
(Spontaneous remission of agnogenic myeloid metaplasia in a splenectomized patient: a case report with erythrokinetic studies. Shimizu-K; Acta-Haematol. 1990; 83(1): 45–8.)

MEDLINE (R) 1990

Ein 18jähriger Patient mit einer Anämie mit einem exzessiven Blastenschub und einer Panzytopenie wird berichtet. Er war abhängig von der Infusion roter Blutzellen. Die karyotypische Analyse zeigte eine komplexe zytogenetische Abnormalität, bestehend aus dem Fehlen von Chromosom 7 und Trisomie 8. Ohne jede weitere zytotoxische Therapie wurde sein gesamter Blutwert vollkommen normal. Nach einem Jahr benötigte er keine weitere Transfusion mehr und auch die zytogenetischen Analysen waren normalisiert.
(Spontaneous remission in myelodysplastic syndrome. A case report: Broun-ER; Cancer-Genet-Cytogenet. 1990 May; 46(1): 125–8.)

MEDLINE (R) 1992

Zwei Fälle mit einer spontanen Rückbildung eines myelodysblastischen Syndroms werden berichtet. Das erste Kind ist ein achtjähriges Mädchen, das eine Panzytopenie mit makrozytischer Anämie als Befund bot. Das Myelogramm sowie die Knochenmarksbiopsie zeigen eine Dyserythropoese mit Makroblastose, aber ohne jede Sideroblasten. Die Chromosomenkonfiguration war unauffällig und die anderen Ergebnisse ohne pathologischen Befund verleiteten zu der Diagnose einer refraktären Anämie ohne bekannte Ursache. Eine Knochenmarkstransplantation war diskutiert worden, aber eine Spontanremission geschah unmittelbar nach Diagnosestellung und persistiert nun seit drei Jahren. Ein fünf Jahre altes Mädchen derselben Studie war untersucht worden aufgrund einer Befundverschlechterung einer bekannten makrozytischen Anämie, die das Kind drei Jahre zuvor erstmals erlitten hatte. Das Myelogramm zeigte eine Dyserythropoese mit Megaloblastose und Sideroblastose. Ein Grund konnte nicht identifiziert werden. Ähnlich wie bei dem vorher beschriebenen Patienten ergab sich eine spontane Remission, die für über drei Jahre bis zur Niederschrift dieser Arbeit anhält.

Ein dritter Patient, ein fünfjähriges Mädchen, entwickelte eine Panzytopenie. Das Myelogramm zeigte hier eine Dys-Megakaryozytopoese. Ohne weitere Therapie wurden alle hämatologischen Daten spontan normalisiert nach 12 Monaten und auch nach über 12 Monaten noch einmal weiterhin als unauffällig kontrolliert.Zusammenfassend läßt sich sagen, daß Spontanremissionen dieses Krankheitstyps extrem selten sind. Die Überlegungen einer Knochenmarkstransplantation hat in diesen Fällen dazu geführt, daß mit dieser Therapie doch Zurückhaltung ausgeübt werden muß, da uns noch unbekannte Faktoren existieren, die eine derartige Erkrankung beenden können.
(Regressive myelodysplastic syndromes in children. Committee on Childhood Myelodysplasia of the Society of Pediatric Hematology and Immunology. Bader-Meunier-B; Arch-Fr-Pediatr. 1992 Dec; 49(10): 883–6.)

MEDLINE (R) 1992

Eine 84jährige Dame wurde in das Krankenhaus verbracht aufgrund eines massiven Anschwellens von zervikalen Lymphknoten und multiplen Tumorknoten im Bereich des Thorax, die mittels einer Röntgenaufnahme festgestellt wurden. Die transcutane Lungenbiopsie wurde durchgeführt und es fand sich eine ausgedehnte Nekrose im geborgenen Material. Die Diagnose eines ausgedehnten großzelligen Lymphoms basierte auf der Biopsie eines prätrachealen Lymphknotens. Während der ersten zwei Monate nach der stationären Aufnahme verschwanden die Lymphknoten sowie die Pulmonalläsionen ohne jede spezielle Therapie. Die Patientin starb wesentlich später an einer generalisierten Peritonitis. Bei der Autopsie fanden sich sechs Monate nach der vollständigen Regression Metastasen der Organe mit Durchsetzung von malignen Lymphomzellen. Die meisten der Lungenherde waren bereits vernarbt, aber es fanden sich Lymphknotennester im nekrotisierten

Material. Der Tumor des Dünndarms zeigte ebenfalls Nekrosen, die für die intestinale Perforation verantwortlich gemacht werden konnten. Der gesamte klinische Verlauf betrug ca. ein Jahr, wobei die spontane Regression der ausgedehnten Lymphome ohne Therapie für sechs Monate außerordentlich bemerkenswert und ungewöhnlich war. Eine Erklärung hierfür existiert nicht.
(Diffuse large cell lymphoma with spontaneous regression in the lung and lymph nodes. Case report. Kashiyama-T; Nippon-Kyobu-Shikkan-Gakkai-Zasshi. 1992 Jun; 30(6): 1175–9.)

MEDLINE (R) 1993

Berichtet wird über zwei Fälle einer spontanen Heilung einer akuten promyelozytischen Leukämie. Beide Patienten hatten erhebliche Fieberepisoden. Nach hämatologischer Diagnosestellung wurden beide Patienten mit verschiedenen Antibiotika zunächst behandelt, worauf sich sämtliche Leukämieparameter für die Dauer von 12 Monaten absolut normalisierten. Die beiden Patienten waren symptom- und beschwerdefrei für 12 Monate bzw. 5 Monate, als die Krankheitssymptome erneut auftraten. Das Persistieren der Symptome sowie der objektiven Laborparameter ist äußerst ungewöhnlich und nicht erklärbar.
(Transient spontaneous remission in acute promyelocytic leukemia--two case reports. Kang-HJ; J-Korean-Med-Sci. 1993 Apr; 8(2): 166–70.)

MEDLINE (R) 1/95–7/95

Ein 30jähriger Patient mit einer T-Zell-Leukämie wird berichtet, der eine spontane Remission seiner Erkrankung erlebt. Es fand sich ein abnormer Zellphänotyp CD 4 +, CD 5 RO, CD 4 5 RO + und CD 8 minus. Sämtliche Laborparameter sind spontan ohne Therapie wieder zur Norm zurückgekehrt. Fünf Monate nach Aufnahme hat der Patient eine vollständige klinische Remission, keinerlei abnorme Zellen konnten im peripheren Blut mehr gesehen werden, Lymphknotenvergrößerungen sind zurückgegangen und die Serumchemie war ebenfalls unauffällig. Sämtliche Laborparameter für das ATL waren nach einigen Monaten im Normbereich, so daß nur von einer bisher unverständlichen und unerklärlichen Spontanremission ausgegangen werden kann.
(Observation of T-cell surface antigens in the clinical course of adult T-cell leukemia: case report of a spontaneous remission. Suzuki-M Acta-Haematol. 1995; 93(1): 40.)

MEDLINE (R) 1/95–7/95

Eine 29jährige Patientin wird mit einer myeloischen Leukämie in das Krankenhaus aufgenommen. Die Diagnose konnte durch ein PH-1-positives CML zytochemisch nachgewiesen werden. Es wurde initial mit Hydroxyharnstoff behandelt. Eine Knochenmarkspende durch den HLA-identischen Bruder wurde durchgeführt. Die Graft-versus-Host-Disease fiel recht milde aus, es wurde weiterhin mit Azathioprin und Prednison für sechs Monate behandelt. 56 Monate nach der Knochenmarkstransplantation war die Patientin laborchemisch und klinisch völlig gesund. Sie nahm keine Immunsuppressionsmedikamente mehr ein. Eine erneute Blastenkrise der chronisch myeloischen Leukämie ist nicht aufgetreten. Der Verlauf ist absolut ungewöhnlich und genauestens dokumentiert. Die Heilung ist bisher nie in dieser Form beschrieben worden.
(Case report of spontaneous remission of cytogenetic relapse of chronic myelogenous leukemia suggestive of progression to blast crisis after allogeneic bone marrow transplantation. Agaliotis-DP; Ann-Hematol. 1995 Jan; 70(1): 37–41.)

Maligne Neoplasien des Skeletts

Bei den malignen Neoplasien des Skeletts wird lediglich ein Fall von spontaner Regression beschrieben. Hierbei handelt es sich um ein neonatales Fibrosarkom bei einem zwei Wochen alten Jungen. Der Tumor wurde nicht operiert, da dies zu einer beträchtlichen Verstümmelung des Patienten geführt hätte. Dennoch verschwand dieser Tumor innerhalb von sieben Monaten. Ein Rezidiv trat nicht auf. Der Junge war zum Zeitpunkt des Berichtes vier Jahre alt und rezidivfrei.[208]

Maligne Neoplasien des respiratorischen Systems

Bei den malignen Neoplasien des respiratorischen Systems wird wiederum nur ein Fall spontaner Regression beschrieben. Hierbei handelt es sich um ein kleinzelliges Bronchialkarzinom mit einer begleitenden schweren Neuropathie. Dieses Karzinom erwies sich zunächst als therapieresistent, trotzdem wurde später eine spontane Regression des malignen Tumors beobachtet.[209]

[208] **MEDLINE (R) 1992**

Berichtet wird der Fall eines zwei Wochen alten Jungen mit einem Fibrosarkom des linken Unterschenkels. Eine Tumorexzision konnte nicht durchgeführt werden, da es sich um eine verstümmelnde Operation gehandelt hätte, es blieb daher bei einer Biopsie. Völlig unerwartet war der Tumor nach sieben Monaten zurückgegangen und nicht mehr zu tasten. Der Patient ist jetzt tumorfrei und vier Jahre alt. Nach Aussage der Autoren ist dies der erste wissenschaftlich genau verfolgte und dokumentierte Casus einer Spontanregression eines Fibrosarkoms. Die gesamte Literatur zu diesem Thema ist in diese Arbeit eingeflossen, eine ähnliche Konstellation mit einer Spontanregression ist nie in dieser Form beschrieben. Als Konsequenz wird bei dieser Arbeit gezogen, daß die Chancen für eine Metastasierung des Fibrosarkoms relativ gering sind, eine Chemotherapie durchaus sinnvoll erscheint und eine verstümmelnde Operation als initiale Behandlung des infantilen Fibrosarkoms nicht indiziert ist.
(Spontaneous regression of neonatal fibrosarcoma.: Madden-NP; Br-J-Cancer-Suppl.1992 Aug; 18: S72–5.)

[209] **MEDLINE (R) 1993**

In dieser Arbeit wird ein Fall eines 50jährigen Patienten mit einem kleinzelligen Tumor beschrieben. Die Diagnose konnte histologisch durch Biopsie sowie durch Bronchoskopie und auch radiologischerseits gestellt werden. Die Begleitsymptome waren eine schwere Neuropathie, die auf keine Therapie ansprach einschließlich von Corticosteroiden und Plasmaphorese. Nach etwa einem Jahr war der kleinzellige Tumor vollständig verschwunden. Seit der spontanen Regression sind inzwischen mehr als vier Jahre eines tumorfreien Verlaufes bekannt.
(Spontaneous regression of small cell carcinoma of lung associated with severe neuropathy. Zaheer-W; Cancer-Invest. 1993; 11(3): 306–9.)

Maligne Neoplasien der Haut und Bindehaut

Bei den malignen Neoplasien der Haut und der Bindehaut werden unter anderem spontane Remission und Regression von Melanomen beschrieben. Bei den Melanomen der Haut sind zwei Fälle aufgeführt, bei denen der Primärtumor im Verlauf der Erkrankung verschwand, nicht aber die Metastasen, die der Tumor gestreut hatte. Hierbei wird angenommen, daß es sich um eine besondere Erscheinung der Tumorprogression gehandelt haben könnte. Außerdem wird ein Fall beschrieben, bei welchem multiple Metastasen eines malignen Melanoms im Zuge der Therapie verschwanden. Darüber hinaus sind mehrere Fälle von Kaposi-Sarkomen beschrieben, die ebenfalls eine spontane Regression durchlaufen haben. Ein Fall aus dem Jahr 1991 sei an dieser Stelle als Übersetzung aus dem Englischen aufgeführt.

Titel: Genetisch bedingte Übereinstimmung des Kaposi-Sarkoms und der Psoriasis bei einem HIV-negativen Patienten nach Prednisolon-Therapie. Spontane Regression 8 Monate nach Absetzen der Therapie.

Zusammenfassung: Ein Fall eines medikamenteninduzierten, an den Akren lokalisierten Kaposi-Sarkoms wird beschrieben, das multizentrisch an beiden Handflächen und Fußsohlen eines Patienten auftrat, der seit dem 12. Lebensjahr an Psoriasis litt. Dieser 59jährige Mann war HIV negativ und hatte über 5 Monate unter Prednisolon-Therapie gestanden, aufgrund einer chronisch obstruktiven Lungenerkrankung (Initialdosis: 75 mg/d). 8 Monate nach Absetzen der Therapie durchliefen die Knoten eine spontane und vollständige Regression und verschwanden ohne zusätzliche Behandlung. Die Diagnose Kaposi-Sarkom wurde durch licht- und elektronenmikroskopische Untersuchungen unterstützt. Labortests schlossen eine HIV-Infektion aus und ließen auf eine leichte Dysfunktion des Immunsystems schließen.

Die Existenz von HLA loci, die zu KS prädisponierten ebenso wie zu Psoriasis (A1, DR5, DR7, DR1), war charakteristisch für das simultane Auftreten dieser beiden Krankheiten. Dieser Fall demonstriert die komplexen Verbindungen von genetischer Prädisposition, Medikamenten, die zu Immunsuppression führen und dem Entstehen einer ungewöhnlichen Neoplasie.

Des weiteren sind zwei Fälle von spontaner Regression eines chorioidalen Melanoms beschrieben. In einem dieser Fälle aus dem Jahr 1989 wird allerdings angenommen, daß es sich bei dem vermeintlichen Tumor um eine chorioidale Hämorrhagie gehandelt haben könnte. Im zweiten Fall von 1989 wird die

Regression eines chorioidalen Melanoms bei einem 67 Jahre alten Patienten beschrieben, welches sich über ein Intervall von acht Jahren zurückbildete.[210]

[210] **MEDLINE (R) 1989**

Eine 67jährige Frau litt unter einem klinisch chorioidalen Melanom, das sonographisch und angiographisch verifiziert wurde. Zwei Monate später anläßlich einer Routineuntersuchung des Verlaufs der Erkrankung war die Läsion klinisch vollständig zurückgebildet. Aufgrund der vorliegenden klinischen Daten muß jetzt davon ausgegangen werden, daß die chorioidale Hämorrhagie das Melanom vorgetäuscht hat.
(Resolution of an apparent choroidal melanoma. Comment in: Retina 1989;9(4):337. Williams-DF; Retina. 1989; 9(2): 131–5.)

MEDLINE (R) 1989

Eine spontane Regression eines intraepithelialen neoplastischen Tumors der Conjunctiva und Melanommetastasen des Skeletts werden beschrieben. Die Läsion wurde diagnostisch biopsiert und gleichzeitig ein Basalzellpapillom des Augenlides entfernt. Nach einer Verlaufsbeobachtung von zwei Monaten waren die Läsionen weder klinisch noch diagnostisch mehr zu validisieren.
(Spontaneous regression of multiple bone metastases in malignant melanoma. O'Connell-ME; Br-J-Radiol. 1989 Dec; 62(744): 1095–100.)

MEDLINE (R) 1989

Vier Patienten, die klinisch und morphologisch ein cutanes Melanom aufwiesen, konnten ohne causale Therapie vollständig geheilt werden. Die Therapie bestand in diesen Fällen nur aus lokalen, nicht konventionellen Möglichkeiten wie Auftragungen von völlig unspezifischen Salben, die weder eine Bakteriostase noch eine Zytostase hervorrufen konnten. Es konnte dabei gezeigt werden, daß die Resorption der primären Neoplasie möglicherweise nicht die letzte Stufe des Melanoms in seinem Krankheitsverlauf ist und so kann auch gesagt werden, daß der Primärtumor durchaus verschwinden kann und in dessen Verlauf die Metastasen alio loco auftreten. Die Prognose bleibt nach wie vor schlecht. Die Regression eines primären cutanen Melanoms kann somit eine Manifestation des Tumorwachstums sein! Die Spontanregression einer cutanen gefährlichen Erkrankung, oberflächlich als Wunderheilung betrachtet, kann für den Patienten das Todesurteil bedeuten.
(Clinico-morphologic manifestations of the regression of a primary focus of malignant melanoma of the skin. Maleskina LA; Klin-Khir. 1989(5): 24–7.)

MEDLINE (R) 1991

Eine ausgedehnte hämorrhagische Läsion fand sich im Hinterhaupt einer alten, 75jährigen Frau, die kein früheres Trauma in dieser Region erlitten hatte. Histologisch fand sich ein Angiosarkom. Klinische und radiologische Untersuchungen ergaben, daß der ausgedehnte Tumor keine Beziehung zur internen Struktur des Neurocraniums aufwies. Die ausgedehnte Tumorläsion verschwand vollständig ohne jede Therapie in vier Monaten von Beginn der Diagnostik an und die Patientin lebt und ist frei von Krankheitssymptomen seit mehr als 36 Monaten nach der ersten klinischen Vorstellung. Mehrfache radiologische Untersuchungen brachten kein Ergebnis einer möglicherweise viszeralen Aussaat des Tumors. Spontane Regressionen von Angiosarkomen sind extrem selten und es wurde lediglich ein weiterer Fall in der Literatur berichtet.
(Angiosarcoma of the face and scalp. A case report with complete spontaneous regression. Cerroni-L; J-Dermatol-Surg-Oncol. 1991 Jun; 17(6): 539–42.)

MEDLINE (R) 1991

Es wird berichtet von einem medikamenteninduzierten Kaposi-Sarkom, das an verschiedenen Stellen beider Hände und Füße auftrat. Der männliche Patient litt seit zwölf Jahren an einer ausgedehnten Psoriasis. Der 59jährige Mann war HIV-negativ und nahm oral Prednisolon für fünf Monate wegen seiner chronischen Lungenerkrankung ein (Initialdosis 75 mg/die). Acht Monate nach der oralen Therapie verschwanden die histologisch nachgewiesenen Kaposi-Sarkomknoten spontan und endlich nach zehn Monaten verschwand die Erkrankung vollständig ohne jedes zusätzliche Therapeutikum. Die Diagnose des Kaposi-Sarkoms wurde durch licht- und elektronenmikroskopische Untersuchungen bestätigt. Dieser Fall zeigt die komplexen Beziehungen zwischen einer genetischen Prädisposition zu einer medikamenteninduzierten Immunsuppression und dem Hervortreten eines ungewöhnlichen Neoplasmas. Zwei äußerst problematische Erkrankungen konnten dadurch geheilt werden, daß die eine anbehandelt wurde und die andere, viel gefährlichere, verschwand.
(Genetically determined coincidence of Kaposi sarcoma and psoriasis in an HIV-negative patient after prednisolone treatment. Spontaneous regression 8 months after discontinuing therapy. Tebbe-B; J-Dermatol. 1991 Feb; 30(2): 114.)

MEDLINE (R) 1993

Ein Fall eines medikamenteninduzierten Kaposi-Sarkoms am rechten Fuß eines 71jährigen Mannes wird berichtet, der sechs Monate lang mit Corticosteroid-Therapie (Prednisolon 25 mg/die) wegen einer Pericarditis behandelt wurde. Nach Absetzen des Corticoids wurden Tuberkulin-Hauttests positiv und die Pericardergußbildung wurde als tuberkulösen Ursprungs angesehen. Der Patient war HIV-negativ. Sieben Monate nach kontinuierlicher antituberkulöser Therapie verschwanden die Kaposi-Sarkomknoten vollständig und definitiv. Die histologischen Nachuntersuchungen ergaben auch eine vollständige Regression der ursprünglichen Befunde.
(Complete regression of iatrogenic Kaposi's sarcoma due to corticosteroid treatment in a patient with tubercular pericarditis. A case report. Sangiorgi-G; Ann-Ital-Med-Int. 1993 Jan-Mar; 8(1): 21–4.)

MEDLINE (R) 1994

Ein Fall eines 40jährigen Patienten mit einem metastasierenden malignen Melanom wird beschrieben. Die primäre Veränderung an der Haut bildete sich spontan zurück und konnte auch in histologischer Aufarbeitung als komplette Regression beschrieben werden. Der Patient wurde längere Zeit nachuntersucht. Eine ausgedehnte Exzision der Haut wurde wiederholt vorgenommen, ebenso wie die Dissektion von Lymphknoten der Inguinalregion. Es fand sich dabei definitiv eine komplette Regression des malignen Melanoms der Haut bei positivem Tumorbefall der Lymphknoten. Somit ist ein offensichtliches Verschwinden einer höchst malignen Läsion wie bereits in anderen Fällen beschrieben möglich, wobei alio loco die Erkrankung durch metastatische Aussiedlung sich ausbreitet.
(Metastatic malignant melanoma with spontaneous and complete regression of the primary lesion. Case report and review of the literature. Shai-A; J-Dermatol-Surg-Oncol. 1994 May; 20(5): 342–5.)

Maligne Neoplasien des Genitouretraltraktes

Bei den malignen Neoplasien des Genitouretraltraktes werden zwei Fälle von spontaner Remission beschrieben. Besonders interessant ist der einzige Fall in dieser Sammlung, der von einer psychologischen Therapie mit darauffolgender spontaner Remission berichtet. In einem Bericht von 1991 wird beschrieben, daß sich eine, nicht näher beschriebene, vaginale maligne Neoplasie nach achtjähriger Psychotherapie und Analyse spontan zurückbildete. Der zweite Fall dieser Untergruppe beschreibt die spontane Remission eines metastasierenden Nierenzellkarzinoms. Leider findet sich hier im SUMMARY keine eingehende Beschreibung des Falles, so daß uns die näheren Umstände der spontanen Remission dieser malignen Neoplasie verborgen bleiben. [211]

[211] **MEDLINE (R) 1991**

Eine 39jährige Patientin litt an einem klinisch malignen gynäkologischen Tumor, der histologisch verifiziert wurde. Nach intensiver psychoanalytischer Behandlung konnte der Tumor nicht mehr nachgewiesen werden. Es bestanden bei der Patientin ein ausgedehntes Separationstrauma, eine schwere, konfliktbeladene Beziehung zu der Mutter sowie erhebliche ödipale Konflikte. Auch acht Jahre nach einer analytischen Therapie sind die Symptome der Krebserkrankung völlig verschwunden. In diesem Fall wird die Hypothese aufgestellt, daß die Krebserkrankung durchaus primär somatisch oder auf psychischer Basis entstanden sein kann.
(Psychoanalysis and cancer. A case report and a hypothesis. Calogeras-RC; Psyche-Stuttg. 1991 Mar; 45(3): 228–64.)

MEDLINE (R) 1994

Ein Fall eines 50jährigen Mannes wird berichtet, der an einem metastasierenden Nierenzell-Karzinom litt. Sowohl der Primärtumor als auch die Metastasen des Karzinoms haben sich spontan zurückgebildet. Nach der Remission konnten ebensowenig vermehrte Killerzellen gefunden werden, Lymphokin-aktivierte Killerzellen oder eine lymphozytäre proliferative Antwort. Die Autoren stellen das Faktum der Tumorremission kommentarlos zur Diskussion.
(Spontaneous remission of renal cell carcinoma: a case report and immunological correlates. Abubakr-YA; J-Urol. 1994 Jul; 152(1): 156–7.)

Maligne Neoplasien der inneren Organe

Die insgesamt drei Fälle maligner Neoplasien der inneren Organe beinhalten zwei Berichte über spontane Remission eines Ösophaguskarzinoms. Besonders hervorzuheben ist hier ein Bericht von 1990. Hier wird der Fall einer 78jährigen japanischen Patientin beschrieben. Dieser Patient bekam aufgrund eines Karzinoms des mittleren unteren Ösophagus mit Invasion in die Aorta einen Bypass angelegt. Zwei Monate nach Operation traten multiple Lungenmetastasen auf, die sich über sechs Monate in Progression befanden. Sieben Monate nach der Operation durchliefen diese sekundären Läsionen jedoch eine spontane und vollständige Regression, ebenso durchlief die Primärläsion eine Regression, verschwand jedoch nicht vollkommen.

Weiterhin wird ein Fall von spontaner Regression eines hepatozellulären Karzinoms auf dem Boden einer Leberzirrhose beschrieben. Ein 67-jähriger Patient japanischer Abstammung erkrankte zunächst an diesem Karzinom, wobei wenig später eine spontane Regression des Tumors beobachtet wurde. Das Stadium der Regression hält auch 70 Monate nach der initialen Diagnosenstellung immer noch an, allerdings konnte der Tumor histologisch nicht nachgewiesen werden. Verschiedene Faktoren wiesen jedoch auf die Richtigkeit der Diagnose hin. So wurde eine Angiographie, CT und mehrfache Echographie durchgeführt. Es wurde außerdem ein Anstieg des alpha-Fetoprotein im Serum festgestellt, welches im Zuge der Regression der malignen Neoplasie ebenfalls abfiel.[212]

[212] **MEDLINE (R) 1989**

Die Autoren berichten über den Fall eines 60jährigen Patienten mit einem hochsitzenden malignen Oesophagustumor, der histologisch bestätigt wurde. Nach mehreren Monaten war ohne Therapie der Tumor spontan verschwunden, was durch mehrere Biopsien noch einmal bestätigt werden konnte. Der Bericht über diesen Fall wird kommentiert mit der Maßgabe, daß mehrere Faktoren zur Tumorgenese von seiner Beseitigung sich der medizinischen Messung entziehen.

(Spontaneous remission of cancer of the esophagus. A case report. Lacerda-Filho-A; Arq-Gastroenterol. 1989 Jul-Sep; 26(3): 65–7.)

MEDLINE (R) 1989

Die spontane Regression eines hepatozellulären Karzinoms eines 67jährigen männlichen Japaners in Kombination mit Leberzirrhose wird berichtet. Der Patient zeigte den Befund des hepatozellulären Karzinoms in einer Leberangiographie, in der Computertomographie sowie im Sonogramm, wobei alle drei Untersuchungsmethoden für das Vorliegen eines malignen Tumors sprachen. Es fand sich zusätzlich eine deutliche Erhöhung des a-Fetoprotein. Das a-Fetoprotein fiel spontan auf einen Normwert, obwohl keine spezifische Therapie des Karzinoms angegangen wurde und in den bildgebenden Verfahren war der Tumor nicht mehr erkennbar. Sechs Monate nach der ersten Diagnosestellung war das Serum-a-Fetoprotein vollkommen normal und der Tumor vollständig verschwunden. Der Patient lebt nun mehr als 70 Monate nach der initialen Diagnose in völliger Beschwerdefreiheit.

Der entscheidende Punkt ist die fehlende histologische Abklärung durch eine Feinnadelbiopsie, was die Autoren ebenfalls bemerken.
(Spontaneous regression of a hepatocellular carcinoma. A case report. Suzuki-M; Hepatogastroenterology. 1989 Jun; 36(3): 160–3.)

MEDLINE (R) 1990

Eine 78jährige Patientin erkrankte an einem Oesophagus-Karzinom in Kombination mit multiplen Lungenmetastasen. Bei der Patientin wurde eine kollare Anastomose mit Mageninterponat durchgeführt. Das Karzinom war im proximalen und mittleren Drittel des Oesophagus invasiv wachsend mit zusätzlicher Aortenumscheidung. Zwei Monate nach der Operation fanden sich multiple Lungenrundherde, die sich im Laufe von sechs Monaten langsam vergrößerten. Sieben Monate später waren sämtliche Lungenmetastasen von einem Tag auf den anderen verschwunden. Die verbliebene, nicht resezierte Primärläsion im proximalen Oesophagusdrittel war zurückgegangen, aber nicht vollständig verschwunden. Es konnte letztendlich nicht geklärt werden, welche Therapie der Patientin schließlich geholfen hatte.
(Spontaneous regression of esophageal carcinoma with pulmonary metastases: case report. Ohwada-S; Jpn-J-Clin-Oncol. 1990 Jun; 20(2): 193–8.)

Metastasen

Die letzte Untergruppe aus dem Formenkreis der malignen Neoplasien bilden die spontanen Remissionen von Metastasen. Hierbei handelt es sich in allen Fällen um Metastasen eines primären Nierenzellkarzinoms. In vier Fällen wurde die spontane Remission von Lungenmetastasen beobachtet, in einem Fall handelt es sich um die Remission kombinierter subkutaner und pulmonaler Metastasen. Die Fallberichte weisen unterschiedliche Therapieansätze auf, so wurde in einem Fall Dexamethason über sechs Wochen verabreicht, in einem weiteren Fall wurde zehn Monate mit Progestagen behandelt, wobei die Progestagentherapie keinen Behandlungserfolg zeigte, die Metastasen verschwanden erst nach Absetzen der Therapie. In einem der fünf Fälle von pulmonalen Metastasen eines Nierenzellkarzinoms wurde eine spontane Regression ohne Einsatz spezifischer Therapie beobachtet. [213]

[213] **MEDLINE (R) 1989**

Eine 57jährige Frau leidet an einem metastasierenden Nierenzell-Karzinom mit ausgedehnten Lungenmetastasen. Diese verschwinden weitestgehend nach Nephrektomie. Zur selben Zeit entwickelte sie eine 3 cm große Hirnmetastase mit klinischen Zeichen einer Hemiparese. Aus reiner Palliation wurde für sechs Wochen eine orale Gabe von Dexamethason verabreicht. Ein Jahr später waren die Lungen- und Hirnmetastasen vollständig verschwunden, was sowohl durch eine Lungenaufnahme als auch eine cerebrale Computertomographie bestätigt werden konnte. Die Rolle des Corticosteroids wird im Zusammenhang zu einer Spontanregression des ausgedehnten Tumorleidens gebracht.

(Spontaneous regression of cerebral and pulmonary metastases in renal cell carcinoma. Omland-H; Scand-J-Urol-Nephrol. 1989; 23(2): 159–60.)

MEDLINE (R) 1989

Bei einem 70jährigen Patienten fand sich histologisch gesichert ein ausgedehntes Nierenzell-Karzinom mit multiplen Lungenmetastasen. Eine kausale Therapie konnte nicht durchgeführt werden. Nach mehreren Wochen des Zuwartens stellte sich der Patient wieder im deutlich gebesserten Zustand vor. Es fand sich dabei röntgenologisch eine vollständige Rückbildung der Lungenmetastasen sowie sonographisch eine Rückbildung des Nierentumors, der jetzt nicht mehr bildgebend dargestellt werden konnte. Der Patient berichtete über eine Expektoration von erheblichen Gewebeanteilen, entsprechend histologischen Lungenmetastasenanteilen. Die Beschreibung dieses Falles ist kommentarlos, wobei eine ausgiebige Diskussion des weiteren Krankheitsverlaufes nicht erfolgte.

(Spontaneous regression of lung metastasis in renal cell carcinoma with expectoration of a part of the metastasis. Eissler, M; Med-Klin. 1989 Feb 15; 84(2): 118–9.)

MEDLINE (R) 1989

Bei einem 47jährigen Mann wurden zunächst radiologisch multiple Lungenmetastasen fest-

gestellt, danach die Diagnose eines Nierentumors gestellt. Fünfzehn Monate nach einer radikalen Tumornephrektomie rechts und lokaler Radiotherapie, wobei trotz Progestagen-Gabe die Lungenmetastasen deutliche Progredienzzeichen aufwiesen, verschwanden die Metastasen nach Absetzen der Progestagen-Gabe vollständig, so daß sie acht Monate später auch im Röntgenbild keinerlei Residuum mehr zeigten. Die vollständige Remission der Lungenmetastasen war für über dreieinhalb Jahre zu beobachten und der Patient ist klinisch vollständig gesund.
*(Spontaneous remission of lung metastases in renal cell carcinoma. Müller-*GA*; Dtsch-Med-Wochenschr. 1989 Mar 17; 114(11): 420–3.)*

MEDLINE (R) 1989

Ein 60jähriger Patient mit der histologischen Diagnose eines Nierenzell-Karzinoms mit nachfolgenden ausgedehnten subcutanen und pulmonalen Metastasen wird berichtet. Nach Operation des Nierenzell-Karzinoms verschwinden sowohl die subcutanen, histologisch verifizierten Metastasen als auch die im Röntgenbild sichtbaren multiplen Lungenrundherde vollständig.
(Spontaneous regression of subcutaneous and pulmonary metastases from renal carcinoma. Thomas-PJ; Br-J-Urol. 1989 Jan; 63(1): 102–3.)

MEDLINE (R) 1989

Ein Jahr nach einer vollständigen Nephrektomie aufgrund eines vorliegenden renalen Zellkarzinoms bei einem 70jährigen Patienten entwickeln sich multiple pulmonale Metastasen, die durch Nadelbiopsie histologisch verifiziert werden konnten. Die Röntgenaufnahmen 13 und 18 Monate später zeigten eine vollständige Spontanregression ohne jede Therapie.
(Spontaneous regression of pulmonary metastases from renal cell carcinoma. Davis-SD; Urology. 1989 Feb; 33(2): 141–4.)

Spontanheilungen verschiedener Läsionen (ausgenommen maligne Neoplasien)

Defekte des endokrinen und des immunologischen Systems

Die spontanen Remissionen von Defekten des endokrinen und des immunologischen Systems bieten ein buntes Bild verschiedener Diagnosen, die sich vom insulinpflichtigen Diabetes mellitus bis hin zum Phäochromozytom erstrecken.

So wird auch ein Fall aus dem Jahr 1989 beschrieben, in dem die Rückkehr der Fertilität, 12 Jahre nach einer autoimmun bedingten Ovarialinsuffuzienz, eintrat. Die Art der Ovarialinsuffizienz wird in diesem Fallbericht als irreversibel beschrieben, jedoch trat in zwei Fällen nach Steroidtherapie eine Schwangerschaft ein.

Weiterhin findet sich hier ein Fall von Hypopituitarismus, der aufgrund einer postpartalen Hämorrhagie entstanden war. Hierbei wird eine ischämische Genese angenommen. Die Hormonsekretion des HVL an TSH und LH war offensichtlich weitgehend versiegt. Insgesamt drei Monate später wurde jedoch ein erneuter Anstieg der Hormone festgestellt.

Ein weiterer Fall beinhaltet die spontane Heilung eines klinisch und biochemisch manifesten Cushing-Syndroms, wobei über mehrere Jahre kein Rezidiv beobachtet werden konnte. Außerdem sind zwei Fälle aufgeführt, bei denen das Verschwinden der klinischen Symptome eines Phäochromozytoms beobachtet werden konnte. Im einen Fall rupturierte hierbei der Tumor der Nebenniere und führte zu einer Schocksymptomatik, die sich jedoch spontan wieder zurückbildete. Der Tumor wurde später chirurgisch entfernt. Im zweiten Fall führte das Phäochromozytom ebenfalls zu einer Schocksymptomatik mit hypertensiver Krise. Auch in diesem Fall bildeten sich die klinischen Symptome spontan zurück, der Tumor wurde ebenfalls chirurgisch entfernt. Weiterhin wird das spontane Verschwinden eines hämolytisch-urämischen Syndroms beschrieben, das auf dem Boden einer malignen Neoplasie entstanden war. Auch dieses Krankheitsbild verschwand spontan, wobei die Autoren des Fallberichtes darauf hinweisen, daß es sich hierbei um einen sehr ungewöhnlichen Vorgang handelt, der in dieser Konstellation normalerweise nicht zu erwarten ist. Außerdem findet sich ein Fall einer kompletten Remission von Myasthenia gravis, die nach einer Maserninfektion eintrat.[214]

[214] **MEDLINE (R) 1989**

Ein 60jähriger Patient litt an einem cerebralen Astrozytom, an einem ausgedehnten nephrotischen Syndrom bei Amyloidose sowie einer tubulären renalen Azidose. Dieser Patient wurde neunzehn Jahre in seinem Krankheitsverlauf überwacht. Das ausgedehnte nephrotische Syndrom bildet sich spontan nach elfeinhalb Jahren zurück und die renale tubuläre Azidose war ebenfalls spontan remissioniert.

(Renal tubular acidosis after prolonged remission of nephrotic syndrome in amyloidosis associated with astrocytoma. Friedman-E; South-Med-J. 1989 Jun; 82(6): 765–8.)

MEDLINE (R) 1989

Autoimmunbedingte Ovarialinsuffizienz ist prinzipiell als irreversibel angesehen, insbesondere wenn durch ovarielle Biopsie charakteristischerweise die Follikel von Lymphozyten umgeben sind. Die Fertilität einer 40jährigen Patientin war somit nicht mehr gegeben. Zwölf Jahre nach bioptischer Diagnosestellung wurde ohne weitere Therapie eine Schwangerschaft bei der Patientin festgestellt. So konnte die Fertilität nach zwölf Jahren einer vollständigen autoimmunen ovariellen Funktionslosigkeit nachgewiesen werden.
(Return of fertility after twelve years of autoimmune ovarian failure. Taylor-R; Clin-Endocrinol-Oxf. 1989 Sep; 31(3): 305–8.)

MEDLINE (R) 1989

Ein 40jähriger Patient litt unter einem idiopathischen Diabetes insipidus. Der Patient konnte für dreizehn Monate beobachtet werden. Die Diagnose des idiopathischen Diabetes insipidus konnte während der Zeit bestätigt werden und war spontan nach dreizehn Monaten vollständig verschwunden. Eine Erklärung für dieses plötzliche Sistieren der Erkrankung liegt nicht vor. Reversible Veränderungen könnten möglicherweise im hypothalamisch-neurohypophysealen System gelegen haben. Es wird vermutet, daß unbekannte reversible Mechanismen des supraopticohypophysealen Traktus den Diabetes insipidus möglicherweise begründen. Die Heilung des Patienten war ohne Therapie vollständig. Der Beobachtungszeitraum ist jetzt mehr als zwei Jahre.
(Diabetes insipidus with spontaneous remission. Ohshima-K; J-Endocrinol-Invest. 1989 Nov; 12(10): 713–15.)

MEDLINE (R) 1989

Der Fall eines 40jährigen Patienten mit einem adrenalen Phäochromozytom wird beschrieben, der mit einem akuten Abdomen ins Klinikum eingeliefert wird. Dort konnte computertomographisch die Ruptur eines adrenalen Phäochromozytoms ins Retroperitoneum bestätigt werden. Es zeigte sich jedoch nach wenigen Stunden eine spontane Remission der klinischen Symptome des Phäochromozytoms und der Tumor konnte später ohne Komplikationen entfernt werden. Sowohl histologisch als auch szintigraphisch mit 131-Jod-Metajodbenzylguanidin konnten den Tumor eindeutig lokalisieren. Die endokrinologischen Werte hingegen waren im Normbereich.
(Spontaneous rupture of adrenal pheochromocytoma: a case report. Terachi-T; Urol-Int. 1989; 44(4): 235–7.)

MEDLINE (R) 1989

Ein Mann unbestimmten Alters leidet seit geraumer Zeit an einer rheumatoiden Arthritis, verbunden mit einer sekundären Amyloidose der Lunge, histologisch verifiziert. Ohne weitere Therapie verschwinden sowohl die Beschwerden der Arthritis als auch der Amyloidose im Zeitraum von wenigen Monaten.
(Regression of secondary amyloidosis in a patient with rheumatoid arthritis. Lindquist-B; Lakartidningen. 1989 Oct 4; 86(40): 3367.)

MEDLINE (R) 1989

Ein extrem seltener Fall einer jungen Frau mit einer spontanen Rückbildung eines Pan-Hypopituitarismus mit postpartaler Hämorrhagie wird beschrieben. TSH-, LH-, FSH-Werte waren extrem

niedrig und ebenso der TRH- und LH-RH-Test. Das TSH wurde jedoch drei Monate nach Entlassung plötzlich wieder normal, ebenso LH und FSH. Eine Erklärung für die Spontanheilung des Hypopituitarismus nach einer postpartalen Hämorrhagie findet sich nicht zum jetzigen Zeitpunkt.
(Spontaneous recovery from hypopituitarism due to postpartum hemorrhage. Ohyama-T; Horm-Metab-Res. 1989 Jun; 21(6): 320–3.)

MEDLINE (R) 1989

Der Fall eines Kindes mit einem posttraumatischen Diabetes insipidus, der pitressinsensitiv ist und sich spontan zurückbildet, wird berichtet. Eine kausale Therapie konnte nicht durchgeführt werden und so war es mehr als verwunderlich, daß der Patient nach drei Monaten wieder als vollkommen gesund vorgestellt wurde.
(Posttraumatic diabetes insipidus syndrome, pitressin-sensitive and spontaneously reversible, in a child Sasu-P; Rev-Pediatr-Obstet-Ginecol-Pediatr. 1989 Jan-Mar; 38(1): 87–90.)

MEDLINE (R) 1989

Ein 30jähriger Mann litt an einer Meningoencephalitis bei bestehendem und histologisch bestätigtem Behçet' Syndrom. Ohne weitere Therapie konnte der Patient vier Monate später nachuntersucht werden, wobei sich weder die Erkrankung des Behçet noch die assoziierte Meningoencephalitis wiederfanden. Die Spontanheilung hielt für jetzt mehr als zwei Jahre an.
(Spontaneous remission of meningoencephalitis in Behcet's disease [letter] Hirohata-S; J-Rheumatol. 1989 Sep; 16(9): 1283–4.)

MEDLINE (R) 1989

Ein Patient leidet seit 1986 unter einer Cushing-Erkrankung, die klinisch wie laborchemisch dokumentiert wurde. Nach drei Jahren der weiteren Beobachtung konnte festgestellt werden, daß die ursprüngliche Cushing-Erkrankung sich vollständig zurückgebildet hatte. Die Autoren fordern, daß in manchen Fällen bei Cushing-Erkrankung ein therapiefreies Zuwarten gerechtfertigt ist und daß der natürliche Krankheitsverlauf trotz klinischer Symptome der beste Weg sei, insbesondere wenn die klinischen Symptome mild verlaufen und die diagnostischen Verfahren kein eindeutiges Vorgehen rechtfertigen.
(Cushing's disease and prolonged spontaneous remission. Clinical case. Barletta-C; Minerva-Endocrinol. 1989 Apr-Jun; 14(2): 137–41.)

MEDLINE (R) 1989

Im Fall eines 60jährigen Patienten wird ein ausgedehntes Phäochromozytom beschrieben, das aufgrund eines akuten Abdomens zur Diagnose kam. Der Patient erlitt initial einen Schock, gefolgt von einer hypotensiven Krise und nach wenigen Tagen gefolgt von einer vollständigen Remission aller klinischen Symptome. Die chirurgische Intervention zeigte später einen ausgedehnten Tumor mit großen Nekroseanteilen.
(Pheochromocytoma presenting as shock and followed by spontaneous remission. Terai-A; Urol-Int. 1989; 44(1): 58–60.)

MEDLINE (R) 1989

Der Fall eines Kindes mit einem Diabetes insipidus wird berichtet, der ohne weitere Therapie nach dreizehn Monaten sich spontan zurückbildete. Die klinische Verlaufsbeobachtung konnte keine Rezidivierung der Erkrankung feststellen, und dies nach einer Beobachtungszeit von drei Jahren.

(A case of central diabetes insipidus who reverted normal after 13 months of the disease Ohshima-K; Nippon-Naika-Gakkai-Zasshi. 1989 Apr; 78(4): 565–6.)

MEDLINE (R) 1991

Im vorliegenden Fall wird ein 51jähriger Patient mit einem hämolytisch-urämischen Syndrom beschrieben, der gleichzeitig unter einem Lungenkarzinom litt. Bei dem Patienten zeigte sich eine spontane Rückbildung sowohl des hämolytischen-urämischen Syndroms als auch seiner Lungenerkrankung. Therapeutisch wurde dem Patienten lediglich Vitamin C verabreicht, was bei den Autoren als mögliche Ursache für die Remission verantwortlich gemacht wird, jedoch letztlich nicht bewiesen werden konnte. Nach der Vitamin C-Therapie und nach deren Absetzen verschwanden der Lungentumor wie auch das hämolytisch-urämische Syndrom. Somit muß von einer Spontanremission bei nicht nachweisbarer causaler oder adäquater Therapie ausgegangen werden.
(Cancer-associated hemolytic-uremic syndrome with spontaneous resolution. A case report. Seminara-P; Tumori. 1991 Apr 30; 77(2): 181–4.)

MEDLINE (R) 1992

Der Fall eines 5jährigen Kindes wird berichtet, das an einer schweren Erkrankungsform der Myasthenia gravis litt, die nach einer Infektion mit Masern aufgetreten war. Ohne weitere kausale Therapie verschwanden die Masern samt der Myasthenia gravis vollständig. Der Nachbeobachtungszeitraum beträgt zwei Jahre.
(A case report--complete remission of myasthenia gravis after measles. Aya-N; No-To-Hattatsu 1992 Jul; 24(4): 395–7.)

MEDLINE (R) 1993

Ein 50jähriger Patient mit einem asymptomatischen primären Hyperparathyreoidismus, der seit längerer Zeit unter Beobachtung stand und zur chirurgischen Intervention vorgesehen war, wurde spontan normokalzämisch. Das einzige klinische Zeichen bestand in geringen Schmerzen und Ziehen der vergrößerten Glandula parathyreoidea. Unmittelbar nachdem die klinischen Zeichen sich vollständig zurückbildeten und die Normokalzämie festgestellt wurde, konnte der Patient operiert werden. Es fand sich eine unmittelbar zurückliegende Infarktbildung der Glandula parathyreoidea als mögliche Erklärung für die Spontanheilung.
(Spontaneous infarction of parathyroid adenoma: case report and literature review. Mir-R; Head-Neck. 1993 Nov-Dec; 15(6): 566–8.)

MEDLINE (R) 1993

Ein Fall eines 5jährigen bei bestehender progressiver Systemsklerose wird berichtet. Systemische Erkrankungen dieses Falles waren sowohl die Sklerodaktylie, das Raynaud'sche Phänomen, Teleangiektasie, Kalzinose, Myositis, Arthritis, Tenosynovitis, renale Funktionseinschränkung, oesophageale Hypomotilität, eine pulmonale Fibrose und ein Herzfehler. Auch orale Manifestationen wie Kerostomie und Teleangiektasie sowie ein verbreitertes Zungenbändchen fanden sich in diesem Fall. Im vorliegenden Fall einer mild verlaufenden progressiven Systemsklerose konnte nach etwa einem Jahr eine komplette Remission des Krankheitsbildes festgestellt werden mit langsamer, allmählicher Rückbildung der oben beschriebenen Erkrankungssymptome. Die Autoren berichten über weitere Fälle von kompletter oder partieller Rückbildung von Symptomen. Prognostisch läßt sich die Erkrankung aufgrund derartiger spontaner Rückbildungstendenzen oft schlecht vorhersagen.
(Progressive systemic sclerosis in a child: case report. Tai-CC; Pediatr-Dent. 1993 Jul-Aug; 15(4): 275–9.)

Traumatische Läsionen

Die Fälle spontaner Remission und Regression traumatischer Läsionen beinhalten in erster Linie spontane Regressionen von epiduralen und extraduralen Hämatomen. In der Regel verschwanden diese Hämatome spontan, ohne weitere therapeutische oder chirurgische Maßnahmen. In allen Fällen sind die spontanen Heilungen dieser Hämatome durch ein CT, MRI oder Röntgen dokumentiert. Weiterhin findet sich ein Fall einer traumatisch bedingten Dissektion der iliakalen Arterien, die einen spontanen Selbstheilungseffekt zeigte. [215]

[215] **MEDLINE (R) 1989**

Ein 50jähriger Patient litt an einer initial unklaren, akuten Tetraplegie, die neurologisch komplett ausgebildet war. Nach computertomographischer Diagnosestellung fand sich ein epidurales Hämatom, das neurochirurgisch nicht angegangen wurde. Unmittelbar danach fand sich klinisch eine vollständige Rückbildung der kompletten Lähmung aller Gliedmaßen, möglicherweise durch die Resorption des Hämatoms.
(Rapid spontaneous regression of epidural hematoma resulting from acute tetraplegia. Value of magnetic resonance imaging. Le-Coz-P; Ann-Med-Interne-Paris. 1989; 140(6): 527–9.)

MEDLINE (R) 1989

Ein 60jähriger Patient wird mit einer vollständigen Tetraplegie stationär eingewiesen. Die klinische Diagnose zeigt eine vollständige Tetraplegie, wobei die Computertomographie ein ausgedehntes epidurales zervikales Spinalhämatom aufweist. Ein Trauma war nicht erinnerlich, so daß die Blutung als spontane Hämatombildung angesehen werden mußte. Eine chirurgische Dekompression, die in diesem Fall sicherlich notwendig war, wurde aus mehreren Gründen nicht durchgeführt. Nach wenigen Tagen war eine vollständige Regression der Tetraplegie zu diagnostizieren, obwohl keinerlei chirurgische oder sonstige interventionelle Maßnahme durchgeführt wurde. Die Autoren beschreiben diesen Fall als den fünften Kasus einer spontanen Heilung bei bekanntem epiduralem Hämatom. Die Autoren stellen sich die Frage, ob nicht bei inkompletter oder progressiver Lähmung ein Zuwarten bei spontaner oder traumatisch bedingter Hämatombildung im Spinalkanal zulässig ist.
(Spontaneous resolution of cervical spinal epidural haematoma.Anderson-TJ; Postgrad-Med-J. 1989 Jul; 65(765): 488–90.)

MEDLINE (R) 1989

Eine 80jährige Frau wurde ins Hospital wegen einer vollständigen Paraplegie mit akutem Auftreten eingewiesen. Die Vorgeschichte in dieser Richtung ist leer, Medikamenteneinnahme wurde verneint, ein erhöhter Blutdruck bestand nicht. Bei Aufnahme bestand eine vollständige Paralyse der unteren Extremität mit einer leichten Paralyse der oberen Extremität mit beidseitiger sensorischer Querschnittssymptomatik unterhalb des Segmentes Th 4. Die tiefen Sehnenreflexe der oberen Extremitäten waren normal, in den unteren Extremitäten vollständig verschwunden. Das Babinski-Zeichen beider Beine war nicht vorhanden. Im Computertomogramm, im CT-Myelogramm konnte eine Subarachnoidalblutung festgestellt werden. Das MRI zeigte zusätzlich ein ausgedehntes Hämatom, welches das spinale Myelon über zwei vertebrale Segmente komprimierte und sich weiter von C 7 bis Th 10 nach caudal ausbreitete. Eine sofortige chirur-

gische Intervention wurde erwogen, aber nicht mehr durchgeführt, weil sich der Zustand der Patientin rapide besserte. Die sensorischen Veränderungen besserten sich von Tag zu Tag und am dritten Tag war die Patientin bereits wieder gehfähig. Sieben Tage nach Einlieferung in die Klinik war die Patientin wieder vollständig beschwerdefrei. Vier ähnlich verlaufende Fälle einer Subarachnoidalblutung wurden mit diesem vorliegenden Fall verglichen. Eine schlüssige Erklärung des Heilungsverlaufes bestand nicht.
(A case of acute spinal epidural hematoma with spontaneous resolution and its MRI. Yoneyama-Y; Rinsho-Shinkeigaku. 1989 Jun; 29(6): 754–7.)

MEDLINE (R) 1989

Eine 76jährige alte Frau wurde in das Klinikum zu einer Gastrektomie bei bestehendem Early-cancer des Magens aufgenommen. Zunächst wurde eine epidurale Anästhesie Th 8/9 durchgeführt und ein dünner Katheter in den Epiduralraum eingebracht, das Ganze nach der erfolgreichen Gastrektomie. Nach zwei Tagen postoperativ wurde der kleine Katheter vom Epiduralraum gezogen, worauf die Patientin erhebliche Thoraxschmerzen angab und eine vollständige Paraplegie beider Beine mit sensorischem Verlust unterhalb Th 10 aufwies. CT sowie MRI zeigten ein ausgedehntes epidurales Hämatom, wobei insbesondere im Kernspin eine signalintensive, spindelartige Struktur im T2-Bild dargestellt werden konnte. Das spinale epidurale Hämatom war vom 4. bis zum 12. thorakalen Wirbel zu sehen. Die Symptome der Patientin waren nach dreieinhalb Stunden spontan zurückgegangen und die Paraplegie vollständig aufgehoben. Die Autoren nehmen als mögliche rasche Spontanheilung an, daß sich die Hämatomanteile im Spinalkanal nach cranial- wie caudalseits entleert hatten. 26 Tage nach dem Verschwinden der Symptome konnte im MRI keine Veränderung mehr gesehen werden.
(Acute spinal epidural hematoma in MRI-CT, following continuous epidural anesthesia with spontaneous recovery. Yoshida-T; Rinsho-Shinkeigaku. 1989 Feb; 29(2): 226–9.)

MEDLINE (R) 1989

Ein junger Mann konnte mit einem akuten extraduralen Hämatom und diffusen axonalen Störungen ins Klinikum aufgenommen werden. Die klinische Situation war dramatisch und entsprach dem initialen CT-Befund. Nach vier Stunden war die klinische Situation des Patienten vollständig gebessert, es bestand in einem Kontroll-CT eine Rückbildung der extraduralen Hämatomanteile und die klinische Symptomatik hatte sich auch neurologisch vollständig zurückgebildet. Der Mechanismus der Hämatomzurückbildung in dieser Zeit ist bisher nicht beschrieben und unklar.
(Rapid spontaneous disappearance of an acute extradural hematoma: case report. Servadei-F; J-Trauma. 1989 Jun; 29(6): 880–2.)

MEDLINE (R) 1990

Im vorliegenden Fall wird ein 40jähriger Patient mit einer akuten Dissektion der A.iliaca communis beschrieben. Die akute Dissektion der Aorta oder der Iliaca communis nach stumpfem Bauchtrauma, wie in diesem vorliegenden Fall, ist sehr selten. Unmittelbar nach dem Trauma konnte die Diagnose durch Ultraschall und CT gestellt werden. Die Situation des Patienten besserte sich jedoch von Stunde zu Stunde, so daß von einer Operation abgesehen werden konnte. Die Heilung des Patienten trat spontan ein, so daß keine Intervention mehr notwendig wurde. Eine Gefäßdissektion der großen Gefäße des Abdomens benötigt in der Regel stets eine chirurgische oder interventionell radiologische Therapie, so daß eine Spontanheilung eines initial longitudinal zerrissenen Gefäßes nicht beschrieben wurde.

(Acute traumatic dissection of the common iliac arteries with spontaneous healing: case report. Herskowitz-MM; Cardiovasc-Intervent-Radiol. 1990 Dec; 13(6): 364–6.)

MEDLINE (R) 1993

Ein 17jähriger junger Mann wurde posttraumatisch im CT untersucht und es ergab sich eine unilaterale extradurale und eine subdurale Blutung mit schweren neurologischen Ausfällen der contralateralen Seite.Nach zwei Tagen war der Patient ohne weitere chirurgische oder sonstige Intervention vollständig beschwerdefrei. Beide subdurale wie extradurale Hämatomanteile waren nach 48 Stunden nicht mehr im CT sichtbar und der Patient beschwerdefrei.
(Rapid spontaneous resolution of acute extradural and subdural hematomas. Case report. Kuroiwa-T; J-Neurosurg. 1993 Jan; 78(1): 126–8.)

MEDLINE (R) 1994

Ein 54jähriger Mann erlitt ein spontanes akutes epidurales Hämatom im ventralen Spinalkanalanteil. Die neurologischen Defizite waren erheblich und so wurde eine sofortige chirurgische Intervention beschlossen. Wenige Momente vor der chirurgischen Intervention besserte sich jedoch die Situation des Patienten dramatisch. Die MRI-Diagnostik konnte zeigen, daß das Hämatom binnen weniger Stunden vollständig zurückgegangen war. Der Patient wurde daraufhin konservativ behandelt und konnte einen Monat nach der Einlieferung ohne jede klinischen Symptome auch kernspintomographisch als geheilt diagnostiziert werden. Die Autoren fordern deshalb, daß eine unmittelbare sofortige chirurgische Dekompression nicht immer notwendig ist, wenn sich eine klinische Befundverbesserung einstellt, die auf eine vollständige Resorption des epiduralen Hämatoms hinweisen könnte.
(Acute cervical spinal epidural hematoma with spontaneous resolution-case report. Kato-S; Neurol-Med-Chir-Tokyo. 1994 Jan; 34(1): 23–6.)

Läsionen der inneren Organe

Die spontanen Heilungen von Läsionen innerer Organe erstrecken sich über den spontanen Verschluß einer Duodenokolonfistel bis hin zur spontanen Heilung einer Pankreasnekrose. Unter anderem wird die spontane Regression eines großen Karzinoids des Magens beschrieben. Der Tumor wurde nach Diagnosestellung nicht operiert, da die Patientin einen derartigen Eigriff ablehnte. Der große Tumor verschwand innerhalb von einem Jahr. Dieser Vorgang wurde durch Ultraschallserien und entsprechende klinisch-chemische Nachweisverfahren dokumentiert.

Außerdem wird die spontane Remission einer Pulmonalstenose, assoziiert mit einer supravalvulären Aortenstenose, aufgeführt. In diesem Bericht aus dem Jahr 1989 wurde bei einem zwei Jahre alten Kind eine periphere Pulmonalstenose diagnostiziert. 12 Jahre später wurde bei demselben Patienten eine supravalvuläre Aortenstenose mit einem Druckgradienten von 120 mm/Hg festgestellt. Weitere Untersuchungen zeigten jedoch eine spontane und vollständige Remission der peripheren Pulmonalstenose. In dieser Veröffentlichung wird darauf hingewiesen, daß es sich um den ersten Fall spontaner Remission einer derartigen Läsion handelt. Ein ähnlicher Fall findet sich ebenfalls 1989. Auch hier wird eine Pulmonalstenose bei einem Kind dokumentiert, die sich bis zum Alter von acht Jahren vollkommen zurückbildete.

Besonders hervorzuheben ist hier der seltene Fall klinischer Regression einer infektiösen Pankreasnekrose, die bei einem Patienten im Verlauf einer akuten Pankreatitis festgestellt wurde. Es wurde eine Antibiose zur Vorbereitung einer chirurgischen Drainage durchgeführt, in der zweiten Woche nach Diagnosestellung verbesserte sich der Gesundheitszustand des Patienten rapide, so daß er ohne chirurgischen Eingriff entlassen werden konnte. CT-Scans und Überprüfung der Laborwerte ergaben ein immer noch vergrößertes Pankreas, welches jedoch keinerlei Anzeichen auf Infektion oder Inflammation bot.[216]

[216] **MEDLINE (R) 1989**

Der Fall einer 60jährigen Patientin mit einer duodeno-colischen Fistel wird beschrieben, Diagnosestellung durch Colon-Kontrasteinlauf sowie Gastroskopie. Vor der möglichen operativen Revision stellte sich plötzlich eine deutliche klinische Befundverbesserung bei der Patientin ein, so daß auf die Operation zunächst verzichtet wurde. Nach dreiwöchiger Verlaufsdauer ohne spezifische Therapie schloß sich die duodeno-colische Fistel spontan völlig, die Patientin konnte gesund entlassen werden.
(Spontaneous closure of benign duodenocolic fistula. Sikora-SS; J-Indian-Med-Assoc. 1989 Oct; 87(10): 242.)

MEDLINE (R) 1989

Bei einer 49jährigen Patientin mit einer epigastrischen Hernie konnte bei Revision letzterer ein Karzinoid des Magens festgestellt werden. Die Serumglukagonwerte waren deutlich erhöht, ebenso die 5-Hydroxy-Indolessigsäure im Urin. Eine definitive Entfernung des Magens durch Gastrektomie wurde von der Patientin abgelehnt. Sechs Monate später war der Tumor ohne jede Therapie deutlich verkleinert, nach einem Jahr nicht mehr weiter palpabel und die Ultraschalluntersuchung zeigte keinen weiteren Tumorverbleib. Die 5-Hydroxy-Indolessigsäure war im Urin normal geworden. Eine Erklärung für den spontanen Rückgang des als maligne einzustufenden Magenkarzinoids ist nicht möglich.
(Spontaneous regression of large gastric carcinoid. Sawant-PD; Indian-J-Gastroenterol. 1989 Oct; 8(4): 289–90.)

MEDLINE (R) 1989

Ein 14 Jahre alter Schüler wurde mit einer erheblichen peripheren Pulmonalstenose (Gay's Classification Typ IV) ins Klinikum aufgenommen. Die Krankheit war exacerbiert, die Erstdiagnose wurde bereits im Alter von zwei Jahren und zehn Monaten gestellt. Bei dieser Gelegenheit wurde allerdings die Diagnose einer supravalvulären Aortenstenose gestellt mit Druckgradienten von über 120 mmHg und alle Untersuchungen zeigten eine Spontanremission der peripheren Pulmonalstenose. Bei dem Patienten wurde lediglich eine Standardaortoplastie durchgeführt. Danach haben sich sämtliche pulmonalen Druckwerte normalisiert. Nach Auffassung der Autoren ist dies der erste spontane Heilungsfall bei einer peripheren Pulmonalstenose.
(A case of supravalvular aortic stenosis with spontaneous remission of peripheral pulmonary stenosis. Teramachi-M; Nippon-Kyobu-Geka-Gakkai-Zasshi. 1989 Nov; 37(11): 2393–7.)

MEDLINE (R) 1989

Bei einem Säugling wurde ein kardiales Rhabdomyom diagnostiziert, und zwar unmittelbar nach der neonatalen Periode. Der histologisch und bildgebend bestätigte Befund bildete sich spontan zurück und war 18 Monate nach der Erstdiagnose klinisch und echokardiographisch als vollständig geheilt kontrolliert worden. Die Autoren können die Heilung nicht kausal erklären, stellen jedoch die These auf, daß bei derartig raren Vorkommnissen ein Zuwarten der Chirurgie durchaus gerechtfertigt erscheint, da positive Spontanverläufe bei Rhabdomyomen durchaus vorkommen können. In diesem Fall war zusätzlich noch eine tuberöse Sklerose bei dem Patienten vorgelegen.
(Spontaneous regression of a heart rhabdomyoma in tuberous sclerosis. A propos of a case. Miro-Guitart-C; Rev-Esp-Cardiol. 1989 Dec; 42(10): 697–700.)

MEDLINE (R) 1989

Eine 70jährige Frau wurde nach ausführlicher Untersuchung mit der Diagnose einer erheblichen idiopathisch kongestiven Kardiomyopathie eingewiesen. Die systolische ventrikuläre Dysfunktion besserte sich jedoch relativ rasch unter stationärer Therapie. Als Grund wurde ein Amphetaminabusus eruiert, der nach Absetzen des Medikamentes unter stationärer Therapie mit einem Rückgang der dilativen Kardiomyopathie einherging. Ein derartiger Heilungsmechanismus ist nicht causal nachzuvollziehen, so daß als Arbeitshypothese eine Spontanremission angenommen wird.
(Reversible dilated cardiomyopathy induced by methamphetamine. Jacobs-LJ; Clin-Cardiol. 1989 Dec; 12(12): 725–7.)

MEDLINE (R) 1989

Eine Pulmonalstenose, die postpartal bei einem Neugeborenen festgestellt worden ist, hat sich im Gegensatz zur gängigen Meinung in der Medizin im Laufe des Jahres nicht verschlechtert, sondern ist für mehrere Jahre gleichgeblieben. Im Fall eines Kindes konnte eine schwerwiegende Pulmonalstenose im Säuglingsalter als vollständig zurückgebildet im Alter von acht Jahren diagnostiziert werden. Dieser Verlauf ist nach Aussagen der Autoren bisher nicht beschrieben.
(Spontaneous resolution of pulmonary stenosis. Chan-KC; Int-J-Cardiol. 1989 Sep; 24(3): 375–7.)

MEDLINE (R) 1989

Der Fall eines 8jährigen Schulkindes mit der Diagnose und spontanen Heilung einer endokardialen Fibroelastose, histologisch durch Biopsie gesichert, wird dargestellt. Eine Erklärung durch die Autoren ist nicht möglich. Der Fall wird lediglich als spontane Heilung geschildert.
(Regression of endocardial fibroelastosis [letter]. Pearl-W; Am-Heart-J. 1989 Jun; 117(6): 1401.)

MEDLINE (R) 1989

Der Fall zweier Patienten mit einer ausgedehnten dilativen Kardiomyopathie wird beschrieben. In beiden Fällen war die erhebliche dilative Kardiomyopathie klinisch bereits in einem fortgeschrittenen Stadium. Nach kurzer Alkoholabstinenz konnte eine deutliche Befundverbesserung festgestellt werden. Die über kardiale Katheterisierung und endomyokardiale Biopsie gefundenen Ergebnisse konnten nach Kontrolle nicht mehr festgestellt werden. Es fand sich im Verlauf bei beiden Patienten lediglich noch eine geringe myofibrilläre Fibrose. Nach drei Monaten der Alkoholabstinenz konnte eine vollständige klinische Remission der echokardiographischen Parameter festgestellt werden
(Reversibility of alcoholic myocardiopathy with abstinence: presentation of 2 cases. Estruch-R; Med-Clin-Barc. 1989 Jan 21; 92(2): 69–71.)

MEDLINE (R) 1991

Ein Fall eines jungen Mannes mit einer massiven Kardiomyopathie in Verbindung mit einem Immundefizienzsyndrom wird berichtet. Der Aids-Patient wurde nur symptomatisch behandelt, darunter besserten sich die Kardiomyopathiebefunde schlagartig und der Patient konnte als kardial geheilt entlassen werden.
(Spontaneous regression of cardiomyopathy in a patient with the acquired immunodeficiency syndrome. Hakas-JF Jr; Chest. 1991 Mar; 99(3): 770–2.)

MEDLINE (R) 1991

Eine infizierte Pankreasnekrose war klinisch und radiologischerseits als Diagnose gestellt worden. Der Patient wurde mit einer akuten Pankreatitis in das Klinikum eingewiesen. Es fand sich in der Pankreasloge freies Gas, als antibiotische Therapie wurde Ceftriaxon verabreicht, bevor die chirurgische Drainage-OP ins Auge gefaßt wurde. Nach der zweiten Woche begann der Patient sich deutlich vom Allgemeinbefinden her zu bessern, so daß er sogar ohne Operation das Klinikum wieder verlassen konnte. Kontroll-CT-Scans und Labortests ergaben lediglich den Befund eines noch verbreiterten Organs, aber keine Hinweise mehr auf eine Infektion oder eine nekrotisierende Pankreatitis. Eine Cholelithiasis, die sonographisch nachgewiesen wurde, wurde durch eine Cholecystektomie zwei Monate nach der Pankreatitis therapiert. Dabei konnte eine Sepsis auch intraabdominell ausgeschlossen werden. Die Autoren beschreiben eine Spontanregression einer infizierten Pankreasnekrose als extrem selten.

(Clinical regression of infected pancreatic necrosis. Case report. Faintuch-J; Int-J-Pancreatol. 1991 May; 8(4): 379–86.)

Läsionen des vaskulären Systems, hämatologische Erkrankungen

Die Gruppe der Läsionen des vaskulären Systems, der die hämatologischen Erkrankungen hinzugefügt wurden, behandelt hauptsächlich Fälle spontaner Rückbildung verschiedener Aneurysmata, arteriovenöser Malformationen und arteriovenöser Fisteln. Weiterhin sind Fälle spontaner Rückbildung von Hämangiomen sowie Fälle von Aortendissektionen aufgeführt.

Eine primär hämatologische Erkrankung findet sich in einer Veröffentlichung von 1989. Hierbei handelt es sich um die spontane Heilung einer primären Erythrozytose bei zwei Mädchen. Im Fall dieser beiden Patientinnen wurde im weiteren Verlauf der Erkrankung eine spontane Rückbildung der Erythrozytose in der zweiten Lebensdekade beobachtet.

Ein weiterer erwähnenswerter Fall findet sich ebenfalls 1989. Hierbei wird die spontane Rückbildung einer Hypertension sowie eines Aneurysmas der linken Nierenarterie bei einem 18jährigen Patienten beschrieben. Das Aneurysma der Nierenarterie wurde im Verlauf einer Hypertoniestudie entdeckt. Die Hypertonie wurde entsprechend behandelt, der Patient brach jedoch 1,5 Jahre nach der initialen Diagnose die Therapie ab, dennoch blieben die Blutdruckwerte normal. Zu dieser Zeit wurde eine Angiographie der Nierenarterie durchgeführt und festgestellt, daß eine komplette Thrombose des Aneurysmas stattgefunden hatte und sich außerdem die peripheren Plasmareninwerte normalisiert hatten. Der Patient behielt darüberhinaus die normalen Blutdruckwerte und wurde weiterhin nur mit einer kochsalzfreien Diät behandelt.

Im Jahr 1990 findet sich eine beispielhafte Veröffentlichung der häufig dokumentierten spontanen Rückbildung einer Aortendissektion. Hierbei wird von einem Fall berichtet, bei dem eine Aortendissektion vom Typ B vorlag, wobei sich das zweite Lumen spontan verschloß. Dieser Fall wurde duch Serienkontrast und CT dokumentiert. Im SUMMARY wird ebenfalls angegeben, daß es sich bei der spontanen Rückbildung von Aortendissektionen um sehr seltene und außergewöhnliche Fälle handelt.

Zu den Veröffentlichungen von spontaner Rückbildung arteriovenöser Fisteln sei folgendes Fallbeispiel von 1990 aufgeführt: Es wird von einem weiblichen Neugeborenen berichtet, das postpartal durch eine schwere Ventrikulomegalie und eine intrakranielle Hämorrhagie auffiel. Eine zerebrale Angiographie am fünften Tag post partum zeigte einige große Fisteln, die von den vorderen und mittleren zerebralen Arterien in das tiefe venöse System durch Fistelbildung abflossen. Zwei Tage später wurde eine zweite intrakranielle Hämorrhagie festgestellt, worauf sich ein Hydrocephalus entwickelte, der über die folgenden sechs Monate anhielt und schließlich mit einem ventrikulo-peritonealen Shunt therapiert wurde. Im Alter von acht Monaten wurde bei dem Mädchen eine erneute Angiographie durchgeführt, die den spontanen Verschluß der Fisteln dokumentierte.

Die spontane Heilung einer Koronararterienruptur ist in einem Bericht von 1990 beschrieben. Bei der Durchführung einer PTCA wurde der distale Anteil des Ramus interventricularis anterior rupturiert. Dies führte zur Fistelbildung zwischen dem Ramus interventricularis anterior und dem rechten Ventrikel. Der Patient blieb asymptomatisch und wurde konservativ behandelt. Ein Koronarangiogramm sechs Monate später dokumentierte den spontanen Verschluß der Fistel. [217]

[217] **MEDLINE (R) 1989**

Bei einem 18jährigen Mädchen wird ein Aneurysma der linken Nierenarterie diagnostiziert während der Abklärung einer Hypertension. Eine medikamentöse Therapie ergab einen Erfolg, indem der Blutdruck gesenkt werden konnte. Die Patientin beendete jedoch von sich aus die Therapie eineinhalb Jahre nach Diagnosestellung und der Blutdruck blieb normal. Eine durchgeführte Angiographie zu diesem Zeitpunkt ergibt eine komplette Thrombose des Aneurysmas und die peripheren Reninwerte haben sich normalisiert. Die Patientin hatte nach mehr als einem Jahr einen normalen Blutdruck, nahm keinerlei Medikation ein und hielt lediglich eine salzfreie Diät für ein Jahr nach der Diagnosestellung ein. Es bestand eine vollständige, jedoch völlig ungeklärte Heilung des Nierenarterienaneurysmas.
(Hypertension and renal artery aneurysm: spontaneous cure. Lauzurica-R; J-Urol. 1989 Dec; 142(6):1556–7.)

MEDLINE (R) 1989

Zwei Patienten mit der Diagnose eines duralen arterio-venösen Malformationsbefundes in verschiedenen Lokalisationen werden berichtet. Der eine Patient hatte eine a.v. Fistel im rechten Sinus cavernosus, die vier Monate nach Einsetzen der Symptome sich spontan verschloß. Nach vier Monaten zeigte sich ein weiterer a.v. Malformationsbefund im rechten Sinus unter Einbeziehung des Sinus transversus sowie des Sinus sigmoideus, der sich ebenfalls spontan verschloß. Beim zweiten Patienten waren multiple a.v. Malformationen zu sehen in der Angiographie betreffend den Sinus cavernosus sowie den linken lateralen Sinus. Sämtliche a.v. Malformationen schlossen sich spontan. Eine Erklärung des Befundes ohne jede Therapie war nicht möglich.
(Multiple dural arteriovenous malformations. Report of two cases. Kuwayama-N; J-Neurosurg. 1989 Dec; 71(6): 932–4.)

MEDLINE (R) 1989

Eine Spontanremission einer essentiellen Thrombozytämie nach zwei Schwangerschaften wird berichtet. Es besteht eine komplette Remission des ursprünglichen Thrombozytämiebefundes, die nicht erklärt werden kann.
(Spontaneous remission of essential thrombocythaemia during two consecutive pregnancies [letter]. Beard-ME; Eur-J-Haematol. 1989 Oct; 43(4): 348–9.)

MEDLINE (R) 1989

18 Jahre nach Spontanverschwinden einer cerebralen arterio-venösen Malformation bei einer Patientin ergab eine Kontrolle ein ausgedehntes intrakavernöses Aneurysma. Spontane Re-

gressionen von a.v. Malformationen sind extrem selten, jedoch in der Literatur beschrieben. In diesem Fall war nach dem Spontanverschluß jedoch eine weitere intrakavernöse Aneurysmabildung erkennbar. Anscheinend manifestieren sich möglicherweise selbsttherapierende Befunde durch andere Erkrankungen desselben Formenkreises alio loco.
(Late onset of a large cavernous aneurysm after spontaneous disappearance of cerebral arteriovenous malformation. Case report. Salpietro-FM; Clinica Neurochirurgica, Universita di Messina, Italy. J-Neurosurg-Sci. 1989 Apr-Jun; 33(2): 211–4.)

MEDLINE (R) 1989

Der Fall eines 8 Monate alten Mädchens mit einer durch Biopsie geprüften disseminierten Histiozytosis X wird berichtet. Zwei Organe sind davon betroffen. Nach einem Jahr war eine spontane Regression der Erkrankung für zehn Jahre bis zum heutigen Tag beschrieben. Die Autoren fordern, daß möglicherweise die Notwendigkeit einer aggressiven Chemotherapie nicht erforderlich ist.
(Spontaneous remission in disseminated histiocytosis X. Fasshauer-A; Monatsschr-Kinderheilkd. 1989 Feb; 137(2): 105–7.)

MEDLINE (R) 1989

Die Autoren berichten über zwei Kinder im Alter von zwei und drei Jahren, die laryngeale Hämangiome aufwiesen und sicher diagnostiziert wurden. Beide laryngeale Hämangiome verschwanden ohne jede Therapie spontan.
(Hemangioma of the larynx in children. Shuster-MA; Vestn-Otori-nolaringol. 1989 Jan-Feb(1): 28–31.)

MEDLINE (R) 1989

Die Autoren berichten über eine Spontanheilung einer deszendierenden Dissektion der Aorta thoracalis und abdominalis. Eine komplette Heilung einer derartigen schwerwiegenden Aortenläsion wie einer Dissektion ist extrem selten und wurde nach Aussagen der Autoren nur einmal in vivo berichtet, wobei dieser oben geschilderte Fall der zweite beschriebene Spontanverschluß eines Dissekates in der Literatur ist. Der Fall wurde durch ein CT mit Kontrastmittel zweifelsfrei diagnostiziert.
(Spontaneous resolution of a descending aortic dissection. Report of a case. Thorvinger-B; Acta-Radiol. 1989 May-Jun; 30(3): 305–6.)

MEDLINE (R) 1989

Berichtet wird über einen Fall einer spontanen arteriellen Rekanalisation von Unterschenkelarterien. Eine spontane Thrombolyse mit Rekanalisation einer peripheren Arterie ist bekannt, aber insgesamt relativ selten. Der mögliche Mechanismus dieses Phänomens ist die Aktivation der lokalen Fibrinolyse durch lokale Mediatoren der vaskulären endothelialen Zellen. Im vorliegenden Fall konnte der Befund durch Reangiographie nach drei Monaten bestätigt werden.
(Spontaneous arterial recanalization. A case report. Weber-W; Röntgenblätter. 1989 Apr; 42(4): 172–3.)

MEDLINE (R) 1989

Berichtet wird ein Fall eines 50jährigen Patienten, der eine arterio-venöse cerebrale Malformation aufwies, welche sich spontan zurückbildete. Beide Befunde wurden angiographisch festgehalten und vor und nach der Spontanheilung dokumentiert.
(Spontaneous resolution of arteriovenous malformation without hemorrhage. Megison-P; AJNR. 1989 Jan-Feb; 10(1): 204.)

MEDLINE (R) 1990

Berichtet wird über einen 50jährigen Patienten, der eine aortale Dissektion von Typ B erlitt. Eine spontane Heilung einer Aortendissektion ist, insbesondere wenn die Thrombose in Organisation des Thrombus das dissezierte Lumen verschlossen hat, extrem selten. Ein solcher Fall mit einer spontan verschlossenen Typ B-Dissektion konnte in der Computertomographie nachgewiesen und dokumentiert werden. Die einzige Therapie bei dem Patienten war antihypertensiv, eine operative Resektion war nicht mehr notwendig.
(The spontaneous regression of a dissection of the descending aorta. Frohlich-H; Röntgenblätter. 1990 Dec; 43(12): 533-5.)

MEDLINE (R) 1990

Bei einem weiblichen Neugeborenen fand sich unter der Geburt eine erhebliche Ventrikulomegalie sowie eine intracranielle Blutung. Die cerebrale Angiographie nach fünf Tagen zeigte mehrere ausgedehnte arteriovenöse Fisteln, die vom vorderen und mittleren Anteil der Cerebralarterien in das tiefe Venensystem mündeten und dort die ektatische Galeni füllten. Nach zwei Tagen ergab das Angiogramm eine zweite, schwerwiegende intracranielle Blutung mit der Folge eines aktiven Hydrocephalus für sechs Monate, der mit einem ventrikulo-peritonealen Shunt behandelt wurde. Mit acht Monaten wurde das Kind erneut angiographiert und es zeigte sich überraschenderweise keinerlei Fistel mehr. Als Versuch einer Erklärung wurde angenommen, daß die intracraniellen Druckverhältnisse des Hämatoms und der intracraniellen Hypertension genau wie die Stenose im anomalen venösen Ausfluß eine venöse Stase beinhalten konnten, die ihrerseits zu einer a.v.-Verschlußsituation hatte führen können. Die Erklärung ist jedoch hypothetisch.
(Spontaneous regression of giant arteriovenous fistulae during the perinatal period. Case report. Hanigan-WC; J-Neurosurg. 1990 Dec; 73(6): 954–7.)

MEDLINE (R) 1990

Berichtet wird über einen 17jährigen Jungen mit einem äußerst seltenen kavernösen Hämangiom der Parotis. Es ist der erste beschriebene Fall eines schwarzen erwachsenen Patienten. Die Ätiologie dieser Läsion ist unbekannt und unterscheidet sich deutlich von der eines infantilen kapillaren Typs. Nach Stellung der Diagnose mittels der Bildgebung sowie der Histologie zeigte sich, daß der Tumor spontan zurückging und in Doppler- sowie Angiographiestudien nicht mehr sichtbar war.
(Parotid haemangioma. A case report. Winters-Z; S-Afr-J-Surg. 1990 Sep; 28(3): 105–6.)

MEDLINE (R) 1990

Die Autoren berichten über einen Fall eines Patienten mit einer Ruptur der distalen linken descendierenden Coronararterie während einer PTCA. Die Komplikation wurde durch eine Ballonruptur ausgelöst, welche die Zerreissung der distalen anterioren descendierenden Coronararterie und des rechten Cavum cordis begründete. Der Patient war weitgehend asymptomatisch und wurde konservativ behandelt. Das Coronararteriogramm sechs Monate später zeigte, daß sich die Fistel vollständig geschlossen hatte und der distale Gefäßabschnitt offen war.
(Rupture of anterior descending artery during coronary angioplasty: benign course and spontaneous repair. Description of a case. Lisanti-P; G-Ital-Cardiol. 1990 Mar; 20(3): 236–8.)

MEDLINE (R) 1991

In diesem Fall wird ein 55jähriger männlicher Patient mit schweren Kopfschmerzen hospitalisiert. Die Computertomographie zeigt eine leicht hypodense Zone an der Hirnoberfläche des rechten Parietallobus. Die cerebrale Angiographie zeigt eine arteriovenöse Malformation des

rechten Parietallobus und zwei weitere Aneurysmen in der A.pericallosa, die diese Malformation perfundieren. Ein weiterer Aneurysmabefund wurde in der A.communicans cerebri gefunden. Aufgrund der Multilokalizität der intracerebralen Erkrankung wurde chirurgisch lediglich die arteriovenöse Malformation operativ behandelt. Die Kontrollangiographie nach erfolgter AVM-Operation zeigte achtzehn Tage danach einen vollständigen Verschluß der AVM sowie eine Rückbildung des Aneurysmas der A.communicans anterior, dieser Befund konnte auch in einer Kontrollangiographie drei und fünfzehn Monate später bestätigt werden. Eine Erklärung ist prinzipiell nicht möglich. Aufgrund des vorliegenden hämodynamischen Stresses, der den Blutfluß aufgrund der arteriovenösen Malformation verändert, kann eine Schuld am Communicansaneurysma konstruiert werden.
(Spontaneous disappearance of aneurysm after total removal of accompanying intracranial arteriovenous malformation. Case report. Hodozuka-A; Neurol-Med-Chir-Tokyo. 1991 Dec; 31(13): 966–71.)

MEDLINE (R) 1991

Es wird berichtet der Fall eines jungen Mannes, der eine große arteriovenöse Fistel im Bereich der A.cerebri media aufwies, eine Läsion, die normalerweise nur durch Operation oder durch interventionelle radiologische Therapie behandelt werden kann. Nach sechs Monaten war ohne Operation die a.v. Fistel vollständig verschlossen. Eine Erklärung hierzu ist nicht möglich.
(Spontaneous closure of an intracranial middle cerebral arteriovenous fistula. Santosh-C; Neuroradiology. 1991; 33(1): 65–6.)

MEDLINE (R) 1991

Berichtet wird von einem Patienten mit einem Decelerationstrauma der Aorta thoracica, das eine intimale Ruptur der Aorta thoracica und der Aorta descendens auslöst. Während der konservativen Therapie wurde die intimale Ruptur vollständig zurückgebildet und war angiographisch nicht mehr zu erkennen. Die Autoren fordern, daß ein eventuelles Zuwarten bei derartigen intimalen Läsionen der Aorta aufgrund posttraumatischer Läsionen zu verantworten sei.
(Spontaneous healing of a traumatic thoracic aortic tear: case report. Wigle-RL; J-Trauma. 1991 Feb; 31(2): 280–3.)

MEDLINE (R) 1992

Eine 66 Jahre alte Frau wird bewußtlos vorgefunden und im tiefen Koma ins Hospital eingewiesen. Die Computertomographie zeigt eine Subarachnoidalblutung der Fossa posterior. Die Patientin wird zunächst konservativ behandelt wegen ihrer schwerwiegenden neurologischen Ausfälle. Die Angiogramme zeigten einen Verschluß der Basilararterie und ein Aneurysma der Pica. Die Patientin verbesserte sich in ihrem Allgemeinbefinden deutlich. Es verblieb nach wie vor eine Tetraparese. Die erneute Angiographie zeigt, daß das Aneurysma völlig verschwunden war und der Verschluß der A.basilaris nach wie vor persistierte. Das Verschwinden der Aneurysmabildung kann nicht erklärt werden, das Krankheitsbild hat sich insgesamt jedoch wesentlich gebessert, wenn auch die Persistenz des Verschlusses der A.basilaris nach wie vor vorhanden war.
(A ruptured aneurysm of the distal posterior inferior cerebellar artery associated with basilar artery occlusion: a case report. Yoshida-S; No-Shinkei-Geka. 1992 Dec; 20(12): 1289–94.)

MEDLINE (R) 1992

Bei einer 59jährigen Patientin wurde eine sehr große arteriovenöse Malformation im linken

Occipitallobus vor sechs Jahren diagnostiziert. Eine zwischenzeitliche Behandlung wurde nicht durchgeführt. Die Patientin klagte über plötzlich neu aufgetretene Kopfschmerzen und Erbrechen. Die Computertomographie ergab ein subdurales akutes Hämatom, ein intracerebrales Hämatom sowie eine subarachnoidale Hämorrhagie, weswegen die Patientin craniotomiert wurde. Nach neun Tagen wurde anläßlich einer Kontrollangiographie die arteriovenöse Malformation vollständig verschlossen vorgefunden, ebenso in einem weiteren Kontrollangiogramm neunzehn Monate nach der Hirnblutung. Die Autoren folgern, daß ein spontanes Verschwinden bei großen a.v. Malformationen sehr ungewöhnlich ist.
(Spontaneous disappearance of a huge cerebral arteriovenous malformation: case report. Ezura-M; Neurosurgery. 1992 Apr; 30(4): 595–9.)

MEDLINE (R) 1994

Ein 14jähriges Mädchen litt anfallsweise unter einem cerebralen arteriovenösen Malformationsbefund des linken Thalamus. Die Malformation verschwand spontan ohne jede Behandlung. Sechs Monate nach der Angiographie konnte eine Kontrolle ein komplettes Verschwinden der a.v. Malformation bestätigen.
(Spontaneous disappearance of a cerebral arteriovenous malformation: case report. Hamada-J; Neurosurgery. 1994 Jan; 34(1): 171–3.)

MEDLINE (R) 1/95–7/95

Ein weibliches Neugeborenes zeigte angiographisch eine spontane Rückbildung einer großen vaskulären Malformation des Occipitallobus, nachdem eine andere arteriovenöse Malformation des Frontallobus ausgeschaltet worden war. Das Mädchen war geboren mit multiplen Naevi im Gesicht, der Haut, dem Körper, der oberen und unteren Extremität. Es zeigte eine Retardation von acht Monaten. Die CT-Untersuchungen mit 11 Monaten zeigten eine weite ventrikuläre Verbreiterung sowie eine Masse im Subduralraum der linken anterioren Fossa. Die MR-Untersuchung zeigte, daß diese beschriebene Masse im Frontallobus einer ausgedehnten vaskulären Malformation entsprach. Die cerebrale Angiographie ergab die zwei ausgedehnten vaskulären Malformationen, wovon die frontale vollständig entfernt werden konnte. Das cerebrale Angiogramm 25 Tage nach der Operation zeigte, daß sämtliche Malformationsherde, auch die nicht operierten, vollständig verschwunden waren.
(Multiple cerebral vascular malformations and spontaneous regression-case report. Akai-T; Neurol-Med-Chir-Tokyo. 1994 Dec; 34(12): 825–8.)

MEDLINE (R) 1/95-7/95

Der Fall eines Patienten mit einer spontanen Rückbildung einer hochgradigen Stenose aufgrund einer intraoperativ verletzten A.thoracica interna sechs Monate nach Coronarbypass wird berichtet. Der 61jährige Mann mußte sich einer Coronarbypass-Operation mit in-situ-Bypass links unterziehen, wobei die rechte A.thoracica interna möglicherweise durch Elektrokauterisation verletzt wurde. Nach mehreren Wiederholungen der Angiographie zeigte sich, daß die rechte A.thoracica interna wieder vollständig rekanalisiert wurde und keine Stenose mehr aufwies. Der Patient war klinisch nach dieser Spontanheilung deutlich befundgebessert.
(A case report of disappearance of free internal thoracic artery graft stenosis. Yamaguchi-A; Nippon-Kyobu-Geka-Gakkai-Zasshi. 1994 Dec; 42(12): 2272–7.)

Läsionen des respiratorischen Systems

Bei den Läsionen des respiratorischen Systems finden sich spontane Regression und Remission verschiedener Erkrankungen. Hierbei werden unter anderem die spontane Entleerung einer hyatiden Zyste der Lunge, die spontane Remission einer Embolie, die plötzlich nach dem Schwimmen aufgetreten war, sowie die Rückbildung eines inflammatorischen Pseudotumors mit Pleuraverdickung diskutiert.

Zwei der Fälle aus dem Formenkreis der Läsionen des respiratorischen Systems seien hier, aus dem Englischen übersetzt, direkt aufgeführt:

Ein Fall von primärer pulmonaler Cryptokokkose, die spontane Heilung zeigte.

Eine 37-jährige Frau wurde mit Fieber und Husten eingeliefert. Der Röntgenthorax zeigte eine große solitäre, runde Masse im rechten unteren Lungenfeld. Die Diagnose wurde nach transbronchialer Lungenbiopsie gestellt. Es gab keinen Hinweis auf abnormale zellgebundene Immunität. Die Patientin zeigte unerwartete spontane Heilung, das Röntgen zeigte eine fortschreitende Klärung des Herdes ohne spezifische Therapie. Nach sechs Monaten verschwand die Herdläsion vollständig. Dieser Fall wirft die Frage auf, ob spezifische Therapie in allen Fällen primärer Cryptokokkose als notwendig anzusehen ist.

Involution eines juvenilen nasopharyngealen Angiofibroms mit intrakranieller Ausbreitung. Ein Fallbericht mit Dokumentation durch Computertomographie.

Zusammenfassung: Im September 1979 stellte der 1964 geborene Patient Schmerzen und eine Schwellung der rechten Backe in Kombination mit Perioden von Epistaxis fest. Ein Computertomogramm ergab einen Tumor, der sich von der Mitte der rechten Nasenhöhle bis ins rechte maxilläre Antrum und aufwärts in den orbitalen Bereich erstreckte. Der Tumor destruierte den medialen und lateralen Wall des Antrums und breitete sich in den sphenoidalen Sinus der rechten Seite und dorsal zum Processus pterygoideus aus. Eine Angiographie zeigte eine arterielle Beteiligung, hauptsächlich von der rechten Arteria carotis externa, jedoch auch der interna und der linken externa. Der Prozeß wurde als juveniles nasopharyngeales Angiofibrom diagnostiziert. Zwei Versuche einer Resektion und arterieller Embolisation wurden unternommen. Der Tumor wuchs intrakraniell. Weitere Versuche wurden unterlassen, so wurde der Patient durch wiederholte Scans mit dem Computertomographen kontrolliert. Der Tumor durchlief möglicherweise eine Involution. Acht Jahre nach der initialen Diagnose konnte durch Computertomographie kein intrakranielles Wachstum des Tumors mehr festgestellt werden.

MEDLINE (R) 1989

Berichtet wird der Fall eines 16jährigen Jungen mit einer eitrigen Bronchitis, Hämoptyse sowie einem nachweisbaren Abszeß im unteren rechten Lungenlappen. Die klinische Situation wurde extrem schlecht, der Patient verlor 10 kg in zwei Monaten. Die radiologische Diagnose ergab den Verdachtshinweis auf eine Tuberkulose, auf einen pyogenischen Abszeß oder einen malignen Prozeß. Die bronchiale Fibroskopie ergab die Diagnose einer hydatiden Cyste, die pathologisch bestätigt werden konnte. Der Verlauf dieser Erkrankung war eindrucksvoll, indem keine weitere Therapie durchgeführt wurde und der Patient durch häufiges Abhusten zu einer Restitutio ad integrum kam.
(Complicated hydatid cyst of the lung. Endoscopic diagnosis. Spontaneous favourable outcome. Hajbi-O; Rev-Pneumol-Clin. 1989; 45(6): 271–3.)

MEDLINE (R) 1989

Ein 54jähriger japanischer Patient wurde mit massivem Husten, Dyspnoe seit sechs Wochen und beidseitiger basaler Pneumonie ins Krankhaus eingeliefert. Vor einer geplanten Thorakotomie wurde eine Lungenbiopsie durchgeführt, welche die Diagnose einer Bronchiolitis obliterans ergab. Mit einer geringen Corticosteroid-Dosis wurde der Patient dreieinhalb Jahre behandelt, wobei sich sämtliche Krankheitssymptome vollständig zurückbildeten. Die primäre pathologische Diagnose des Falles war eine interstitielle Pneumonie. Die Heilung des Patienten nach Absetzen des Corticosteroids war vollständig.
(A case of bronchiolitis obliterans organizing pneumonia (BOOP) showing spontaneous regression after an open lung biopsy. Imai-H; Nippon-Kyobu-Shikkan-Gakkai-Zasshi. 1989 Jul; 27(7) :829–36.)

MEDLINE (R) 1989

Eine 37 Jahre alte Frau wurde mit hohem Fieber und Husten ins Krankenhaus aufgenommen. Die Röntgenaufnahme zeigt eine solitäre, große, runde Masse im rechten unteren Lungenfeld. Die Diagnose wurde durch transbronchiale Lungenbiopsie gestellt. Es gab daraufhin keine Hinweise für abnorme Zellverbände. Die Patientin erholte sich unerwartet sehr rasch und die Lungenaufnahme zeigte eine vollständige Restitutio ad integrum ohne jede spezifische Therapie. Nach sechs Monaten war die oben beschriebene Masse vollständig verschwunden. Die Autoren fordern, daß eine spezifische Therapie bei Nachweis einer pulmonalen Cryptokokkose nicht erforderlich ist und zugewartet werden kann.
(A case of primary pulmonary cryptococcosis showing spontaneous recovery. Homma-S; Nippon-Kyobu-Shikkan-Gakkai-Zasshi. 1898 Jul; 27(7):825–8.)

MEDLINE (R) 1989

In diesem Fall werden zwei Patienten mit einer nachgewiesenen pulmonalen Histiocytosis X nachuntersucht. Die Histiocytosis X ist eine sehr seltene, nur etwa 3 % sämtlicher chronischer interstitieller Lungenerkrankungen beinhaltende Entität. Die Diagnose wird lediglich durch die Histologie und die Elektronenmikroskopie der typischen Histiocytosis X-Zellen nachgewiesen. In diesem Fall wurden beide Patienten mit Glucocorticoiden und Zytostatica initial behandelt. Beide Patienten überwanden die Erkrankung vollständig, die Röntgenaufnahmen waren gegen Ende der Behandlung wieder normal geworden. Die Autoren berichten über eine Recherche über dieses Krankheitsbild, daß etwa 25 % aller Patienten eine Spontanremission erleben.
(A review of pulmonary histiocytosis X. Laub-M; Ugeskr-Laeger. 1989 Feb 6; 151(6): 371–4.)

MEDLINE (R) 1989

Eine 39 Jahre alte Frau wurde mit Symptomen eines Erythema nodosum hospitalisiert. Die Röntgenaufnahme zeigt eine rechts paratracheal und bilateral gelegene Lymphadenopathie mit basalen Lungeninfiltraten. Die Diagnose einer subakuten Sarkoidose wurde gestellt trotz fehlender histologischer Prüfung. Die Erkrankung verschwand spontan in drei Monaten. Fünf Jahre später ergab sich bei der Patientin ein Löfgren-Syndrom mit cutanen Knötchen, eine Biopsie wurde durchgeführt, der Kveim-Test war positiv. Alle diese Effloreszenzen verschwanden ohne Therapie. Vier Jahre später wurde die Patientin erneut mit paratrachealen und bilateralen Hiluslymphomen und cutanen Knötchen im Klinikum aufgenommen und eine Biopsie zeigte erneut dieselbe Erkrankung der Sarkoidose. Auch hier war eine spontane Regression nach wenigen Monaten wieder ohne jede Therapie erreicht worden. Eine Erklärung für das jeweilige Auftreten und Verschwinden der Erkrankung ist nicht möglich.

(Recurrent sarcoidosis. Badrinas-F; Sarcoidosis. 1989 Mar, 6(1): 63–4.)

MEDLINE (R) 1989

Ein 50jähriger Mann wird in einem Klinikum aufgenommen mit einer offensichtlich schweren Lungenerkrankung. Es handelt sich im Röntgenbild um eine deutliche Tumorbildung der parietalen Pleura, die bioptisch zusammen mit der immunhistochemischen und klinischen Diagnose den Befund eines inflammatorischen Pseudotumors ergibt. Dieser histologisch gesicherte inflammatorische Pseudotumor verschwindet innerhalb von wenigen Wochen spontan vollständig.

(Spontaneous regression of a pleural thickening with the histological appearance of an inflammatory pseudotumor. Rasmussen-H; Virchows-Arch-A. 1989; 414(3): 253–5.)

MEDLINE (R) 1989

Der Fall eines 15jährigen jungen Mannes wird berichtet, der mit erheblichen Schmerzen und Schwellungen der rechten Backe mit ausgedehnten Nasenblutungen in die Klinik aufgenommen wurde. Die Computertomographieuntersuchung zeigte einen ausgedehnten Tumor von der mittleren bis zur rechten Nasenhöhle, der bis ins rechte maxilläre Antrum reichte, von cranial durch die Orbita begrenzt wurde mit knöchenen Destruktionen der Antrum- und Sphenoidalsinusanteile. Der Befund mit einer radiologisch offensichtlich malignen Ausbreitung reichte bis an den Processus pterygoideus unmittelbar an die Basis des Neurocraniums heran. Die Angiographie zeigte, daß der Tumor von der rechten A.carotis externa ernährt wurde, geringer von der rechten A.carotis interna und durch die linke Carotis externa. Die Diagnose war bioptisch als ein juveniles nasopharyngeales Angiofibrom definiert. Trotz zweier Verkleinerungsresektionen des Tumors sowie einer arteriellen Embolisation schritt das Tumorwachstum nach intracraniell vorwärts. Alle weiteren operativen Vorgehensweisen wurden verlassen und der Patient wurde lediglich computertomographisch kontrolliert. Acht Jahre nach der initialen Diagnose war der Tumor vollständig verschwunden, obwohl keine weitere Therapie außer der oben genannten Verkleinerungschirurgie und der arteriellen Embolisation, unter welcher der Tumor initial weiterwuchs, durchgeführt wurde.

(Involution of juvenile nasopharyngeal angiofibroma with intracranial extension, A case report with computed tomographic assessment. Jacobsson-M; Arch-Otolaryngol-Head-Neck-Surg. 1989 Feb; 115(2): 238–9.)

Läsionen des Genitouretraltraktes sowie gynäkologische Erkrankungen

In der Gruppe der Läsionen des Genitouretraltraktes sowie der gynäkologischen Erkrankungen ist vor allem ein Fallbericht von 1989 hervorzuheben. Hierbei handelt es sich und die spontane Rückbildung einer Pseudopubertas praecox, die durch autonome Ovarialzysten verursacht wurde. Die Autoren berichten von zwei Mädchen im Alter von 3,5 und 5,75 Jahren, bei denen dieses Krankheitsbild, verursacht durch autonome Ovarialzysten, festgestellt wurde. Die Erkrankung wurde durch Wachstumskurven, Bestimmung des Knochenalters, wiederholte LHRH-Tests sowie Sonographieserien der Ovarien und des Uterus dokumentiert. Nach einigen Wochen wurde beobachtet, daß sich die Ovarialzysten sowie die Symptome spontan zurückbildeten. Die endokrinologischen Parameter normalisierten sich nach wenigen Monaten. Somit konnte eine Laparotomie und Ovariektomie vermieden werden. Weiterhin wird von der spontanen Heilung eines kongenitalen nephrotischen Symptoms berichtet. Diese Veröffentlichung stammt aus dem Jahr 1992. Die Autoren weisen darauf hin, daß die spontane Remission eines kongenitalen nephrotischen Syndroms sehr selten vorkommt. Es wird ein fünf Wochen altes Kind beschrieben das Proteinurie, Hypoalbuminurie und Ödeme entwickelte. Nach supportiven Maßnahmen bildete sich die Symptomatik relativ schnell zurück. Der Fall wurde histopathologisch und klinisch dokumentiert.[218]

[218] **MEDLINE (R) 1989**

Berichtet wird von einem Kind mit einer multicystischen dysplastischen Niere, die computertomographisch sowie sonographisch nachgewiesen wurde. Nach einem Beobachtungszeitraum von zwei Jahren waren die multicystischen Veränderungen vollständig verschwunden. Die klassische therapeutische Methode der Chirurgie mit Nephrektomie, eventueller Tumorverkleinerung wird in dieser Arbeit kritisch betrachtet.
(Multicystic renal dysplasia. Spontaneous remission of a hypertrophic form. Giudicelli-J; Arch-Fr-Pediatr. 1989 May; 46(5): 351–3.)

MEDLINE (R) 1994

Berichtet wird von einem 48jährigen Mann, der ins Klinikum aufgenommen wurde wegen chronischer Rückenschmerzen im Sinne eines Lumbago. Die Computertomographie sowie die Aortographie und die Vena-Cavographie zeigten eine große, solide retroperitoneale Raumforderung, die in den rechten Nierenhilus eingewachsen ist. Der Tumor wurde chirurgisch entfernt und die rechte Nephrektomie durchgeführt. Eine große Tumormasse verblieb jedoch im Retroperitoneum mitsamt der V.cava zurück. Die Histologie ergab ein retroperitoneales Xanthogranulom. Ein Jahr nach der Operation zeigte die Computertomographie eine vollständige Rückbildung des zurückgebliebenen ausgedehnten Tumorwachstums. Eine Erklärung hierzu steht aus, da keine therapeutischen Maßnahmen weiterhin erfolgten.
(Retroperitoneal xanthogranuloma: a case report. Miyaguchi-T; Saito-Y. Hinyokika-Kiyo. 1994 May; 40(5): 407–10.)

Läsionen der Haut und des Bewegungsapparates sowie Knochenläsionen

Bei der Gruppe spontaner Heilungen von Läsionen der Haut und des Bewegungsapparates, denen die Knochenläsionen hinzugefügt wurden, ist wiederum ein buntes Bild verschiedener Diagnosen zu finden, die von der digitalen Fibromatose über Osteochondrome, den Morbus Bowen und zystische Hygrome bis hin zur seborrhoischen Keratose reichen. Einige Fallberichte seien hier erwähnt.

Eine Veröffentlichung von 1989 beschreibt die spontane Regression einer infantilen digitalen Fibromatose bei einem drei Jahre alten Mädchen. Hier wurden zwei Tumoren an der rechten vierten Zehe und ein Tumor auf der lateralen Seite der linken Ferse festgestellt. Eine histologische Untersuchung zeigte Zellen mit intrazytoplasmatischen Einschlußkörperchen, die für diese Erkrankung charakteristisch sind. Die Tumoren verschwanden spontan ohne Therapie.

Ein weiterer Fallbericht von 1989 diskutiert das spontane Verschwinden solitärer Osteochondrome bei zwei Patienten. Bei einem der Patienten wurde das Osteochondrom in der proximalen Tibia lokalisiert. Es wird weiterhin darauf hingewiesen, daß die spontane Remission von solitären Osteochondromen bisher als sehr selten galt. Die Autoren nehmen an, daß dieser Sachverhalt besonders bei Jungen unter 12 Jahren vorkommen kann.

Eine weitere Veröffentlichung von 1989 beschreibt einen Fall von selbstlimitierender Retikulohistiozytose. Hierbei handelt es sich um ein Neugeborenes thailändischer Abstammung, bei dem mehrere bräunliche und rote Nodulae in verschiedenen Größen festgestellt wurden, die an beiden Handflächen und Sohlen, am Abdomen und am linken unteren Augenlid lokalisiert waren. Eine besonders große Tumormasse wurde auf der rechten Sohle gefunden. Einige der Läsionen zeigten die Tendenz zur spontanen Ulzeration. Die Läsionen verschwanden spontan innerhalb von drei Monaten, wobei kein Rezidiv festgestellt werden konnte. [219]

[219] **MEDLINE (R) 1989**

Der Fall eines dreijährigen Mädchens mit einer infantilen digitalen Fibromatose wird berichtet. Zwei Tumoren finden sich an der 4. Zehe und einer lateral des linken Sprunggelenkes. Die histologische Untersuchung ergab, daß Tumorzellen intracytoplasmische Einschlußkörperchen hatten, die für diese Erkrankung typisch sind. Die Tumoren zeigten eine spontane Rückbildung ohne jede Therapie.

(A case of infantile digital fibromatosis showing spontaneous regression. Ishii-N; Br-J-Dermatol. 1989 Jul; 121(1): 129–33.)

MEDLINE (R) 1989

Zwei Patienten mit der histologisch gesicherten Diagnose Osteochondrome der proximalen

Tibia werden berichtet. Diese Fälle werden zusammen mit früheren Berichten besonders bei Jungen unter 12 Jahren als spontan heilend beschrieben. Die chirurgische Resektion sollte bei dieser Bevölkerungsgruppe mit starker Verzögerung vorgenommen werden. Maligne Transformationen und neurovaskuläre Läsionen kommen vor.
(Resolving solitary osteochondromas. A report of two cases and literature review. Montgomery-DM; Orthopedics. 1989 Jun; 12(6): 861–3.)

MEDLINE (R) 1989

Bei einem chinesischen neugeborenen Kind wird eine generalisierte Fibromatose mit Knochenbeteiligung festgestellt. Die radiologische Untersuchung ergibt multiple Osteolysen in den langen Röhrenknochen sowie im Schädel. Die Pathologie zeigt eine Mischung von Fibroblasten und muskelartigen Zellen. Nach 18 Monaten sind die Knochenläsionen verschwunden. Eine Erklärung hierfür bei nicht vorhandener und durchgeführter Therapie steht aus.
(Congenital generalized fibromatosis with predominant osseous involvement in a Chinese newborn. Chan-YF; J-Pediatr-Orthop. 1989 Jan-Feb; 9(1): 64–8.)

MEDLINE (R) 1989

Bei einem Neugeborenen wird eine riesige, 10 x 5 cm messende, cystische Tumormasse im Halsbereich gefunden. Ohne weitere Therapie, die nicht durchgeführt wird, verschwindet die Tumormasse innerhalb von wenigen Wochen vollständig.
(Spontaneous resolution of a cystic neck mass in a fetus with normal karyotype [see comments. AJR Am J Roentgenol 1990 Apr;154(4):903.] Distell-BM; AJR-Am-J-Roentgenol. 1989 Aug; 153(2): 380–2.)

MEDLINE (R) 1989

Berichtet wird von einem Neugeborenen mit einem Riesenzellnaevus auf dem Kopf mit kongenitalen Halo-Naevi. In einer Beobachtungszeit von wenigen Wochen verschwinden sowohl der Naevus als auch die angeborenen Halo-Naevi vollständig. Eine kausale Therapie hat nicht stattgefunden.
(Regression of a congenital giant pigmented nevus of the scalp associated with congenital halo-nevi. Bourgeois-Droin-C; Ann-Dermatol-Venereol. 1989; 116(11): 866–8.)

MEDLINE (R) 1989

Berichtet wird von einem Neugeborenen mit einer sehr großen kongenitalen gingivalen Epulis, die sich spontan im ersten Lebensjahr zurückgebildet hat. Eine kausale Therapie fand nicht statt. Der Grund der Rückbildung ist nicht bekannt.
(Spontaneous regression of congenital epulis of the newborn. Jenkins-HR; Arch-Dis-Child. 1989 Jan; 64(1): 145–7.)

MEDLINE (R) 1991

Ein junger Mann wird mit ausgedehnten tumorösen Raumforderungen an der Maxilla und der Mandibula im Klinikum untersucht. Die Histologie ergibt eine Zellhistiozytose vom Langerhans-Typ. Eine Therapie wird nicht durchgeführt. Der Patient wird für die Dauer von zweieinhalb Jahren beobachtet, wobei während dieser Zeit die Läsionen spontan verschwinden. Eine Erklärung dafür besteht nicht, der Fall ist sehr selten und bisher in der Weltliteratur nicht beschrieben.
(Multifocal Langerhans cell histiocytosis of the jaws: a case report. Gnanasekhar-JD; Quintessence-Int. 1991 Jul; 22(7): 559–64.)

MEDLINE (R) 1993

Ein 18 Monate altes Mädchen mit osteolytischen Läsionen in beiden Tibiae, Ulnae und der rechten Fibula wird berichtet. Die Läsion der rechten Tibia verschwand nach Kurettage und autologen Knochentransplantationen vollständig, während hingegen die anderen Läsionen spontan im Alter von 12 Jahren sich zurückbildeten und radiologisch nicht mehr sichtbar waren. Alle Läsionen waren im Bereich der Knochencorticalis gelegen.
(Polyostotic lesions compatible with osteofibrous dysplasia. A case report. Ozaki-T; Arch-Orthop-Trauma-Surg. 1993; 113(1): 46–8.)

Infektionen

In der Untergruppe spontaner Heilungen von Infektionen findet sich wiederum ein buntes Bild verschiedener Diagnosen. So kommen Fälle spontaner Heilung von akuter Anisakiasis, infektiöser Mononukleose bis hin zu humaner Dirofilariasis zur Diskussion, außerdem finden sich Fälle spontaner Heilung von Sporotrichose sowie einer Psychose auf dem Boden einer Hepatitis B-Infektion. Weiterhin wird hier von der spontanen Remission eines unerklärlichen Fieberanfalls bei einem Tropenreisenden berichtet. [220]

[220] **MEDLINE (R) 1989**

Bei einem 30jährigen wurde eine akute Anisakiasis festgestellt, wobei eine adäquate Therapie nicht durchgeführt werden konnte. Nach einem Zeitraum von drei Monaten waren die Symptome vollständig verschwunden. Eine derartige Spontanheilung ist nicht erklärlich und muß unter einer spontanen Regression eingeordnet werden.
(Acute anisakiasis with spontaneous regression (letter). Bouree-P; Presse-Med. 1989 Nov 18; 18(38): 1885.)

MEDLINE (R) 1989

Ein dreieinhalbjähriges Kind mit einer schweren infektiösen Mononukleose entwickelte unter der stationären Therapie eine massive Atemwegsobstruktion aufgrund vergrößerter Tonsillen und infiltriertem peritrachealem Gewebe. Die Obstruktion war nach wenigen Tagen ohne jede Therapie vollständig zurückgegangen.
(Airway obstruction in infectious mononucleosis. A case report. Woolf-DC; S-Afr-Med-J. 1989 Jun 17; 75(12): 584–5.)

MEDLINE (R) 1990

Bei einem 60jährigen Patienten wurde laborchemisch und mikroskopisch eine Dirofilariasis festgestellt, die sich insbesondere im Bereich der Augen beobachten ließ. Durch einfaches Bestreichen der Haut konnte die Erkrankung vollständig beseitigt werden. Eine weitere Therapie erfolgte nicht. Der Parasit trat an einer anderen Stelle nicht wieder auf.
(Human dirofilariasis in Italy: a new palpebral case with spontaneous healing in Abruzzo. Pampiglione-S; Parassitologia. 1990 Dec; 32(3): 381–4.)

MEDLINE (R) 1991

Der Fall einer 30jährigen Patientin mit einer ausgedehnten cutanen Sporotrichose wird beschrieben. Die Diagnose konnte lichtmikroskopisch sowie klinisch eindeutig gestellt werden. Ohne weitere Therapie stellte sich die Patientin in einem Abstand von mehreren Monaten wieder vor und war vollständig geheilt. Weder eine antibiotische noch eine lokale Maßnahme waren durchgeführt worden.
(Spontaneous remission of cutaneous sporotrichosis. A case report. Ramani-R; Indian-J-Pathol-Microbiol. 1991 Oct; 34(4): 288–9.)

MEDLINE (R) 1/95–7/95

Ein Kind wurde mit einer ausgeprägten Psychose stationär aufgenommen. Bei dieser Gelegenheit

fand sich laborchemisch eine akute Hepatitis B mit positivem Hepatitis B-Antigen (HBsAg) sowie HBV-DNA. Diese Werte wurden auch im Liquor cerebrospinalis gefunden durch einen Elisatest sowie eine Polymerasereaktion (PCR). Der Patient besserte sich klinisch in kurzer Zeit deutlich und die Laborparameter der Hepatitis normalisierten sich. Die Psychose war korrelierend zur Besserung der Lebersituation nicht mehr vorhanden. Autoren berichten, daß eine Assoziation zwischen einer Hepatitis und einer schweren kindlichen Psychose keine Erklärung bietet und gehen von einer letztlich medizinisch unerklärlichen Spontanremission aus.
(Case report: psychosis associated with hepatitis B. Weber-HC; J-Med-Virol. 1994 Sep; 44(1): 5–8.)

Die Läsionen des Nervensystems und der Sinnesorgane

Die Läsionen des Nervensystems und der Sinnesorgane, bei denen eine spontane Remission oder Regression zu beobachten ist, erstrecken sich über den Themenbereich ophthalmologischer Erkrankungen, psychiatrischer Erkrankungen sowie Erkrankungen des zentralen und peripheren Nervensystems.

Unter den verschiedenen Läsionen, die in das Gebiet der Augenheilkunde fallen, findet sich ein Fallbericht von 1989, der die spontane Rückkehr der Sehfähigkeit nach einer orbitalen Hämorrhagie beschreibt. Hierbei handelt es sich um einen 73-jährigen Patienten, der nach einer penetrierenden orbitalen Verletzung einen totalen Sehverlust des betroffenen Auges erlitt. Dieser Sehverlust war jedoch reversibel, die Sehfähigkeit wurde zu 100% wiedererlangt.

Eine weitere Veröffentlichung aus dem Formenkreis der Augenläsionen findet sich ebenfalls 1989. Hierbei wird die Reversibilität früher Stadien von idiopathischen Makulalöchern diskutiert. Es werden drei Patienten beschrieben, bei welchen ein unilateraler Verlust der Sehfähigkeit festgestellt wurde, der sich aufgrund eines Zugs des Glaskörpers an der fovealen Retina einstellte. Offensichtlich hatte sich hier die Retina bereits abgelöst. Bei dieser frühen Form der Läsion war dennoch ein spontane Remission zu beobachten. Sie ging einher mit einem Nachlassen des Glaskörperzugs.

Ein Fall einer Läsion des ZNS wird 1990 aufgeführt. Hier handelt es sich um multiple Hämangiome des Gehirns. In diesem Fallbericht wurden durch Angiographie multiple intrazerebrale Hämangiome fesgestellt, begleitet von einem perifokalen Ödem. Nachdem die zentrale Läsion operativ entfernt und eine postoperative Steroidtherapie eingeleitet wurde, verschwanden die übriggebliebenen Läsionen spontan.

Ein weiterer Fall spontaner Heilung von Läsionen des zentralen Nervensystems findet sich im Jahr 1991. Hierbei handelt es sich um eine arachnoidale Zyste. Ein 16-jähriger Junge wurde mit Kopfschmerzen nach einem milden Trauma, das durch einen Motorradunfall verursacht wurde, eingeliefert. Die neurologische Untersuchung ergab keinen Hinweis auf eine Läsion, es wurde lediglich ein leichter Nackenschmerz bei Flexion und Extension festgestellt. Untersuchungen durch das CT dokumentierten jedoch eine arachnoidale Zyste in der linken Fissura Sylvii. Nach 10 Monaten wurde ein erneuter CT-Scan durchgeführt, der das spontane Verschwinden der arachnoidalen Zyste dokumentierte.

Ein Fall aus dem Formenkreis der psychiatrischen Erkrankungen wird 1991 dokumentiert. Es handelt sich um die spontane Remission einer Depression. Diese spontane Remission trat nach einem Selbstmordversuch durch Erhängen ein. Der Patient erlitt dabei einen Herzstillstand sowie eine anoxämische Enzephalopathie, erholte sich jedoch ohne bleibende neurologische Schäden. Die Autoren diskutieren mögliche positive Effekte der Hypoxie und Hyperkapnie auf den Locus coerulius und das limbische System, die bei der Rückbildung der Depression eine Rolle gespielt haben könnten. Weiterhin werden psychologische Faktoren untersucht, die sich bei Suizidversuchen positiv auf dieses Krankheitsbild auswirken könnten. [221]

[221] **MEDLINE (R) 1989**

Ein 73jähriger Mann wurde mit einer schweren penetrierenden Orbitalverletzung und einem totalen Visusverlust des betroffenen Auges hospitalisiert. Ohne jede weitere Therapie des Auges erlangte er spontan sein ganzes Sehen wieder. Die Autoren sind nicht in der Lage, die Heilung zu erklären und folgern daraus, daß bei einer penetrierenden Verletzung durchaus ein Zuwarten vor eventueller operativer Revision vertretbar ist.
(Spontaneous recovery of vision following an orbital haemorrhage. McIlwaine-GG; Br-J-Ophthalmol. 1989 Nov; 73(11): 926–7.)

MEDLINE (R) 1989

Es wird berichtet, daß eine Patientin mit einer Makuladegeneration bei totaler corticaler Blindheit diagnostiziert wurde. Therapieversuche wurden nicht durchgeführt. Eine kausale Therapie ist in diesem Fall nicht möglich. Eine Wiedervorstellung der Patientin nach mehreren Monaten zeigte, daß der Visus wider alles Erwarten sich wieder vollständig eingestellt hatte. Eine suffiziente Erklärung ist keinesfalls möglich.
(Late recovery of macular vision in cortical blindness (letter). Diaz-M; Neurologia. 1989 Jul-Aug; 4(6): 219–20.)

MEDLINE (R) 1989

Ein 7jähriges Kind wurde im Rahmen einer Schuluntersuchung stationär aufgenommen. Die klassische Diagnose war ein Retinoblastom bei jedoch noch erhaltenem Visus. Das Mädchen wurde dreieinhalb Jahre bei immer kleiner werdendem Tumor ohne jede Therapie sorgfältig beobachtet und fotographisch dokumentiert. Nach einer weitestgehenden Remission des Befundes trat nach etwa dreieinhalb Jahren ein massives plötzliches Wachstum des Tumors auf, der eine Enukleation des Auges notwendig machte. Die Histopathologie des Tumors ergab ein undifferenziertes Retinoblastom, wobei an der Basis des Tumors die typischen Charakteristiken eines benignen histopathologischen Retinoms/Retinozytoms gefunden wurden mit typischen fibrillären eosinophilen Stromazellen, Kalzifikationen und lockerem Tumorgewebe ohne jede Mitosen. Die Immunhistologie ergab eine Reaktivität für das retinale S-Antigen, S-100-Protein und gliales fibrilläres Protein. Dieser Verlauf zeigt, daß aus einer Spontanremission eines optisch und klinisch nachgewiesenen benignen Tumors sich unerwarteterweise eine neue Entität in kürzester Zeit assoziieren kann, ohne jedoch dieses Faktum erklären zu können. Bei längerem Beobachtungszeitpunkt ist somit ein benigner Tumor vollständig zurückgegangen und durch einen malignen Tumor an derselben Stelle ersetzt worden oder es handelte sich um einen zurückgegangenen malignen Tumor derselben Entität wie in der Histologie, der initial einen benignen Verlauf, letztendlich jedoch in einem zweiten Anlauf alle Kriterien der Malignität aufbot.

(Malignant transformation of spontaneously regressed retinoblastoma, retinoma/retinocytoma variant. Eagle-RC Jr; Ophthalmology. 1989 Sep; 96(9): 1389–95.)

MEDLINE (R) 1989

Die Autoren berichten über vier Fälle von spontan geheilten primären kongenitalen Glaukomen, die ohne jede Therapie sich im Lauf von einem bis zweieinhalb Jahren völlig zurückbildeten. Die Autoren berichteten jedoch von zwei Patienten, bei denen diese Diagnose und der Verlauf in dieser Form festgehalten wurden, die aber zu einem späteren Zeitpunkt ein aktives Glaukom entwickelten, das eine chirurgische Therapie benötigte und folgern daraus, daß eine engmaschige Kontrolle auch derartiger Spontanverbesserungen in jedem Fall erforderlich ist, um eine Verschlechterung des Glaukoms zum rechten Zeitpunkt feststellen zu können.
(Spontaneous resolution of primary congenital glaucoma. Lockie-P; Aust-N-Z-J-Ophthalmol. 1989 Feb; 17(1): 75–7.)

MEDLINE (R) 1989

Ein 50jähriger Mann leidet an einer Neuropathie des Nervus opticus mit histologisch nachgewiesener Diagnose einer Sarkoidose, was insgesamt eine sehr ungewöhnliche Erkrankung darstellt. Es bestand außerdem eine Demyelinisierung des Nervus opticus. Das zweite Auge zeigt einen insgesamt normalen Visus. Die Diagnose der Sarkoidose wurde durch eine positive röntgenologische Diagnostik des Thorax ergänzt sowie durch eine Hautbiopsie weiterhin bestätigt. Ohne weitere Therapie konnte die akute Sarkoidose des Nervus opticus klinisch wie sonographisch als geheilt bestätigt werden, was letztlich nicht erklärlich ist.
(Acute sarcoid optic neuropathy with spontaneous recovery. Galetta-S; J-Clin-Neuro-Ophthalmol. 1989 Mar; 9(1): 27–32.)

MEDLINE (R) 1989

Beschrieben werden drei Patienten mit einem unilateralen akuten Sehverlust. Bei einer Fluoreszein-Angiographie wurde zusammen mit sämtlichen klinischen und laborchemischen Parametern die Diagnose einer idiopathischen Makuladegeneration bestätigt. Alle drei Patienten erholten sich von ihrer Blindheit spontan ohne Therapie. Die jeweils durchgeführte Kontrolle ergab in allen drei Fällen eine morphologische Normalisierung.
(Reversibility of the early stages of idiopathic macular holes. Wiznia-RA; Am-J-Ophthalmol. 1989 Mar 15; 107(3): 241–5.)

MEDLINE (R) 1990

Der Fall eines 40jährigen Patienten mit multiplen nachgewiesenen intracerebralen Hämangiomen wird berichtet. Die Läsionen zeigen typische angiographische hypervaskuläre Zonen mit ausgeprägten perifokalen Hirnoedemen im CT. Die größte Läsion mußte operativ behoben werden und danach wurde eine postoperative Steroidtherapie durchgeführt. Histologisch handelte es sich um ein typisches High-flow-Hämangiom unter Beteiligung von ausgedehnten Kapillarnetzen und Fibromyxoidstromaanteilen. Nach einer weiteren Kontrolle durch Schnittbild sowie Angiographie ergab sich, daß sämtliche anderen Beherdungen, die zuvor präoperativ im Angiogramm gesehen wurden, sich spontan zurückgebildet haben. Eine Erklärung hierzu ist schlüssig nicht möglich.
(Spontaneous resolution of multiple hemangiomas of the brain. Case report. Abe-M; J-Neurosurg. 1990 Sep; 73(3): 448–52.)

MEDLINE (R) 1991

Ein 16 Jahre alter Junge wird wegen massivster Kopfschmerzen nach einem stumpfen Kopftrauma durch einen Motorradunfall hospitalisiert. Die neurologische Untersuchung ist zwar negativ bis auf diskrete Nackenschmerzen sowie Zunahme der Beschwerden unter Flexion und Extension. Die Röntgenaufnahmen zeigen keinen pathologischen Befund. Die Computertomographie zeigt eine etwa 5 cm große Arachnoidalcyste in der Fissura Sylvii.Eine operative Therapie wurde nicht erwogen. 10 Monate später war die Arachnoidalcyste im Computertomogramm bei klinisch gleichzeitiger Beschwerdefreiheit vollständig verschwunden. Es bestand eine minimale Dilatation beider Vorderhörner der Seitenventrikel. Eine zusätzliche Infektion oder ein Trauma zwischen den beiden Untersuchungszeitpunkten konnte ausgeschlossen werden. Die Autoren schließen daraus, daß eine spontane Rückbildung einer großen Arachnoidalcyste extrem selten ist und weltweit nur in vier Fällen berichtet wurde. Als Hypothese wird angenommen, daß möglicherweise eine Membran der Cyste spontan rupturierte und ihren Inhalt in den Binnenraum ergoß.
(Spontaneous disappearance of a middle fossa arachnoid cyst-a case report. Takizawa-H; Mo-To-Shinkei 1991 Oct; 43(10): 987–9.)

MEDLINE (R) 1991

Die Autoren berichten über den Fall eines Mannes mit schwerster Depression nach Suizidversuch durch Erhängen. Der Patient erlitt unmittelbar nach dem Ereignis einen Herzstillstand und eine nachfolgende anoxische Encephalopathie, aber er erholte sich ohne neurologische Zeichen recht rasch. Wenige Wochen nach dem Ereignis war der Patient voll beschwerdefrei und die Depressionen waren nicht mehr zu erkennen. Die Autoren sind nach Literaturrecherchen der Auffassung, daß sich die mögliche Hypoxie mit nachfolgender Hyperkapnie auf den Locus coerulius und das limbische System positiv ausgewirkt hat und möglicherweise auf die Art und Weise die vollständige Remission der Symptome begründete. Dies ist jedoch ein rein spekulativer Ansatz, der nicht bewiesen werden kann.
(Spontaneous remission of depression after attempted suicide by hanging: a case report and literature review. Calache-MJ; Int-J-Psychosom. 1991; 38(1-4): 89–91.)

MEDLINE (R) 1991

Berichtet wird über einen jungen Patienten mit einem Typ III-Ehlers-Danlos-Syndrom mit damit verbundenen erheblichen Nervenausfällen im Bereich der Fußheber. Elektrophysiologische Untersuchungen ergaben einen vollständigen Block des Nervenfaszikels des Nervus peronaeus, der sich ohne weitere Therapie spontan zurückbildete. Als mögliche Erklärung hierfür wird angeführt, daß die Überstreckbarkeit der Gelenke beim Ehlers-Danlos eventuell eine Nervenläsion kurzfristigerweise hervorruft, die sich dann zurückgebildet hat. Ein schlüssiger Beweis ist jedoch nicht gegeben, so daß lediglich das Faktum der Spontanremission einer vorbestehenden Lähmung festgehalten werden kann.
(Recurrent common peroneal palsy in association with the Ehlers-Danlos syndrome. A case report. Bell-KM; Acta-Orthop-Scand. 1991 Dec; 62(6): 612–3.)

MEDLINE (R) 1992

Berichtet werden die Krankheitsverläufe von drei Kindern mit einer akuten transversen Myelitis. Ein Kind litt unter einer schweren optischen Neuritis mit Sehverlust, zwei weitere Kinder unter typischen Lähmungserscheinungen im Sinne einer inkomplett ausgeprägten Tetraplegie. In allen drei Fällen konnte in einem Überwachungszeitraum von drei Jahren ohne adäquate Therapie eine Rückbildung sowohl der inkompletten Tetraplegie als auch der Opticusbeteiligung als weitestgehend

geheilt diagnostiziert und festgehalten werden. Die Erklärung der akuten transversen Myelitis und deren Spontanremission ist nach wie vor nicht schlüssig, so daß lediglich eine vollständige klinische Remission der schweren Symptome festgehalten werden kann.
(Transverse myelitis and optic neuromyelitis in children. Apropos of 3 case reports. Ramelli-GP; Schweiz-Rundsch-Med-Prax. 1992 May 12; 81(20): 661–3.)

MEDLINE (R) 1992

Berichtet wird vom Krankheitsverlauf einer 28jährigen Frau, die ein stumpfes Kopftrauma erlitt und daraufhin eine akute bilaterale Armschwäche aufwies. Das MRT zeigte eine Arnold-Chiari-I-Malformation mit einer ausgedehnten großen Syringomyelie (Hydromyelie). Ohne operative Revision konnte eine deutliche Befundverbesserung nach drei Monaten festgestellt werden, die in einem weiteren Beobachtungszeitraum sich vollständig zurückbildet. Auch kernspintomographisch konnte die offene Syrinx als zurückgebildet diagnostiziert werden. Die Pathogenese sowie der Verlauf konnten nicht schlüssig erklärt werden, lediglich die Symptome und die vollständige Remission wurden ausführlich dokumentiert.
(Chiari I malformation with traumatic syringomyelia and spontaneous resolution: case report and literature review. Olivero-WC; Neurosurgery. 1992 May; 30(5): 758–60.)

7 Heilungswunder bei Mirakeln

In der heutigen Zeit werden nicht selten Wundergeschichten mit nachfolgenden Heilwundern von weinenden Ikonen, sich verflüssigendem Blut früherer Heiliger, von blutenden Hostien und Wohlgerüche erzeugenden Phänomenen berichtet, für die es keine natürliche wissenschaftliche Erklärung gab, da sie sich der untersuchenden Naturwissenschaft meistens entzogen.

Die Wissenschaft ist schon durch ihre Definition dazu prädestiniert, derartige Phänomene mit ihren Werkzeugen zu untersuchen. Viele derartige Berichte sind nur unvollständig nachzuvollziehen, da sie lediglich einmal aufgetreten sind, zum Beispiel Himmelserscheinungen, Heiligengesichter in Form von Haufenwolken, doppelte Sonnen oder Lichtwunder durch direkte Sonnenbetrachtung. Diese Phänomene sind letztendlich aber einmalig und widersprechen in der Regel Naturgesetzen nicht. Völlig anders ist die Situation bei sogenannten paranormalen Phänomenen wie Präkognition, Telepathie, Psychokinese oder Telekinese, letztendlich auch die immer wieder genannte Kommunikationsfähigkeit mit Verstorbenen. Letzteres Phänomen wird mit schöner Regelmäßigkeit in immer neuen Formen unter großer Anteilnahme der Öffentlichkeit publiziert und als Tatsache dargestellt. Falls derartige Phänomene sich bei einer Untersuchung eindeutig als valide, geschehen und nachprüfbar bzw. nachvollziehbar beweisen ließen, wäre ein derartiger Beweis der Anfang einer vollständigen wissenschaftlichen Umdenkaktion.

Es ist ureigenste Aufgabe jeder wissenschaftlichen Tätigkeit, derartige Phänomene äußerst gründlich zu erfassen, zu kontrollieren und zu bewerten. Die sogenannten paranormalen Phänomene sind wissenschaftlich in den letzten hundert Jahren nicht weiter erhellbar gewesen, sondern im Gegenteil wurden sie eher durch die massive Erweiterung der Medienmöglichkeiten unkommentiert, unzensiert und meist ungeprüft in die Welt gesetzt. Wunderheilungen sind in der Regel letztendlich nicht medizinisch mit den letzten Daten der Naturwissenschaft zu fassen, da sich eine Fülle von Befindlichkeitsveränderungen auch ohne nachprüfbares Korrelat eines Labors im weitesten Sinne ereignen können. Physikalische und chemische Gesetze hingegen, die nach Angaben derartiger Wundermitteilungen täglich durchbrochen werden, sind allerdings Aufgaben der physikalischen und chemischen Wissenschaft. Paranormale Ereignisse, die physikalisch und chemisch nachgeprüft werden können wie beispielsweise weinende Ikonen, blutende Statuen und Änderungen von Aggregatszuständen von Heiligenblut sind greifbar, sichtbar und mit wenig Aufwand auch kontrollierbar.

Allerdings ergibt es für derartige Untersuchungen einen wichtigen Hemmschuh, denn die Ergebnisse solcher Untersuchungen stellen den Glauben und die Wunderheilkraft eines solchen Gegenstandes oder Vorganges massiv infrage.

Im Einzelnen sollen außerordentliche Wundererscheinungen mit darauffolgenden Heilungsberichten untersucht werden. Ganz besondes werden hierbei auch die Ergebnisse des CICAP (Comitato Italiano per il Controllo delle Affermazioni sul Paranormale) berücksichtigt. Einer der wesentlichen Mitarbeiter ist Luigi Garlaschelli, der in zwei Monographien die Ergebnisse dieser Studien publiziert hatte.

Das Blutwunder des Heiligen Januarius

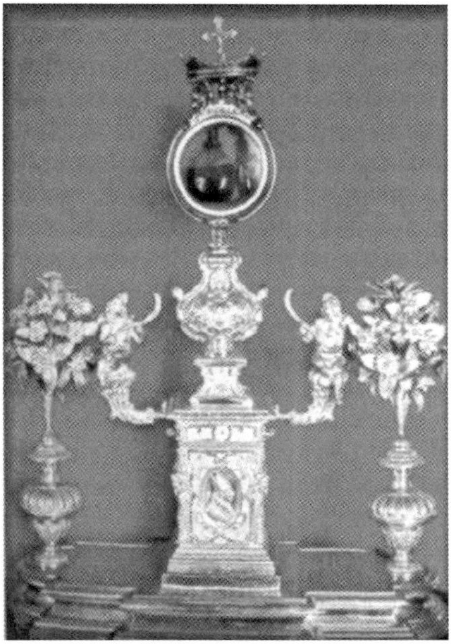

Der Heilige Januarius (Heilige S. Gennaro), dessen Fest am 19. September gefeiert wird, ist der Patron von Neapel. In einer legendarischen Lebens- und Leidensgeschichte dieses Heiligen aus dem 6./7. Jahrhundert war Januarius Bischof von Benevente und wurde in der diokletianischen Verfolgung am 19.9.305 zusammen mit zahlreichen Gefährten in der süditalienischen Stadt Puteoli enthauptet, wobei in der oben genannten Schrift beschrieben wird, daß er sein Martyrium erlitten habe „sine sanguinis effusione“, also ohne Blut zu vergießen. Die erste Quelle dieses Heiligen ist um 432 in einem Brief des Presbyters Uranius mitgeteilt.

„Januarius episcopus simul et martyr, neapolitanae urbis illustrat ecclesiam."

1586 wurden Januarius und seine Gefährten als zu verehrende Heilige im Missale Romanum aufgenommen. Die kurz vor dem Jahre 432 entdeckten Reliquien wurden von dem Bischof Johannes I. von Neapel in der Katakombe von Capo di Monte beigesetzt, wurden 831 nach Benevente verlagert, 1144 ins Kloster Montevergine verschleppt und kamen 1491 in die Ursprungsstadt Neapel zurück und werden bis auf den heutigen Tag in der dortigen Kathedrale verehrt.

Seit dem Jahre 1389 ist an mehreren festgelegten Tagen im Jahr das sogenannte Blutwunder verbürgt, und zwar am Fest der Übertragung der Reliquien in den Dom am jeweiligen Samstag vor dem ersten Maisonntag, am 19. September sowie am 16. Dezember und während der Oktaven. Ausnahmen dieser Tage sind ebenfalls verbürgt und beschrieben.

Blutwunder sind in der Regel definiert als außergewöhnlich auftretende Erscheinungen an konsekrierten heiligen Gestalten, beispielsweise an Hostien oder an Wein, an Bildern Christi, an Blutreliquien von Heiligen, die wie Blutungen oder frisches Blut in Erscheinung treten. Derartige Blutwunder sind nicht nur auf den Heiligen Januarius beschrieben, sondern in der Kirche zahlreich mitgeteilt. Derartige eucharistische Blutwunder sind in Andechs, Walldürn, Heiligkreuz, in Augsburg, Vilsnack, Bettbrunn im Mittelalter begründet und lösten große Wallfahrten aus. Begriffe wie die „Gregorius-Messe" oder die „Messe von Bolzena" zeugen bis heute von diesen Wunderausläufern. Blutende Kreuzesdarstellungen oder Christusbilder wurden auch in Braunsberg, in Mainz, in Heiligenblut (Kärnten), in Hechingen und neuerdings in Aachen registriert, wobei die mittelalterlichen Berichte hier deutlich häufiger sind als in neuerer Zeit. Blutampullen, also Blutreliquien von Heiligen mit ungewöhnlichen, außerordentlichen Erscheinungen gibt es neben dem Heiligen Januarius vom Heiligen Aloysius, von Alfons von Liguori, dessen Aderlaß in Neapel verehrt wird, des Heiligen Cyriacus, des Heiligen Thomas von Aquin und des Heiligen Pantaleon. Weitere Blutwunder sind beispielsweise auch das Dornenwunder von Andria sowie der Wunderstein von Pozzuoli, bei denen ebenfalls Blutphänomene sichtbar werden. Auch Blutwunder von Jesus Christus werden berichtet.

Die Kirche fordert im wesentlichen keinen Kult dieser Gegenstände, sondern das immer wieder tradierte und publizierte Vorkommnis derlei Erscheinungen der Blutwunder inaugurieren stets erneute Wallfahrten, teils mit hoher Beteiligung. Der Wundercharakter dieser Blutwunder wird in der Regel nicht bestritten, aber auch nicht näherhin definiert. Im Fall eines echten Wundercharakters ist für einen Katholiken die Anbetung des Vorgangs nicht vorgeschrieben, sondern hat lediglich einen relativen Kult zur Folge. Theologischerseits wird die Verehrung eines solchen Wunderblut-Erscheinungsereignisses als berechtigt angesehen, soweit es auf die Person und das Werk Jesu Christi verweist.

Unter allen religiösen Reliquien der beschriebenen Art hat sich das Blutwunder von Neapel als eines der hauptsächlichen und auch im außerkatholischen Bereich weithin bekannten Faktums herauskristallisiert, wobei nicht vergessen werden darf, daß nur in Italien derzeit an nahezu zweihundert Orten Blutreliquien verehrt werden. Im wesentlichen besteht der Wundereffekt darin, daß bei besonderen Gelegenheiten, etwa bei religiösen Zeremonien, aus geronnenem Blut sich wieder ein frischer Blutaggregatszustand zurückbildet, der dem Betrachter als offensichtliches Wunder erscheint, angeblich aufgrund der Hilfe und Anrufung des betroffenen Heiligen oder aufgrund wirklichen direkten Eingriffs in die Naturgesetze.

Prinzipiell ist entnommenes Blut aus dem menschlichen Körper nach wenigen Sekunden bereits geronnen, das heißt in einen festen Zustand übergegangen, der durch wohlbekannte Mechanismen der Fibrinaktivität in mehreren, genau bekannten Kaskaden enzymatischer Abläufe definiert ist. Es entsteht inner-

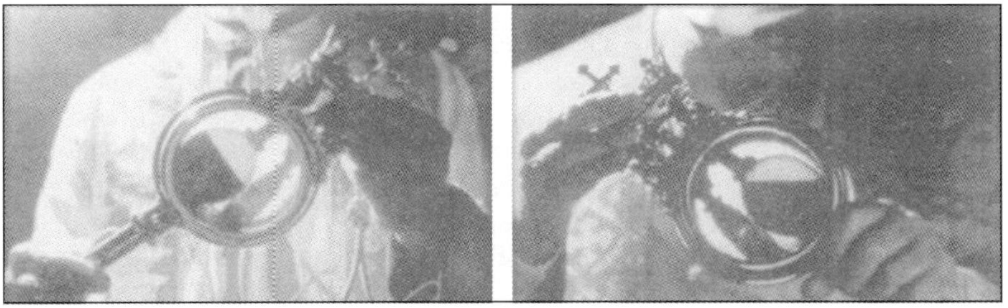

halb von wenigen Sekunden beispielsweise in einem Glasröhrchen ein fester, geronnener „Blutkuchen", ein relativ festes Gerinnsel, stets überschichtet von Serum, dem flüssigen, abgesetzten Bestandteil oberhalb des festen Blutanteils. Eine mechanische Auflösung dieses Gerinnsels ist in einer Richtung möglich, jedoch sind mehrere Abläufe zwischen flüssig und fest im physiologischen Bereich nicht durchführbar.

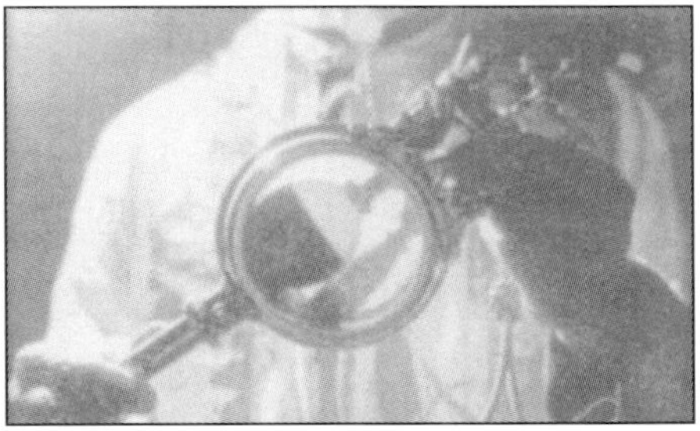

Im Fall des Heiligen Januarius besteht eine blutartige, rote Flüssigkeit in einem alten Kristallgefäß von etwa 5 cm Größe, eingelassen in einem monstranzähnlichen, aus Gold und Silber bestehenden, kunstvollen Behältnis.

Die Menge der dunklen, nicht näherhin bekannten Substanz, die als das Blut des Heiligen Januarius verehrt wird, ist in der Regel fest am Boden des rundlichen Gefäßes adhärent und läßt sich bei Drehung und Seitwärtsneigung als fixiert nachweisen.

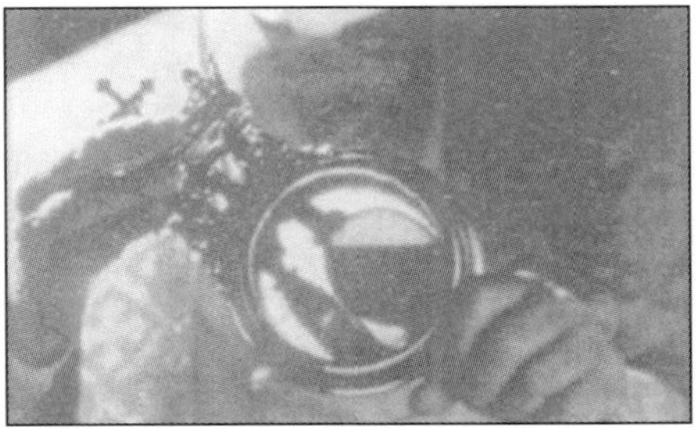

Da eine direkte Untersuchung aufgrund des vollständig verschlossenen und versiegelten Gefäßes einerseits nicht möglich ist, andererseits auch die Kirchenbehörde einer derartigen Untersuchung keinesfalls zustimmt, wurden ähnliche Versuche sowohl im Chemischen Institut der Universität von Pavia unter Luigi Garlaschelli als auch im Chemischen Institut der Universität Bonn (Prof.Dr. J. Beck) durchgeführt. Die Erklärung eines derartigen Wunders ist laborchemisch denkbar einfach und läßt sich dem Januarius-Wunder nachstellen. Es handelt sich dabei um die

Thixotropie, die eine suffiziente Erklärung des Verflüssigungsprozesses in der Monstranz des Heiligen Januarius ergeben könnte.

Die Thixotropie ist die Kenntnis der Verflüssigung von initial verfestigten Gelen, die sich bei Schütteln oder bei Schwingungen und leichter Erwärmung in einen flüssigen Zustand versetzen und bei Stehenlassen wieder in den alten, festen Gel-Aggregationszustand zurückführen lassen. Während der Zeremonie an den Heiligenfesten des Heiligen Januarius, denen der Autor mehrfach beigewohnt hat, wird die Monstranz mit der Blutphiole jeweils mehrfach geschüttelt, umgedreht um ca. 90 Grad, gegen das Licht und die Kerzen des Altars gehalten, wobei sich stets nach diesen Manipulationen die Verflüssigung einstellt. Der Aggregatszustand des Inhalts eines solchen Gels kann sich durch diese Flieh- und Scherkräfte durchaus ändern und somit die Verflüssigung verwirklichen.

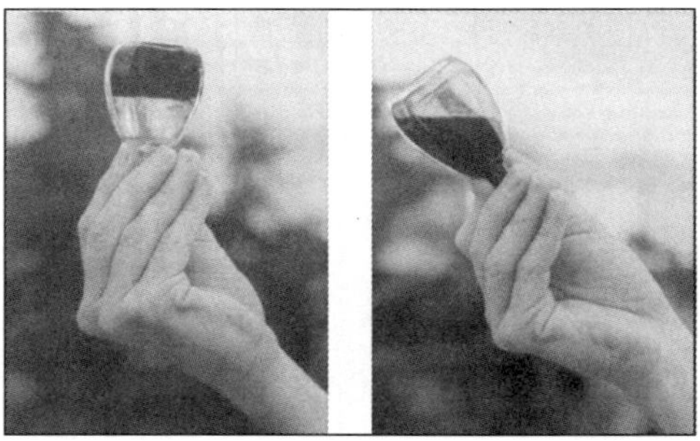

Diese Hypothese kann dadurch erhärtet werden, daß thixotrope „Blut"-Proben angefertigt werden, die in Farbe und Aussehen dem Januarius-Blutschrein-Inhalt täuschend ähneln. Die Materialien und Techniken sind von einfachster Herkunft, die auch im 14. Jahrhundert – also im Zeitalter des Auftauchens der Blutprobe des Heiligen Januarius – bekannt und erhältlich waren. Als Basis wird eine FeCl3-Eisen(III)chlorid-Lösung verwendet. Das Hydrat ist in der Regel ein gelbes Pulver, das in der Malerei des Mittelalters eingesetzt wurde. Des weiteren wird CaCO3-Calciumcarbonat benötigt, welches eine ubiquitäre Substanz auch bereits zum damaligen Zeitalter war und ist. Die Basis dieses Stoffes besteht aus feinzerriebenen Eierschalen oder Marmorstaub. Auch das Calciumcarbonat wurde als weißer Farbstoff in der mittelalterlichen Malerei weit verbreitet benützt. Als dritten Stoff wird NaCl-Natriumchlorid benötigt, gewöhnliches, herkömmliches Speisesalz oder Meersalz. Dieses Natriumchlorid kann im Versuchsaufbau auch durch Natriumsulfat oder Calciumchlorid ersetzt werden. Des weiteren wird eine Art Dialyseschlauchsystem verwendet, was auch bereits im Mittelalter durch Pergamentpapier möglich war. Eine weitere Möglichkeit anstatt des Pergamentpapiers ist auch der Einsatz einer normalen, leicht erhältlichen tierischen Blase oder eines Darmabschnittes, der in Metzgereien auch bereits in der Antike als Wurstaußenhaut Verwendung fand. Die Herstellung eines Äquivalents der roten Januarius-Flüssigkeit ist recht leicht zu erhalten. 25 g FeCl3 werden in 100 ml

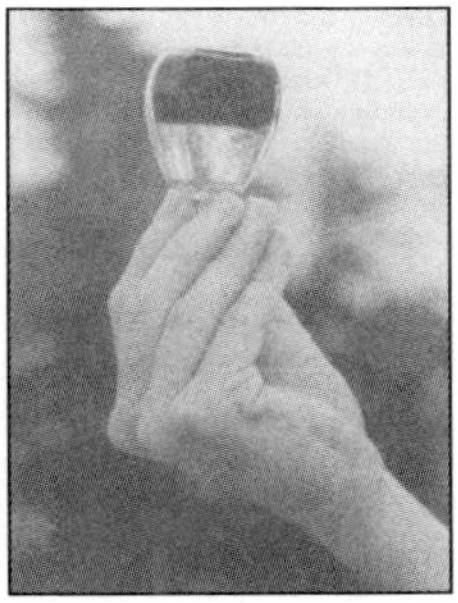

Wasser gelöst, danach 10 g pulverisiertes $CaCO_3$ hinzugefügt. Danach Einrühren von $NaHCO_3$ (Soda): Man erhält eine dunkelbraune Flüssigkeit. Die erhaltene dunkelbraune Lösung wird mit Wasser durch ein Pergament oder eine tierische Blase „dialysiert", das heißt für mehrere Stunden in destilliertes Wasser gehängt. Die dabei auftretende Dialyse des Wassers gegenüber den Salzen ist eine alte Methode und als empirisches chemisches Basiswissen bekannt gewesen. Danach wird in die dunkle Lösung lediglich eine Prise Kochsalz hineingegeben und das Ergebnis der thixotropen Mischung ist fertig. Je mehr Salz in die Endlösung hineingegeben wird, desto stärker wird die Neigung des Gemisches sein, in Gelform zu verbleiben, umgekehrt wird bei nur geringer Salzgabe das Gemisch vornehmlich in flüssiger Form vorliegen.

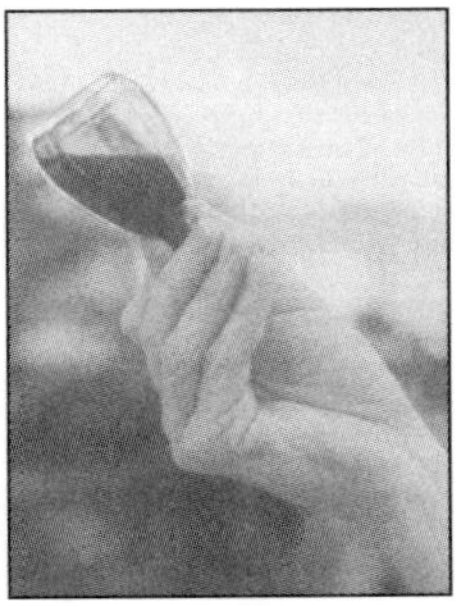

Beim empirischen Versuch, der sich in jedem kleinen chemischen Labor herstellen läßt, kann ein derartiges Gemisch hergestellt werden, wobei die Thixotropie, das heißt die mehr oder weniger vorhandene Gelierung des Stoffes individuell hergestellt werden kann.

Die thixotrope Mischung läßt sich somit beliebig oft von flüssiger in gelierte Form überführen und zurück.

Im unserem Kleinlabor konnten derartige Stoffe nach der angegebenen Versuchsordnung selbst hergestellt werden, und zwar in größerer Stückzahl, wobei die Thixotropie sich von Mal zu Mal änderte und auch im Laufe eines längeren Stehenlassens für Wochen und Monate ihr endgültiges Verhalten einstellte. Die Rotfärbung ist durch eine geringe Zusetzung von Eisenchlorid auch nachträglich noch zu korrigieren.

Sobald die Proben auch nach längerer Zeit geschüttelt werden oder ausreichend stark an die Flasche geklopft wird, verflüssigen sich die innenliegenden Bestandteile je nach Herstellungsart.

Aufgrund dieser nachgewiesenen und in der Kolloidchemie längst als Basiswissen geläufigen Sujets könnte jederzeit eine Untersuchung des „Januarius-Blutes" vorgenommen werden, was bis dato meines Wissens noch nicht durchgeführt wurde.

Das Blutwunder des Heiligen Laurentius

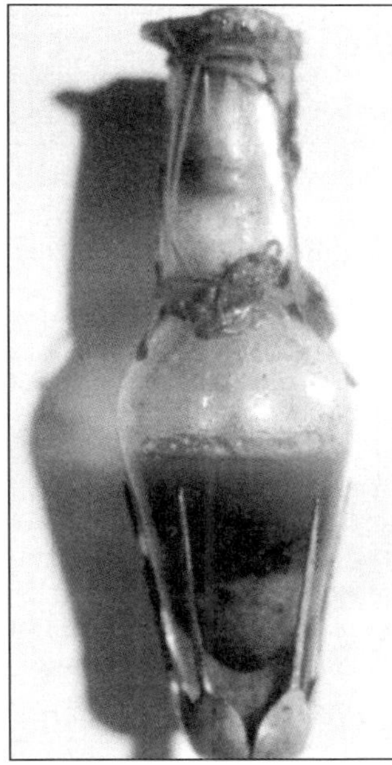

Der Heilige Laurentius, dessen Fest am 10. August gefeiert wird, starb der Überlieferung nach am 6.8.258 zusammen mit vier Diakonen. Nach derselben Quellenlage des Liber Pontificialis starb er offensichtlich durch das Schwert, während hingegen später eine dramatische Ausgestaltung der Passion dieses Heiligen vorgenommen wurde. Nach erweiterter Deutung wurde der Heilige Laurentius auf einem Rost lebendig verbrannt, wobei bis auf den heutigen Tag die lakonische Antwort des Heiligen seinen Peinigern gegenüber war: „Auf der einen Seite bin ich gar, man kann mich jetzt umdrehen!" Diese sinngemäße Überlieferung ist jedem Katholiken anhand der heiligen Darstellung in der Regel bekannt. Die Festfeier am 10. August wurde bereits in Rom im Cimeterium an der Via Tiburtina im 4. Jahrhundert und im Calendarium Cartaginiense erwähnt. Das Grab des Heiligen Laurentius gehört zu den meistbesuchten Kirchen Roms und seine dortige Basilika gehört zu den sieben Hauptkirchen. Sein Hauptattribut bis auf den heutigen Tag wurde der Rost neben dem Kreuzstab und dem Buch und Feilspäne des Rostes galten bis ins Mittelalter hinein als besonders heilkräftig und finden sich in zahlreichen Reliquiarien. Er ist insbesondere in Deutschland sehr verehrt, da man ihm den Sieg über die Ungarn auf dem Lechfeld am 10.8.955 zuschrieb. Zu seinen Ehren hat Philipp II. in Spanien dem Escorial einen rostförmigen Grundriß gegeben. Nach alten Legenden steige Laurentius aus dem Paradies ins Fegfeuer, um eine Seele zu befreien, Sternschnuppen der Augustnächte heißen bis heute in der bäuerlichen Umgebung Laurentiustränen. Im bäuerlichen Brauchtum spielt sein Festtag bis heute eine große Rolle.

Die Reliquie des Heiligen Laurentius wird in Amaseno verehrt, wobei es sich um ein ähnliches Vorkommnis wie dem des Heiligen Januarius in Neapel handelt. Die Blutphiole wird im Vergleich zu dem Heiligen Januarius nicht bewegt, sondern befindet sich in einer verschlossenen Altarnische und lediglich am 10. August, seinem Festtag, wird sie in den Altarraum gebracht und dort verehrt. An dieser Reliquie geschieht nach der Verbringung auf den Altarraum ebenfalls eine Verflüssigung des rot-braunen Inhalts unter den Augen der Zuschauer.

Nach den Berichten von Luigi Garlaschelli wurde diese Reliquie bisher wissenschaftlich noch nicht näher untersucht, während er selbst 1996 die Erlaubnis bekam, die Phiole optisch näher in Augenschein zu nehmen. Es war dem Untersucher gestattet worden, sowohl Temperaturveränderungen am Phioleninhalt zu dokumentieren als auch durch mechanisches Schütteln dessen Aggregatzustand zu überprüfen. Der Autor stellte in ähnlicher Weise fest, daß bei einer Erhöhung der Temperatur auf 29 bis 30 Grad Celsius die Dreischichtung des vorhandenen braunen Stoffes sich nach rot verfärbt, wobei eindeutig geklärt werden konnte, daß es sich bei der beobachteten Änderung um einen simplen, temperaturabhängigen Effekt einer niedrigschmelzenden Komponente handelt.

Garlaschelli kam zu dem Schluß, daß es sich bei der roten Substanz nicht um Blut handeln kann, da reines Blut typischerweise trüb ist. Eine hellrote Farbe hat das Blut in der Regel nach einer längeren extrakorporalen Verweildauer in keinem Fall, so daß menschliches Blut ausscheidet. Die vorhandene rote Farbe ist ebenfalls bereits mit mittelalterlichen chemischen Methoden zu erreichen gewesen, nämlich durch Farbstoff Dracoena draco, durch Daemonorops propinguus oder durch Calamus draco wild. Dies konnte durch die Arbeiten von Thompson, durch Edwards und Cennini dokumentiert werden. Auffallend ist bei dieser Reliquie, daß sie initial als „Reliquia de pinguidine St. Laurentii mart“ (Reliquie aus dem Fett des Märtyrers Sankt Laurentius) überliefert wird.

Bis zum 17. Jahrhundert wurde das Verflüssigungswunder nicht berichtet, sondern erst danach, so daß man annehmen kann, daß in dieser Zeit möglicherweise die Reliquie vom Fett des Heiligen zum Blut des Heiligen bewußt vertauscht bzw. ersetzt wurde.

Eine durch Garlaschelli nachgewiesene Tatsache ist, daß es sich bei der Reliquie um einen Stoff mit niedrigem Schmelzpunkt handelt, der in der Regel bei ca. 29–30 Grad beginnt, sich in flüssige Form umzuwandeln.

Dies ist genau zu dem Zeitpunkt der Verehrung des Heiligen am 10. August in Italien durchaus denkbar, da es sich dort um meist hohe Temperaturen handelt, die zur Verflüssigung des Phioleninhalts führen können. Die Substanz wird in der Regel in einer Mauernische aufbewahrt und nur zum Verflüssigungszeitraum, nämlich seinem Festtag am 10. August, in die warme Kirche gebracht, und zwar in unmittelbare Nähe des zusätzlich von zahlreichen Kerzen erwärmten Altarraums, wobei die Blutverflüssigungszeremonie somit leicht erklärlich ist. Eine Untersuchung des Inhalts spektroskopischer Art ist weder bei dem Blut des Heiligen Januarius noch dem des Heiligen Laurentius bis dato durchgeführt worden, was jedoch leicht möglich wäre.

Weinende Figuren, Bilder und Ikonen

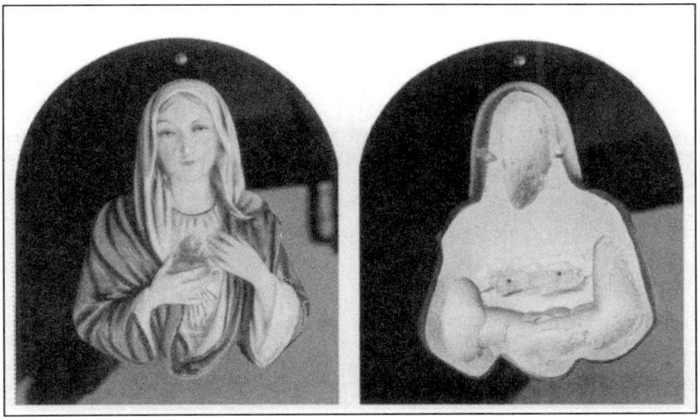

Auch in neuester Zeit seit fünf Jahren wird die vornehmlich christliche Welt von Wundern eigenartiger Anschauung tangiert. Eine nicht unerhebliche Anzahl von Statuen, Statuetten, Ikonen, in der Regel die Heilige Gottesmutter Maria darstellend, „weinen" Blut, teils sogar vor den Augen der Gläubigen und herbeigerufenen Journalisten und Fernsehkameras.

Das Fließen der meist „blutigen" Tränen wurde zwar nicht im Film dokumentiert, jedoch sind Berichte von glaubwürdigen Zeugen nicht selten, die Derartiges beschwören.

Die Zuverlässigkeit derartiger Zeugen ist in der Regel eingeschränkt, da sie sich meist in äußerst emotional geprägten Situationen befinden. Die Beurteilung dieser Phänomene reicht initial von einer völligen Ablehnung, von „Streichen", von „schlichtem Betrug", von „Tricks" bis zur uneingeschränkten Anerkennung göttlichen Wirkens bzw. Eingreifen der Muttergottes in diese Welt. Die Tränen sollen, sofern sie dem Blut der Madonna entsprechen, die Nichteinhaltung der kirchlichen Gebote tränenreich beklagen helfen, so der wohl in allen Fällen zugrundeliegende, beabsichtigte Tenor.

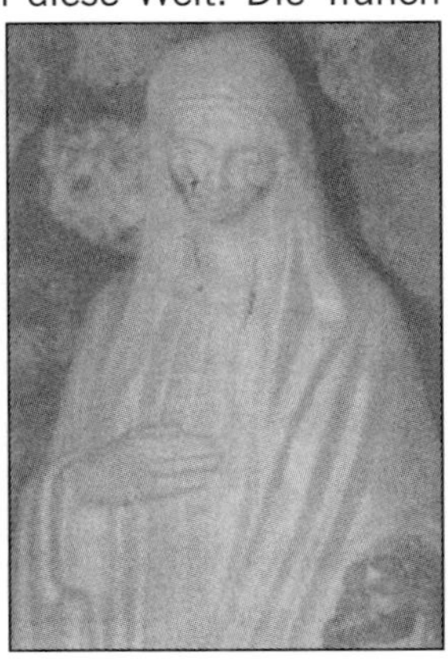

Die Herstellung von weinenden Figuren und Ikonen ist im Labor jederzeit machbar und auch nachstellbar.

Die fachmännische Erstellung eines solchen Vorhabens durch einen Chemiker wird wohl ein ganzes Arsenal von sophistischen Möglichkeiten hervorrufen wie beispielsweise zerfließliche, hygroskopische oder andere chemische Verbindungen, die ein derartiges Phänomen hervorrufen können.

Es ist aber prinzipiell möglich, auch mit einfachsten Methoden sich derartigen Phänomenen zuzuwenden und sie als durchaus von Menschenhand stammend zu entlarven. In der Regel handelt es sich bei den überlieferten bekannten Figuren vornehmlich aus Italien um Ikonen aus Holz, aus Terrakotta oder steinähnlichen Substanzen. Auch sind weinende Madonnen aus Gips oder Keramik bekannt geworden.

Es ist relativ einfach, Hohlkörper aus Gips, Keramik, Terrakotta, Holz oder gehärtetem Steinpulver, die allesamt mit einer glasierten Oberfläche behandelt sein müssen, zum „Weinen" zu bringen, indem man sie in Augenhöhe mit einer Flüssigkeit tränkt bzw. die Figur in Augenhöhe mit der gewünschten Flüssigkeit

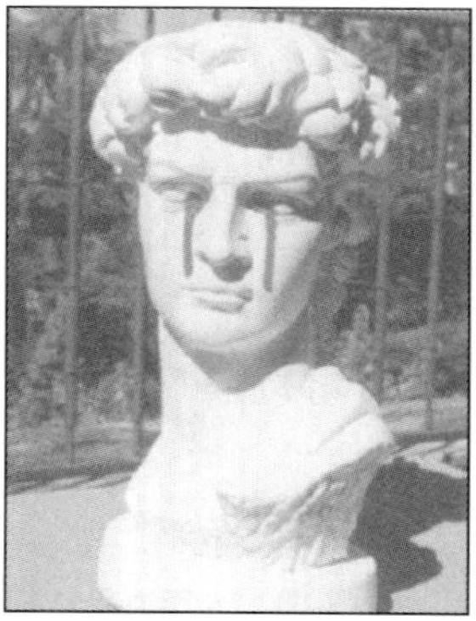

füllt und anschließend unbemerkt die Glasur im Augenbereich minimal beschädigt, so daß dies nahezu nur mikroskopisch zu entdecken wäre. Aufgrund des hygroskopischen, einfachen Effektes tritt von der Innenseite der in der Regel dann porösen Figur über die minimal geschädigte Oberfläche die gewünschte Flüssigkeit nach außen aus und die Figur kann zum Weinen gebracht werden.

Sowohl im Holz als auch in allen weiteren porösen Figuren ist dieser Effekt nachstellbar und auch bei näheren Untersuchungen makroskopischer Art – durch Augenschein oder mit Lupenvergrößerung – in der Regel nicht zu entdecken. In einem Selbstversuch wurde eine Figur meiner Wahl aus dem nichtreligiösen Bereich zum Weinen gebracht, und zwar durch die oben beschriebene Methode der Füllung der initial porösen Figur von innen und das minimale Beschädigen der Glasur im Augenbereich. Die Effekte dieses Vorgehens können auf der (profanen) Figur aus der Arbeit von Garlaschelli und auf der eigenen Versuchsanordnung ohne weiteres als erfolgreiche Versuche gelten.

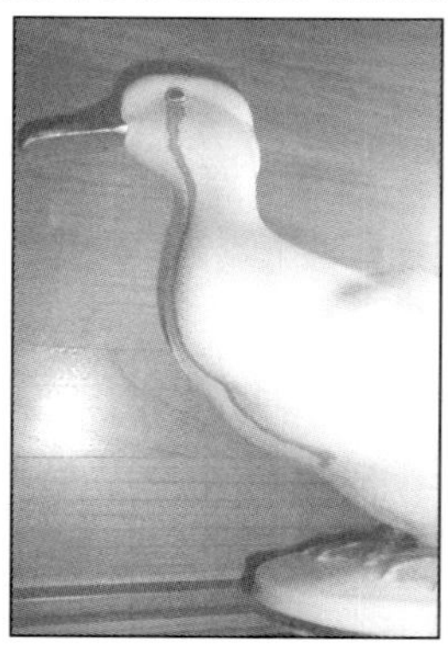

Das Problem der „weinenden Ikonen" ist in gleicher Weise lösbar. Obwohl von seiten der katholischen Kirche das Gnadenbild der Madonna von Syrakus als wundertätig angesehen wurde, befindet sich das Wundergeschehen im selben Kontext wie in den oben genannten Versuchen. Die Dokumentation durch Augenzeugen des Wunders, die somit als Beweismittel überwältigend sind, hat denselben Mechanismus zugrunde wie die oben genannten Versuche. Die Madonna stammt aus glasiertem

Gips und hat in einer angefertigten Röntgenaufnahme (she. Abbildungen) einen Hohlraum sowohl im Bereich des Gesichtes als auch im Bereich der Extremitäten. Sie besitzt einen Hohlraum hinter dem Gesicht. Somit ist auch hier wie im Fall der eigenen Versuche und der übrigen Madonnenfiguren die Möglichkeit der Herkunft plausibel erklärbar, wobei es keiner übernatürlicher Kräfte bedarf, um dieses Phänomen des Weinens von blutigen Tränen hervorzurufen.

Auch bei derartigen Wundern haben sich glaubhaft zahlreiche Heilungswunder ereignet, die nur in mündlichen und teilweise unkritischen Übermittlungen vorliegen, meist in Form von berichteten Gebetserhöhungen, die den Wert der betreffenden Statuette oder des blutenden/weinenden Bildes emporheben möchten. Eine Signifikanz mit nachweisbaren Wundern ist uns nach eigener Recherche nicht möglich gewesen. Es gibt keine dokumentierten Fälle, die einer medizinischen Prüfung auch nur ansatzweise standhalten würden.

Eine der weltweit bekanntesten „weinenden" Madonnen ist in Civitavecchia beheimatet, ca. 100 km nördlich von Rom. Zahlreiche Zeugen, unter ihnen auch der Bischof dieser Stadt, haben mit eigenen Augen die Statuette „weinen" sehen und dies schriftlich notariell bestätigt. In diesem Fall wurden röntgenologische und gerichtsmedizinische Untersuchungen durchgeführt. Die Figur besteht aus massivem Gips, ist glasiert und die Blutanalysen ergaben das Vorhandensein von wirklichem humanem Blut, allerdings stammte es von männlichen Wesen. Die optische Dokumentation von mehreren Fotographien bei verschiedenen Wein-Perioden der Statuen ergab, daß es sich jedes Mal um dieselbe Konfiguration der blutigen Tränen handelte wie beim vergangenen Weinen.

Auf die intensive Bitte des gerichtsmedizinischen Institutes wurde auf die Analysen von Blut der dort weinenden Madonna verzichtet, obwohl diese Maßnahme zur endgültigen Klärung hätte beitragen können. Seit somit versucht wurde, die Besitzerfamilie der „weinenden Madonna" DNA-technisch untersuchen zu lassen, haben die Wunder des Weinens aufgehört.

Trotzdem sind die Wunderheilungen in Civitavecchia nicht etwa auf Null zurückgefallen. Bei den persönlichen Recherchen bis zum Jahr 2001 ergab sich bei der Nachfrage im dortigen zuständigen Ordinariat nach wie vor, daß sich die Pilgerströme zwar etwas vermindert haben, aber nicht vollständig ausgeblieben sind. Wunderheilungen sind mehrfach berichtet worden, jedoch fehlen auch hier die medizinischen Daten, so daß es schwer ist, über die teils gedruckten Erzählungen über die Madonna von Civitavecchia und deren Heilerfolge wissenschaftlich nüchtern berichten zu können.

„Blutende Hostien“

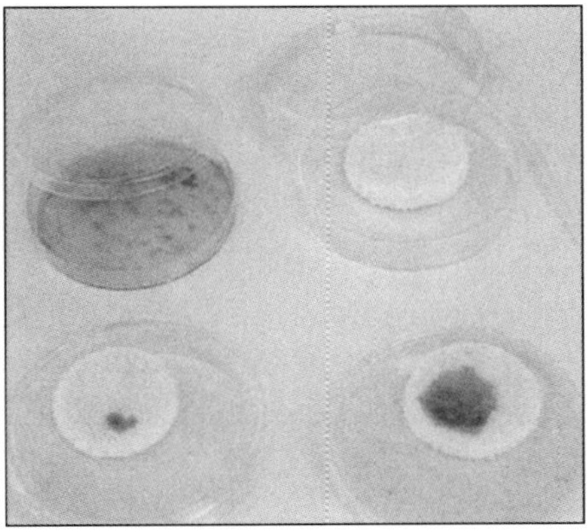

Das Faktum blutender Hostien im liturgischen Bereich der Meßfeier ist alt und wird seit mehr als achthundert Jahren in der Kirche als besondere Mitteilung Jesu Christi an das Gottesvolk verstanden, insbesondere dann, wenn Zweifel an der Transsubstantiation, das heißt am Übergang des Leibes Christi in das Brot des Abendmahls geäußert werden. Stets zu diesen Zeitpunkten werden Blutwunder an Hostien berichtet. Der wichtigste und auslösende Faktor dieses Wunders geht auf das Jahr 1263 zurück, als ein Priester in Norditalien eine Messe zelebrieren wollte. Die Legende berichtet, daß er von starken Zweifeln über diese Transsubstantiation, das heißt an der wirklichen Präsenz von Christi Körper in der Hostie befallen wurde. Als er die Hostien näher besah, fand er rote „blutende“ Spuren daran und wertete dies als einen absolut untrüglichen Beweis dafür, daß das Stückchen Hostie nun in den Leib und das Blut des Herrn Jesus Christus gewandelt worden sei. Die rote „blutende“ Hostie befleckte die Altartischdecke und auch andere in der Nähe liegende Gegenstände.

Dies wurde erstmals offiziell der Kirche berichtet und vorgestellt, eine nahezu sichere Beweislage der Transsubstantiation. Der damalige Papst Urban IV wertete dieses Wunder als hervorragend und verpflichtete die gesamte Kirche, dieses Ereignis als Fest Corpus Christi zu feiern, das es bis zum heutigen Tag gibt.

Diese Phänomene sind ohne weiteres mikrobiologisch und bakteriologisch erklärbar. Bereits in der Zeit Alexander des Großen war ein derartiges Vorkommnis berichtet, als die Soldaten des Feldherrn über das Auftreten von „Blut“ auf ihren Brotlaiben erschrocken waren.[222]

Historisch sind auch weitere Fälle berichtet, insbesondere ein eindrucksvoller Kasus im Jahre 1819, der eine ausgedehnte „blutende“ Maisbrei-Epidemie in Italien zugrundeliegen hatte, die damals eine große Aufregung hervorrief und eine Universität mit der Aufklärung beschäftigte.[223]

222 Zitiert nach Garlaschelli A.A.O., S. 156
223 Garlaschelli A.A.O

Die Erklärung für diesen Vorgang ließ nicht allzu lange auf sich warten. Der Apotheker Bartolomeo Bizio und einige Jahre später Christian Ehrenberg konnten die rote Flüssigkeit als einen Farbstoff identifizieren, der aus Bakterien mit dem Namen Serratia marcestens hergestellt wird, falls er Brot und insbesondere Kohlehydrate unter geeigneten Umständen befällt.

Dieser Befall hat längere Zeit die medizinische Diagnostik beschäftigt und das Rotpigment konnte erst 1929 eindeutig isoliert werden. In diesem Jahr wurde dieses Pigment auch als Prodigiosin bezeichnet (Prodigium = lateinisch das Wunder). Erst später gelang die genaue Diagnostik der chemischen Struktur und die Synthese erst in den 60iger Jahren (Merk-Index). Das Bakterium Serratia ist relativ leicht zu züchten und konnte in einem eigenen Versuch problemlos nachgestellt werden.

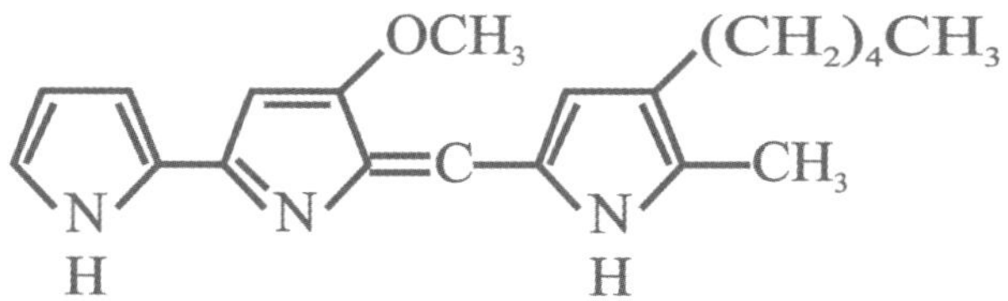

Es wurden normale, handelsübliche Hostien nach einem Rat von Herrn Professor Dr. Mössner (Laboratorium Professor Clotten in Freiburg) mit Bouillon beimpft und isolierte Serratia-Stämme bei einer Temperatur von 37 Grad für eine Woche im Brutkasten inkubiert. Darauf trat in fast allen Fällen eine intensive Rotfärbung mit teils fleckiger Konfiguration sowie kräftigem exophytischem Wachstum auf, die meist von einer braunen bis rötlichen Farbe war und zudem intensiv auf Hände und benachbarte Gegenstände abfärbte.[224]

Das Wunder in der Stadt Bolzena um 1263 könnte somit also auch heute noch ohne weiteres aufgeklärt werden, wenn die noch vorhandenen Altartücher und Paramente auf das Vorhandensein von Serratia-Stämmen und deren DNA untersucht würden und nicht auf etwa vorhandenes Hämoglobin, das in diesem Fall ja nicht nur menschlichen, sondern theologischerweise „göttlichen Ursprungs" sein sollte.

Somit ist es bereits mit wenig spezialisiertem Wissen in der Physik und der Chemie möglich, manche religiöse Wunder als natürliche Tatsachen zu verifizieren, die im ganz überwiegenden Teil erklärliches Wissen aus dem durchschnittlichen Wissensstoff eines Studenten des betreffenden Faches beinhalten.

224 (She. Abbildungen)

8 Geistheilung – Mediale Chirurgie

Ein „neuer" Denkansatz

Der Kampf zwischen den exakten Naturwissenschaften und den parapsychologischen Phänomenen und die Beschäftigung mit ihnen ist alt und bis heute nicht entschieden. Die Meinungen gehen darüber massiv auseinander und so spricht man auf der einen Seite davon, daß die Parapsychologie eines Tages die „Königin unter den Wissenschaften" sein könnte und auf der anderen Seite werden insbesondere in unseren westlichen Kulturkreisen paranormale Phänomene schlichtweg mit Aberglauben gleichgesetzt. Paranormale Phänomene bei Wunderheilungen sind jedoch auch in westlichen, streng naturwissenschaftlich orientierten Denkweisen zum Sujet der Betrachtung geworden, da sie letztendlich nicht mehr ignoriert werden können. So steht es Wissenschaftlern aller Richtungen, sowohl medizinischer, physikalischer oder anderer naturwissenschaftlicher Herkunft als auch Psychologen und Philosophen gut an, über ihre Spezialgebiete hinauszusehen und sich diesen Phänomenen zu widmen. In der Regel werden Naturwissenschaftler bei paranormalen Phänomenen mit Dingen konfrontiert, die sie schlichtweg als unmöglich definieren müssen.

Die traditionelle naturwissenschaftliche Medizin muß anerkennen, daß sich an „austherapierten" Patienten bei nichtärztlichen oder halbärztlichen Heilern zumindest erstaunliche Verlängerungen der Krankheitsverläufe oder deutliche Befindlichkeitsverbesserungen bei den „Geheilten" einstellen.

Dies ist zweifelsohne eine Tatsache, die nicht a priori negiert werden sollte, um nicht die Tür zur Erkenntnis dieser Phänomene von vorneherein zuzuschlagen. Es ist auch eine Tatsache, daß die Therapien eines „Schamanen" oder eines „Medizinmannes" in einem „primitiven" Volk durchaus mehr Verständnis für die Seele und die Psyche eines Menschen haben können, als der frisch gekürte Doktor med. einer westlichen, naturwissenschaftlich orientierten Universität nach seinem Staatsexamen.

Entscheidend ist auch die Feststellung, daß auch von philosophischer Seite nicht a priori Vorstellungen dogmatisch gelten sollten, die den „ewigen Gesetzen der Logik" automatisch folgen müssen, um existent, nichtexistent oder zumindest fragwürdig zu sein. Es wäre sicherlich nicht mit der Therapie an Patienten vereinbar, sämtliche derartige Phänomene, sei es von geisteswissenschaftlicher wie von naturwissenschaftlich-medizinischer Blickrichtung gesehen, lediglich unter den Gesichtspunkten der klassischen Logik als alleinigen Maßstab zu erkennen und gelten zu lassen. Auch hier ist große Offenheit diesen Phänomenen gegenüber am Platz, denn es ist durchaus denkbar, daß Tatsachen nicht eindeutig unseren bisher bekannten Regelmechanismen entsprechen.

In der modernen Physik ist man betreffs der Aufstellung von unumstößlichen Grenzen und Gesetzen äußerst abwägend geworden. Die Auseinandersetzungen zwischen den Theorien Heisenbergs, Hawkins oder Einsteins haben letztendlich neuerdings gezeigt, daß ein Konsens auch unter den streng wissenschaftlichen Methoden nicht erreicht werden kann.

Die Unumstößlichkeit von physikalischen Gegebenheiten beruht letztendlich auf Empirie und Nachmessen. Letzteres hat auch bereits zu Fehleinschätzungen geführt, so daß große Vorsicht am Platz ist, Nicht-Meßbares von vorneherein abzulehnen.

Die Auffassungen moderner Physiker, die mit Quantenmechanik sowie Relativitätstheorie umgehen, sind alles andere als einhelliger Meinung, wenn neue Weltbilddimensionen aufgetan werden und es gibt unter ihnen nicht wenige, die paraphysikalische Phänomene als möglich einstufen und trotzdem als seriös zu kategorisieren sind. Die Existenz von paranomalen Phänomenen, von postmortalen Bewußtseinsverhältnissen werden derzeit in der Physik diskutiert und die paranormalen Phänomene werden nicht von vorneherein abgelehnt, sondern intensiv betrachtet.

Die Geistheilung und die mediale Chirurgie im weitesten Sinn wird insbesondere auf den Philippinen ausgeübt und ist somit für therapeutisch tätige Ärzte in jedem Fall wert, sich intensiv damit auseinanderzusetzen. Die medialen Heilphänomene, die dort täglich ausgeübt werden und zahlreiche Patienten aus den westlichen Ländern anziehen, haben dazu beigetragen, daß auch von unserer Seite aus intensiv nachgeforscht wurde, wobei stets im Vordergrund eine große Skepsis im Raum stand.

Die Art des Denkens und Überlegens von Menschen im asiatischen Raum und in unserem Kulturkreis ist unterschiedlich.

So wird in den letzten Jahren intensiv darüber gearbeitet, inwieweit die menschlichen Hirnhälften miteinander verbunden sind. Es war ein Ergebnis der Neurophysiologie, die in den letzten Jahren festgestellt hat, daß die beiden Hemisphären durchaus verschiedener geistiger Expression korrelierten, so war die linke Hirnhälfte mehr dem linearen Denken verhaftet, das den Gesetzen insbesondere der Logik folgte. Durch mehrere Jahrtausende ist in unserer westlichen Gedankenwelt diese linke Hirnhälfte vermehrt trainiert worden, wobei der rechten Hirnhälfte die mehr intuitive und umfassendere Betrachtungsweise eines Gegenstandes obliegt, die offenbar nicht so präzise ist wie die linke Hirnhälfte. Die Regeln der klassischen Logik, die vollständig vom rationalen Geist durchdrungen sein sollten, spielt sich somit mehr linkshirnig ab und ist offensichtlich vermehrt dazu da, Vorhandenes zu erkennen und zu bewerten, jedoch nichts Neues mehr zu schaffen. Die rechte Hemisphäre erscheint damit mehr dem intuitiven und subjektiven Denken verhaftet, das eventuell sogar neue Ideen und Tätigkeiten schaffen kann, was mit dem linken „scharfen Geist“ nicht in der Form möglich ist.

Es scheinen also zwei Arten der Wahrnehmungsgrade vorhanden zu sein, links offensichtlich mehr rational, rechts mit intuitiv gelenkt.

Diese außerordentlich simplifizierte Beschreibung von Wahrnehmungsverhältnissen soll nur vorsichtig und initial darauf hinweisen, daß es möglicherweise eine erweiterte Wahrnehmung geben kann, die nicht ausschließlich der Logik eines Platon und Aristoteles folgt und insgesamt dieses Denken allein als die für die ganze Menschheit gültige Rechtsform zuläßt. Es kann sein, daß hier bereits dogmatisierte Denkschemata auf uns zugekommen sind, die insbesondere das Sujet von Wunderheilungen in eine bestimmte Richtung drängen. Somit muß bei den Geistheilungen besondere Vorsicht walten, diese nicht eo ipso für Betrug und Kunstgriffe oder Tricks zu halten, die jegliche Betrachtung dieser Methode a priori verbieten.

Die vornehmlich logischen Denkvorgänge der linken Hemisphäre werden in unserer abendländischen Kultur unbedenklich und bevorzugt bereits Computern überlassen, während hingegen die rechte Hemisphäre offensichtlich auf dem Stand des Nichterforschens verblieben und somit relativ wenig ausgeprägt ist. Die computerisierte Denkweise entwickelt in der Regel keine neuen Gedanken und hat insbesondere keine Phantasie.

Es scheint also so zu sein, daß sich die westliche, rein rationale Denkweise in den letzten Jahrhunderten immer wieder korrigiert und verbessert hat und notwendigerweise einer ständigen Veränderung unterlag, während die viele tausend Jahre alten Denkweisen der rechten Hirnhälfte, somit der östlichen Philosophien, im wesentlichen ohne jede „Aufklärung“ bis auf den heutigen Tag ursprünglich geblieben sind und daher auf jeden Fall betrachtet werden müssen, und zwar mit derselben Behutsamkeit, mit der auf die Einhaltung unserer rational bekannten Vorgehensweisen beispielsweise in der Medizin achtgegeben werden muß.

Es scheint bis auf den heutigen Tag ein nicht zu bewältigender Spagat zu sein, zwischen den logischen Denkweisen des Abendlandes mit seinen immensen Fortschritten die jahrtausendealte Tradition der asiatischen Denkweise zu korrelieren.

Bei jeder Beschäftigung mit paranormalen Phänomenen der östlich-asiatischen Medizin wird auf intuitives Denken verwiesen, das in der menschlichen

Natur sehr tief verwurzelt zu sein scheint, möglicherweise in größerem Ausmaß als die rationale Denkebene.

Diese Intuition ist häufig verbunden mit religiösem oder parareligiösem Gedankengut und sieht Auswege aus verfahrenen Situationen, die mit einer westlichen Denkweise nicht als möglich angesehen werden.

Aus diesem Grund sind in der Literatur derartige medizinisch-paranormale Vorgänge meist mit einem intuitiven Geist „korreliert", der dem rationalen Denken überlegen sein soll. Derartige Prämissen werden auch von Geistheilern a priori gefordert, die dem rationalen medizinischen Geist von vorneherein seine Urteilsfähigkeit in diesen Phänomenen absprechen.

Es scheint hier also ein unüberbrückbarer Gegensatz zu existieren, der prinzipiell nicht gelöst werden kann.

Die einzige uns zur Verfügung stehende Methode ist das akribische Nachuntersuchen vor und nach den genannten Therapien, um diesem Phänomen zumindest etwas näherzukommen – mit naturwissenschaftlichen Meßmethoden.

Es ist von vorneherein nicht unsere Absicht, paranormale Heilungsphänomene, wie sie auf den Philippinen schon als nahezu normale Vorkommnisse akzeptiert werden, a priori zu negieren. Es muß aber erlaubt sein, auch im Gespräch mit Patienten und Heilern mit nüchternem Verstand Dinge nachprüfen zu wollen, die den Charakter eines Faktums haben, aber von uns nicht so hingenommen werden können. Die Tumorentfernung aus der Hüfte eines philippinischen Patienten ohne irgendwelche Instrumente und ohne Anästhesie wird selbst von westlichen Autoren bestätigt, ebenso das Herausnehmen eines Augapfels aufgrund einer nicht näher definierten Psychokinese.

Derartige Vorkommnisse sind in jedem Fall zu hinterfragen und müssen trotz aller Hinweise auf fremdes Denken nachprüfbar sein.

Es geht genau wie bei den Wundern der westlichen Welt darum, nicht fremde Phänomene zu verleumden, herabzuwürdigen oder, wie auch schon geschehen, als einzigen Maßstab der zukünftigen Entwicklungen der Medizin hochzuhalten.

Im Westen wie im Osten sind die Zeichen der Paranormalität oder des Wunderheilens stark kommerzialisiert worden, denkt man an die zahlreichen Patientenströme, die auf die Philippinen reisen und die nicht minder zahlreichen Pilger, die in die Wunderheilstätten des Westens unterwegs sind.

Sobald Wunderheilungen sensationell werden, unterliegen sie nicht mehr einer natürlichen, unaufgeregten und nüchternen Betrachtungsweise.

Es steht dieser Arbeit nicht an, die Wunderheilungen des Ostens eindeutig zu bewerten, jedoch ist die Einschätzung des Sujets „Wunderheilung" so wichtig im Dienste unserer Patienten, daß sie Betrachtung verdient.

Die Geistheilung, oder auch Glaubensheilung genannt, wurde im letzten Jahrhundert als Heilungsmethode insbesondere auf den Philippinen weltbekannt. Sie bedeutet, daß mit bloßen Händen ohne jede Anästhesie Operationen an allen möglichen Körperteilen durchgeführt werden, auch psychische Chirurgie genannt.

Die internationale Aufmerksamkeit ist gegenüber den Geistheilern und ihren unvorstellbaren Behandlungsmethoden sehr groß. Der Wunsch, sich alternativ behandeln zu lassen, wenn die westliche naturwissenschaftliche Medizin keine weiteren Hilfsmittel mehr anbietet oder einfach der primäre Wunsch, sich nicht der Naturwissenschaft anzuvertrauen, sondern den Geistheilern, läßt Scharen von Patienten täglich Manila und die dort liegenden Heilzentren aufsuchen.

Auffallend ist, daß die Heiler auf den Philippinen selbst unter der einheimischen Bevölkerung recht unbekannt sind, außerdem werden sie von der dortigen Regierung nicht als Mediziner anerkannt. Es besteht ähnlich wie in Westeuropa lediglich eine Anerkennung als Heilpraktiker unter entsprechender Lizenz der Regierung nach Ablegung einer Prüfung vor medizinischem Fachpersonal, nicht unähnlich den Heilpraktikerexamen beispielsweise in Deutschland. Unterschieden werden müssen die nichtmedizinischen Heilkundler. Es bestehen Kräuterärzte oder „Herbolarios", die sich in den ländlichen Gebieten niedergelassen haben. Ausserdem finden sich, vergleichbar unseren Chiropraktikern und Osteopathen, nichtmedizinische Heiler, die „Manghihilot" genannt werden. Darüberhinaus sind Heilungen in diesen Kreisen bekannt, die als Heilmittel ihren Atem, Speichel, ihren eigenen heilsamen Urin oder skurrile Methoden anwenden, indem sie mit allen möglichen Stoffen den Patienten berühren oder darüber streichen.

Wieder andere Heiler behandeln ihre Patienten durch Meditation oder durch das einfache Gebet. Weiterhin existieren Heiler, die in religiöser Ekstase durch magnetisches Streichen der betroffenen Körperstelle oder durch Handauflegung auf den Kopf des Patienten ihre Therapie vollziehen. Die eigentliche Geistheilung, die im allgemeinen auf große Entfernung kraft einer „Gedankenübertragung" funktioniert, bei der in der Regel nur mündliche Berichte über den betroffenen Patienten oder ein Foto vorliegen, ist ebenfalls weit verbreitet. Des weiteren finden sich magnetische Heiler, die nahezu kein Ritual mehr benötigen, um ihre Heilvorgänge zu initiieren: Man konzentriert sich in diesen Kreisen der Heilkundigen nur darauf und wartet, bis die „Energie" sich auf den Kranken ergießt. Die magnetische Heilkunst erfreut sich besonderer Beliebtheit und es werden ihr spektakuläre Heilungen zugeordnet. Heilkundige, die gleichzeitig die Reflexzonentherapie einsetzen oder Massage betreiben, ähneln in ihrer Methodik dann wieder westlichen Therapien. Nachprüfbares Krankengut, akribisch niedergeschriebene Krankenakten, Kontrollen naturwissenschaftlicher medizinischer Art liegen in der Regel nie vor, sondern es wird fast ausschließlich auf Erfahrungsberichte aus zweiter oder dritter Hand verwiesen.

Es ist uns nicht gelungen, Kontakt mit primär geheilten Patienten aufzunehmen, obwohl mehrere Adressen von Geistheilern uns bekannt sind. In keinem Fall wurden uns spektakulär Geheilte für ein Gespräch zur Verfügung gestellt. Nach Befragung von Geistheilern im „International Spiritual Ressort" in Baguio wurden uns folgende Maßgaben für eine „Therapie" mitgeteilt:

1. Die chirurgische Therapie kann zwischen wenigen Minuten und einer halben Stunde beinhalten.
2. In den überwiegenden Fällen ist eine Therapie des Patienten im Hotelzimmer oder im Heilungszentrum möglich, wobei Patienten in ihrer herkömmlichen Kleidung verbleiben können. Eine Notwendigkeit zur Sterilität auch bei operativen Eingriffen besteht nicht.
3. Schmerzen treten bei der Eröffnung von Körperhöhlen nicht auf, allenfalls geringe Mißempfindungen.
4. Bei den Patienten tritt kein peri- oder postoperativer Schockzustand auf, daher ist Bluttransfusion oder eine Infusionstherapie nicht notwendig.
5. Zur psychischen Chirurgie wird kein Messer, keine Rasierklinge oder ein Skalpell im westlichen Sinn benötigt, um die Bauchhöhle, den Thoraxraum oder sonstige Körperhöhlen zu eröffnen.
6. Zur Vorbereitung des Patienten ist eine Anästhesie niemals notwendig.
7. Angenommen werden alle Patienten, welche die Reise auf die Philippinen selbständig noch vornehmen können. Für eine Verbringung von Manila bis in die betreffenden Heilungszentren wird durch eine Organisation gesorgt.

Die philippinische Geistheilung ist keine alte Medizin. Der erste sogenannte Geistheiler Eleuterio Terte ist am 25. Februar 1900 geboren und übte ab den 30er Jahren beginnend diese Therapie aus. Ähnliche, von Terte abstammenden Therapieformen wurden auch in Brasilien unter Ce Arego, einem Heilpraktiker aus Brasilien ausgeübt. Es ist also irrig, anzunehmen, diese insbesondere in den zivilisierten westeuropäischen Ländern als uralte medizinische Methode geglaubte Heilmethode sei bereits aus der Antike. Es gibt auf den Philippinen und in Lateinamerika keine offiziellen Schulen, Heilpraktikerausbildungen oder Zusatzkurse zu medizinischen Pflegeberufen, die das Geistheilen beinhalten. Es existiert lediglich auf den Philippinen eine Union Esperitista Christiana de Philippinas, die ihre Mitglieder in den verschiedenen Techniken unterrichtet, wobei es keine genauen vorgeschriebenen Pläne oder Sachinhalte gibt. Diese Gruppe ist vornehmlich religiöser Herkunft und existiert erst seit Anfang des 20. Jahrhunderts. Die Anzahl dieser Unions-Mitglieder ist auf etwa 20.000 nach eigenen Recherchen angestiegen und hat zum Grundsatz, deren Mitglieder, die sich mit der Geisterwelt in Verbindung setzen und Medien werden wollen, mit den Gepflogenheiten auseinanderzusetzen. In dieser Vereinigung werden Medien gesucht, die für verschiedene Tätigkeiten in dieser Denkwelt aktiv sind: Medien für die Zukunftsvoraussage, für die Austreibung von bösen Geistern sowie für die Wunderheilung, wobei naturgemäß die kleinste Gruppe dieser Medien die der zukünftigen Geistheiler ist. Nach etlichen Jahren eines unbestimmten Studiums unklarer Länge, nicht vorhandenen Prüfungen vor einem nicht autorisierten Prüfungsgremium und nicht offiziell anerkannten Abschlußgraduierungen wird man zu einem „Medium operador“ ernannt.

Diese medialen Chirurgen sind in der Regel Mitglied dieser Union, falls nicht, haben sie sich in nicht sehr kleiner Anzahl bereits in eigene spiritistische Zirkel abgesetzt und eigene Kirchengemeinden gegründet.

Nach übereinstimmender Aussage ist prinzipielles Schulungsziel in erster Linie die Vermittlung einer tiefen Trance und der Übertritt in eine andere Bewußtseinsstufe.

Medialchirurgisch wird dann ausschließlich in dieser unserer bekannten rationalen Bewußtseinslage enthobenen höheren Bewußtseinslage therapiert.

Diese Auffassung der Therapie ist einer westeuropäischen Gedankenwelt völlig fremd und prinzipiell auch nicht nachvollziehbar, da bei Heilungsvorgängen der Schulmedizin sämtliche geschärften Sinne bei Patient und Therapie sein müssen, um auch lege artis et juris eine Handlung an einem Patienten vornehmen zu können.

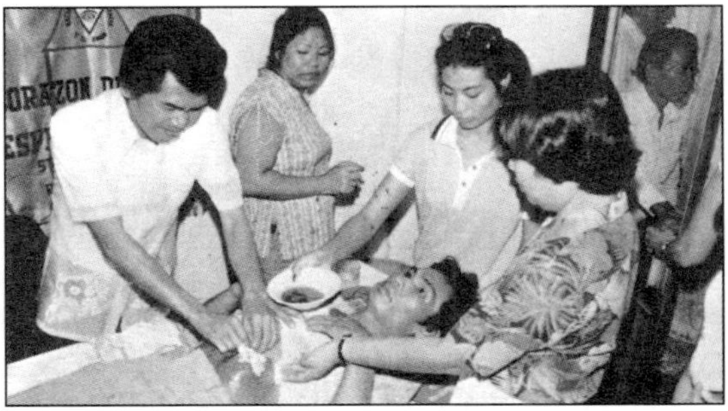

Die häufig beschriebenen, auch medialen chirurgischen Eingriffe gehen nach einem bestimmten Ritual vor sich, wie es auch der Autor bereits erlebt hatte. Der Heiler versenkt sich für einen gewissen Zeitraum in einen tranceähnlichen Zustand und wird danach nicht mehr ansprechbar für äußerliche Reize wie Sprache, Anrufe oder störende Nebengeräusche. Der Geistheiler tritt an den Patienten heran, begleitet und unterstützt von ein oder zwei Assistenten und palpiert zunächst die betroffene Körperregion. Der Patient ist bei dieser Gelegenheit wach, steht nicht unter Anästhetika und ist kommunikationsfähig.

Der Heiler tritt unmittelbar neben den Patienten und palpiert die betroffene Körperregion mit gebeugten Fingern, das heißt er berührt die Haut des Patienten mit dem zweiten bis fünften proximalen Metacarpalgelenk, während das Mittel- und Endglied jeweils abgewinkelt erscheinen.

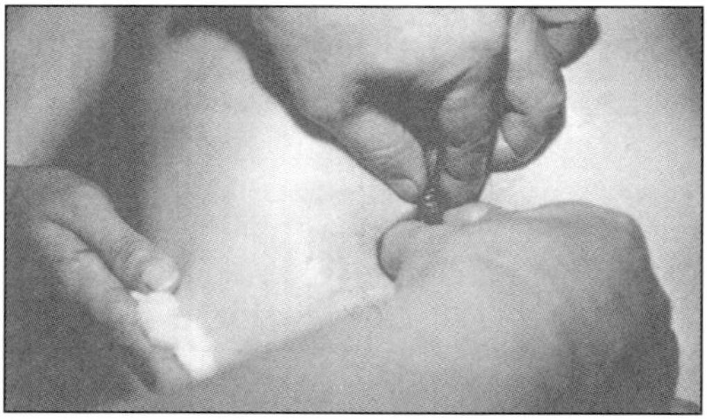

Mit langsamen, rotierenden, teils einfach longitudinal massierenden Bewegungen streicht er mit seinen beiden Händen unter permanentem Druck über den Bauch und scheint danach in der Bauchhöhle mit seinen Fingern zu verschwinden. Im selben Moment ergießt sich eine rötliche Flüssigkeit um die abgewinkelten Grundglieder von D 1 bis D 5, so daß die Mittel- und Endglieder der jeweiligen Hand in einer roten Flüssigkeit, die Blut entsprechen soll, verschwinden.

Der Patient gibt dabei keinerlei Schmerzsymptome an. Der „Arzt" kümmert sich auch offensichtlich nicht um ihn, fragt nicht nach seinem Befinden, sondern arbeitet unverdrossen in einer imaginären Körperhöhle. Einer der Assistenten hält dem Heiler eine Schüssel mit roter Flüssigkeit unmittelbar neben die „Operationsstelle", aus der von Zeit zu Zeit kleinere blutige Fetzen von Gewebe herausgeholt und in die Schüssel verbracht werden.

Die Hände des Untersuchers sind dabei jeweils von einer größeren Anzahl von blutigen Tupfern oder gazeähnlichen Stoffresten umgeben, so daß eine direkte Inspektion der Fingerspitzen nie möglich erscheint.

Das geborgene Material ist von seiten des Blutes nach meiner Auffassung stets rote Flüssigkeit, die mit Wasser stark verdünnt erscheint, aber niemals unverdünntem Blut entspricht, da keinerlei Gerinnung aufzutreten scheint. Die aus dem „Körper" geborgenen Gewebeteile sind morphologisch nicht zuzuordnen und stellen lediglich kleine, bis zu etwa 3–4 mm messende Gerinnsel dar, gelegentlich aneinanderhängend bis zu einer Länge von etwa 4–5 cm, die dann spektakulär aus dem „offenen Bauchraum" geholt werden.

Auf eine strenge Einhaltung der Sepsis bei geöffnetem Bauchraum wird nicht geachtet, keiner der Heiler trägt Handschuhe, auch keine ärztliche Kleidung, Operationsschuhe, Operationskittel, Mundschutz oder dergleichen.

Die geborgenen Weichteilstrukturen, die aus der Körperhöhle des betreffenden Patienten stammen, werden nicht zur histologischen Begutachtung in ein pathologisches Labor gegeben, sondern danach in der Regel verbrannt bzw. anderweitig vernichtet.

Nach Abwischen der „Operationsöffnung“ mit den zahlreich vorhandenen Gazepäckchen ist die Bauchdecke unverletzt, eine Narbe nicht zu sehen. Dem Autor fiel lediglich eine kräftige Hyperämie der betroffenen Bauchdecke auf, die von einer 20-minütigen lokalen Massage herrühren dürfte. Fotographische Dokumentationen sind dem Autor nicht gestattet worden.

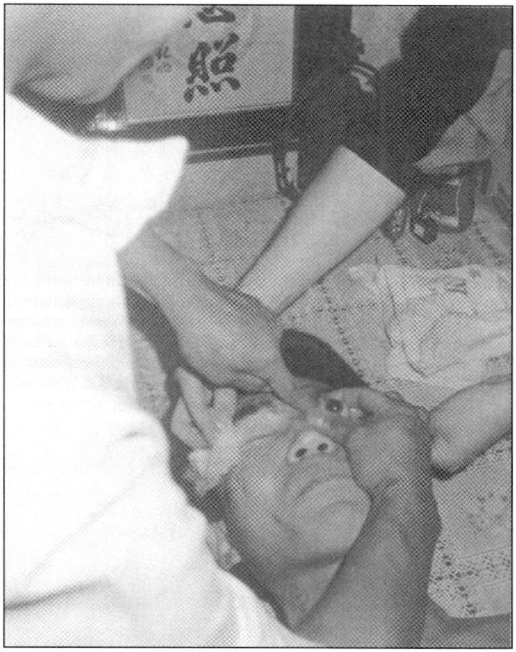

In den anekdotisch vorgebrachten und fotographisch dokumentierten Fällen von Licauco werden in der Tat fotographische Dokumentationen vorgebracht, die mehr Dunkel in den Heilungsvorgang der dort ausgeübten medialen Chirurgie bringen, als sie zu erhellen. Insbesondere sind völlig nutzlose, aber spektakuläre Wunderheilungen beschrieben wie die der Josephine Sisson, die Watte in einen Körperteil steckt, um sie an einem anderen Körperteil wieder herauszumanipulieren, oder der Fall des Jun Labo, der ohne Anästhesie den Augapfel eines japanischen Patienten scheinbar aus der Augenhöhle herausmanipuliert. Derselbe Wunderheiler scheint mit seiner bloßen Hand einer japanischen Patientin einen großen, kalten Abszeß der linken Halsseite zu spalten. Die Patientin ist dabei nicht anästhesiert und scheint den tiefen Eintritt des Fingers in ihr Halsgewebe gut zu tolerieren. Auffallend ist auch hier wie bei den eigenen Erfahrungen des Autors das Vorhandensein von sehr vielen Mull-, Gaze- und Wattepäckchen, die offensichtlich zur medialen Chirurgie verwendet werden müssen.

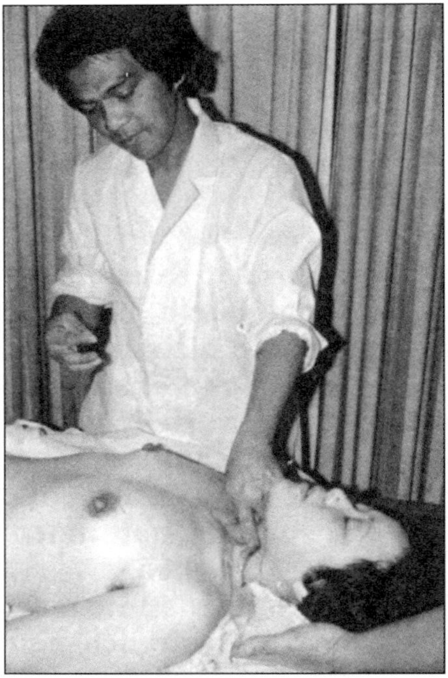

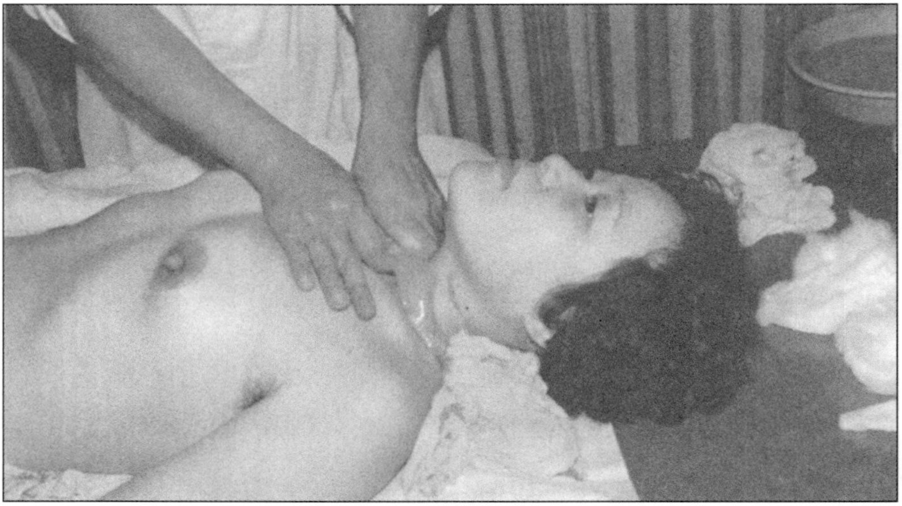

Probleme der Geistheilung

Übereinstimmend wurde dem Autor von philippinischen Geistheilern mitgeteilt, daß die jeweilige Therapie nicht zu jeder Zeit und nach Anfall der Erkrankung wie in der westlichen Medizin – zum Beispiel ein Notfall – angewandt werden kann. Nicht jeder Geistheiler kann zu jeder Stunde die medialen Fähigkeiten in gleicher Weise besitzen, eine derartige Krankheit anzugehen. So wurde mehrfach darauf hingewiesen, daß eine Geistheilung nur mit deutlicher Einschränkung durchgeführt werden kann, wenn der Therapeut zum Zeitpunkt des Heilens beispielsweise voller anderer Gedanken ist als die, welche zum Heilvorgang notwendig sind, zum Beispiel kann eine Therapie durch vorherigen Alkoholgenuß oder eine schwierige familiäre Situation des Heilers prinzipiell nicht positiv verlaufen. Es wird häufig darauf hingewiesen, daß eine bestimmte Geistheilung möglicherweise deshalb nicht von Erfolg gekrönt war, weil der Heiler zum derzeitigen Zeitpunkt nicht die geistigen Qualitäten mitbringen konnte, die das Amt in diesem Augenblick verlangt hatte.

Der Patient wird in aller Regel nur zu behandeln sein, wenn der Kontakt zwischen dem Geistheiler und ihm selbst von einem tiefen Vertrauensverhältnis geprägt ist. Eine Sicherheit für den Erfolg einer Geistheilung ist aus diesem Grund nie gegeben, da es durchaus möglich sein kann, daß der Geistheiler zum „Operationstermin" keine Kraft hat. Des weiteren bezeichnen sich Geistheiler als Personen, die eine große Vielfalt von Erkrankungen ohne jede Einschränkung behandeln können. Eine Spezialisation im strengen Sinn der Medizin gibt es nicht und so ist jeder der Therapeuten in der Lage, sowohl einen Hirntumor als auch einen Blasenstein mit denselben Händen zu therapieren, ohne sich über anatomische Gegebenheiten auch nur im geringsten klar zu werden. Es ist ganz wesentlich, zu erkennen, daß die Geistheiler nicht als Ärzte fungieren und sich als solche bezeichnen, sondern ausschließlich als Medien, die einen Zugang zum heilenden Geist besitzen. Es ist der beschworene Geist, der die Geistheiler führt und von ihrer Person Besitz ergreift, der dann die Behandlung von Krankheiten ermöglicht. Es gibt hierbei jedoch nicht nur einen Geist, der vom Heiler Besitz ergreifen kann, sondern gleich mehrere und dieselbe Geistheilung beispielsweise eines ähnlichen Krankheitsbildes läuft niemals mit demselben Geist ab. Auch Geistheiler „überweisen" Patienten zu einem Kollegen, wenn sie sich in einer Erkrankung nicht sicher sind. Noch häufiger ist das Faktum, daß Patienten einen Geistheiler nach erfolgreicher Therapie von sich aus wechseln und einen anderen Heiler aufsuchen. Das Überwechseln von einem Heiler zum anderen wird in der philippinischen Geistheilerwelt prinzipiell nicht als ein Vergehen angesehen, ist jedoch insgesamt nicht gerne gesehen, da einem „Rückfall" in die alte Erkrankung durch einen derartigen Wechsel offensichtlich Vorschub geleistet wird.

Die Indikationen der Geistheiler sind vielfältig und betreffen alle Erkrankungen des pathologischen Formenkreises, beginnend mit den einfachen, manuellen

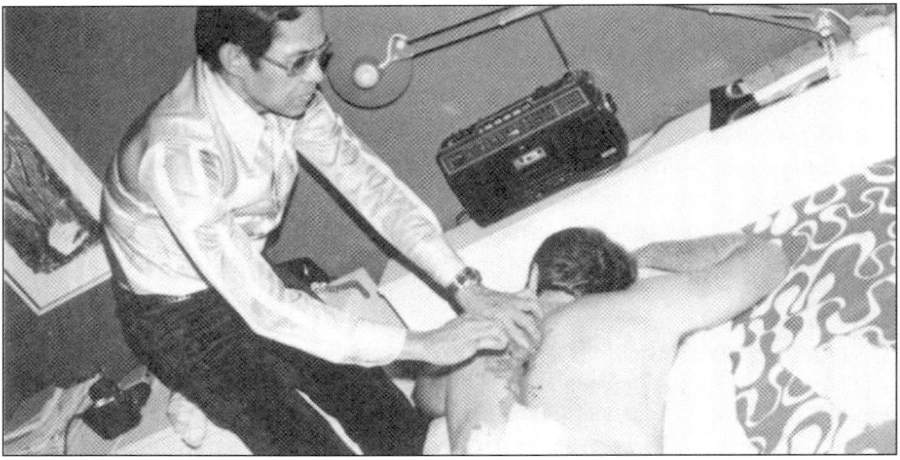

Tätigkeiten wie Zahnextraktion oder Abszeßspaltung bis zu den differenziertesten Erkrankungen wie beispielsweise Leukämie, Aids oder Herzoperationen. Bei jeder Befragung sämtlicher Geistheiler steht außer Zweifel und wird von den betroffenen Heilern auch so bestätigt, daß die Suggestion während der Behandlung eine immense, wenn nicht die entscheidende Rolle im Vorgang des gesamten Heilens spielt. Daneben ist die Atmosphäre im Behandlungsraum des Heilers von ganz entscheidender Bedeutung: Sie ist im wesentlichen ehrfurchtheischend, letzteres insbesondere für Menschen einfacher Herkunft, wobei Westeuropäer sich durch Kerzen, Weihrauch, kitschige Madonnen und Jesusstatuen eher abgestoßen fühlen können.

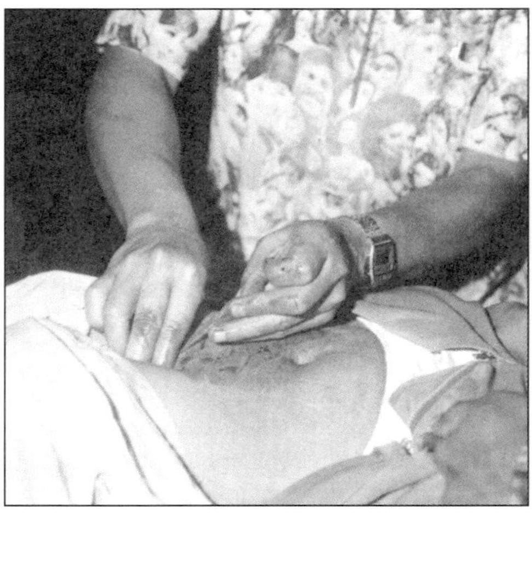

Die Heiler behandeln in einer einzigen Sitzung in der Regel mehrere Patienten, wobei eine Patientendatei normalerweise nicht vorhanden ist. Die Patienten kommen auch nur einmal zu ihrem Geistheiler und sind danach gesund.

Es wurden in der Vergangenheit immer wieder Zeugnisse dafür vorgebracht, daß bei derartigen medialen Therapien von den Geistheilern tierische Organteile aus einem Patienten herausmanipuliert wurden, die einer histologischen Prüfung nicht standhielten. Auch mehrere eindeutige Beweise dieser betrügerischen Manipulationen haben nicht dazu geführt, daß die mediale Chirurgie insgesamt in Zweifel gezogen wurde. Eine ausgedehnte Diskussion über diese Betrugs-Tatsache war die Folge in vielen Medien. Es ist bisher noch nicht gelungen, diese Tatsache zu objektivieren, da von philippinischer Heilerseite wiederholt behauptet wurde, daß die pathologisch-anatomischen Untersuchungen in manchen Fällen bewußt gefälscht wurden. Andererseits ist es auch dem Autor selbst nicht gelungen, Untersuchungsmaterialien für die Histologie einem Heiler abzuringen. In der Regel werden die aus den „Körperhöhlen“ entfernten Objekte keinem westlich orientierten Laboratorium oder pathologischen Institut zur Verfügung gestellt.

Die philippinische medizinische Gesellschaft vertritt offiziell die Ansicht, daß Geistheilen in ihrem eigenen Land den Tatbestand des Schwindels und Betrugs erfüllt. Sie wird nicht als eine legitime Therapieform im eigenen Land angesehen. Die Stichhaltigkeit oder Echtheit der medialen Chirurgie wird von derselben Gesellschaft abgelehnt. Als Begründung der einheimischen medizinischen Gesellschaft wird stets angegeben, daß die Geistheiler niemals bereit sind, ihre Techniken zu erklären, ihren Kenntnisstand prüfen zu lassen und vor allen Dingen die geborgenen Gewebesäfte samt den Gewebeproben einem einheimischen Institut für Pathologie oder Laboratoriumsmedizin zur Verfügung zu stellen.

Von Staats wegen wird den Geistheilern gegenüber eine tolerante Haltung an den Tag gelegt. Sie stellen einen nicht unerheblichen Teil der touristischen Attraktion in den schwierigen sozialen und ökonomischen Verhältnissen des Staates dar, so daß sie eine willkommene Einnahmequelle auch für die philippinische Regierung sind. Dies ist derzeit nach Aussage der philippinischen Ärztegesellschaft der Grund, warum nicht gegen Geistheiler schärfer vorgegangen wird. Dem Autor wurde bei Beobachtungen von Heilvorgängen öfters bescheinigt, daß er eine äußerst negative Ausstrahlung auf den Patienten sowie auf den Heiler ausübe und aus diesem Grund in den Hintergrund abgeschoben wurde. Offensichtlich spüren nicht nur die Heilenden, sondern auch die Heilsuchenden, daß eine kritische Haltung diesen Methoden gegenüber nicht heilungsfördernd ist.

Die Abschiebung vom eigentlichen Geschehen der Heilung wurde stets damit begründet, daß die Patienten äußerst sensibel seien und auf negative Vibrationen meinerseits absolut ablehnend reagieren Es wird stets betont, daß ein Patient, der einem Heiler skeptisch gegenübersteht, in den allermeisten Fällen nicht geheilt werden kann, sondern allerhöchstens teilweise. Patienten, die dem Heilvorgang geistig und gefühlsmäßig Widerstand leisten, sind von vorneherein nicht geeignet, dieser Therapie zugänglich zu sein. Eine gewisse Skepsis oder ein minimaler Zweifel hingegen kann der Heilung sogar noch Vorschub leisten. Voraussetzung für alle Heilvorgänge dieser Art wird von philippinischen Geistheilern beschrieben als eine zutiefst spirituelle, letztlich religiöse Einstellung gegenüber dem Medium. Falls diese Spiritualität und die Religiosität im ursprünglichen Sinn der engen Bindung an den Heiler nicht vorhanden ist, kann ein Heilvorgang äußerst unwahrscheinlich werden. Die Geistheiler des Landes sind in der Regel Christen und bezeichnen sich als Jünger Christi. Die Tradierung des Heilauftrages der johanneischen Sendungsworte Jesu wird hier wörtlich umgesetzt, so daß sich die Geistheiler in einer direkten Tradition zu ihrem religiösen Urgrund fühlen und auch bezeichnen. Für die Patienten dieser Heiler ist eine religiöse Verbundenheit zur christlichen Religion entscheidend förderlich, jedoch sind auch Nichtchristen offensichtlich unter den „Geheilten“, wobei einschränkend jedoch gesagt werden muß, daß sämtliche Patienten einen hohen Grad an persönlicher Spiritualität aufweisen, ohne letztlich zwingend christlich zu sein. Heilungen von Kleinkindern oder Andersgläubigen stellen eine außerordentliche Rarität im Spektrum der Patienten dar.

Auf intensive Nachfrage betreffs der Sterilität und der möglichen Infektion derartiger Vorgehensweisen wird in Heilerkreisen stets auf die noch nicht beschriebene Infektion hingewiesen. Da der Heiler lediglich mit seinem Geist heile, der seiner Meinung nach rein ist, kann es folglich niemals eine Infektion geben. Zum jetzigen Zeitpunkt besteht in Manila und in Baguieo nach wie vor ein erheblicher Heilungstourismus, so daß es sich derzeit um das große Geschäft mit vielen Abnehmern handelt. Es besteht folglich eine erhebliche Konkurrenz und Eifersucht unter den Heilkundigen, wobei manche unter den Heilern ihren Konkurrenten diskreditieren und somit einen großen Schaden anrichten. Da die philippinischen Heiler sämtlich ohne schulische oder universitäre Ausbildung sind, werden diese Auseinandersetzungen mit teils massiven Mitteln geführt. Die Heilung auf den Philippinen ist je nach der Aufwendigkeit des „Eingriffes“ mit verschiedenen Höhen der Honorare verbunden. Aufgrund dessen haben sich sehr viele Heilkundige ein angenehmes, luxuriöses Leben geleistet, was für den Niedergang der Geistheilungsmedizin in allererster Linie verantwortlich gemacht wird. Die Geistheilung ist zu einer wichtigen

Einnahmequelle für zahllose Familien geworden, die es gar nicht zulassen können, daß die Heilungsmaschinerie zum Stillstand kommt. Um einen Patienten derzeit zu einer Therapie bei einem Geistheiler auf den Philippinen anzumelden, besteht bereits eine äußerst professionelle, reisebüroartige Organisation, welche die einzelnen Bedürfnisse der ankommenden Patienten aufs beste regelt. So sind, wie in andern Reisebranchen üblich, Heilungen von einfachster bis zu luxuriösester Weise möglich.

Die Heiler entfernen im allgemeinen aus einer Körperhöhle eine schwärzliche Substanz, die sie als Blutgerinnsel bezeichnen, völlig unabhängig davon, an welcher Krankheit ein Patient leidet. Diese menschlichen Gewebeteile sind jedoch nach einhelliger Auffassung nicht stets aus dem betreffenden Körper herausgenommene Anteile, sondern können auch durch eine Materialisation „Gebilde ektoplasmischer Art“ sein, die durch Psychokinese außerhalb des Körpers wieder zu Material werden: Das geborgene Objekt aus einer Körperhöhle ist also durch diese Erklärung nicht unbedingt identisch mit dem vorliegenden Körper des Patienten und stammt durchaus auch nicht aus ihm heraus. Nach Aussage der Heiler werden sie durch die Psyche gesteuert und wenn er das, was er unter seinen Händen vorfindet, als Blutgerinnsel bezeichnet, wird es zum Blutgerinnsel. Es wird berichtet, daß Heiler gewöhnliche Gartensteine aus Patienten heraus materialisieren können, die ursprünglich an Nierensteinen leiden. Um derartige Vorgehensweisen nicht als Betrug aufkommen zu lassen, wird den Heilern eine derart einfache Denkweise subsumiert, daß sie nicht einmal wissen, wie sich diese paranormalen Vorgänge oder Phänomene überhaupt abspielen. Die Heiler sind sich nur darüber im klaren, daß sie ein gewünschtes Ergebnis erzielen können, ohne um das Was, Warum und Wie zu wissen. Die Heiler sind sich über die Vorgänge ihres eigentlichen Heilverfahrens im wesentlichen nicht bewußt. Die diversen Gewebe, die aus einer Körperhöhle entfernt werden, sind somit nicht zwingend aus dieser Körperhöhle, sondern können auch von außen zugeführt werden und materialisieren sich unter dem „Geist des Heilers“ zum „Tumor“, „entzündlichen Gewebe“, zum „Gallenstein“ oder „Nierenstein“.

Versuch einer rationalen Begründung der Geistheiler

Wie zuvor beschrieben, ist das Phänomen der medialen Chirurgie nicht vom wissenschaftlichen Standpunkt oder von den physikalischen Gegebenheiten näher zu erklären. Das Phänomen entzieht sich der Wissenschaft völlig. Was sich während einer Behandlung abspielt, bei welcher die mediale Chirurgie eingesetzt wird, steht außerhalb der physikalischen Wissenschaft und der physischen Sinne der Erfahrbarkeit. Als Erklärung wird jeweils gefordert, daß die wesentlichen Kenntnisse der Beschaffenheit des physikalischen Universums über Bord geworfen werden und das Vorhandensein anderer oder höherer Wirklichkeitsstufen angenommen werden muß.

Das Wort und der Begriff „Chirurgie“ ist in jedem Fall für diese Heiler nicht angebracht, da keiner der Heilenden die geringste Vorstellung von einer Chirurgie im westlichen Sinne mit all ihren Gegebenheiten und Voraussetzungen hat. Man spricht derzeit von einer „Interpenetration in neue Ebenen und Dimensionen des menschlichen Wesens und ein Materialisieren erkrankten Gewebes in die physikalische Dimension hinein“. Es wird gefordert, daß die mediale Chirurgie letztlich kein physikalischer Vorgang, sondern ein paranormales Etwas ist, das für die menschliche Ratio nicht verstehbar ist. Es wird in der Regel zugegeben, daß der Körper nicht wirklich geöffnet wird, obwohl die Heilenden davon überzeugt sind. Es wird die Überzeugung geäußert, daß Heiler eine besondere Energie rund um ihre Hände aufbauen können, die imstande ist, eine Materie – die Haut und das Unterhautgewebe – zu durchschneiden und im zellulären oder subatomaren Bereich zu operieren. Die Kraft dazu wird eine „esterische“ Energie genannt, die durch den Geist des Heilers in den Körper des zu Heilenden vordringt. Vergleiche werden besonders gerne mit indischen Yogis gezogen, deren Fähigkeit es ist, beispielsweise über glühende Kohlen zu gehen, ohne sich zu verbrennen. Auch werden Verbindungen zu japanischen Kampftechniken angeführt, die beispielsweise in der Lage sind, Steine mit einem Handkantenschlag zu zerbrechen, wobei hier darauf hingewiesen wird, daß nur die geistige Teilung eine wirkliche Zerschneidung des Steines möglich macht (Licauco J.). Rein spekulativ wird als Hypothese aufgestellt, daß die Zellen unseres Körpers durch magnetisch bindende Energie zusammengehalten werden, die durch einen Heiler durch eine Umwandlung von elektromagnetischer Energie überwunden werden kann, somit die Erklärung bietet für das zwar blutige, aber unsichtbare, atraumatische Öffnen von Körperhöhlen. Das Zellgewebe, das von einem Geistheiler aufgetrennt wurde, befindet sich in einem polarisierten Zustand, der bei Loslassen ähnlich einem Magneten durch die positiven und negativen Polaritäten wieder zusammengezogen wird und genauso wie zuvor erscheint (Licauco J.). Eine derartige Hypothese ist allenfalls für einen unkritischen Menschen plausibel, logisch und einsichtig, insbesondere wenn man von einer Dematerialisation, einer nachfolgenden Materialisation, auf ektoplasmische Gebilde und Psychogenese abhebt, welche die entscheidenden Faktoren der philippinischen psychischen Chirurgie seien (Stelter). Die Dematerialisation ist nach Stelter die Auflösung der organischen Materie, die sich vermutlich in einen fundamental neuen Zustand verwandelt, jenseits der vier Zustände – fest, flüssig, gasförmig, Plasma. Eine nachfolgende Rematerialisation ist die Rückkehr in den Normalzustand. Als mögliche

Erklärung für diese philippinischen Operationen wird vorgeschlagen, daß die inneren Gewebe des Menschen „dematerialisiert und exterritorisiert" werden, vermutlich durch ein „Chakra". Unter den Kraftfeldern des medialen Chirurgen erfolgt die Bildung von Ektoplasma als erster Schritt in der Rematerialisation. „Dieses primordiale Gewebe – oder auch die Flüssigkeit – strukturiert sich unter den Händen des Heilers unter Umständen weiter bis zur vollen ursprünglichen Qualität" (Stelter). Derartige paraphysikalischen Phänomene erscheinen in der offiziellen Physik unmöglich und sind durch nichts bewiesen. Die Annahme eines derartigen Mechanismus ist rein hypothetisch und kann auf der anderen Seite auch nicht absolut negiert werden. Der Ausdruck einer Chirurgie im ursprünglichen Sinne wird neuerdings auch durch den Begriff „psychische Interventionen" ersetzt. In einer anderen Erklärung „haben wir es hier mit dem paranormalen Phänomen der Materialisation zu tun, das heißt der Fähigkeit, Objekte von anderen Dimensionen oder anderen Wirklichkeitsstufen durch intensive Konzentration oder Vergegenwärtigung in der psychischen Welt in Erscheinung zu bringen" (Naegeli – Osjord, H.). Als Beweis dessen wird auch gerne ein indischer Mystiker genannt, der unter genauer Beobachtung bei allen möglichen Gelegenheiten dazu imstande ist, alltägliche Gegenstände aus dem Nichts zu materialisieren (Naegeli). Als Erklärung hierzu wird die Fähigkeit des Geistes angeführt, sich in andere Wirklichkeitsebenen zu begeben, diese zu berühren oder in den physischen Bereich unserer Dimension zu importieren. Motojama stellte 1978 fest, daß bei seinen persönlichen Erfahrungen mit den medialen Operationen die Hände der Heiler in der Regel die Körperhöhlen nie erreichen bzw. in die Körperhöhlen eindrangen, sondern im Haut- und Unterhautniveau verblieben, wobei er fordert, daß letztlich die physischen Hände eines Heilers nicht das wichtigste Instrument medialer Chirurgie sind, wohl aber eine Art geistig spiritueller Energie, die Energie eines Astralkörpers (Motojama).

„Die Astralkörperenergie, die vom Mittelfinger und vom Mittelpunkt der Handfläche ausstrahlt, durchdringt den physischen Körper und erreicht den erkrankten Teil, der entfernt werden soll, viel leichter als Radiowellen oder magnetische Kraft. Auf diese Weise gezielt, entfernt Astralenergie zunächst den Teil, der in den astralen Dimensionen erkrankt ist, führt ihn an die Oberfläche des Körpers und rematerialisiert ihn dann in der physischen Dimension. Ist er erst einmal rematerialisiert, kann er mit dem physischen Auge erfaßt werden. Dies stellt eine Form medialer Chirurgie dar" (Motojama).[225] Neuere Erklärungen, die insbesondere von Licauco angeführt werden, versuchen zu erläutern, daß es sich bei Nach-

[225] Zit. Licauco J.: The truth behind faith healing in the Philippines, S. 140

prüfungen von durch mediale Chirurgie geborgenem Material tatsächlich um Tumorgewebe handelt, freilich ist auch dann nicht bewiesen, ob das geborgene Tumormaterial mit dem in corpore verbliebenen Restmaterial identisch ist. Aus derselben Quelle sind auch die Angaben über eine erfolgreiche Nierensteinexstirpation durch einen Geistheiler, wobei die laborchemische Analyse des Steines einen Uratkristall ergab.

Zusammenfassend kann festgestellt werden, daß die paranormalen oder geistigen Heilpraktiker der Philippinen mit ihrer ganzen Vielfalt sich zwar nicht als Antipoden des medizinisch universitären Schulwissens verstehen, sondern sie selbst bezeichnen sich als eine sinnvolle Ergänzung dieser Methode. Die medizinische Geistheilung der Philippinen sieht sich ebenfalls in derselben Verpflichtung, nämlich Verhütung von Krankheiten und die Wiederherstellung kranker Menschen. Der Unterschied besteht nach deren Auffassung hauptsächlich darin, daß sich die paranormale Behandlung durch die Geistheiler in erster Linie mit den geistigen Ursachen einer Krankheit beschäftigt, während sich die schulmedizinische Praxis mit den physischen Ursachen auseinandersetzt.

Die Begründung geht weiter dahin, daß nach der philippinischen Geistheilungsmedizin der Mensch aus Geist und Materie besteht, die zu einer Genesung stets beide Behandlungsmethoden notwendig machen. Es gibt nach der Auffassung dieser Medizin Krankheiten, die hauptsächlich körperlichen Ursprungs sind wie zum Beispiel Zahnkaries oder eine Darmperforation, die auf geistige Heilung nicht ansprechen. Dagegen gibt es andere Erkankungen, die „geistigen oder karmischen Ursprungs sind“ (Licauco) wie zum Beispiel Epilepsie oder angeborene Blindheit, die durch die Schulmedizin nicht geheilt werden können. Nach dieser Auffassung wäre die Geistheilung eine notwendige Ergänzung der Schulmedizin und nur durch die Zusammenarbeit beider Richtungen könne sich eine sinnvolle Medizin ergeben. Der offensichtliche Konflikt beider Medizinanschauungen liege lediglich im begrenzten Verständnis bzw. in unserem zurückgebliebenen seelischen Entwicklungsstand, freilich meistens in dem Verständnis des Fragenden, Hinterfragenden oder Nichtverstehenden.

Nach kritischer Wertung dieser Auffassungen steht fest, daß sich die Ziele beider medizinischen Verständnisse, der naturwissenschaftlichen versus der geistheilenden Medizin konträr gegenüberstehen. Eine Symbiose scheint nicht möglich, es sei denn, die naturwissenschaftliche Denkweise würde ihre Prämissen aufgeben und sich vorbehaltlos der Geistheilung zuwenden.

9 Lourdes, Fatima, Wunderberichte – was bleibt?

Nachdem wir uns nun mit der Bedeutung des Wunders und der Wunderheilung in Medizin und Religion beschäftigt haben und außerdem eine Reihe von über 150 Fallberichten über Wunderheilungen aufgeführt haben, stellt sich nun die Frage, wie das vorab Besprochene zu bewerten ist.

Wie soll das Phänomen des Wunders, der somatischen Wunderheilung unter dem Blickwinkel der heutigen Medizin beurteilt werden? Hierzu dient uns der Rückblick über die gesammelten Heilungsberichte, die sich über einen Zeitraum von insgesamt 8 Jahrhunderten erstrecken. Ist der Standpunkt der Medizin gegenüber den Wundern in dieser Zeitspanne gleich geblieben, ist heute eine Antwort auf die Frage zu finden: „Gibt es Wunder?“, welche Sachverhalte in den Wunderberichten bestehen immer noch vor dem Auge der Naturwissenschaft, welche sind nach dem heutigen Wissensstand nicht mehr haltbar? Wie sind die Standpunkte der Kritiker und der Befürworter des Wunders zu bewerten?

Welche Rolle also kommt dem Begriff „Wunder“ nach dem heutigen Bewertungsmaßstab zu?

Der Wunderbegriff und die Medizin in der heutigen Zeit

Warum ist keine ausreichende Definition des Begriffs „Wunder" in der Medizin, das heißt außerhalb der Theologie zu finden?

Das Phänomen des Wunders in seiner theologischen Definition scheint der medizinisch-naturwissenschaftlichen Auffassung zu widersprechen, da sich der Vorgang des Eingreifens einer höheren Macht in einen ansonsten naturwissenschaftlich erklärbaren Vorgang als unwissenschaftlich und irrational darstellt. Der „Fingerzeig Gottes", das direkte Eingreifen in einen Heilungsvorgang, der medizinisch offensichtlich nicht erklärbar ist, kann in dieser Bedeutung vom rein rational orientierten Blickwinkel als solches nicht akzeptiert werden.

Außerdem stellt sich hier das Problem, daß das Denken in Theologie und Medizin von unterschiedlichen Maximen ausgeht. Die Theologie begnügt sich bei einem unerklärbaren Heilungsvorgang, sei er letztendlich als Wunder anerkannt, mit der Erklärung des Eingreifens Gottes. Somit bleibt dieser Sachverhalt auch unabhängig von der weiteren zeitlichen Entwicklung bestehen, er stellt eine unveränderliche und statische Größe dar. Die Medizin jedoch zeigt sich tendentiell eher bemüht, nicht Erklärbares durch den Fortschritt des Kenntnisstandes medizinischer Vorgänge letztendlich aufzuklären. Schon aus diesem Grund kann die Medizin ein Wunder nicht ohne weiteres als solches anerkennen, da die Option besteht, diese Entscheidung in naher oder ferner Zukunft revidieren zu müssen. Diese Haltung der Medizin ergibt sich aus der grundsätzlichen Motivation zu Fortentwicklung und Forschung, die das Unerklärbare nicht in diesem Stadium verharren lassen will. Ob sich diese Überlegung jedoch bei näherer Betrachtung der hier gesammelten Wunderberichte bewahrheiten wird, das heißt, ob sich einige der Berichte wirklich durch neue Erkenntnisse vom heutigen medizinischen Standpunkt aus erklären lassen, bleibt abzuwarten. Weiterhin muß berücksichtigt werden, daß sich durch die neuen diagnostischen Möglichkeiten in der Medizin auch weitere Felder eröffnen, in denen wunderbare Heilungen beobachtet werden könnten. Insofern zeigt sich auch das Phänomen der Wunderheilung in einem stetigen Wandel, paßt sich dem Kenntnisstand der Medizin an.

Wird aus der Medizin der Glaube ausgeklammert, das heißt, wird das Wunder in seiner theologischen Definition nicht in den Kontext der Medizin gebracht, so bleibt im medizinischen Vokabular nur der Begriff der Spontanheilung zurück. Dieser beschreibt einen ähnlichen Vorgang, wie er auch als Grundlage für die somatische Wunderheilung herangezogen wird. Der entscheidende Unterschied zwischen Spontanheilung und Wunder besteht darin, daß bei Spontanheilungen, unter rein medizinischem Blickwinkel, keine Notwendigkeit besteht, eine Begründung für die

Unerklärbarkeit des Heilungsvorganges zu finden, die Frage nach dem „Wunder" wird hier nicht gestellt, eher die Frage nach der rationalen Ursache der Heilung, die es zu erforschen gilt. Die Vermischung von Theologie und Medizin ist hier offensichtlich nicht erwünscht. Anders verhält es sich unter theologischer Sicht: Die Theologie bedient sich für die Anerkennung der Wunderheilung der Medizin, da diese die Entscheidungsgrundlage liefert, ohne die eine Anerkennung hinfällig würde.

Hier zeigt sich, daß im Laufe der Zeit eine Aufgabentrennung stattgefunden hat. Überspitzt ausgedrückt: Die Theologie übernimmt die Aufgabe, sich um die „Seele" der Menschen zu kümmern, dafür beschränkt sich die Medizin auf die somatischen Läsionen des Körpers. Unter diesem Aspekt wird der Medizin und Naturwissenschaft die Möglichkeit gegeben, solcherlei irrationale Aspekte auszuklammern. Das Wunder gehört somit nicht in die Medizin, es bleibt Aufgabe der Theologie, den Begriff „Wunder" auszusprechen. Die Medizin entzieht sich dadurch auch der Angreifbarkeit durch diese Irrationalität, sie bleibt vom Widerspruch der Naturwissenschaft gegenüber dem Übernatürlichen verschont. Der medizinische Kontext nachvollziehbarer physiologischer Vorgänge bleibt erhalten. Welcher wissenschaftliche Maßstab sollte denn auch angelegt werden, um ein Wunder in der Medizin zweifelsfrei zu beweisen. Das Wunder entzieht sich der Beweisbarkeit, ebenso der Überprüfung, zeigt keinerlei Gesetzmäßigkeit im naturwissenschaftlichen Sinn. Die Mittel der Naturwissenschaft müssen bei der Definition des „Wunders" einfach versagen. Das Vokabular der Naturwissenschaft paßt nicht zum Wunder.

Auch eine politische Frage kommt bei der Betrachtung des Wunderbegriffs zum Tragen. Würde die Kirche sich die Kompetenz, über Wunder oder nicht Wunder zu entscheiden, durch eine andere Institution nehmen lassen? Die finale Frage nach einer „übernatürlichen" Erklärung gewisser Sachverhalte war und bleibt das Vorrecht der Kirche. Vom Mittelalter bis zur Aufklärung lebte der mitteleuropäische Mensch nicht nur mit, sondern durch die Religion, Gottes Eingreifen in das Alltagsleben des Menschen schien allgegenwärtig, die Kirche war in dieser Verbindung eine der mächtigsten politischen Instanzen, sie bestimmte durch diese Glaubensausrichtung des Lebens auch das politische Denken. Im postindustriellen Zeitalter unserer Tage hat sich dieser Einfluß beträchtlich reduziert. Somit stellen die heutigen Wunder in der katholischen Kirche auch ein Symbol für den Status der Kirche dar. Sie sind durch das direkte Eingreifen Gottes entstanden. Man bedenke, wie sensationell uns dieser Sachverhalt in unserer rational bestimmten Welt erscheinen muß, wenn wir ihn als unzweifelhaft annehmen. Das Vorrecht auf einen derartigen Machtbeweis der Religion in der heutigen Zeit wird sich die Institution Kirche sicherlich nicht nehmen lassen.

Spontane Regression und spontane Remission, ein Synonym für „Wunder“ in der Medizin?

Die Begriffe „spontane Regression“ und „spontane Remission“ sowie „Spontanheilung“, die in der Diskussion um Wunderheilungen immer wieder zu finden sind, kleiden den Vorgang einer unerklärbaren Heilung in das naturwissenschaftliche Vokabular ein. Sind sie deshalb als eine Umschreibung für die Wunderheilung zu sehen? – Sicherlich nicht, da diese Begriffe in ihrer Definition lediglich unbekannte oder unerwartete Vorgänge in der Medizin zusammenzufassen suchen, die jedoch nicht nach einer übernatürlichen Erklärung verlangen. Zwar führen die Autoren O`Reagan und Hirshberg den Begriff „Wunderbare Remission“ an, bei dem eine spontane Regression mit dem Einfluß spiritueller Elemente in Verbindung gebracht wird. [226] Die eigentliche Bedeutung der Begriffe beschränkt sich jedoch auf die naturwissenschaftlich erfaßbaren Ergebnisse, die Anamnese, Diagnose und Therapie bieten. Eine Erörterung möglicher spiritueller Ursachen einer Spontanheilung umfaßt keiner der Begriffe. Zwar werden im Bereich der Psychotherapie die Einflüsse synchronistischer Phänomene diskutiert,[227] der Ansatz, eine Spontanheilung auf das Einwirken einer höheren Macht (z. B. im Sinne eines Einwirken Gottes) zurückzuführen, ist auch hier nicht zu finden. Insofern muß festgehalten werden, daß sich Spontanheilungen und Wunder nicht ohne weiteres als Synonyme verstehen. Zwar liegen den anerkannten Wunderheilungen von Lourdes, nach Aussage des Ärztebüros von Lourdes, „unerklärbare“ Heilungen zugrunde, also in der medizinischen Definition Spontanheilungen, diese werden aber erst durch die Kirche zu Wundern erhoben, indem ihnen die spirituelle Komponente hinzugefügt wird.

226 Brendan O`Reagan and Caryle Hirshberg, Spontaneous Remissions, An Annotated Bibliography, Sausalito 1993, S. 3

227 C. G. Jung, Naturerklärung und Psyche, Zürich 1952, S. 1067107

Marienerscheinungsorte als Stätten der Konzentration von Wunderheilungen

Wie aus der Sammlung von Marienerscheinungsorten hervorgeht, sind Lourdes und Fatima nicht die einzigen Orte, an denen Wunderheilungen stattfinden. Die meisten Pilgerorte in der nahen und weiteren Vergangenheit führen Fälle an, bei denen eine wunderbare Heilung von Krankheiten stattgefunden hat. Diese Fälle sind auch an Marienerscheinungsorten zu finden, welche nicht von Seiten der Kirche anerkannt wurden oder noch nicht anerkannt sind. Ihnen allen gemeinsam ist jedoch eine große Anzahl von Kranken, die täglich an diese Orte pilgern und auf die Heilung ihres Leidens hoffen.

Wie steht es also mit der Glaubwürdigkeit der Marienerscheinungsorte?

Fast alle Erscheinungen, die am Beginn der Geschichte eines Pilgerortes standen, wurden jeweils nur von einer Person (La Salette, Lourdes, San Damiano..), oder von einigen wenigen Personen (Fatima, Medjugorje) wahrgenommen. Oft handelte es sich hierbei um Frauen aus der unteren Bildungsschicht, wie im Fall Lourdes. Bernadette Soubirous wird als ungebildetes Hirtenmädchen beschrieben: *„...Das ältere von vier Kindern war ein vierzehnjähriges, schwaches, engbrüstiges und kleines Hirtenmädchen. Das Mädchen war erst seit etlichen Wochen da; bis jetzt war sie bei einer Tante tief drin im Gebirge erzogen worden. Dort hatte sie das Lernen versäumt. Darob grämte sie sich aber nicht allzusehr, da ihr Köpfchen für das Lernen überhaupt nicht besonders eingerichtet war; und mehr als einmal hatte die Tante bei mißglückten Lehrversuchen ihre Ansicht in die wenig schmeichelhaften Worte zusammengefaßt: Du bist und bleibst ein dummes Ding.“* [227]

Im Fall Fatima handelte es sich um Kinder, die die Erscheinungen wahrgenommen haben sollen. Auch hier stammen die Kinder aus einem bäuerlichen Umfeld mit schwacher Bildung: *„Alle drei waren fromme und unschuldige Kinder, sie konnten weder lesen oder schreiben.“* [228] Die Erwägung, ob diese Erscheinungen als Voraussetzung für das Bestehen der Pilgerorte und damit auch der Wunderheilungen wirklich stattgefunden haben, und wenn, ob es sich nicht um eine Täuschung der Sinneswahrnehmung gehandelt hat, birgt bereits den ersten Punkt der Glaubensspaltung in Pro und Kontra. Wir verwenden den Ausdruck „Glaubensspaltung" nicht ohne Grund. Es wird sich niemals ein naturwis-

227 Alfred Hoppe, Lourdes im Glanze seiner Wunder, Wien 1909, S. 16/17

228 Marius Maria van Es, Fatima-Erscheinungen und Botschaft unserer lieben Frau, Jestetten 1979, auch zitiert in Hanauer; Fatima, Erscheinungen und Botschaften; Bad Honnef, 1979

senschaftlich ausreichender Beweis finden lassen, weder um die Erscheinungen an Pilgerorten wie Lourdes und Fatima zu belegen, noch um sie zu widerlegen. Diese initialen Ereignisse für die Marienerscheinungsorte sind nicht mit rationalen Methoden meßbar und bewegen sich unter dem Blickwinkel der Naturwissenschaft im Graubereich von Glaube oder Nichtglaube.

Von Seiten der Kirche wird dennoch der Versuch unternommen, die Echtheit der Ereignisse an Marienerscheinungsorten eindeutig zu belegen. Dieses Beweisverfahren dient nicht nur der Institutionalisierung einiger weniger Pilgerorte, durch dieses Verfahren ergibt sich für die Kirche die Möglichkeit, unter den äußerst zahlreichen Berichten von Marienerscheinungen auszuwählen. Nach Angaben eines Sekretärs der päpstlichen Kurie gibt es über 200 Visionäre in Italien, die über Marienerscheinungen berichten.[229]

Ein Versuch zur Überprüfung der Angaben der Seher von Medjugorje bestand darin, die sechs Kinder, welche von den Erscheinungen berichteten, einzeln zu befragen und die Ergebnisse zu vergleichen.[230] Die Aussagen der Bernadette wurden in einer Kommission nach der Wahrscheinlichkeit überprüft, ob diese wirklich von der Mutter Gottes stammen können. Ein entscheidender Faktor hierfür war die Tatsache, daß Bernadette berichtete, die Madonna hätte ihr mitgeteilt, sie sei die Unbefleckte Empfängnis, wobei das Mädchen die Bedeutung dieser Worte nicht kannte.

Einen entscheidenden Faktor für die Glaubwürdigkeit der Pilgerorte stellen jedoch die Wunderheilungen dar, in denen die Gläubigen den Beweis für die direkte Anwesenheit Gottes sehen. Lourdes wäre ohne die große Anzahl von Heilungen, die zum Teil bereits während der Erscheinungen stattfanden, nicht zu einer derartigen Popularität gelangt. Die Wunder, seien sie somatischer oder auch rein spiritueller Art, halten offensichtlich die Pilgerstätten am Leben, ja führen oft erst zu ihrer Anerkennung. Das Interesse der Öffentlichkeit bestimmt über den Bekanntheitsgrad der Pilgerstätte, diese Popularität kommt auch der Kirche zugute. Die Glaubwürdigkeit der kirchlichen Anerkennung eines Pilgerortes erhöht sich dadurch, daß sich die Kirche auf einige wenige Marienerscheinungsorte beschränkt, an denen sich die Pilger konzentrieren. Es erscheint unrealistisch, daß sich aus jedem Bericht über eine angebliche Marienerscheinung jeweils ein neues Lourdes oder Fatima entwickeln wird.

[229] Die Welt, Bonn-Bad Godesberg, Nr. 125 (01.06.1977), S. 22, auch zitiert in Hanauer; Fatima, Erscheinungen und Botschaften; Bad Honnef, 1979.

[230] S. R. Laurentin/L. Rupcic´, Das Geschehen von Medjugorje, Graz, Wien, Köln, 1986, S. 63-86.

Wunderheilungen in Lourdes

D. J., West, eine kritische Stimme zu den Wunderheilungen in Lourdes

Der Autor untersucht in seiner Veröffentlichung von 1957 insgesamt 11 anerkannte Wunderheilungen von Lourdes. West erhielt Einsicht in die Krankenakten dieser 11 Fälle und beurteilt sie unter dem damaligen medizinischen Kenntnisstand.

Die Intention des Autors wird schnell deutlich. Bereits in der Einleitung seines Buches bedauert er, daß die Wunder von Lourdes, so wie sie in der Popularliteratur beschrieben werden, der wissenschaftlichen Überprüfbarkeit entbehren, da die medizinisch interessanten Informationen nicht ausreichend sind. [231] D. J. West versucht, diese Informationen über den medizinischen Hintergrund der Heilungen durch seinen Einblick in die Krankenakten zu vervollständigen und gleichsam kritisch zu bewerten.

Ein weiterer Punkt in den Untersuchungen von D. J. West sind die Begleitumstände der Wunderheilungen. So geht der Autor auf die Untersuchungsmethoden des Ärztebüros ein, auf die Art der Beurteilung der Wunder durch die medizinischen und kirchlichen Institutionen, auf die psychischen Faktoren bei Krankheitsverlauf, Heilung, Feststellung der Wunderheilung und Nachuntersuchungen, die für West sowohl für die Patienten als auch für die untersuchenden und beurteilenden Ärzte maßgeblich sind.

Allgemeine Einwände zu den Wunderheilungen von Lourdes

Zum Auftreten der Heilungen in Lourdes gibt der Autor zu bedenken, daß Spontanheilungen von Krankheiten ein Faktum in der Medizin darstellen. Die große Anzahl der Kranken, die sich in Lourdes konzentriert, erhöhe daher die Wahrscheinlichkeit, daß ein Fall einer spontanen Heilung auftritt, daß solche Fälle sogar zu erwarten seien. So erwartet D.J. West auch Heilungen von Krankheiten, deren Tendenz zur Spontanheilung relativ gering ist (so zum Beispiel maligne Neoplasien). Im Verlauf seiner Argumentation erklärt er, auf diese These gestützt, den hohen Anteil von Tuberkuloseheilungen mit der stärkeren Tendenz zur spontanen Abheilung. Seiner Meinung nach erhalten die Wunder von Lourdes zusätzlichen Boden durch die Tatsache, daß Spontanheilungen in der Medizin selten dokumentiert werden. Gründe für diesen Sachverhalt lägen im

[231] D. J. West, Eleven Lourdes Miracles, London 1957; Einleitung S. 1 Wien, Köln, 1986, S. 63-86.

geringen Interesse der Medizin an Spontanheilungen, die solche Fälle als „Kuriositäten“[232] ansehe, oder als Fehldiagnosen einstufe.

Was die Krankheiten betrifft, deren Heilung in Lourdes als Wunder anerkannt wurde, so ließe sich die Möglichkeit einer spontanen Heilung nur selten verleugnen, da es, so der Autor, zu keinem beispielhaften Fall gekommen sei, der diese Möglichkeit komplett ausschließe („There are no cases of lost eyes or amputated legs sprouting anew“).[233]

Chronische Krankheiten, so der Autor, bergen durch das Wechselspiel von Krankheitsfaktoren und Krankheitsabwehr bereits eine „Prädisposition“ zur spontanen Abheilung, da nur ein kleiner Auslöser genügt, um in diesem Gleichgewicht die Kräfte zur Selbstheilung überwiegen zu lassen.

Der Heilungsverlauf der Krankheiten birgt für den Autor an sich nichts übernatürliches (Wunden heilen unter Narbenbildung), lediglich die Geschwindigkeit der Heilung ist bemerkenswert. Hier wirft D. J. West ein, daß bei einem Großteil der Heilungen ein relativ großer Zeitraum zwischen der letzten Untersuchung vor der Heilung und der ersten Untersuchung nach der Heilung vergeht, so daß in dieser Zeit eine stetige Besserung stattgefunden haben kann, die sich erst zum Zeitpunkt der Heilung im Verschwinden der Krankheitssymptome äußert.

Als Beispiel führt er die Kriterien an, die bei der Diagnostik von Lungentuberkulose erfüllt sein müssen, um die Geschwindigkeit der Heilung zweifelsfrei festzustellen. Nur die radiologische Untersuchung habe hierfür ausreichende Beweiskraft, so sei nur bei einer engmaschigen Kontrolle durch das Röntgen eine befriedigende Aussage zu der Geschwindigkeit einer Heilung von Lungentuberkulose möglich. Statt dessen, so West, werden lediglich die funktionalen Aspekte der Heilung als Beweis für die Geschwindigkeit der Heilung herangezogen. So könne in diesen Fällen nicht von einer Sekundenheilung ausgegangen werden.

Was die Dokumentation der Heilungen anbelangt, so argumentiert D. J. West wie folgt:

Die Vorgeschichte sowie die Nachuntersuchung bei einem Heilungsfall reicht seines Ermessens oft nicht aus, um die Korrektheit der beschriebenen Vorgänge und deren Interpretation als Wunder zweifelsfrei zu beweisen. Die direkte Nachuntersuchung beispielsweise ergebe nur einen gewissen Eindruck, nicht aber eine vollständige Klärung des Sachverhaltes. Er hebt hier außerdem die psychische Beeinflußbarkeit des Arztes hervor, (wobei der Arzt z. B. durch die

232 Ebd. Kapitel 2, S. 12.
233 Ebd. S. 13

Euphorie des Patienten dazu verleitet werden kann, einen Fall positiver zu bewerten) sowohl durch die Patienten als auch durch den Erwartungsdruck der Kirche und des religiösen Umfeldes von Lourdes. Aufgrund dieser Überlegungen hält der Autor die strikten Kriterien der Dokumentation, die von Ärztebüro und Kirche gefordert werden, für nicht erfüllt, da sie aus den oben genannten Gründen nicht der Praxis entsprechen.Trotzdem geht der Autor bei der Bewertung der Krankenakten von der Sachlichkeit und Richtigkeit der gegebenen Informationen aus.

Der psychologische Faktor bei den Heilungen

Die Möglichkeit einer psychischen Komponente sowohl bei Erkrankung, als auch bei Heilung eines Patienten sieht der Autor wiederum bei den Fällen von Tuberkulose. Auch an ihm geht die Diskussion über „Hysterie", die seit der Entstehung von Lourdes stets lebendig bleibt, nicht spurlos vorbei. D. J. West gibt zu bedenken, daß psychologische Faktoren, die zur Entstehung und Heilung von Krankheiten beitragen, noch lange nicht die entsprechende Berechtigung in der Medizin gefunden haben und deshalb in dieser Richtung ein großes Potential an heilenden Faktoren zu vermuten sei, die bei den Heilungen von Lourdes eine Rolle spielen könnten. Besonders intensiv behandelt er die Möglichkeit der Entstehung von Krankheiten durch psychische Faktoren, wobei er die These vertritt, daß manifeste Läsionen sowie verschiedene Symptome durch solche Faktoren entstehen als auch verschwinden können, wenn die psychische Ursache beseitigt wird. Er untermauert hier seine These durch verschiedene Beispiele zu Krankheitsbildern wie Angina Pectoris, usw. [234]

Bewertung der Krankenakten von Lourdes

Den wissenschaftlich bedeutendsten Anteil der Veröffentlichung stellt das Kapitel über die insgesamt 11 Heilungen, die D. J. West einer eingehenden Betrachtung unterzieht.

Er kommentiert hier die Wunderheilungen folgender Personen:

- Gabrielle Clauzel
- Johanna Gestas
- Rosa Martin
- Francis Pascal
- Oberst Pellegrin
- Schwester Marie Marguerite
- Marie-Thérèse Canin
- Louise Jamain
- Jeanne Fretel
- Edeltraud Fulda
- Alice Couteault

234 Ebd. Kapitel 3, The Psychological Faktor

Diese Heilungen erstrecken sich über den Zeitraum 1937–1952. Sie sind im Kapitel 4. über Lourdes nachzulesen.

Hier ein kurzer Abriß der Ergebnisse und Einwände von D. J. West zu den 11 Wunderheilungen.

Gabrielle Clauzel,
Diagnose: Rheumatische Spondylitis

Der Krankenbericht ist unpräzise. Die eindrücklichste Veränderung ist vor allem die Variabilität der Symptome. Die Art der Schmerzen, unter denen die Kranke leidet, passen in Lokalisation und Schmerzcharakter nicht zum Krankheitsbild einer Wurzelkompression. Röntgenbilder geben keinen verwertbaren Anhaltspunkt für eine Wurzelkompression. Auch die Diagnose ankylosierende Spondylitis schließt D. J. West aus, da wiederum die entsprechenden Symptome nicht korrelieren (keine extreme Versteifung der Wirbelsäule, keine viszeralen kolikartigen Schmerzen, keine akute Exazerbation). Ein Bericht eines Radiologen aus einem Londoner Lehrkrankenhaus nennt als Diagnose lediglich eine degenerative Arthritis. Die wahrscheinlichste Diagnose für den Autor ist Anorexia Nervosa. Dieses Krankheitsbild würde die diffusen Schmerzen, die Verweigerung von Nahrung, das Erbrechen und den Azetonfötor hinreichend erklären.

Johanna Gestas,
Diagnose: Kreuzbein- und Steißbeinalgien, gelegentlicher Darmverschluß

Die medizinische Information ist unpräzise, so daß es unmöglich wird, eine Diagnose zu stellen, es bleibt nur die Beurteilung des Zustandes der Kranken.

Was die Diagnose Magenulkus mit anschließender Operation betrifft, so wirft West ein, daß die postoperativen Schmerzen ebenso von fibrotischen Verwachsungen herrühren können, worauf sich die Beschwerden durchaus von selbst beruhigen können. Für diese Erklärung würde auch der Charakter der Schmerzattacken der Patientin sprechen, da diese auf ein Dumping-Syndrom hinweisen. Aufgrund der Tatsache, daß die Kranke bereits im Jahre 1946 das erste Mal die Grotte von Lourdes besuchte und danach eine gewisse Besserung verspürte, spricht für eine kontinuierliche Besserung der Erkrankung ab diesem Zeitpunkt, die schließlich zu einer Heilung am 22.08.1947 führte.

Aufgrund eines Röntgenbefundes vom 17.11.1945 erhärtet sich für West der Verdacht auf ein Dumping-Syndrom, da hier kein Anzeichen einer anderen organischen Läsion gefunden werden konnte.

Rose Martin,
Diagnose: Uteruskarzinom

Normale Operationsfolgen mit der Komplikation, daß die Operationswunde aufgebrochen ist, sind gängige chirurgische Probleme. Schließlich heilt die Wunde ab. Die Patientin klagt 6 Monate später über Schmerzen, die durch eine tastbare Schwellung im Übergang des Rektums zum Sigmoid hervorgerufen werden. D. J. West setzt an diesem Punkt an, da diese Schwellung ohne Biopsie als regionale Metastase des Primärtumors angesehen wurde. Es wurde ebenfalls keine Rektoskopie vorgenommen, die Diagnose erfolgte aufgrund einer digitalen Palpation einer Schwellung an einer, so West, für den Finger nur schwer zugänglichen Stelle. Somit bestehen für den Autor eine Reihe von Alternativen, wie diese Schwellung zu interpretieren ist. Zum einen erwägt er eine regionale Infektion als Operationsfolge, die zu einer Verwachsung geführt haben könnte, ebenso könnte es sich um einen Abszeß gehandelt haben (diese Möglichkeit erscheint ihm aufgrund des persistierenden Eiterausflusses aus der Vagina als sehr wahrscheinlich). Auch ein Klumpen verdickter Fäzes ist für den Autor denkbar, da die Patientin durch die Morphingabe zu Obstipation neigte.

Für D. J. West liegt die Annahme nahe, daß es sich hier um eine spontane Entleerung eines Abszesses gehandelt hat.

Francis Pascal,
Diagnose: Blindheit, Lähmung der unteren Gliedmaßen

Die Krankenakte enthält wiederum zu wenige Informationen. West führte hier den Versuch durch, die Berichte verschiedenen Medizinern vorzulegen. Diese kamen zu sehr unterschiedlichen Schlußfolgerungen, was für den Autor einen Beweis für die Mängel in den bestehenden Informationen darstellt und die Unsicherheit in der Diagnose bekräftigt. Die dargestellten Alternativen: Enzephalitis, Poliomyelitis, Landryparalyse, akute Polyneuritis und benigne lymphozytäre Meningitis. Seiner Meinung nach ist bei all diesen Erkrankungen die Möglichkeit zu spontaner Abheilung gegeben. Der Autor hält die benigne lymphozytäre Meningitis für die wahrscheinlichste Diagnose. Dieses Krankheitsbild, so West, rufe jedoch normalerweise keine Blindheit hervor und sei in der Regel einer Spontanheilung unterworfen. Auch die Ergebnisse der Liquoruntersuchung sind für den Autor nicht charakteristisch. So schließt er auf eine temporäre organische Läsion, die bereits vor dem Besuch in Lourdes abgeheilt sein kann, da zwischen der Liquoruntersuchung und dem Besuch in Lourdes rund sechs Mo-

nate liegen. Auch die Möglichkeit einer tuberkulösen Meningitis sei denkbar, da die Bakterien bei der Liquoruntersuchung nicht immer nachweisbar sind.
Ein weiteres Argument gegen die Anerkennung des Wunders liegt für den Autor in der Tatsache begründet, daß es sich in diesem Fall nicht um eine vollständige Heilung handelt, da eine Einschränkung des Sehvermögens zurückgeblieben ist.

Oberst Pellegrin,
Diagnose: Postoperative Fistel rechts

Aufgrund der Therapie, die der Patient erhielt, sank die Temperatur, der Allgemeinzustand besserte sich, worauf der Autor auf einen längeren Heilungsprozeß schließt, der mit dem Sinken des Fiebers begonnen habe und sich die Fistel schließlich zum Zeitpunkt des Heilungsdatums spontan geschlossen hat. Somit versucht West die These der Sekundenheilung zu widerlegen.

Schwester Marie Marguerite,
Diagnose: Akute Nephritis, generalisiertes Ödem

Das Original des Dossiers ist für den Autor nicht einsehbar, ihm bleiben nur wenige Einzelberichte. Die eigentliche Natur der Krankheit bleibt somit unklar. Es fehlen sichere Anzeichen eines Herzfehlers, wie Atemnot, Zyanose, Jugularvenenpuls oder Lungengeräusche, West findet auch keinen Röntgenbefund, weder der Niere, noch des Thorax. D. J. West legt sich aufgrund der fehlenden Informationen nicht auf eine Beurteilung fest.

Marie-Thérèse Canin:
Spondylitis tuberculosa, Sakrokoxalgie rechts

Es wurde keine vaginale oder rektale Untersuchung durchgeführt. Somit besteht für den Autor keine Basis für die Diagnose einer vaginalen Fistel, die Alternative einer vaginalen Infektion dränge sich somit auf. Die klassischen Anzeichen für eine abdominale Tuberkulose fehlen. Ein aufgetriebener Bauch ist für D. J. West kein typisches Anzeichen. Alternativvorschläge: Septischer oder obstruktiver Prozeß im Abdomen. Keine pathologische Untersuchung oder Biopsie, keine Röntgenuntersuchung des Abdomens. Die Herkunft der abdominellen Prozesse ist nicht gesichert.

Louise Jamain,
Diagnose: Lungen- und Eingeweidetuberkulose, tuberkulöse Peritonitis

Ein Punkt, an welchem D. J. West ansetzt, besteht in der fehlenden Korrelation von Symptomen und feststellbarer Läsion. 1937 hat die Patientin „hektisches" Fieber, Tuberkelbakterien im Sputum, blutigen Husten, befindet sich offensichtlich in einem schlechten Allgemeinzustand, jedoch zeigt eine Röntgenuntersuchung keine Läsionen und Anzeichen auf Lungentuberkulose. Der Autor bezeichnet dies als eine sehr paradoxe Situation für einen derart schweren Fall, wie er den Krankenakten zufolge dargestellt wird, wenn davon ausgegangen werden muß, daß es sich um einen fortgeschrittenen Zustand von Lungentuberkulose handelt. Laparotomie und Untersuchung von Aszitesflüssigkeit würden die Diagnose tuberkulöse Peritonitis erklären, jedoch sind von diesen Untersuchungen, die allesamt in einem Hospital durchgeführt wurden, keinerlei Befunde bekannt, so der Autor. West trifft die Schlußfolgerung, daß es eine „Übertreibung" des Krankheitszustandes durch die Patientin gegeben haben könnte, die das wahre Ausmaß der Infektion durch eine psychische Komponente verschleierte.

Jeanne Fretel,
Diagnose: Tuberkulöse Peritonitis

Die Diagnose wurde hier aufgrund der Anamnese, der klinischen Untersuchung und der erkennbaren Symptome gestellt. Die Patientin wurde ca. sechsmal operiert, es gibt jedoch keine Berichte darüber, ob bei diesen Eingriffen Gewebeproben entnommen wurden. Ebenfalls findet sich keine Beschreibung der Oberflächenbeschaffenheit der inneren Organe. Bei der Exzision eines Ovars, die aufgrund einer tuberkulösen Infektion vorgenommen wurde, sind im Krankenblatt keine Angaben über eine postoperative histologische oder bakteriologische Untersuchung des entnommenen Gewebes zu finden. Keine Angaben über eine bakteriologische Untersuchung des eitrigen Ausflusses der Vaginalfistel. Dieser Sachverhalt, so D. J. West, widerspricht der diagnostischen Praxis der modernen Medizin (wenn davon ausgegangen werden muß, daß diese Untersuchungen nicht stattgefunden haben).

Er hält es für ein großes Versäumnis, daß nicht alle denkbaren Alternativen durch diese Untersuchungen abgeklärt wurden – daraus ergibt sich sein Vorwurf, diese Alternativen wurden schlicht ignoriert.

Wiederum legt der Autor die Krankenblätter verschiedenen Spezialisten vor. Hier die möglichen Alternativen zur offiziellen Diagnose:

1. Infektion, ausgelöst durch eine Appendektomie, die zu einem Abszeß im Bereich der Appendix führt, gefolgt von mehreren Operationen aufgrund von Verwachsungen und Fisteln.
2. Colitis ulcerosa
3. Aktinomykose
4. Morbus Crohn
5. Intestinale Polypose

Der Autor gibt zu bedenken, daß sich keine Hinweise darauf finden, ob diese Alternativen durch die Erstuntersucher überhaupt in Betracht gezogen wurden.

Edeltraud Fulda,
Diagnose : Morbus Addison

Hier wirft der Autor wiederum ein, daß es keine Angaben über biochemische Tests gibt, die er als Voraussetzung zum Nachweis einer Nebenniereninsuffizienz ansieht. Dieses Versäumnis wird durch das Ärztebüro folgendermaßen erklärt: 1938 wurde eine sehr exakte metabolische Untersuchung im Kinderkrankenhaus von Wien durchgeführt, unglücklicherweise seien die Ergebnisse verschwunden. Eine zweite Untersuchung konnte aufgrund der Hormontherapie nicht mehr durchgeführt werden. Wenn die eigentliche Diagnose als richtig angesehen wird, so erscheint es West als ungewöhnlich, daß die Hormonsubstitution schließlich versagte.

Alice Couteault,
Diagnose: Multiple Sklerose

Der Autor gibt zu bedenken, daß sich diese Krankheit in Symptomatologie und Verlauf sehr variabel zeigt und daß Intervalle spontaner Regression nicht selten beobachtet werden und diese über Jahre anhalten können. Die Diagnose, so West, kann nicht sicher gestellt werden, da eine adäquate Untersuchungsmethode zum Zeitpunkt des Erscheinungsdatums seines Buches noch nicht bekannt ist.

Schlußfolgerungen

Keiner der 11 untersuchten Fälle ist nach heutigen Gesichtspunkten der modernen Diagnostik befriedigend dokumentiert. Die Schlußfolgerungen auf die Erkrankungen sind nicht zwingend und somit fragwürdig. Alle Fälle weisen elementare Lücken in Krankengeschichte und Diagnosestellung auf.

Kritische Wertung der Wunderheilungen von Lourdes

Die Berichte von Wunderheilungen in Lourdes wurden der einschlägigen Literatur [235] über den Pilgerort entnommen und nach eigenen Recherchen vor Ort untersucht. Ein Quellenstudium der Originalberichte erwies sich als umfangreich, betrachtet man die Anzahl der 65 Wunderheilungen. Damit muß in Kauf genommen werden, daß uns einige Informationen über den Krankheitsverlauf der Patienten vorenthalten bleiben. Bei Autoren, die aus einem rein religiösen Hintergrund heraus über Lourdes schreiben, steht die Geschichte von Lourdes ebenso wie die Darstellung religiöser Sachverhalte im Vordergrund. Hier werden die medizinischen Fakten eher vernachlässigt, wobei sich die Autoren, wird eine Wunderheilung angeführt, oft nur auf die Diagnose des Ärztebüros von Lourdes berufen. In der Regel sind die Zusammenfassungen der Krankengeschichten jedoch für damalige Verhältnisse ausreichend und detailliert durch die Autoren Olivieri, [236] Boissarie [237] und Leuret-Bon, [238] allesamt Mitglieder des Ärztebüros von Lourdes, beschrieben worden. Bei der Beurteilung der anerkannten Wunderheilungen muß berücksichtigt werden, daß, vertraut man in die vielbeschriebene Kompetenz von Ärztebüro und internationalem Ärztekomitee, diese Fälle vorab durch Spezialisten abgeklärt wurden und somit als glaubhaft einzustufen sind. Dennoch finden sich auch in diesen Berichten, die als die präzisesten Berichte über Wunderheilungen in der katholischen Kirche gelten können, einige Lücken in

235 Siehe u. a.: Aziz P., Les Miracles de Lourdes, Paris 1981.
Baustert, Lourdes und die Gegner vor dem Forum der Wissenschaft, Lingen a. Ems 1913.
Boissarie, Die großen Heilungen von Lourdes, Lingen a. Ems 1902.
Ferron R., Étude sur les Guérisons dites Miraculeuses, Paris 1939.
Fulda E., ...und ich werde genesen sein, Aschaffenburg 1958.
Frankfurter Zeitgemäße Broschüren, Band XXVII, Hamm 1908.
Hoppe Alfred, Lourdes im Glanze seiner Wunder, Wien 1909.
Le Bec, Raisons médicales de croire au miracle, Paris 1949.
Le Bec-Leuret, Die Großen Heilungen von Lourdes im ärztlichen Urteil, Wiesbaden 1953.
Läpple, Die Wunder von Lourdes, Augsburg 1995.
Les Guérisons Miraculeuses, Éditions Sand 1984.
Mc Cabe J., The Lourdes Miracles, London 1925.
Monden, Theologie des Wunders, Freiburg 1961
Olivieri, Gibt es noch Wunder in Lourdes?, Aschaffenburg 1973.
Monsignore von Segur, Die Wunder von Lourdes, Mainz 1890.
Paciorkowski R. Guérisons Paranormales dans le Christianisme Contemporain, Warschau 1976.
West, Eleven Lourdes Miracles, London 1957.

236 Olivieri Alphoriso Dr., Gibt es noch Wunder in Lourdes? Aschaffenburg 1973.

237 Boissarie Dr., Die großen Heilungen von Lourdes, Lingen a. Ems 1902.

238 Leuret F./Bon H., Wunder Wissenschaft und Kirche, Wien 1957.

der Diagnostik sowie in der Anamnese. Welche Krankengeschichte kann jedoch ohne weiteres als lückenlos und perfekt dokumentiert gelten? Hier zeigt sich deutlich die „Situative Enge“, unter deren Einfluß auch die Ärzte von Lourdes stehen.

Einer der auffallendsten Mängel, die die Berichte aufweisen, besteht darin, daß das Ärztebüro als Untersuchungsinstanz keine Möglichkeit hat, die Kranken vor der Heilung zu untersuchen (bei den horrenden Besucherzahlen ist eine solche Praxis auch nicht möglich). Somit müssen die Informationen über die Krankengeschichte des Geheilten im Nachhinein mühsam zusammengetragen werden. Die medizinischen Informationen über den Zustand der Kranken vor der Heilung stammen somit immer von einer zweiten Person (wenn es sich nicht meist um eine große Gruppe untersuchender Ärzte und damit oft um widersprüchliche Befunde und Diagnosen handelt). Weiterhin ist zu bemerken, daß die letzte ärztliche Untersuchung vor der Heilung oft relativ lange zurückliegt, was die zweifelsfreie Feststellung einer „Sekundenheilung“ – z. B. in der Piszine – erschwert. Es ist dabei durchaus denkbar, daß sich eine Läsion innerhalb der verbleibenden Zeit nach der letzten Untersuchung bis zur Heilung langsam zurückgebildet hat, wobei sich schließlich nur die verbliebenen Symptome durch die suggestive Wirkung des Pilgerortes spontan zurückgebildet haben. Eine wissenschaftlich haltbare Aussage über die Geschwindigkeit einer Heilung kann unseres Erachtens nur getroffen werden, wenn der Patient sowohl direkt vor als auch direkt nach der Heilung genau untersucht wurde. Dabei müssen die entsprechenden histologischen, mikrobiologischen oder radiologischen Nachweise erfolgt sein, um eine pathologische Veränderung der Läsionen feststellen zu können. Gerade diese Nachweise, die ein Krankheitsbild objektiv abklären, liegen oft lange zurück (oft Monate vor der letzten Untersuchung) oder sind in einigen Fällen ganz unterblieben. Es ist nicht anzunehmen, daß gerade die Autoren aus dem Kreis des Ärztebüros von Lourdes diese Nachweise in ihren Zusammenfassungen vergessen haben, da diese das beste Argument für die Echtheit der von ihnen beschriebenen Wunder sind. In den Fällen, wo eine derartige Abklärung des Krankheitsbildes nicht erfolgt ist, setzt sich das Ärztebüro der Kritik aus, daß lediglich der symptomatische Zustand des Patienten untersucht wurde. Ein weiterer, schwieriger Punkt ist das weitgehende Fehlen von Röntgenbildern oder Photographien vor der Heilung. Sehr oft wird der Patient nach seiner Genesung abgebildet. Allerdings ist nicht vorauszusehen, welcher von den Kranken, die nach Lourdes pilgern, letztendlich geheilt werden wird. Somit erklärt sich dieses Manko von selbst, zumindest in der frühen Periode von Lourdes.

Tuberkuloseheilungen

Bei den Heilungen von Tuberkulose, welche zahlenmäßig den größten Anteil der Wunderheilungen von Lourdes ausmachen, handelt es sich um ein Krankheitsbild, welches zur Zeit der Entstehung von Lourdes und in den darauffolgenden Jahren eine hohe Prävalenz in der Bevölkerung hatte. Tuberkulose galt vor der Ära der Chemotherapeutika als sehr ernstzunehmendes Krankheitsbild mit hoher Letalität. Dementsprechend sind die Fälle in der damaligen Zeit bewertet worden. Betrachtet man die heute üblichen Nachweisverfahren der Tuberkulose, wie sie als obligatorisch zur Feststellung der Läsion betrachtet werden, so fällt auf, daß ein großer Teil der Heilungen in den Zeitraum fällt, in dem die entscheidenden Entdeckungen gemacht wurden, durch die der Nachweis der Tuberkulose zweifelsfrei möglich wurde.

1882 entdeckte Robert Koch den Tuberkelbazillus, 1895 wurden die Röntgenstrahlen durch Wilhelm Conrad Röntgen entdeckt.

Diese Möglichkeiten zur Diagnostik der Tuberkulose waren vor allem bei den Fällen von Lungentuberkulose relativ neu. Diese Fälle erstrecken sich über den Zeitraum 1889 bis 1898. Dementsprechend selten finden sich Angaben über den Nachweis des Tuberkelbazillus, wie zum Beispiel im Fall der Maria Lebranchu,[239] oder Röntgenuntersuchungen im Fall der Klementine Malot.[240] Unter heutigen Gesichtspunkten müßte auf diese Nachweise bestanden werden, um die Diagnose als unanfechtbar einzustufen. Anders verhält es sich, betrachtet man dieses Krankheitsbild unter dem Kontext der damaligen Zeit: Lungentuberkulose galt als häufig auftretende Erkrankung. Entsprechend groß dürfte die Erfahrung der behandelnden Ärzte und vor allem der Spezialisten mit der Diagnostik dieser Erkrankung gewesen sein. Die damaligen, für uns heute dünn erscheinenden Möglichkeiten von Auskultation und Perkussion wurden durch die erfahrene Anwendung zu einem gewichtigen Mittel in der Diagnostik. Außerdem wurde die Beurteilung des Allgemeinzustandes des Patienten zu einem wichtigen Faktor in der Diagnosefindung.

Unter dem damaligen Wissensstand der Medizin beurteilt, mußten Symptome wie Bluthusten, Beschwerden in den Lungenspitzen und auskultatorisch festgestellte Kavernen, wie im Fall der Aurélie Huprelle[241] für die Diagnose der Lungentuberkulose ausreichen.

239 Siehe unter: Läpple, S. 66 ff.; Boissarie, S. 38 ff.
240 Siehe unter: Läpple, S. 80 ff.
241 Siehe unter: Läpple, S. 73 ff.; Boissarie, S. 33 ff

Die Geschwindigkeit der Heilung wird bei den Fällen von Lungentuberkulose wohl ein Faktor sein, der die Unerklärbarkeit der Heilung am meisten untermauert. Hier muß jedoch in Betracht gezogen werden, daß die jeweils letzten Untersuchungen zwischen drei Monaten und über einem Jahr vor der Heilung stattgefunden haben. Bei den Fällen Lebranchu und Malot waren keine Angaben zu finden. Ungeachtet des gleichbleibend schlechten Zustandes der Patienten bis zur Heilung, der übrigens immer als Kriterium für die Anerkennung der Wunderheilung vorausgesetzt wird, wäre eine spontane Rückbildung der Läsionen über einen gewissen Zeitraum nicht undenkbar, zumal Fälle spontaner Heilung von Lungentuberkulose nicht unmöglich sind. Da es sich bei diesen Fällen jedoch um schwere Verläufe mit kachektischen Zuständen gehandelt hat, bleiben die Heilungen der Lungentuberkulose unter heutigen Gesichtspunkten immerhin bemerkenswert.

Auch bei den Fällen von Weichteiltuberkulose stellt sich das Problem, daß die Berichte keine Hinweise zu einem radiologischen oder einem bakteriologischen Nachweis enthalten. Im Fall der Rosalie Vildier ist beispielsweise nur eine Verdachtsdiagnose angeführt. Die wahre Genese der Laryngitis konnte in diesem Fall bereits durch das Ärztebüro und die vorher untersuchenden Ärzte nicht ausreichend geklärt werden. Genügt hier bereits der Hinweis auf eine chronische Entzündung unklarer Genese, um bei deren Heilung von einem Wunder sprechen zu können? Die Erkrankung der Rosalie Vildier[242] verlief zwar progredient, es traten Symptome wie Muskelschwund, Kachexie und schließlich vollkommener Sprachverlust auf. In Anbetracht der Tatsache jedoch, daß selbst eine Gewebebiopsie durch einen Hals-Nasen-Ohren-Spezialisten keine Aufklärung über die Krankheitsursache ergab, läßt die Möglichkeit offen, diese Erkrankung auch als Virusinfektion, als Symptomenkomplex einer psychosomatischen Erkrankung oder ähnliches einzuordnen. Diese Heilung reduziert sich offenbar auf das Verschwinden der Symptome mit einer anschließenden Rückbildung der Kachexie. Ob sie sich, unter dem bloßen Verdacht einer Tuberkuloseinfektion, als Wunder bezeichnen läßt, bleibt hier zu bezweifeln.

Darüber hinaus bleibt der Fall der Rosalie Vildier der einzige, bei dem sich Hinweise auf eine Biopsie oder auf sonstige bakteriologische Untersuchungen finden. Im Fall der Lydia Brosse[243] ist nur von einem tuberkulösen Knochenleiden die Rede. Daß bei einer großen Häufung von Tuberkulosefällen in dieser Zeit die Praxis naheliegt, auch unklare, in ihrem Symptomenkomplex ähnliche Erkran-

[242] Siehe unter: Läpple, S. 93 ff.
[243] Siehe unter: Läpple, S. 119 ff.; Olivieri, S. 149 ff.

kungen in das Erkrankungsfeld der Tuberkulose einzureihen, könnte bei Betrachtung der vorliegenden Fälle zu einer Verschleierung alternativer Ursachen der Erkrankungen geführt haben. Bemerkenswert bleibt bei diesem Fall die schnelle Heilung der Abszesse, die noch kurz vor der Heilung, im Oktober 1930 durch eine ärztliche Untersuchung festgestellt wurden und sich schließlich in Lourdes innerhalb weniger Tage vollständig geschlossen haben. Die Abszesse, welche offenbar ein beträchtliches Ausmaß erreichten, würden sich normalerweise nicht in einer so kurzen Zeit von selbst schließen.

Im Fall der Elise Lesage[244] sind die medizinischen Informationen leider derart spärlich, daß keine ausreichende Aussage über das Krankheitsbild getroffen werden kann. Auch hier finden sich keine Angaben, ob die Diagnose einer tuberkulösen Spondylitis sowie einer tuberkulösen Gelenkentzündung durch mikrobiologische Untersuchungen untermauert wurde.

Bei den Fällen von Knochentuberkulose tritt der Fall der Elisa Aloi[245] durch genaue Dokumentation besonders hervor. Hier finden sich Angaben über Röntgenbefunde bei einem vergleichsweise jungen Fall, wobei auf Veränderungen des sakro-iliakalen Gelenkes eingegangen wird. Ebenfalls finden sich Hinweise auf eine antibiotische Therapie. Die Diagnose einer tuberkulösen Osteomyelitis scheint gesichert, wenn auch hier keine Angabe zu einer bakteriologischen Untersuchung des Eiters zu finden ist. Die Heilung einer Osteomyelitis durch Sekundenheilung erscheint primär nicht erklärbar, wenn auch hier unklar bleibt, ob sich zwischen 1958 und 1959 nicht eine Besserung der Krankheit eingestellt haben könnte, da die letzten Untersuchungsberichte vor der Heilung auf den 10.10.1958 datiert sind. Im Fall der Amélie Chagnon[246] mit der Diagnose einer tuberkulösen Gelenkentzündung am Knie und Knochenfraß am zweiten Mittelfußknochen beschränkt sich die Heilung wahrscheinlich auf die tuberkulöse Gelenkentzündung des Knies, da der befallende Mittelfußknochen bereits vor der Heilung entfernt wurde. Hierbei haben sich offensichtlich Komplikationen ergeben, die in Lourdes schließlich zu einer vollkommenen Ausheilung gelangt sind. Das Knie wurde jedoch nur äußerlich untersucht, eine Biopsie war wohl im Jahr 1890 nicht Standard der Diagnostik. Insofern kann aus dem Befund „Schwellung im Bereich der Gelenktaschen" nicht ohne weiteres auf eine Läsion tuberkulöser Herkunft geschlossen werden. Auch in der Diagnose wird eine Arthritis „skrupulo-tuberkulöser Natur" angegeben, die eher darauf hinweist, daß eine sichere Diagnose über die Ursache der

244 Siehe unter: Läpple, S. 69 ff.; Boissarie, S. 129 ff.
245 Siehe unter: Läpple, S. 188 ff.;Olivieri, S. 209 ff.; Aziz, S. 247 ff
246 Siehe unter: Läpple, S. 61.ff.; Boissarie, S. 82 ff.

Gelenkentzündung nicht möglich war. Die Tatsache, daß die Läsionen am Knöchel der Patientin in Lourdes verheilten, kann möglicherweise auf die durchgeführte Operation vor der Heilung zurückzuführen sein, zumal wiederum keine Angaben über eine Nachuntersuchung der entnommenen Gewebe- und Knochenteile zu finden sind, was die Annahme, daß es sich hier um eine Infektion tuberkulöser Natur gehandelt hat, nicht unterstützt. Im Fall der Amélie Chagnon kann außerdem nicht unbedingt von einer sehr schweren oder gar unheilbaren Krankheit im Sinne der Definition der kanonischen Kommission gesprochen werden, ebenfalls ist anzuzweifeln, ob die Entnahme des befallenen Mittelfußknochens unter der Kategorie einer „Therapie ohne Erfolg" einzustufen ist, die von der Kommission ebenfalls als Voraussetzung gefordert wird.

Die Fälle tuberkulöser Spondylitis, die in Lourdes geheilt und als Wunderheilungen anerkannt wurden, erstrecken sich über den Zeitraum 1897 bis 1947. Im Fall der Johanna Toulasne [247] tritt wiederum das Problem der Diagnosefindung auf, da zunächst der Verdacht auf ein neuralgisch oder rheumatisch bedingtes Leiden geäußert wird. Es finden sich keine Angaben darüber, ob eine zweifelsfreie Abklärung der Symptome stattgefunden hat. Es wurde lediglich das „Vorstehen" dreier Wirbel dokumentiert und daraufhin eine orthopädische Behandlung angesetzt. Somit kann die Möglichkeit einer neuralgischen oder rheumatischen Genese nicht ausgeschlossen werden, zumal bei der Heilung der Krankheit lediglich die Schmerzsymptomatik verschwunden war. Die Atrophie der rechten unteren Extremität, die sich durch die Schonhaltung ergeben haben könnte, blieb trotzdem noch erhalten. Im Fall der Henriette Bressoles wurde die Diagnose der tuberkulösen Spondylitis in einem Feldlazarett gestellt, wobei nicht anzunehmen ist, daß hier eine mikrobiologische Abklärung stattgefunden hat. Zwar wurde die Diagnose im Jahre 1922 erneuert, es finden sich jedoch keine Angaben, welche Art der Untersuchung zu dieser Diagnose geführt hat. Eine spätere Röntgenuntersuchung ergibt als einzigen Anhaltspunkt eine Deformierung der Wirbel L4 und L5, wobei unklar bleibt, ob die Querschnittsymptomatik nicht auch von der zuvor diagnostizierten Meningomyelitis herrühren könnte, welche durch antibiotische Therapie kurzfristig gemildert werden konnte. Die plötzliche Umbildung des paralytischen Knickfußes während der Heilung in Lourdes weist eher auf eine spastische Lähmung hin, die mehr für eine zerebrale Ursache sprechen würde.

Der Fall der Maria Theresia Canin,[248] deren Diagnose Spondylitis tubercu-

[247] Siehe unter: Läpple, S. 76 ff.; Boissarie, S. 145 ff.
[247] Siehe unter: West, S. 71 ff.; Läpple, S. 143 ff.; Olivieri, S. 74 ff.; Aziz, S. 226 ff.

losa als relativ gesichert anzusehen ist, da hier zumindest die Hautreaktion auf TB. als positiv beschrieben wird, läßt als einziger Zweifel an den Ursachen der abdominellen Prozesse aufkommen. Auch der Autor D. J. West hat diesen Fall in seinem Buch „Eleven Lourdes Miracles“[249] beschrieben, wobei wir uns dem Einwand anschließen, daß keine Biopsie im Abdomen durchgeführt wurde und deshalb die Genese der abdominellen Beschwerden im Dunkeln bleibt. Die plötzliche Besserung der Kranken nach der Heilung stellt bei deren Allgemeinzustand durchaus ein bemerkenswertes Ereignis dar, wobei wir jedoch die Untersuchungen vermissen, die eine vollständige Heilung der Tuberkulose beweisen würden. Die Schmerzfreiheit der Wirbelsäule und das Verschwinden der abdominellen Prozesse wurde festgestellt, ebenso das Verschwinden der vaginalen Fistel. Trotz dieses überraschenden Befundes gibt es keine Angaben über eine spätere radiologische und bakteriologische Abklärung des Falles.

Die sieben Fälle tuberkulöser Peritonitis stellen den Hauptanteil der Tuberkuloseerkrankungen, wobei sich diese über einen Zeitraum von 1897 bis 1948 erstrecken. Diese Fälle zeichnen sich vor allem durch den ernsten Verlauf der Krankheit aus, an deren Ende meist eine sehr schlechte Prognose für den Patienten steht. So werden hier, wie im Fall der Cäcilia Douville,[250] Patienten in Lourdes geheilt, die kurz vor dem Exitus stehen. Bereits der schlechte Allgemeinzustand der Kranken, der durch die Heilung in Lourdes gebessert oder gar vollständig wiederhergestellt wird, stellt – vertraut man den Untersuchungsprotokollen des Ärztebüros von Lourdes – eine bemerkenswerte Veränderung dar. Ob nur die Besserung des Allgemeinzustandes durch den Besuch in Lourdes erreicht wurde, gilt es zu untersuchen. Wiederum suchen wir nach Anzeichen, die die Diagnose tuberkulöse Peritonitis belegen. Im Fall der Cäcilia Douville ist jedoch kein Hinweis darauf zu finden, ob hier die Diagnose durch entsprechende Verfahren wie Laparotomie mit Gewebeentname gesichert wurde. Es scheint, als wurde hier eine Diagnose aufgrund Auskultation, Perkussion und Palpation sowie Interpretation der Symptome gestellt. Diese Diagnose entzieht sich jedoch der Überprüfbarkeit, da die Informationen über den Krankheitszustand nicht ausreichen. Im Fall der Aimée Aloppée[251] wurden zwei Laparotomien durchgeführt, es ist jedoch verwunderlich, warum sich bei keiner der Operationen Angaben zu einer bakteriologischen Untersuchung des entnommenen Gewebes finden, die die Diagnose „kalter Abszeß mit tuberkulöser Fistelbildung“ einwand-

[249] West, Eleven Lourdes Miracles, London 1957, S. 71 ff.
[250] Siehe unter: Läpple, S. 96 ff.
[251] Siehe unter: Läpple, S. 102 ff.; Baustert, S. 127 ff.

frei belegen. Hier ist es direkt unverständlich, daß diese Gelegenheiten zur Sicherstellung der Diagnose nicht genutzt wurden und wenn doch, warum diese Ergebnisse nicht mit dem Krankenbericht veröffentlicht wurden.

Im Fall der Louise Jamain[252] findet sich der ersehnte Nachweis von Tuberkelbazillen sowohl im Sputum als auch später im Stuhl. Dieser Fall läßt keine Zweifel an der Grunderkrankung zu. Sowohl der Lungenbefall mit Tuberkelbazillen als auch die tuberkulöse Peritonitis erscheinen als die wahrscheinlichste Diagnose der Erkrankung dieser Patientin. Die Frage, ob der Nachweis von Tuberkelbazillen im Stuhl die Diagnose tuberkulöse Peritonitis einwandfrei belegt, ließe sich stellen. Eine Laparotomie oder die Untersuchung von Aszitesflüssigkeit, wie auch D. J. West fordert, würden diese Zweifel ausräumen. Dem Einwand D. J. Wests, bei einem Lungenbefall müßten die Läsionen auf jeden Fall auf dem Röntgenbild zu finden sein, ist gegenüberzustellen, daß diese Diagnose erst im November 1936 gestellt wurde, also sechs Monate vor der Heilung. Allerdings wurden in der Nachuntersuchung durch das Ärztebüro Lungengeräusche und eine Abschwächung des Klopfschalls festgestellt, was auf manifeste Läsionen schließen läßt. Besonders die kurze Zeit zwischen der letzten Untersuchung und der Nachuntersuchung belegt die schnelle Besserung der Kranken, die hier erstmals auch durch Untersuchung von Stuhl und Sputumproben belegt ist.

Auch im Fall der Magdalena Carini[253] ist die Diagnose durch Angaben über Röntgenuntersuchungen gestützt. Allerdings finden sich bei einem Befund, der beidseitige Lungenspitzenverkalkung diagnostiziert, sowie über Rasselgeräusche des Rippfells berichtet, keine Tuberkelbazillen im Sputum. Hat hier bereits eine Regression der Tuberkulose eingesetzt? Zumindest weist der Befund nach der Heilung auf eine langsamere Genesung der Patientin hin, als es durch die Wunderdefinition zu erwarten wäre: Es bleiben zunächst tastbare Massen im Unterleib zurück, die einige Tage später verschwinden. Erst 1949, also ein Jahr nach der Heilung, lautet die Diagnose Restitutio ad integrum. Ebenso scheinen sich die untersuchenden Ärzte mit den Röntgenbefunden der Wirbelsäule und der Lunge sowie mit dem positiven Sputum begnügt zu haben. Hinweise auf eine genauere Abklärung der Peritonitis finden sich nicht. Der Fall der Johanna Fretel[254] enthält außer den Hinweisen, die sich aus der Operation einer tuber-

[252] Siehe unter: Läpple, S. 123 ff.; West, S. 76 ff.; Olivieri, S. 63 ff.
[253] Läpple, S. 143 ff.; Olivieri, S. 169 ff.; Aziz, S. 230 ff.
[254] Siehe unter: West, S. 84 ff.; Läpple, S. 151 ff.; Olivieri, S. 52 ff.; Aziz, S. 231 ff.; Leuret-Bon, S. 173 ff.; Olivieri, S. 52 ff.

kulösen Ovarialzyste ergeben, ebenfalls keinen weiteren Hinweis auf eine tuberkulöse Grundursache der Erkrankung. Außerdem bleibt die einzig angeführte Untersuchung in dieser Richtung – die Untersuchung des Sputum – negativ. Selbst der Eiter im Stuhl wurde aufgrund der vorliegenden Untersuchungen keiner näheren Prüfung unterzogen. Insgesamt besteht jedoch auch in diesem Fall ein offensichtlich schweres Krankheitsbild mit Kachexie und starken Beschwerden, dessen plötzliche Heilung Beachtung verdient.

Die Erkrankungen des intestinalen Systems

Die Gruppe der Erkrankungen des intestinalen Systems, deren Heilungen in Lourdes als Wunder anerkannt wurden, ist insgesamt schwierig zu bewerten, da hier die Ursachen der Läsionen allgemein im Dunkeln bleiben. Bereits beim ersten Fall der Schwester Maximilienne [255] wird als Ursache einer Peritonitis und eines Ikterus Überanstrengung angegeben, was daraus schließen läßt, daß der untersuchende Arzt die Ursache der Erkrankung nicht eingrenzen konnte. Daß diese Ursache zu einer Phlebitis und schließlich zu einer Wasserzyste der Leber führen sollte, erscheint wenig wahrscheinlich, wobei die beiden Krankheitsbilder in keiner erkennbaren Korrelation stehen. Auch besteht hier nicht unbedingt eine lebensbedrohliche Situation der Kranken. Die spätere Begründung, daß die Phlebitis durch eine Vereiterung oder Vergiftung hervorgerufen wurde, bewegt sich im Bereich von Vermutungen, ohne daß sich ein Hinweis darauf findet, daß die Ursachen jemals genauer abgeklärt wurden. Unter diesem Aspekt ist diese Heilung nicht als unerklärbar anzunehmen.

Der Fall der Franziska Capitaine [256] ist durch das Auftreten unklarer kardialer Beschwerden gekennzeichnet. Auch das Auftreten fazialer Neuralgien paßt nicht zum sonstigen Krankheitsbild. Die Ursachen des Nierenabszesses, die zusammen mit der kardialen Problematik zu einem generalisierten Ödem geführt haben sollen, wird nicht deutlich. Deshalb ist auch nicht zu klären, was geschah, als sich das generalisierte Ödem zurückbildete. Erschwerend kommt hinzu, daß in unserer Quelle erst 3 Jahre nach der Heilung ein Befund vorliegt, der eine Genesung der Patientin bestätigt.

Der Fall der Juliette Tamburini, [257] die unter einer chronischen Fistel litt, her-

[255] Siehe unter: Läpple, S. 83 ff.; Baustert, S. 117 ff.;
[256] Siehe unter: Läpple, S. 121 ff.; West, S. 68 ff.
[257] Siehe unter: Läpple, S. 192 ff.; Olivieri, S. 209 ff.; Aziz, S. 248/249.
Les Guérisons miraculeuses, Éditions Sand, S. 158

vorgerufen durch Staphylokokkus aureus, zeigt eine schnelle, wenn auch nicht unbedingt ungewöhnliche Heilung einer bakteriellen Infektion, die durch Antibiose vorbehandelt wurde. Die letzte Untersuchung der Kranken fand nach unseren Angaben Ende 1958 statt, der eigentliche Nachweis der Staphylokokken spätestens 1956. Das plötzliche Schließen der Wunde, nach Injektion von Grottenwasser, kann somit auch als Schlußpunkt nach einem längeren Selbstheilungsprozeß interpretiert werden. Eine Röntgenuntersuchung insgesamt 2 Jahre nach der Heilung belegt erst zu diesem Zeitpunkt eine Normalisierung der Knochenstruktur, die erst 1963 zu einer vollkommenen Wiederherstellung der Corticalis führt. Auch hier fehlt ein Test auf Staphylokokken. In diesem Fall kann nicht von einer sofortigen und vollständigen Heilung gesprochen werden. Die eindrucksvollste Veränderung besteht im spontanen Schließen der Fistel, die Osteomyelitis jedoch benötigte insgesamt 4 Jahre, um vollständig auszuheilen.

Läsionen des kardiovaskulären Systems

Die 2 Fälle von Läsionen des kardiovaskulären Systems sind leider nicht ausreichend geschildert, um verläßliche Aussagen über die Krankengeschichte treffen zu können. Im Fall der Elisa Seisson[258] scheint es sich um eine dekompensierte Linksherzinsuffizienz mit Ödemen und Lungenstauung zu handeln, wobei deren Genese nicht aus dem Heilungsbericht hervorgeht. Es könnte sich, da von einer Herzklappenentzündung die Rede ist, um eine Mitralinsuffizienz gehandelt haben. Ebenso ist nicht nachzuvollziehen, wie sich das Stadium der Dekompensation in ein kompensiertes Stadium umgewandelt haben könnte. Unsere Vermutung, daß es sich bei der Heilung auch um eine funktionale Heilung bei weiterem Bestehen der primären Läsion gehandelt haben kann, ist leider durch die fehlenden Informationen nicht unbedingt haltbar.

Auch im Fall der Marie Savoye[259] können aufgrund der spärlichen Informationen nur Vermutungen angestellt werden. Die Diagnose rheumatisch dekompensierter Mitralfehler erklärt die Genese der Krankheit. Unklar ist auch hier wiederum, ob sich die Läsionen zurückgebildet haben, was bei der fehlenden Regenerationsfähigkeit nicht zu erwarten ist, oder ob es sich wiederum um eine funktionale Heilung gehandelt hat.

[258] Siehe unter: Läpple, S. 57 ff.; Baustert, S. 142 ff.
[259] Siehe unter: Läpple, S. 85 ff.; Boissarie, S. 319 ff.

Läsionen der Haut und der Subkutis

Der Fall der Schwester Eugenia Mabille[260] berichtet von der Heilung einer Peritonitis sowie einer eitrigen Phlebitis. Da es sich hier um ein sehr frühes Wunder von Lourdes handelt, ist anzunehmen, daß die Ursache der Peritonitis sowie der Phlebitis nicht erschöpfend geklärt wurde, das heißt, daß keine Laparotomie oder Biopsie mit anschließender feingeweblicher Untersuchung durchgeführt wurde. Die Möglichkeit der spontanen Abheilung einer Phlebitis ist durchaus gegeben. Einzig bemerkenswert an diesem Fall erscheint die Wiederherstellung des Gesundheitszustandes der Patientin.

Der Fall der Marie Lemarchand[261] dagegen stellt sich trotz der wenigen Informationen als sehr interessant dar. Die spontane Abheilung eines Lupus vulgaris ist auch heute noch ungewöhnlich, vor allem, was die schnelle Abheilung innerhalb eines Tages anbelangt. Die Ausdehnung der Läsion über die nasale und orale Region mit Befall der Nasenknorpel läßt auf ein fortgeschrittenes Stadium schließen. Nach der Heilung scheint die Läsion komplett abgeheilt zu sein. Bedauernswert ist die Qualität der Photographie nach der Heilung, die einen weiteren Aufschluß über das Krankheitsbild gegeben haben könnte. Die schnelle Heilung einer derartigen Läsion, gesetzt den Fall, daß es sich hier um die zutreffende Diagnose handelt, ist unter medizinischen Gesichtspunkten außergewöhnlich.

Die phlegmonöse Entzündung am rechten Arm der Rosa Francois[262] dagegen erscheint vom Krankheitsbild her weniger eindrucksvoll. Diese Infektion mit einem unbekannten Erreger kann nicht unbedingt zu den unheilbaren Erkrankungen zählen. Wohl hatte eine Infektion vor Einführung der antibiotischen Therapie einen anderen Stellenwert, war bei weitem schwerer zu beherrschen. Die Möglichkeit besteht jedoch, daß das Immunsystem der Patientin den unbekannten Erreger schließlich überwunden hat. Wie die Infektion wirklich verlaufen ist, wann die Ursache der Erkrankung letztendlich beseitigt wurde, läßt sich nicht eindeutig belegen. Zudem ist in der Krankengeschichte selbst immer wieder von alternierender Besserung und Verschlechterung des Zustandes der Patientin und der Läsion die Rede. Die Tatsache, daß sich die ödematöse Schwellung der rechten oberen Extremität offensichtlich kurz vor der Heilung auf einem Höhepunkt befand, bedingt nicht zwingend, daß eine spontane Abheilung der Läsion un-

[260] Siehe unter: Läpple, S. 57 ff.
[261] Siehe unter: Läpple, S. 67 ff.; Boissarie, S. 76 ff.; Aziz, S. 205 ff.
[262] Siehe unter: Läpple, S. 82 ff.; Baustert, S. 177 ff.

möglich war. Weiterhin läßt sich hinzufügen, daß der Arm zwar während der Heilung beträchtlich abschwoll, daß dieser letztendlich nicht vollkommen von dem Ödem befreit war, was die Photographien nach der Heilung belegen. Selbst bei erhobenem Arm ist noch eine Schwellung festzustellen.

Autoimmunerkrankungen und Läsionen des endokrinen Systems

Der Fall der Edeltraud Fulda wurde auch von D. J. West besprochen, dieser hat den Fall recht umfassend geschildert. Da die Ergebnisse der biochemischen Tests zum Nachweis einer Nebenniereninsuffizienz offensichtlich verschwunden sind, fehlt somit auch der eindeutige und nachvollziehbare Beweis für die Diagnose Morbus Addison. Trotz der großen Beachtung, den vor allem dieser Fall in der Literatur findet,[263] tritt hier ein so offensichtlicher Mangel in der Krankengeschichte der Patientin auf. Ohne die Ergebnisse der endokrinologischen Tests würde dieser Fall einer Überprüfung unter heutigen Gesichtspunkten wahrscheinlich nicht standhalten.

Maligne Neoplasien

Die Fälle von „Krebsheilungen“ in Lourdes erstrecken sich über einen Zeitraum von 1904 bis 1976. Insgesamt 4 Fälle wurden von der Kanonischen Kommission als Wunder anerkannt. Unter heutigen Gesichtspunkten können wir fordern, daß ein histologischer Nachweis des Tumors vorhanden sein muß, um ein derart schwerwiegendes Krankheitsbild zweifelsfrei festzustellen. Ein interessanter Aspekt, der sich bei den Heilungen maligner Neoplasien zeigt: Je jünger die Krankenberichte werden, desto eher lassen sich zweifelsfreie Hinweise auf die Grunderkrankung finden.

Im Fall der Schwester Sainte Hilaire[264] sucht man vergeblich nach Angaben über eine Biopsie, die Informationen, die wir hier erhalten, lassen viele verschiedene Interpretationen zu. Es könnte sich hier außer um Krebs auch um einen infektiösen Prozeß oder sonstiges gehandelt haben. Hier läßt sich jedoch aufgrund der wenigen Informationen nur hoffen, daß die Voruntersucher eine Biopsie vorgenommen haben, da ein solcher Fall ansonsten sofort in sich zusammenfallen würde.

263 Siehe unter: West, S. 93 ff.; Läpple, S. 164 ff.; Olivieri, S. 103 ff.;Leuret-Bon, S. 181 ff.; Paciorkowski, S. S. 58 ff.;
Fulda E., und ich werde genesen sein, Aschaffenburg 1958.

264 Siehe unter: Läpple, S. 92 ff.

Ein Fall, bei dem gesichert scheint, daß den Ärzten von Lourdes beim Ausspruch „medizinisch nicht erklärbar“ ein wirklicher Fehler unterlaufen ist, folgt nun. Rose Martin,[265] Diagnose Uteruskarzinom, wurde 1946 nach histologischer Abklärung des Primärtumors einer radikalen Hysterektomie unterzogen. Später trat eine mandarinengroße Schwellung in der Vorderwand des Übergangs vom Rektum zum Sigmoid auf. Diese Schwellung wurde ohne Biopsie, lediglich aufgrund der rektalen digitalen Palpation, als Metastase des Primärtumors diagnostiziert. Dieser Befund wurde durch die starken Beschwerden und die Verschlechterung des Allgemeinzustandes begründet. Wie jedoch aus dem Krankenbericht hervorgeht, litt die Patientin unter den Operationsfolgen der Hysterektomie. Offensichtlich handelte es sich bei den Beschwerden um postoperative Verwachsungen, welche schließlich auch Ursache der Schwellung sein könnten. Wahrscheinlich handelte es sich hierbei zusätzlich um eine abszedierende Infektion, die sich bei der Heilung spontan entleert hat. Die Tatsache, daß auch die vaginalen Beschwerden mit eitrigem Ausfluß nach der Heilung verschwunden waren, spricht für einen infektiösen Prozeß. Auch D. J. West kommt in seiner Abhandlung „Eleven Lourdes Miracles“ zu ähnlichen Ergebnissen. Wobei er belegen kann, daß es keine histologische Abklärung der vermeintlichen Tumormetastase im Rektum gegeben hat, da er die Originale der Krankenakten einsehen konnte und auch bei späterem Nachfragen feststellte, daß diese Untersuchung schlicht unterlassen wurde.

Der Fall des Evasio Ganora[266] stellt sich dagegen etwas anders dar. Bei dem Patienten wurden nach längerer Untersuchung schließlich Sternbergzellen in bioptischem Gewebe aus zwei bohnengroßen Tumoren in der linken Achselhöhle festgestellt. Es handelte sich hier einen Morbus Hodgkin. Unklar bleibt bei diesem Fall, wie weit sich der Tumor vor der Heilung ausgebreitet hatte. Zwar ist von einer Vergrößerung der Leber und der Milz die Rede, eine genaue Abklärung jedoch scheint nicht erfolgt zu sein. Fest steht nur, daß die vergrößerten Lymphknoten in der Achselhöhle des Patienten verschwunden waren und sich die Blutwerte normalisiert hatten. Bei dieser Heilung muß hinzugefügt werden, daß der Patient mit einer damals probaten Therapie vorbehandelt wurde (Phenylbutazon). Trotzdem muß hier von einer Spontanheilung eines malignen Tumors ausgegangen werden, welcher ein ernstzunehmendes Krankheitsbild darstellt. Hodgkin-Heilungen sind jedoch in den „Spontaneous Remissions“ beschrieben. (s. Kap. 6)

Im Fall des Vittorio Micheli,[267] dessen Diagnose Osteosarkom im linken

[265] Siehe unter: Läpple, S. 137 ff.; Leuret-Bon, S. 170 ff.; West, S. 48 ff.
[266] Siehe unter: Läpple, S. 143 ff.; Olivieri, S. 111 ff.; Paciorkowski, S. 50 ff.; Aziz, S. 236 ff.
[267] Siehe unter: Läpple, S. 194 ff.; Aziz, S. 249 ff.

Ileumflügel lautet, wurde die Diagnose offensichtlich durch umfassende radiologische und histologische Abklärung gestellt, wobei sowohl die Ausdehnung der Läsion festgestellt wurde, als auch die Ausdehnung der Osteolyseherde. Wenn wir davon ausgehen, es habe sich hier wirklich um ein Osteosarkom gehandelt, so ist das Verschwinden eines derartigen Tumors nicht mit medizinischen Mitteln zu erklären.

Der Fall der Delizia Cirolli[268] stellt sich ähnlich dar. Auch hier wurde ein Osteosarkom im Bereich der Tibia festgestellt, welches sowohl durch radiologische als auch durch histologische Abklärung bestätigt wurde. Offensichtlich wurde der Tumor aufgrund fortgeschrittener Metastasierung nur noch palliativ behandelt. Das offenbar vollkommene Verschwinden des Tumors nach der Rückfahrt von Lourdes läßt sich auch nach heutigem Wissensstand nicht erklären. Interessant wäre bei diesem Fall allerdings ein längerer Bericht über die Nachsorge der Patientin, da unsere Informationen im Jahr 1977 abbrechen.

Läsionen des Nervensystems und der Sinnesorgane

Die 14 Heilungen von Läsionen des Nervensystems und der Sinnesorgane, welche in Lourdes als Wunder anerkannt wurden, liefern das bunteste Bild verschiedener Krankheitsbilder.

Allein bei den Läsionen, welche das Auge betreffen, finden sich traumatische Erblindung, Blepharitis/Ektropium und Papillenatrophien, sowie Augenstörungen als Nebenbefund einer organisch rezidivierenden Hemiplegie.

Im Fall des Louis Bouriette,[269] einer der ersten Wunderheilungen in Lourdes im Jahre 1858 lautet die Diagnose traumatische Erblindung. Über das Ausmaß der Schädigung informiert uns der Befund des damaligen Landarztes von Lourdes, Dr. Douzous. Leider beschreibt dieser nur die äußerlichen Veränderungen, die am rechten Auge sichtbar waren. Ein Bericht über eine Augenspiegelung liegt nicht vor. Die Ursache der Rückkehr der Sehschärfe und der Hell-Dunkel-Wahrnehmung des Patienten, der auf dem linken Auge möglicherweise unter einer Ophthalmia sympathica litt, ist deshalb nicht zweifelsfrei einzugrenzen. Die vorübergehende Erblindung könnte durch eine traumatisch bedingte Netzhautablösung erfolgt sein. Die Tatsache, daß die vormals festgestellten Läsionen des Patienten auch nach der Heilung unverändert waren, läßt darauf schließen, daß es sich hier um eine funktionale Heilung gehandelt hat.

268 Siehe unter: Läpple, S. 201 ff.
269 Siehe unter: Läpple, S. 34 ff.; Aziz, S. 160 ff.; Monsignore von Segur, S. 58 ff.; Sonnet, S. 253 ff

Der Fall der Blaisette Soupène,[270] die seit drei Jahren unter einem Ektropium litt, stellt einen interessanten Fall dar, wenn diese Läsion auch nicht unter die schwersten, die in Lourdes geheilt wurden, einzuordnen ist. Daß sich ein Ektropium nach drei Jahren ohne weiteres wieder anlegt, erscheint ungewöhnlich, wobei die Ursache, die zu dieser Läsion geführt hat, aus den Informationen, die uns zur Verfügung stehen, nicht ermittelt werden kann.

Auch im Fall der Maria Moreau[271] bleibt die Ursache der Erblindung des rechten Auges unklar. Auch hier fehlt ein ausreichender Befund, es fehlen Angaben zum Augenhintergrund, die die Ermittlung der wahren Ursache der Erblindung – unter heutiger Sicht – in den Bereich von Vermutungen abgleiten lassen.

Einen Fall, der in Diagnose und Krankengeschichte einen offensichtlichen Widerspruch enthält, finden wir bei Johanna Dubois.[272] Die Diagnose gibt einen allgemeinen Kräfteverfall aus unbekannter Ursache an, in der Krankengeschichte findet sich jedoch die Diagnose Lungentuberkulose im fortgeschrittenen Stadium. Offensichtlich war die Lungentuberkulose nicht zweifelsfrei feststellbar, da auch von typhusartigen Komplikationen die Rede ist. Deshalb wird bei der Dokumentation dieses Falles in der Literatur vor allem die eitrige Entzündung beider Augen hervorgehoben. Wie lange vor der Heilung diese Entzündung aufgetreten war, ist aus unseren Informationen leider nicht zu ermitteln. Ein plötzliches Abklingen dieser Vereiterung ist durchaus denkbar, zumal die Ursache nur vermutet werden kann.

Im Fall der Marie Biré[273] aus dem Jahr 1908 liegt erstmals eine genauere Angabe zu der Ursache der Erblindung vor: Eine Papillenatrophie wurde festgestellt. In der Krankengeschichte finden sich vor der Heilung keine Angaben zu einer Augenspiegelung, diese muß jedoch stattgefunden haben, da ein solcher Befund sonst nicht möglich wäre. Ein interessanter Aspekt der Heilung: Der anatomische Befund der Papillenatrophie bestand auch nach der Heilung fort, nur das Sehvermögen war zurückgekehrt. Erst nach einem Monat hat sich die Papillenatrophie vollständig zurückgebildet. Da wir die Diagnose als glaubhaft annehmen müssen, ist eine Rückbildung der Papillenatrophie mit Rückkehr des Sehvermögens und Wiederherstellung des Sehnervs auch unter heutigen Gesichtspunkten medizinisch nicht zu erklären.

[270] Siehe unter: Läpple, S. 40 ff.; Aziz, S. 166 ff.;Monsignore von Segur, S. 133/114.; Sonnet, S. 253 ff.

[271] Siehe unter: Läpple, S. 48 ff.; Monsignore von Segur, S. 114/115.; Aziz, S. 151 ff.

[272] Siehe unter: Läpple, S. 91 ff.

[273] Siehe unter: Läpple, S. 100 ff.; Sonnet, S. 254/255.

Im Fall des Francis Pascal[274] ist die Erblindung offensichtlich auf eine lymphozytäre Meningitis zurückzuführen. Auch dieser Fall wurde von D. J. West in „Eleven Lourdes Miracles" unter Berücksichtigung der Originalakten von Lourdes untersucht. Da der Autor hier die Erblindung der primären Erkrankung einer benignen lymphozytären Meningitis zuschreibt, bleibt von unserer Stelle zu bemerken, daß der ophthalmologische Befund einer Optikusatrophie vorlag. Inwieweit jedoch diese Atrophie zu einer vollständigen Erblindung geführt hat, bleibt die Frage. Offensichtlich bestand die Atrophie auch nach der Heilung fort, diese regenerierte sich nicht, wie im vorausgegangenen Fall der Marie Biré. Möglicherweise überlagerten sich hier die Ursachen der Meningitis mit denen der Atrophie, so daß nach Abheilung der Meningitis, deren Ursache allerdings auch nicht zweifelsfrei geklärt ist, die Visuseinschränkung durch die weiterbestehende Läsion der Optikusatrophie bedingt wurde.

Bei den Fällen von Lähmungen verschiedener Ursache, die in Lourdes wunderbar geheilt wurden, beginnt die Reihe mit Katharina Latapie-Chouat.[275] Hier lautet die Diagnose Lähmung infolge einer Zerrung des rechten Plexus brachialis. Diese Diagnose wurde jedoch nur als Verdachtsdiagnose gestellt, da andere Ursachen für die Lähmungserscheinungen, die sich nach dem Sturz der Patientin eingestellt haben, auch von den damals untersuchenden Ärzten nicht ausgeschlossen werden konnten. Da nach dem Unfall der Patientin mehrere Luxationen diagnostiziert worden sind, ist auch eine Einklemmung der versorgenden motorischen Nerven bei Reponieren der Luxationen denkbar. Auch eine psychische Komponente, die nach dem Unfall die Symptome verstärkt haben könnte, ist nicht auszuschließen. Eine genaue Eingrenzung von Läsionen des Plexus brachialis war durch die damaligen diagnostischen Möglichkeiten begrenzt. Insofern bleibt unklar, welcher Art die Läsionen wirklich waren, die in Lourdes geheilt wurden.

Im Fall der Madeleine Rizan[276] ergeben sich nach Durchsicht der Krankengeschichte Zweifel, ob die Diagnose einer Cholerainfektion in irgendeiner Verbindung zu den Lähmungserscheinungen steht. Die wirkliche Ursache der Lähmungserscheinungen der unteren Gliedmaßen läßt Raum zu Spekulationen. Denkbar ist hier auch eine psychische Ursache.

274 Siehe unter: West, S. 53 ff.; Läpple, S. 127 ff.
275 Siehe unter: Läpple, S. 41 ff.
276 Siehe unter: Läpple, S. 47 ff.; Aziz, S. 171 ff.; Monsignore von Segur, S. 114

Fälle von Multipler Sklerose

Das Hauptproblem der Fälle von Multipler Sklerose, die in Lourdes dokumentiert wurden, stellt sich durch die diagnostischen Möglichkeiten der damaligen Zeit. Bis dato konnte die Diagnose Multiple Sklerose nur als Verdachtsdiagnose aus dem klinischen Symptomenkomplex gestellt werden. Eine sichere Diagnose war nur aus dem pathologisch-anatomischen Substrat post mortem zu stellen. Außerdem bietet die die Multiple Sklerose ein uneinheitlich-vielgestaltiges klinisches Bild. Unter heutigen Gesichtspunkten wird die Diagnose in vivo erst durch CT, und vor allem seit der Einführung um 1982 mit an Sicherheit grenzender Wahrscheinlichkeit durch MRI möglich. Somit sind Zweifel an der Primärerkrankung bei diesen Fällen von Multipler Sklerose durchaus angebracht.

Läsionen des Skeletts und der Muskeln

Die Fälle von Knochenläsionen, Muskelentzündungen und sklerotischen Veränderungen sind Thema dieses Kapitels.

Besonders der Fall des Peter de Rudder[277] ist hier hervorzuheben, welcher zum Zeitpunkt der Heilung in der Presse heftig diskutiert wurde und als eines der interessantesten Wunder von Lourdes gilt. Ein Einwand, welcher bei den Heilungen von Lourdes immer erhoben wird besteht darin, daß sich das Spektrum der Krankheiten, die geheilt wurden, nur bis zu einer bestimmten Schwere der Läsion erstreckt. In Lourdes sind keine Heilungen dokumentiert, bei welchen ein amputiertes Glied oder ein ausgestochenes Auge wieder nachgewachsen wären. Mit der Heilung des Peter de Rudder sollte dieser Mangel zumindest tendenziell ausgeräumt werden. Die Läsion, die de Rudder erlitten hatte, scheint sehr nahe an diesen Zustand heranzureichen. Ein offener Bruch der Tibia und Fibula, der insgesamt acht Jahre bestanden haben soll, dessen Bruchflächen durch einen großen Hautdefekt an der Vorderseite des Unterschenkel sichtbar wurden, soll innerhalb weniger Sekunden wieder zusammengewachsen sein. Am Tag seiner Abfahrt nach Lourdes-Oostacker soll der Kranke von einigen Zeugen beobachtet worden sein: *„Später von Dr. Roner befragt, bezeugte Peter Blomme (Bahnwärter am Bahnhof der Heimatstadt de Rudders), daß de Rudders Bein unter dem Knie am oberen Teile des Schien- und Wadenbeins*

[277] Läpple, S. 51 ff.; Boissarie, S. 46 ff.; Sonnet, S. 155/256; Aziz, S. 215 ff. Frankfurter Zeitgemäße Broschüren, S. 4 ff.

ungewöhnlich beweglich war. Man sah, wie an dieser Stelle das Bein sich einbog und hin und her schwankte bei der geringsten Bewegung." [278] Auch andere, später vereidigte Zeugen haben den Zustand der Läsionen als unverändert vor der Reise und als vollkommen abgeheilt nach der Reise beschrieben. Am Tag der Heilung ließ de Rudder sein Bein zunächst von Zeugen, schließlich nach der Rückkehr in seiner Heimatstadt am 07. April 1875 von ärztlicher Seite untersuchen.

Der Fall des Peter de Rudder kann somit als einer der am besten belegten Fälle aus dieser Zeit gelten. Kritiker dieses Falles, wie zum Beispiel D. J. West, führen an, daß es selbst bei diesem Fall Unstimmigkeiten gibt. So recherchierte West, daß die Hauptgutachten, die diesen Fall belegen, über 17 Jahre später ausgestellt wurden, daß Dr. Hoestenberhe, einer der untersuchenden Ärzte im Fall de Rudder, erst Jahre später auf das Datum der letzten Untersuchung de Rudders einging und es auf „zwei oder drei Monate vor der Heilung“ datierte.[279] Außerdem gab es Unstimmigkeiten in den Krankenberichten, wobei einer der untersuchenden Ärzte das linke Bein, ein anderer das rechte Bein als Ort der Läsion beschreibt. Selbst Dr. Laffite, so D. J. West, der offensichtlich von dem Wunder bei der Heilung de Rudders überzeugt war, kritisierte den übertriebenen Enthusiasmus, mit dem die Ärzte des Kranken die Heilung beschrieben. Ein weiterer Punkt, den West recherchierte: De Rudder erhielt nach seiner Verletzung eine Pension des Vicomte du Bus, welcher vor der Heilung verstorben war, worauf diese Zahlungen stoppten. – Ein möglicher Grund für eine wunderbare Heilung? Diese Kritikpunkte entziehen sich nach über 100 Jahren leider einer genauen Überprüfung. Es könnten nun Spekulationen angestrengt werden, ob die Heilung des Peter de Rudder insgesamt von allen Zeugen durch die Euphorie übertrieben wurde, die Euphorie, einen bekannten Menschen geheilt zu sehen, dessen Heilung nach 8 Jahren niemand mehr erwartet hätte, auch wenn es sich vielleicht um einen Prozeß gehandelt hat, der langsamer vor sich ging als dokumentiert. Dennoch ließe sich eine solche Behauptung in keiner Weise belegen, da dieser Überlegung immerhin eine Reihe von Zeugenaussagen gegenübersteht, die durch Vereidigung verbürgt sind.

Die Photographien der Unterschenkelknochen des Peter de Rudders weisen an der Bruchstelle eine starke Kallusbildung auf. Hier stellt sich die Frage, warum bei einer Sekundenheilung diese Anzeichen einer Defektheilung zu finden sind, da diese eher für den Prozeß einer langsamen Abheilung der Läsionen sprechen.

278 Frankfurter Zeitgemäße Broschüren, Band XXVII., Breer und Thiemann, Hamm 1908; S. 10.
279 D. J. West, Eleven Lourdes Miracles, S. 9.

Ungeachtet der Einwände zu diesem Fall bleibt dieser durch die beschriebene Geschwindigkeit der Heilung auch unter heutigen Gesichtspunkten medizinisch unerklärbar.

Auf einen Fall jüngeren Datums wurde bereits im Kapitel über die kritischen Stimmen zu Lourdes[280] eingegangen. Die Variabilität der Symptome im Fall der Gabrielle Clauzel ist offensichtlich. Der radiologische Befund, welcher aus unseren Quellen[281] hervorgeht, diagnostiziert unter anderem „osteophytische“ Proliferationen (Angaben aus dem Jahr 1937), wobei unklar bleibt, ob diese wirklich zu einer Kompression der Nervenwurzeln geführt haben. Die Genese der viszeralen Beschwerden der Patientin ist schwer zu beurteilen, da es keine Eingrenzung in der Höhe der vermuteten Kompression gibt. Nicht alle Symptome, die die Patientin im Laufe ihrer Erkrankungen aufweist, sprechen für den Befund einer rheumatisch bedingten Spondylitis. Dem Einwand D. J. Wests, daß es sich, neben einer degenerativen Arthritis der Wirbelsäule, um eine Anorexia nervosa gehandelt haben könnte,[282] muß hier recht gegeben werden. Weiterhin bleibt zu bemerken, daß es sich in diesem Fall um eine funktionale Heilung gehandelt hat. Dies wird durch die offizielle Nachuntersuchung selbst belegt. Die Diagnose einer ankylosierenden Spondylitis wird dadurch unwahrscheinlich, da außerdem eine gute Beweglichkeit der Wirbelsäule nach der Heilung verzeichnet ist. Bei diesem Fall wird deutlich, daß die Bewertung der Wunderheilung in ihrer theoretisch strikten Zielsetzung in der Praxis ebenfalls dehnbar ist. Wollten sich Kirche und Ärztebüro dem Vorwurf entziehen, daß eine psychische Genese der Symptome eines wunderbar Geheilten nicht immer ausgeschlossen werden kann, so dürfte dieser Fall nicht in die Annalen von Lourdes als ein anerkanntes Wunder eingegangen sein. Bereits der Befund nach der Heilung der Patientin fordert solche Spekulationen heraus. Die subjektiven Schmerzzustände und unklaren Beschwerden der Patientin vor der Heilung entziehen sich der diagnostischen Überprüfung. Hier driftet der Fall wiederum in einen Bereich von Glauben und Ablehnung hinein, der bei einer seriösen Beurteilung vermieden werden sollte.

Der Fall des Paul Pellegrin,[283] der von einer postoperativen Fistel geheilt wurde, erscheint wenig spektakulär. Die Fistel des Patienten, die sich in Lourdes durch Bäder in der Piszine spontan geschlossen hat, wurde offensichtlich durch eine Staphylokokkeninfektion hervorgerufen und wurde, wenn auch erfolglos, mit Penicillin vorbehandelt. Die letzte Untersuchung vor der Heilung erfolgte un-

280 Siehe hierzu: West, S. 23 ff.

281 Siehe unter: West, S. 23 ff.; Läpple S.127 ff.; Leuret-Bon, S. 164 ff.

282 Siehe Kapitel „Kritische Stimmen zu den Wunderheilungen“

283 Siehe unter: West, 61 ff.; Läpple, 167 ff.; Olivieri, S. 93 ff.; Aziz, S. 235 ff.

seres Wissens drei Monate vor dieser. Die Möglichkeit, daß eine Selbstheilung in dieser Zeit stattgefunden haben könnte, wobei sich die Fistel letztendlich am Tag der Heilung vollständig geschlossen hat, ist schwer zu widerlegen. Abszesse, die sich spontan schließen, sind im klinischen Alltag oft beobachtet worden, eine derartige Heilung zum Wunder zu erheben, wird unseres Erachtens dem hohen Stellenwert, den die Kirche einem solchen Ereignis zuschreibt, nicht gerecht.

Lourdes – FAZIT?

Wie sind die Wunder von Lourdes in einer allgemeinen Form schließlich zu bewerten? Diese Frage kann nicht im Sinn einer kategorischen Entscheidung für oder wider dem Wunder beantwortet werden. Die Schwierigkeit in der letztendlichen Bewertung der Wunder ist in den zwei verschiedenen Seiten, die in Lourdes das Geschehen bestimmen, begründet. Auf der einen Seite steht der Wallfahrtsort, ein Platz religiöser Gefühle, ein Symbol für Hoffnung, Glaube und spirituelle Werte. So zumindest stellt es sich für die Gläubigen dar, für die die Wunder von Lourdes eine Selbstverständlichkeit im Kontext der Religion darstellen. Auf der anderen Seite steht die wissenschaftliche Überprüfung, die für die Gläubigen wohl eher eine Instanz darstellt, die diesen an sich unzweifelhaften Vorgängen auch in der rationalen Welt Gültigkeit verleihen soll. Von diesem Konflikt wird letztendlich die Diskussion um die Wunderheilungen von Lourdes seit nunmehr über einem Jahrhundert bestimmt. Die Motivation, sich für eines der Glaubensmodelle von Naturwissenschaft und Kirche zu entscheiden, spaltet die Lager von Befürwortern und Kritikern. Unsere Aufgabe, die Wunderheilungen von Lourdes möglichst objektiv zu bewerten, gestaltet sich auch deshalb schwierig, da selbst mit den objektiven Fakten, die die Krankenberichte bieten, unterschiedlich, das heißt im Sinne dieser beiden Seiten argumentiert werden kann. Auch bei Kritikern orientiert sich der Bewertungsmaßstab an Wahrscheinlichkeiten: Welche Alternativen gibt es zur offiziellen Diagnose von Ärztebüro und Ärztekomitee?

Auffallend bei den Wunderheilungen von Lourdes ist das große Spektrum der Schwere der Läsionen, unter denen die Geheilten zu leiden hatten. Wie wir erfahren haben, ist nicht jede dieser Erkrankungen wirklich lebensbedrohlich gewesen. Die Bandbreite erstreckt sich von weniger lebensbedrohlichen Abszessen bis hin zum malignen Knochensarkom. Ein Einwand, der in dieser Richtung oft erhoben wird: Warum wachsen in Lourdes keine abgeschlagenen Finger nach, oder ausgestochene Augen, warum gibt es keine solchen Beispiele von Heilungen, für die es in der Medizin auch in fernerer Zukunft keine Erklärungsversuche geben kann? Diese etwas überspitzte Formulierung weist auf die Angreifbarkeit vieler Wunderheilungen von Lourdes hin. Den größten Anteil an den Wundern stellen entzündliche Erkrankungen. Ein Krankheitsfeld, in dem die individuelle Abwehrsituation des Immunsystems eine entscheidende Rolle für Progredienz oder Abheilung spielt. Deshalb ergeben sich für diese Krankheiten immer eine Reihe denkbarer Alternativen zum prognostizierten negativen Verlauf. Die Möglichkeiten zur spontanen Abheilung diverser Infektionskrankheiten wie z. B.

Tuberkulose oder eines bakteriell verursachten Abszesses ist nicht zu verleugnen. Fatal wäre es allerdings, diesen Sachverhalt verallgemeinert auf alle entzündlichen Krankheiten, die in Lourdes „wunderbar" geheilt wurden, zu übertragen. Ein Fall von Lungentuberkulose im finalen Stadium, einhergehend mit Kachexie, birgt vielleicht die Möglichkeit einer spontanen Abheilung in einer sehr geringen Wahrscheinlichkeit. Die Wahrscheinlichkeit, daß dieser Patient ohne eine entsprechende tuberkulostatische Therapie sterben wird, ist demgegenüber um ein vielfaches höher. Andererseits muß beachtet werden, daß die Ärzte von Lourdes die Möglichkeit haben, aus einer eminenten „Klientel" an Kranken zu schöpfen, wobei die Wahrscheinlichkeit des Auftretens einer derartigen Spontanheilung stark ansteigt. Doch selbst unter den 65 Heilungen, die eine solche „unerklärbare" Heilung darstellen sollen, finden sich Fälle, deren Diagnose bei genauerer Betrachtung nicht unangreifbar bleibt, deren Heilung nicht „unerklärbar" erscheint. Auch bei den Fällen von Heilungen maligner Neoplasien, die durch eine histologische Untersuchung recht einfach abgesichert werden können, ist dieses Manko zu beobachten, wie zum Beispiel im Fall Rose Martin.

Für das Argument, daß der medizinische Fortschritt den Wundern ihre Grundlage nehmen kann, stehen die Fälle von Multipler Sklerose, die erst seit Einführung des CT und des Kernspin mit relativer Sicherheit diagnostiziert werden kann. Zusammenfassend bleibt schließlich zu bemerken, daß die „Unerklärbarkeit" der Heilungen von Lourdes nicht als medizinischer Glaubenssatz zu bewerten ist.

FAZIT: Die Wahrscheinlichkeit natürlicher Heilvorgänge bei fast allen Wundern, bis auf einen unerklärlichen Teil, ist überwältigend.

Fatima

Fatima nimmt – zeitlich versetzt – eine ähnliche Entwicklung wie der Pilgerort Lourdes. Das öffentliche Interesse an diesem Wallfahrtsort wird durch die kirchliche Anerkennung gestützt. Die Erscheinungen der drei Hirtenkinder Lucia, Francisco und Jacinta erscheinen dabei noch eindrücklicher als die der Bernadette Soubirous. Vor allem die Voraussagen von Lucia sind für die internationale Presse von Bedeutung. Bei keinem Marienerscheinungsort wird das Interesse an sensationellen Ereignissen derart befriedigt wie in Fatima. Allein das Sonnenwunder, seit dem Auftreten ein fortwährendes Thema von Spekulationen, erhebt Fatima zu einem „Wunderort" besonderer Prägung. Somit stehen hier die sogenannten spirituellen Wunder im Vordergrund. Die Wahrhaftigkeit dieser Wunder zu beurteilen, scheint eher ein theologisches Problem und entfernt uns deshalb zu weit von der eigentlichen Aufgabe, die Wunderheilungen von Fatima zu beurteilen.

Auch der Pilgerort Fatima kommt nicht ohne Wunderheilungen aus. Zwar sind diese nicht Hauptbestandteil der Diskussion, im Gegensatz zu Lourdes, wo sich die Beliebtheit hauptsächlich auf die Wunderheilungen begründet, jedoch werden auch hier von einigen Autoren Wunderheilungen als unterstützender Faktor zu den Botschaften der Lucia und den wunderbaren Veränderungen am Himmel hinzugefügt. Fatima kann sich leider nicht auf ein derart institutionalisiertes Untersuchungsverfahren von Wunderheilungen stützen. Deshalb behandeln die Autoren, welche die Heilungsberichte veröffentlichen, diese Materie mit einer besonderen Vorsicht, wohlwissend, daß diese Berichte den Maßstäben von Lourdes nicht voll entsprechen können. Als „unerklärbar" werden diese Berichte dennoch dargestellt.

Kritische Wertung der Wunderheilungen in Fatima

Tuberkuloseheilungen

Die 4 Fälle von Tuberkulose, welche in Fatima selbst oder in Verbindung mit dem Wallfahrtsort geheilt wurden, beschränken sich hauptsächlich auf die Lungentuberkulose, mit einem Fall von tuberkulösen Abszessen. Im Fall der Maria do Carmo[284] wurde die Erkrankung durch eine Sputumuntersuchung in ihrer Diagnose gesichert und eine fortschreitende Verschlimmerung der Lungentuberkulose und des Allgemeinzustandes beschrieben. Im Jahr 1916 berichtet die Krankengeschichte von starkem Gewichtsverlust und Kachexie, 1917 lautet die Prognose infaust. Die verbleibende Lebenszeit wird auf ca. zwei Wochen geschätzt. Plötzlich jedoch beschließt die Patientin, zu Fuß nach Fatima zu pilgern. Wenn die Krankheit zu dieser Zeit wirklich in ein finales Stadium eingetreten war, so erscheint es zumindest sehr widersprüchlich, daß es der Patientin überhaupt möglich war, aus ihrem Bett aufzustehen, geschweige denn die beschriebenen 35 Kilometer Wegstrecke zu bewältigen. Somit kann die Prognose, die hier gestellt wurde, nicht als glaubwürdig vorausgesetzt werden. Offenbar trat nach der ersten Wanderung nach Fatima eine gewisse Besserung ein, die innerhalb von drei Monaten zu einer vollständigen Wiederherstellung des Gesundheitszustandes führte. Trotz des eminenten Widerspruches, den dieser Fall in Prognose und Aktion der Patientin birgt, handelt es sich um eine bemerkenswert schnelle Besserung einer Lungentuberkulose, die beweist, wie stark der Effekt der psychischen Einstellung eines Kranken auf den Verlauf der Erkrankung zu bewerten ist. Ein Wunder im Sinne der Definition der Kanonischen Kommission von Lourdes stellt dieser Fall sicherlich nicht dar.

Auch die Erkrankung der Thereza de Jesus Morais[285] zeigt eine ähnliche Besserung, nachdem sie mit Fatima und dessen Wasser in Berührung kommt. Der Krankenbericht spricht von einer „rapiden Besserung“ bei Weiterbestehen des kachektischen Allgemeinzustandes. Anhand dieser beiden Fälle wird deutlich, welche Rolle der Zeitfaktor für die Wunderheilungen spielt. Wird ein Fall einer gut erforschten, weithin in ihrem Verlauf bekannten Erkrankung geschildert, dessen Potenz zur Selbstheilung ebenfalls beschrieben ist, so relativiert sich die Wunderheilung, geschieht sie nicht innerhalb von Sekunden oder innerhalb eines Zeitraums, der außerhalb des Erklärbaren liegt. Diese beiden Fälle

[284] Siehe unter: Michel Agnellet, Miracles à Fatima, Paris 1958, S.126-133.
[285] Ebd. S. 161-162

unterscheiden sich von den Wunderheilungen, welche in Lourdes dokumentiert wurden, hauptsächlich durch die längere Dauer der Heilung.

Eine Sekundenheilung wird im Fall Margarida Teixeira Lopes [286] beschrieben. Hier schlossen sich innerhalb von Sekunden einige Abszesse am Oberschenkel der Patientin. Allerdings enthält die Krankengeschichte den Nebenbefund „nervöse Störungen" offensichtlich mit unbekannter Ursache. Außerdem werden keine Angaben zur Diagnose einer Tuberkulose gemacht. Weiterhin ist nicht geklärt, ob die Abszesse wirklich eine tuberkulöse Ursache hatten. Setzen wir voraus, daß die Diagnose sowie die Berichte über den Verlauf der Heilung den wirklichen Geschehnissen in diesem Fall entsprechen, so ist eine Sekundenheilung der Abszesse bemerkenswert.

Läsionen des Nervensystems und der Sinnesorgane

Im Fall der Maria Augusta Dias [287] kann leider keine genaue Beurteilung der Heilung vorgenommen werden, da uns hier die Angaben über Befunde und Diagnosen nach der Heilung fehlen. Gesetzt den Fall, daß sich eine beidseitige Optikusatrophie, durch Tabes bedingt, zurückgebildet hat, so gibt es hierfür keine adäquate medizinische Erklärung. Wie bei den Fällen von Optikusatrophie in Lourdes zu beobachten war, bestand die primäre Läsion unverändert fort, wobei die Patienten zumindest einen Teil ihres Augenlichts wiedererlangten. Offenbar war die Atrophie der Sehnerven nicht vollkommen, wie aus den Untersuchungsberichten hervorgeht. Denkbar wäre dann, daß die Erblindung nicht nur durch die Atrophie bedingt war und durch eine psychische Beeinflussung verschlimmert wurde.

Läsionen des digestiven Systems

Hier wurde die Heilung eines Magenulkus dokumentiert. Maria Rosa Ribeiro [288] litt unter Bluterbrechen sowie unter Schlaflosigkeit und Nachtschmerz. Die Diagnose lautete Magenulkus im fortgeschrittenen Stadium. Hier handelte es sich um eine funktionale Heilung des Magenulkus, wie auch im Befund nach der Heilung angegeben. Die Genese des Magenulkus, bedingt durch eine bakterielle Infektion mit beeinflussenden psychischen Faktoren, ist allgemein bekannt.

286 Ebd. S. 175-179
287 Ebd. S. 171-175
288 Ebd. S. 153-155

Eine spontane Abheilung der Läsion ist im Bereich des Möglichen. Nicht genau bekannt ist das Ausmaß des Ulkus, das offenbar von den untersuchenden Ärzten als inoperabel eingestuft wurde. Selbst bei einem schweren Befund ist eine langsame Besserung denkbar, wobei die Heilung sich jedoch hauptsächlich auf das subjektive Verschwinden der Schmerzsymptomatik beschränkt und keine Angaben darüber gemacht werden, ob sich die primäre Läsion in gleichem Maße zurückgebildet hat. Eine Erklärung für die Entstehung des Ulkus gibt die Patientin selbst, da sie berichtet, das Ulkus sei in Verbindung mit ihrer damaligen Anstellung als Hausmädchen aufgetreten. Eine positive Veränderung des Umfeldes der Patientin, vor allem aber die positive Wirkung der religiösen Atmosphäre von Fatima kann den entscheidenden Ausschlag zum Verschwinden der Beschwerden gegeben haben. In diesem Sinn kann man von einer erfreulichen Besserung durch die Madonna von Fatima sprechen, nicht jedoch von einem Wunder.

Mammakarzinome

Die beiden Erkrankungen an Mammakarzinomen, die in Fatima geheilt wurden, weisen leider beide eine essentielle Lücke in der Diagnostik auf.

Im Fall der Rosa de Jesus Morais[289] wurde die Diagnose Mammakarzinom aufgrund von Auskultation und Palpation gestellt. Die Ableitung, daß es sich hier aufgrund des Fehlens inflammatorischer Symptome um einen malignen Tumor gehandelt haben muß, ist ohne eine Biopsie nicht haltbar. Der Tumorknoten, welcher sich progredient verhielt, verschwand nach einer Waschung mit Lourdeswasser. Aufgrund der Angaben ist eine Reihe von Alternativen zur Diagnose Mammakarzinom denkbar, diesen Befund als Grundlage für ein Wunder zu nehmen ist unter heutigen Gesichtspunkten jedoch absolut angreifbar.

Auch im Fall der Maria Rosa Fontes[290] ist von Seiten der untersuchenden Ärzte keine sichere Aussage über die Malignität möglich. Um so verwunderlicher erscheint es, warum der Patientin ohne histologische Abklärung des festgestellten Tumors eine sofortige Ablation angeraten wurde. Diese Vorgehensweise widerspricht der normalen Praxis und unterstützt in keinem Fall die Annahme, daß es sich deshalb bei dem festgestellten Tumor um ein Mammakarzinom gehandelt haben muß.

[289] Ebd. S. 161-162.
[290] Ebd. S. 162-165

Infektionen

Im Fall des Antonio da Costa,[291] der unter einer Peritonitis infolge einer Typhusinfektion litt, stoßen wir im Lauf der Krankengeschichte auf einen außergewöhnlichen Befund: 5–6 Liter Pus wurden hier innerhalb eines Tages punktiert. Sollte es sich hier nicht um einen Druckfehler handeln, so erscheint allein das Überleben des vierjährigen Kindes nach einem solchen Befund bis zur Heilung als außergewöhnlich. Wieviel Zeit zwischen der Heilung und der Punktion mit Einlegen einer Drainage liegt, geht aus unserer Quelle leider nicht hervor. Der Zustand des Patienten wird offensichtlich als unverändert bis zur Heilung in Fatima dokumentiert. Die schnelle Besserung während der Messe und die darauffolgende Abheilung der Peritonitis erscheint uns als bemerkenswert. Allerdings ist fraglich, ob diese Heilung in Lourdes den Anforderungen an eine Wunderheilung genügen würde, da es sich bei der Heilung um eine initiale Besserung des Gesundheitszustandes gehandelt hat, die eigentliche Abheilung jedoch erst ab diesem Zeitpunkt eingesetzt hat.

Der Heilung der Arminda de Jesus Campos,[292] die unter einer Colitis und peritonealen Fisteln litt, geht eine längere Krankengeschichte voraus, die durch eine Reihe verschiedener Diagnosen gekennzeichnet ist. Offenbar konnte die eigentliche Ursache der Colitis nicht befriedigend eingegrenzt werden, da verschiedene infektiöse Läsionen wie ein Magenulkus, später eine Appendizitis, schließlich eine Osteitis der lumbalen und sakralen Wirbelkörper festgestellt wurden. Eine Eingrenzung des Erregers fand offensichtlich nicht statt. Bei einer Colitis ist allerdings eine idiopatische Ursache durchaus denkbar. Inwieweit der Allgemeinzustand durch eine mögliche psychosomatische Beeinflussung verschlimmert wurde, bleibt Spekulation. Allerdings scheint diese Überlegung naheliegend, da die verschiedenen Symptome und eher unklaren Beschwerden für eine psychische Komponente bei dieser Erkrankung sprechen.

Knochenläsionen

Der einzige Fall von Knochenläsionen, welcher in der Literatur über Fatima zu finden war, steht eher als Beispiel, wie unterschiedlich die Interpretation des Begriffs Wunder in Verbindung mit medizinischen Fakten ausfallen kann. Der Patient Dr. med. Acacio da Silva[293] erlitt bei einem Motorradunfall mehrere Frak-

[291] Ebd. S. 157-161
[292] Ebd. S. 205-212
[293] Ebd. S. 167-170

turen, die insgesamt keine lebensbedrohlichen Folgen hatten. Der gläubige Arzt jedoch erlebte seinen Unfall sowie die Folgen unter einem anderen Gesichtspunkt. Nur durch die Mithilfe der Mutter Gottes von Fatima, so der Patient, hatte sein Unfall einen derart milden Ausgang. Ebenso beschreibt er die komplikationslose Abheilung der Läsionen als ein Wunder, welches nur durch die Maria von Fatima bewirkt werden konnte. So zeigt sich, wie individuell das Wunder ausgelegt werden kann, wobei eine allgemeingültige Definition eher in den Hintergrund tritt, da diese in einem solchen Fall keine Bedeutung hat.

Fatima – FAZIT?

Wie bereits aus den Wunderberichten hervorgeht, ist in Fatima zur Bewertung der Wunderheilungen eher eine „gelockerte“ Definition von Wunderheilung anzusetzen. Die Auslegung dieser Berichte als Wunder ist nicht unbedingt unter der Maßgabe zu verstehen, daß sich bei der Heilung ein medizinisch nicht erklärbarer Prozeß ereignet hat. Einige der Wunderberichte aus Fatima sind allerdings bemerkenswert, entsprechen nicht unbedingt einer klassischen Erklärung der Medizin (wie im Fall des Antonio da Costa), andere dagegen zeigen zwar eine erfreuliche Besserung des Gesundheitszustandes mit anschließender Heilung des Patienten, sind aber nicht im Sinne der strikten Definition einer „lourdschen“ Wunderheilung zu verstehen. Eine Pilgerstätte, auch Fatima, lebt jedoch von solchen Heilungsberichten, die in diesem Fall von den Pilgern, die nach Wundern suchen, sicher dankbar angenommen werden. Demgegenüber ist auch von unserer Seite nichts einzuwenden, da die Berichte nicht unbedingt als (medizinisch) unumstößliche Wunder gelten wollen, wie auch von den Autoren, durch die sie veröffentlicht werden, betont wird.

FAZIT: Die erfolgten evidenten Heilungen in Fatima sind offensichtlich, der kausale Zusammenhang eines Wunders damit ist nicht plausibel.

Wunderberichte aus Heiligsprechungsakten

Die Wunderberichte aus Heiligsprechungsakten bieten uns einen Überblick über die Geschichte des Wunders. Hier bietet sich die Möglichkeit, die Entwicklung der Medizin im Kontext zu den Wundergeschichten zu verfolgen. Welche Möglichkeiten bestanden beispielsweise im 13. Jahrhundert, einen medizinischen Vorgang auf eine sichere Diagnose einzugrenzen, welche Krankheiten und Läsionen waren bekannt, welche Vorgänge wurden als unerklärbar eingestuft?

Wunderbare Heilung von Fehlbildungen

Der früheste hier dokumentierte Fall, bei welchem eine Fehlbildung durch die Fürbitte einer Heiligen geheilt wurde, fand am Übergang des 13. zum 14. Jahrhundert statt. Ciccus oder Ceptus[294] (einer der beiden Namen wurde damals für diesen Patienten angegeben) litt an einem Klumpfuß, möglicherweise an einer Kontraktur der Supinatoren, worauf sich die Fußsohlen beiderseitig gegenüberstanden. Eine genaue Eruierung der Ursache dieser Fehlstellung der Füße konnte in dieser Zeit noch nicht bestimmt werden. Dadurch muß den Zeugen dieser Heilung die plötzliche Auflösung dieser Fehlstellung wirklich als Wunder vorgekommen sein. Ob bei diesem Fall wirklich eine anatomische Ursache zu der Verdrehung geführt hat, ist nicht zu ermitteln. Die Umbildung eines Klumpfußes war jedoch zu dieser Zeit als gut „sichtbares" Wunder geradezu ideal. Führt man diese Überlegung weiter fort, so fällt auf, daß gerade diese einfach zu verfolgenden, äußerlichen Befunde Gegenstand der frühen Heilungsgeschichten sind. Der Wirksamkeit solcher Berichte konnte sich die Kirche sicher sein, da eine orthopädische Fehlstellung zur damaligen Zeit nicht unbedingt als reversibel gelten konnte. Ein Verkrüppelter, der sich plötzlich erhebt – aller Gebrechen ledig – veranschaulichte sehr deutlich die „Allmacht Gottes".

Ein weiterer Fall einer Verkrüppelung wird im 17. Jahrhundert verzeichnet. Der Bericht unterscheidet sich in seiner Präzision kaum von dem vorhergehenden, wenn er auch rund dreihundert Jahre später abgefaßt wurde. Allein die Tatsache, daß der Junge Lorenz della Pesina[295] nach seiner Heilung in der Lage war, aufrecht zu gehen, durfte zu dieser Zeit als manifestes Wunder gelten. Die Ursache der Fehlbildung kann aus dem Bericht leider ebensowenig ermittelt

[294] Siehe unter: Schamoni Wilhelm, Wunder sind Tatsachen, Würzburg 1976, S. 46-51.
[295] Ebd. S. 51-55

werden wie der Befund, der sich nach der Heilung ergeben hat, da der Geheilte niemals vor seiner Heilung ärztlich untersucht wurde.

Eine besonders ausgefallene Heilung fand im Jahre 1654 statt. Ein Kind wurde von einer „zweiten Zunge" geheilt.[296] Bei dieser „zweiten Zunge", die offensichtlich immer weiter wuchs, dürfte es sich um einen Tumor unbekannter Herkunft gehandelt haben. Zumindest die Existenz dieser ominösen Fehlbildung wurde von mehreren Ärzten bestätigt, die sich jedoch weigerten, diese zu entfernen. Das plötzliche Verschwinden der Anomalie bleibt rätselhaft. Hier zeigt sich, wie schwierig es der modernen Medizin fällt, einen solchen Vorgang trotz allen Wissens zu ergründen, da die hierfür notwendigen Informationen fehlen.

Einen weiteren Fall einer Verkrüppelung, dessen Heilung leichter zu interpretieren ist, finden wir gegen Ende des 17. Jahrhunderts. Der stadtbekannte Bettler Vergant,[297] dessen Körper als „verdorrt" und „verdreht" beschrieben wird, erfährt seine Heilung durch den Befehl eines Heiligen, seine Krücken wegzulegen. Das Motiv des Bettlers, seine Verkrüppelung als „Kapital" verwendet zu haben indem er die Läsionen nur simuliert hat, wird durch den Einwand deutlich, den er gegen seine Heilung vorbringt. Er sei zu alt, so Vergant, um nach seiner Heilung noch einen Beruf zu erlernen. Hierzu sei eine interessante Stelle aus Victor Hugos „Glöckner von Notre Dame" zitiert, in der Peter Gringoire, eine der Nebenfiguren der Handlung, erstmals mit den Bettlern des „Wunderhofes" von Paris zusammentrifft:

..."Hier saß ein ausgefressener Dickwanst, der ein wüstes Trumm von Freudenmädchen stürmisch umarmte. Dort wickelte ein angeblicher Veteran die Binden von seiner angeblichen Wunde. Daneben präparierte ein „Aussätziger" mit Ochsenblut und Schellkraut die Schwären des nächsten Tages. Ein anderer hatte sein „lahmes" Knie entschient und machte es durch Streckübungen wieder gelenkig. Ärgerlich schimpfte er dabei über einen „Pilger", der sich im richtigen frömmelnden Nasentone des Marienliedes übte. Dessen Geplärr hinderte einen jungen Gauner nicht, sich von einem alten Routinier die richtigen Bewegungen der Fallsucht lehren zu lassen. Ein anderer übte sich im Heucheln von Krämpfen und im Schlagen des dazugehörigen Mundschaumes durch richtiges Kauen an einem Stück Seife. Ein „Wassersüchtiger" machte Feierabend, indem er seine Geschwulst ablegte, wobei sich einige danebensitzende Diebsweiber die Nase zuhalten und so ihren Streit um den Besitz eines dressierten Bettelkindes einstellen mußten".[298]

[296] Ebd. S. 183-187
[297] Ebd. S. 55-58
[298] Victor Hugo, Der Glöckner von Notre Dame, Stuttgarter Hausbücherei; S. 100.

Im Fall der Angelika Morel, die unter einer Verkürzung des rechten Beines litt, ist dagegen eine recht detaillierte Beschreibung der Fehlbildung des rechten Beines zu finden. Die rückwirkende Diagnose, die vom Übersetzer des Berichts eingeholt wurde, versucht den Befund nach der Heilung zu erklären.

Als einer der sensationellsten Fälle der Wunderheilungen in Heiligsprechungsakten kann der Fall des Josef Dionisi[299] gelten, dessen Befunde geradezu legendenhaft erscheinen. Von mehreren Ärzten wurde der Befund gesichert, daß bei dem Kind der gesamte Knochenbau der unteren Extremität fehlte. Allein das Auftreten einer solchen Fehlbildung muß als äußerst ungewöhnlich gelten. Die beschriebene Heilung, die Aussage, die fehlenden Strukturen seien durch Anrufen des heiligen Josef Oriol plötzlich nachgewachsen, ist mit wissenschaftlichem Verstand nicht zu begreifen, geschweige denn zu erklären. Angenommen, dieser Fall hat sich wirklich so zugetragen, so gehört er zu den seltenen Fällen, in denen ein unerklärbarer Vorgang allein durch die äußerliche Betrachtung ohne mögliche Zweifel zutage tritt. Ein solcher oder ähnlicher Fall konnte in der hundertjährigen Geschichte von Lourdes mit einer riesigen Klientel von Kranken sowie mit einer großen Zahl von Heilungsvorgängen kein einziges Mal beschrieben werden. Würde ein solcher Fall in der heutigen Zeit an einem Marienerscheinungsort auftreten, so fände sich hier das oft bemühte Beispiel einer Heilung aus der Kategorie des „nachgewachsenen Beines“, das der Kritik an den Wundern der Wallfahrtsorte den Boden nehmen würde. Unter rein rationalen Gesichtspunkten verwundert es nicht, daß solcherlei Heilungen in der heutigen Zeit nicht mehr auftreten. Eine Wundergeschichte wie diese ist heutzutage nur als eine überlieferte „Legende“ denkbar, die durch die heute übliche Überprüfung als solche entlarvt würde. Betrachten wir diese zwei Möglichkeiten der Auslegung, so bleibt die Entscheidung über diesen Vorgang wiederum dem Glauben überlassen.

Der weniger spektakuläre Fall des Phillip Scaglione wird durch den Mangel an medizinischen Informationen wiederum zu einem angreifbaren Geschehen. Die einzigen Angaben, die sich zu diesem Kind finden, beschränken sich auf eine symptomatische Beschreibung. Eine genauere Eingrenzung der Läsionen fand nicht statt, deshalb sind die möglichen Vorgänge, die zu einer Heilung geführt haben, nicht nachzuvollziehen. Welche Ursache die beschriebene Verkrüppelung des Jungen hatte, bleibt ebenfalls im Dunkeln.

Ein Fall jüngeren Datums, dessen Dokumentation folglich genauer ausfällt, finden wir bei Constance Denneboy.[300] Hier wird die Diagnose „angeborene Ra-

[299] Schamoni, S. 178-183
[300] Ebd. S. 58-61

chitis mit schwerer Verkrüppelung" durch einen genaueren Untersuchungsbefund gestützt. Offensichtlich litt das Kind außerdem unter einer Luxation der Schultergelenke. Hier trat die Sekundenheilung einer Rachitis ein, wobei sämtliche Symptome wie auch die Anzeichen der Verkrüppelung verschwunden waren. Der Befund nach der Heilung läßt nicht auf eine reine Funktionsheilung des Kindes schließen. Das Mädchen ist nicht nur in der Lage zu gehen, es wird auch dokumentiert, daß sich die verkrümmten Extremitäten wieder geradegerichtet haben. Eine Heilung innerhalb einer so kurzer Zeit ist in diesem Fall auch unter heutigen Gesichtspunkten nicht zu erklären.

Auch bei dem folgenden Fall der Elisa Erl [301] ist die Diagnose Rachitis durch verschiedene Symptome gestützt. Hier findet sich erstmals auch der rachitische Rosenkranz, der die Erkrankung des Mädchens zweifelsfrei belegen dürfte. Allerdings geht aus dem Befund nach der Heilung hervor, daß es sich um eine funktionale Heilung gehandelt hat. Das Kind ist zwar in der Lage, zu gehen, die rachitischen Läsionen bleiben zunächst jedoch bestehen. Damit besteht das „Wunder" in diesem Fall in einem initialen Moment, in dem eine Besserung der Krankheit eingesetzt hat, die bei dieser Patientin später ausheilte. Somit wird dieser Bericht medizinisch nachvollziehbar und ist nicht unbedingt als ein Wunder zu verstehen.

Verletzungen des Auges, Blindheit

Diese Fälle erstrecken sich über den Zeitraum von 1232 bis 1950, dementsprechend fällt die Dokumentation der Krankengeschichten wiederum aus.

Im Jahr 1232 finden wir abermals einen sehr legendenhaften Bericht, wobei es sich bei Theoderich Schletzenrodt [302] um einen sehr eigentümlichen Befund handelt. Es ist nicht anzunehmen, daß in diesem Fall beide Augen von einer geschlossenen Hautschicht überzogen waren. Insgesamt erinnert dieser Fall an ein Geschehen, das möglicherweise durch mündliche Überlieferung in seinem Inhalt mehrfach verändert wurde.

Der folgende Fall einer Läsion der Augen ist insgesamt rund 650 Jahre später dokumentiert. Maria Stardero [303] hatte offensichtlich keine sichtbaren Pupillen, die Augen erschienen weiß, „wie zwei Eier". Die Ursache dieser Trübung der Augen ist nicht zu ermitteln. Diese ist ebenso schwer zu klären wie die Vorgänge bei der Heilung.

[301] Ebd. S. 61-65
[302] Ebd. S. 44-45
[303] Ebd. S. 39-42

Einen weitaus besser dokumentierten Fall finden wir bei Ludwig Bourdon[304] aus dem Jahr 1883. Dieser litt offensichtlich an einer Verletzung der Netzhaut, was zu einer Erhöhung des Augendrucks und einer Atrophie des Sehnervs geführt hat. Dieser Befund wurde ärztlich gesichert. Leider fehlen entsprechende Untersuchungsbefunde über den Zustand der Netzhaut nach der Heilung. Aufgeführt wird lediglich, daß der Patient sein Augenlicht zurückgewinnt. Anzunehmen ist, daß es sich um eine funktionale Heilung der Symptome gehandelt hat und daß die Erblindung nicht vollständig auf die Atrophie zurückgeführt werden kann. Allerdings ist die Heilung einer Ophthalmia sympathika auch unter heutigen Gesichtspunkten bemerkenswert.

Ein Fall, dessen mangelhafte Dokumentation keine Bewertung erlaubt, findet sich bei Johannes Penasio,[305] der von einer nicht abgeklärten Augenkrankheit, verbunden mit Lichtscheu, geheilt wurde. Daß sich selbst im Jahr 1869 noch ein derart schlecht dokumentierter Fall findet, ist wohl auf die sehr unterschiedliche Quellenlage zurückzuführen, mit der sich die Kanonische Kommission beschäftigen mußte.

Ein weiterer Fall von Erblindung durch Netzhautablösung wurde im Jahr 1890 geheilt. Bei Franz Vion-Dury[306] findet sich die Diagnose Netzhautatrophie, jedoch ohne Beteiligung des Sehnervs, wobei eine partielle Rückkehr der Sehfähigkeit denkbar wäre, gesetzt den Fall, die Atrophie hat nicht die gesamte Netzhaut betroffen. Inwieweit hier wiederum die traumatische Ursache der Erblindung zu einem vorübergehenden Verlust der Sehfähigkeit geführt hat, bleibt die Frage. Trotzdem bleibt dieser Fall bemerkenswert.

Ein gut dokumentierter Fall, dessen Heilung nicht zu erklären ist, fand im Jahr 1921 statt. Peter Smith,[307] ein Neugeborenes, dessen Augen durch eine fünfzigprozentige Silbernitratlösung bei einer Prophylaxebehandlung in einem New Yorker Krankenhaus verätzt wurden. Das Kind wurde von mehreren Ärzten untersucht. Diese stellten ausnahmslos eine irreversible Schädigung beider Augen fest. Um so erstaunlicher ist, daß dieser schwere Befund – offensichtlich ohne Folgeschäden – innerhalb eines Tages abheilte. Ein solcher Fall ist nach heutigen Gesichtspunkten nicht wissenschaftlich nachvollziehbar.

Ebenso unglaublich wie sensationell erscheint die Heilung der Maria del Pilar Pasquau Guttierrez,[308] deren rechtes Auge durch eine Verletzung des Bul-

[304] Ebd. S. 29-33
[305] Ebd. S. 42-43
[306] Ebd. S. 6-17
[307] Ebd. S. 1-6
[308] Ebd. S. 18-22

bus ausgelaufen war. Aufgrund des Datums der Heilung sowie der Bestätigung des Befundes von ärztlicher Seite wäre es verfehlt, diesen Fall als reine Erfindung anzusehen. Im Krankenbericht finden sich Anzeichen, daß der Bulbus einen erheblichen Verlust an Kammerwasser erlitten hat. Ebenso wird berichtet, daß Teile des Glaskörpers aus der Wunde austraten. Die sofortige Abheilung der tiefen Wunde, die den Bulbus eröffnete, sowie die darauffolgende Volumenzunahme und Wiederherstellung des Augendrucks mit Wiederkehr des Sehvermögens ist ein Prozeß, der wohl als einzigartig betrachtet werden muß.

Ein im Vergleich einfacher nachzuvollziehender Fall fand im Jahr 1947 statt. Marie Antoinette Froppier[309] litt offensichtlich unter einer chronischen Vereiterung beider Augen, die durch eine Gonokokkeninfektion hervorgerufen wurde. Dieser entzündliche Prozeß führte zu einer Vernarbung der Hornhaut. Die Sehfähigkeit der Patientin war eingeschränkt, es trat jedoch keine vollständige Erblindung ein, obwohl die Patientin schließlich als blind eingestuft wurde. Eine initiale Besserung des Befundes trat nach Auflegen einer Monstranz ein. Im Untersuchungsbericht nach der Heilung wird angegeben, daß die Vereiterung der Augen schließlich verschwand, die Vernarbung der Hornhaut jedoch weiter fortbestanden hat.

Läsionen des ZNS und der peripheren Nerven

Die Fälle dieser Krankheitsgruppe beinhalten unter anderem Fälle von psychischen Störungen sowie verschiedene Fälle von Lähmungen und Ausfallserscheinungen. Da bei dieser Krankheitsgruppe die Forschung nach den Ursachen besonders schwierig ist, sind die Möglichkeiten der Bewertung entsprechend eingeschränkt. Die Berichte enthalten hier hauptsächlich eine symptomatische Beschreibung, die sich meist auf gelähmte Glieder oder auf die Anfälle bei Epilepsie beschränkt.

Die Tobsucht, die bei Bruder Gabriel Morellon[310] auftrat und durch Anrufen eines Heiligen verschwand, läßt sich möglicherweise durch eine Psychose erklären, die ihren Schub mit dem Zeitpunkt der Heilung beendete.

Im Fall der Anna Le Signe,[311] die offensichtlich durch angeborene Taubheit in ihrer Sprachentwicklung sehr stark behindert wurde, führte die Heilung der Taubheit dazu, daß schließlich eine normale Sprachentwicklung möglich wurde. Die Ursachen der seit Geburt festgestellten Taubheit sind nicht näher beschrie-

[309] Ebd. S. 33-38
[310] Ebd. S. 202-205
[311] Ebd. S. 109-113

ben und konnten auch zu dieser Zeit (1624) nicht entsprechend abgeklärt werden. Damit bleibt unklar, welche Ursachen einer reversiblen Taubheit bestanden haben könnten.

Im Fall der Schwester Johanna Maria Peret[312] liegen verschiedenste Symptome vor. Initiale Ursache der Erkrankung und der progredienten Verschlechterung des Gesundheitszustandes war ein Wechselfieber, verbunden mit einer Angina. Allerdings ist hier nicht einzusehen, warum durch diese Erkrankung eine Lähmung der unteren Gliedmaßen erfolgt sein sollte. Ebenso ist unverständlich, daß die Patientin jegliche Nahrung ablehnte. Die neurogenen Ausfallserscheinungen der Patientin sprechen hier eher für eine psychische Ursache der Erkrankung bzw. der Verschlechterung des Gesamtzustandes. Eine denkbare Diagnose wäre hier Anorexia nervosa, verbunden mit einer fortschreitenden Schwächung des Organismus, was die Symptome wie Kopfschmerzen, Schlaflosigkeit, Kontrakturen und die ungeklärten neurogenen Störungen des rechten Armes erklären würde. Ebenso sind die unklaren intestinalen Beschwerden durch ein derartiges Krankheitsbild eher erklärbar. Somit wäre auch die Heilung als eine initiale Besserung des psychischen Zustandes der Patientin zu erklären. Die „tympanitische Wassersucht" ist hier wohl eher als ein Nebenbefund zu verstehen.

Es folgt ein Fall einer nicht näher abgeklärten Lähmung und von Taubstummheit seit Geburt. Der Fall der Maria Anna Lhullier[313] bleibt durch fehlende medizinische Informationen rätselhaft. Offensichtlich trat hier jedoch eine relativ langsame Besserung ein, im Gegensatz zur Sekundenheilung. Innerhalb von zwei Wochen war das Mädchen in der Lage, zu gehen und zu sprechen. Ein genauerer Befund über den Gesundheitszustand der Patientin wäre hier wünschenswert und würde zum besseren Verständnis dieses Falles beitragen. Da hier jedoch außer der Diagnose keine genauere Beschreibung vorliegt, ist der Fall nicht näher zu beurteilen. Ebenso liegen hier keine Zeugnisse über eine ärztliche Untersuchung des Kindes vor, wie auch bei vielen anderen Fällen in den Berichten aus Heiligsprechungsakten. Nach dem heutigen Bewertungsmaßstab reicht ein Bericht der Angehörigen nicht aus, um ein Krankheitsbild genau zu beurteilen. Ein solcher Sachverhalt macht diese Fälle der wissenschaftlichen Bewertung unzugänglich. Andererseits sind solche Berichte dadurch auch vor einer Widerlegung durch die Wissenschaft geschützt.

Vor dem gleichen Problem stehen wir im Fall der Anna Marrava[314] aus dem

[312] Ebd. S. 164-171
[313] Ebd. S. 105-107
[314] Ebd. S. 107-109

Jahr 1721. Auch hier liegt lediglich eine symptomatische Beschreibung des Gesundheitszustandes vor. Zeugnisse über ärztliche Untersuchung liegen ebensowenig vor wie eine genaue Diagnose. Bei solcherlei Fällen liegt die Überlegung nahe, daß zu dem eigentlichen Geschehen sehr viel an den tatsächlichen Fakten verändert wurde (möglicherweise durch die Euphorie der Angehörigen über eine Besserung des Patienten) und daß sich somit Zweifel an der Genauigkeit der Berichte ergeben. Man würde sich in solchen Fällen wünschen, das Geschehen vor Ort miterlebt zu haben und nicht auf die kurz abgefaßten Berichte der kanonischen Kommission angewiesen zu sein.

Im Fall des Antonius Blanchini[315] aus dem Jahr 1736 ist die Diagnose jedoch als relativ sicher zu bewerten. Hier wird sehr eingehend über die epileptischen Anfälle berichtet, die bis zu 60 mal am Tag auftraten. Selbst wenn dieser Befund etwas übertrieben erscheinen mag, so steht die Diagnose Epilepsie fest. Eine Heilung dieser Epilepsie ist bemerkenswert.

Einen ähnlichen Fall finden wir im Jahr 1862. Das fünfjährige Kind Leo Roussat[316] litt ebenfalls unter einer Epilepsie. Diese Diagnose wurde durch eine ärztliche Untersuchung abgesichert. Auch hier trat eine schnelle Heilung der Epilepsie ein, wenn auch nicht vollständig, da das Kind auch nach der Heilung einige kleinere Anfälle hatte. Die Heilung an sich dauerte mehrere Stunden. Trotzdem bleibt das plötzliche Verschwinden dieses Befundes bemerkenswert und ist auch unter heutigen Gesichtspunkten nicht unbedingt erklärbar.

Knochenläsionen

Die zwei Fälle von Knochenläsionen, die wir in den Dokumentationen aus Heiligsprechungsakten finden, stammen aus dem 17. Jahrhundert und dem Jahr 1962.

Alfons Ottero Grassal,[317] der Anfang des 17. Jahrhunderts einen komplizierten Oberarmbruch erlitt, wurde zunächst ärztlich behandelt, offensichtlich ohne Erfolg. Hier wird in der Quelle eine rückwirkende Diagnose angeführt. Es wird angenommen, daß die Bruchenden durch die Hebelwirkung des Armes nicht zusammenwachsen konnten, da sie mangelnd fixiert waren. Demgegenüber steht jedoch, daß der Patient durch die starken Schmerzen sicherlich eine maximale Schonhaltung des Armes beibehielt, wodurch ein Zusammenwachsen denkbar wäre. Auch bei diesem Befund erscheint uns eine Heilung nicht als unerklärbar.

[315] Ebd. S. 197-202
[316] Ebd. S. 192-197
[317] Ebd. S. 176-178

Der Fall der Carola Raffaela Cupisti,[318] die an einer chronisch deformierten Arthrose des rechten Hüftgelenks litt, zeigt, wie sich ein Krankheitsbefund und dessen Heilung durch die moderne Medizin relativieren kann. Das Wunder im Fall der Carola Raffaela Cupisti bestand darin, daß sie durch die Fürbitte des heiligen Antonius Maria Pucci von ihren Beschwerden befreit wurde, der anatomische Befund einer chronisch deformierten Arthrose mit Subluxation hat jedoch weiter bestanden. Demgegenüber finden sich in der weiteren Vergangenheit, beispielsweise im 13. Jahrhundert, überwiegend Befunde, die zumeist eine Heilung feststellbarer anatomischer Läsionen beinhalten. So verändert sich im Laufe der Zeit die Art des medizinischen Wunders zusammen mit dem steigenden Wissensstand der Medizin.

Läsionen der Weichteile

Im Fall des Matthias Textor,[319] der im Jahr 1626 offensichtlich von einer nicht näher beschriebenen Lähmung der linken Hand geheilt wurde, ist die Bewertung wiederum aufgrund der fehlenden Informationen über die Ursache der Läsion erschwert. Die plötzliche Unbrauchbarkeit der Hand ohne erkennbare äußere Ursache läßt eher auf eine psychogene Herkunft der Läsion schließen. Eine genauere Aussage über dieses Wunder ist weiterhin nicht möglich.

Der Fall des Ignatius Diamantes[320] aus dem Jahr 1690 ist dagegen besser dokumentiert. Hier handelte es sich um ein sehr großes Ulkus an der linken Wade. Dieses Ulkus bestand insgesamt über zwei Jahre und hatte sich auf ein sehr großes Areal von ca. 20 Quadratzentimetern ausgedehnt und offensichtlich die Muskelfaszie durchbrochen. Die plötzliche Heilung eines derart großen Hautdefektes ist auch unter heutiger Sicht nicht erklärbar. Einziger Einwand zu dieser Heilung bleibt, daß das Datum der letzten ärztlichen Untersuchung vor der Heilung fehlt und somit nicht gesichert ist, welcher Zeitraum zwischen der letzten Untersuchung und der Heilung lag. So ist eine langsamere Heilung des Ulkus denkbar, die von dem Patienten entsprechend verschleiert wurde. Dies wäre unter rein rationalen Aspekten die einzig mögliche Erklärung, geht man ansonsten von einer wahrheitsgemäßen Beschreibung des Falles aus. Allerdings weist die Krankengeschichte nicht auf eine solche Möglichkeit hin.

Bei Anna Carini Temperanza,[321] die 1772 von Bauch- und Hautwassersucht

[318] Ebd. S. 65-74
[319] Ebd. S. 145-146
[320] Ebd. S. 172-176
[321] Ebd. S. 154-159

geheilt wurde, bleibt unklar, welche Genese diese Erkrankung hatte. Möglicherweise hat es sich hier um eine kardiale Ursache gehandelt, die zu einer starken Ödembildung geführt hat.

Auch im folgenden Fall der Anna Lucia Pietrosanti[322] handelt es sich um Bauch- und Hautwassersucht. Es handelte sich auch hier um progredienten Verlauf der Erkrankung. Die plötzliche Heilung der Patientin ist nicht ohne weiteres zu erklären.

Gicht

Die zwei Heilungen von Gicht in den Heiligsprechungsakten fanden beide im 18. Jahrhundert statt. Zu dieser Zeit galt die Gicht als eine unheilbare Krankheit, deren plötzliche Heilung als ein Wunder erscheinen mußte.

Im Fall des Franz Anton Chiaramonte[323] wurde die Diagnose „Podagra" durch mehrere Ärzte gestellt, der Verlauf der Krankheit, wie im Krankenbericht beschrieben, weist auf diese Diagnose hin. Die plötzliche Heilung der Erkrankung ist auch unter heutigen Gesichtspunkten nicht unbedingt zu erklären. Zweifel gibt es jedoch an der wunderbaren Heilung des Johannes Georg Kimmel,[324] der bereits im Alter von acht Jahren an Gicht erkrankt sein soll. Hier ist eine andere Ursache der gichtartigen Beschwerden anzunehmen, da in diesem Alter eine solche Erkrankung unwahrscheinlich erscheint.

Infektionen

Die fünf Fälle von Infektionen erstrecken sich über den Zeitraum von 1639 bis 1916. Der erste medizinisch verwertbare Fall findet sich im Jahr 1723. Hier lautet die Diagnose Lepra, der einzige Fall, der in dieser Reihe verzeichnet ist. Johanna Palla,[325] ein zehnjähriges Kind aus Südostindien, befand sich offensichtlich schon in einem fortgeschrittenen Zustand. Die Fingernägel des Kindes waren bereits abgefallen, die Extremitäten waren mit leprösen Geschwüren bedeckt, eine starke Geruchsentwicklung hatte eingesetzt. Allerdings war es noch nicht zum Verlust von Körperteilen gekommen. Hinzugefügt werden muß, daß die Lepra zu dieser Zeit als eine absolut tödliche Krankheit galt, was ohne eine chemotherapeutische Behandlung auch heute noch gelten würde. Die Abhei-

[322] Ebd. S. 159-164
[323] Ebd. S. 89-93
[324] Ebd. S. 93-98
[325] Ebd. S. 99-103

lung der Lepra unter den damaligen Umständen ist auch nach heutigem Wissen nicht unbedingt erklärbar.

Der Fall der Elisabeth Carpineti [326] dagegen stützt sich auf eine weniger schwerwiegende Diagnose, was die denkbaren Verläufe einer Malariainfektion anbelangt. Offensichtlich handelte es sich hier um einen finalen Anfall von Malaria tropica, der auch ohne Behandlung mit Chinin nicht unbedingt zum Exitus führen muß, wenn auch der Zustand der Patientin als sehr ernst beschrieben wird. Somit bleibt die Möglichkeit bestehen, daß dieser Fieberanfall auch ohne die Fürbitte eines Heiligen und das direkte Einwirken einer göttlichen Kraft überlebt wurde.

Wunderberichte aus Heiligsprechungsakten

Es konnte aufgezeigt werden, wie variabel sich das Spektrum von Erkrankungen und Befunden in den Wunderheilungen aus Heiligsprechungsakten darstellt. Bedingt durch die große Zeitspanne, die die gesammelten Fälle abdecken sowie die Unterschiedlichkeit in der Dokumentation der Fälle erscheinen uns die Berichte über die Wunderheilungen als äußerst gegensätzlich. Die Bewertung der Wunder erstreckt sich von wirklich bemerkenswerten Fällen, deren Dokumentation wenig Zweifel am unerklärlichen Geschehen der Heilung aufkommen läßt, über medizinisch nachvollziehbare Heilungen bis zu der Annahme, daß es sich bei einigen dieser Wunder um eine überhöhte Darstellung von weniger sensationellen Fakten gehandelt haben muß. Immer wieder stoßen wir auf das Problem, daß, je weiter wir in die Vergangenheit eintauchen, wir auf ein anderes Selbstverständnis von Wissenschaft und Glaube treffen, das sich mit der heutigen Auffassung von Wissenschaft und Medizin schwer verbinden läßt. Wie nicht anders zu erwarten war, entsprechen die frühen Berichte der Heiligsprechungsakten nicht den heute üblichen Bewertungsstandards eines medizinischen Vorgangs. Dadurch läßt sich die Bewertung eines Wunders, ob wahr oder unwahr, ob nachvollziehbar oder unglaubwürdig, nicht ohne weiteres durchführen. Fest steht jedoch, nimmt man die wahrheitsgemäße Darstellung der Krankenberichte als Voraussetzung an, daß diese Berichte in der jeweiligen Zeit wirklich als Wunder gegolten haben müssen, da sich den Ärzten dieser Zeit nicht die Möglichkeiten der Überprüfung boten, wie sie heute üblich sind.

326 Ebd. S. 135-141

Berichte über Auferweckungen in Heiligsprechungsakten

Die Auferweckungen vom Tode sind für die heutige Medizin besonders interessant. Schon immer stand die Medizin diesem finalen Ereignis machtlos gegenüber. Ein nach heutigen Kriterien sicher festgestellter Tod gilt immer noch als absolut unumkehrbares Ereignis. Hier setzen die Möglichkeiten jeglicher Intervention durch den Mediziner aus. Der Tod gilt seit jeher als der große „Gegner" des Arztes, gegen den es so lange wie möglich anzukämpfen gilt. Wie soll man also die Auferweckung vom Tod unter heutigen Gesichtspunkten interpretieren? Betrachtet man die zeitliche Verteilung der Auferweckungen aus Heiligsprechungsakten, so fällt auf, daß die Serie dieser Ereignisse nach dem 16. Jahrhundert abbricht und sich danach bis in die heutige Zeit hinein keine Auferweckung mehr ereignet hat, zumindest, was die vorliegenden Fälle betrifft. Hier drängt sich die Vermutung auf, daß weitere Berichte über Auferweckungen nicht mehr anerkannt wurden. Dies wurde möglicherweise durch den Fortschritt der diagnostischen Möglichkeiten bedingt.

Ein weiterer Aspekt der Auferweckungen ergibt sich aus der Übersicht der Todesursachen. Über die Hälfte der Todesfälle ereigneten sich durch Ertrinken. In den Berichten über den Verlauf des Unglücks wird immer wieder die lange Zeit angeführt, die die Verunglückten im Wasser gelegen haben. Diese Zeit wird meist mit der Todeszeit gleichgesetzt und dient so als sicheres Kriterium für den eingetretenen Tod. Es ist hierbei jedoch selten bewiesen, wann der Tod durch Ertrinken wirklich eingetreten ist. Möglicherweise konnten sich einige der Verunglückten noch lange über Wasser halten, ertranken vielleicht erst kurz vor der Bergung.

Unter rational kritischen Gesichtspunkten sind wir versucht, die Berichte über Auferweckungen unbesehen in die Kategorie der „Legenden" einzuordnen. Welche der bereits genannten Einwände sich bei genauer Betrachtung bewahrheiten, soll im folgenden geklärt werden.

Tod durch Ertrinken

Bereits beim ersten Fall in dieser Reihe, in welchem ein vierjähriges Kind[327] beschrieben wird, das in einen Brunnen gefallen war, zeigt sich die Schwierigkeit bei der Beurteilung der Auferweckungen. In den wenigsten Fällen fand eine ärztliche Untersuchung der Verunglückten statt. Mit einer oberflächlichen Unter-

[327] Ebd. S. 135-141

suchung durch zufällige Zeugen würde sich die heutige Medizin nicht zufrieden geben.

Bei diesem Fall bleibt außerdem unklar, wie lang das Kind im Wasser gelegen hat. Es finden sich, außer den aufgerissenen Augen und dem aufgetriebenen Bauch, weder unsichere noch sichere Todeszeichen. Somit ist der Tod des Kindes nicht eindeutig belegt.

Im Fall der Johanna Schirreve,[328] die am 25.04.1292 auferweckt wurde, stoßen wir auf ein ähnliches Problem. Wiederum ist die Feststellung des eingetretenen Todes nicht ärztlich gesichert. Hier wird jedoch angegeben, wie lange das Kind im Wasser gelegen hat (ca. 4–5 Stunden), wobei diese Zeitspanne nur durch die Aussage des Spielgefährten der Verunglückten gestützt wird. Glaubt man jedoch den Aussagen der Zeugen, so haben zumindest unsichere Todeszeichen, wie das Erkalten des Körpers sowie Fehlen von Atmung und Puls vorgelegen. Interessant bei dieser Auferweckung: Das Kind kam erst am Morgen nach dem Unfall wieder zu sich. Denkbar wäre vielleicht eine lang andauernde tiefe Bewußtlosigkeit und Vita Minima über einige Stunden. Trotzdem bleibt dieser Fall bemerkenswert, da die Zeugen des Unglücks den Tod eindeutig festgestellt haben wollen.

Im folgenden Fall des Bertrand Lother,[329] der im Jahr 1388 vom Tod auferweckt wurde, fehlen wiederum die sicheren Todeszeichen. Die Zeugen geben an, daß der Körper starr und kalt gewesen sei, wobei es sich hier auch um eine starke Auskühlung durch das kalte Wasser gehandelt haben kann. Die Aussage, der Verunglückte sei über eine Stunde unter seinem Wagen begraben gewesen beinhaltet nicht zwingend, daß er somit auch unter die Wasseroberfläche gedrückt worden sein muß. Die Möglichkeit bleibt bestehen, daß der Verunglückte erst kurz vor der Bergung das Bewußtsein verloren hat. Außerdem finden sich keine Hinweise, daß der Tod durch Ertrinken eingetreten ist. Die Lungen haben sich offensichtlich nicht mit Wasser gefüllt. Somit ist denkbar, daß der Patient bei der „Auferweckung“ aus einer tiefen Bewußtlosigkeit erwachte, die durch den Sturz in den Fluß herrührte. Für eine traumatische Ursache sprechen auch die festgestellten Frakturen, die der Patient bei diesem Sturz erlitt und die auch nach der Auferweckung weiterhin bestanden. An diesem Beispiel zeigt sich die Angreifbarkeit der Totenauferweckungen. Die Kriterien zur Feststellung des Todes, die nach heutigen Gesichtspunkten gefordert werden, sind in den wenigsten Fällen wirklich erfüllt. Somit bleibt offen, ob der Tod durch Ertrinken in den bis-

328 Ebd. S. 18-25
329 Ebd. S. 35-39

her beschriebenen Fällen auch wirklich eingetreten war. Außerdem ist die verstrichene Todeszeit nicht unbedingt mit dem Zeitpunkt des Unfalls gleichzusetzen.

Der Fall der Schwester Franziska Angelika de la Pesse,[330] die 1623 ertrunken war, stellt sich etwas anders dar. Hier ist durch Zeugenaussagen sicher belegt, daß der Körper rund zwei Stunden am Grund eines Flusses festgehalten wurde. Ebenso wurde der Tod des Mädchens durch einen Arzt festgestellt. Setzt man eine wahrheitsgemäße Berichterstattung voraus, so ist dieser Fall auch unter heutigen Gesichtspunkten nicht zu erklären.

Einen Fall, dessen Verlauf unter rationalen Aspekten unwahrscheinlich wirkt, finden wir bei Hieronymus Genin,[331] der im Jahr 1623 ertrunken war. Hier findet sich im Krankenbericht sogar die Angabe, der Körper habe nach dem Tod bereits Fäulnisgeruch verbreitet. Ebenfalls finden sich hier wiederum unsichere Todeszeichen wie fehlende Atmung und Puls sowie ein aufgedunsener Körper. Daß der vermeintlich Tote einen Tag nach dem Unglück plötzlich einen Arm erhob, muß den damaligen Zeugen wahrhaftig als ein Wunder erschienen sein. Allerdings ging bei dem Patienten auch nach der Auferweckung kein Wasser ab, ein Befund, der an der Todesursache Ertrinken Zweifel aufkommen läßt. Auch finden wir keine sicheren Todeszeichen wie Leichenflecke und -starre. Die beschriebenen Hämatome, die zahlreich am ganzen Körper aufgetreten waren, blieben auch nach der Auferweckung bestehen.

Das weitere Bestehen von Nebenbefunden, wie Hämatome oder Frakturen, die durch traumatische Ereignisse während des Unfalls der Auferweckten entstanden sind, stellt ein interessantes Phänomen dar, welches nicht zum sensationellen Vorgang der Auferweckung paßt. Warum sollten durch das Einwirken einer höheren Kraft nur die schweren inneren Läsionen verschwinden? Warum bleiben die – im Vergleich geringradigen – äußeren Läsionen bestehen?

Dieses Phänomen findet sich auch beim folgenden Fall, Anfang des 13. Jahrhunderts. Nikolaus, der Sohn eines Müllers[332] wurde unter einem Mühlrad begraben und rund eine Stunde unter Wasser gedrückt. Hier finden sich erstmals Anzeichen, daß die Lungen des Kindes mit Wasser gefüllt waren. Der Junge erlangt erst einige Stunden nach der Bergung das Bewußtsein zurück, wobei dieses Ereignis nicht mit der Fürbitte an den Heiligen zusammentrifft. Außerdem bleiben die sekundären Läsionen weiter bestehen (großes Hämatom auf dem Rücken). Auch der Tod des Jungen ist nicht zweifelsfrei festgestellt und ärztlich gesichert.

[330] Ebd. S. 83-90
[331] Ebd. S. 91-98
[332] Ebd. S. 15-17

Im Fall des Johannes Reinoso,[333] der im Juni 1627 in einen Brunnen gefallen war, bleibt wiederum unklar, wann der Tod eingetreten sein soll. Es wird nur berichtet, daß das Kind rund drei Stunden in dem besagten Brunnen gelegen habe. Sichere Todeszeichen wie Rigor und Livores liegen hier jedoch vor, was diesen Fall auch unter heutigen Gesichtspunkten unerklärbar macht.

Bei den Fällen von Auferweckungen mit der Todesursache Ertrinken bleibt auch nach eingehender Betrachtung die Frage bestehen, wie glaubwürdig diese Dokumentationen sind. Immer wieder finden sich Angaben, die nicht vollständig gesichert sind. Beispiele hierfür sind die Todeszeiten sowie die Todeszeichen. Oft finden sich Angaben, die unter medizinischem Blickwinkel als unwahrscheinlich erscheinen (Fall der Johanna Schirreve: Hier wird angegeben, daß nach der Bergung des fünfjährigen Kindes ca. 12 Liter Wasser abgegangen sein sollen).

Tod durch gewaltsame Einwirkungen

Im Gegensatz zu den Fällen von Ertrinken, wo sich die Krankengeschichten sehr ähnlich sind, weisen die Todesfälle durch gewaltsame Einwirkungen ein wesentlich bunteres Bild an Todesursachen und Vorgeschichten auf. Gerade in dieser Reihe gleiten die Berichte immer wieder in den Bereich der Legenden ab.

Der erste Fall in dieser Reihe ist zeitlich nicht genau einzuordnen. Willelm Apres[334] wurde vom Tod durch zweimaliges Erhängen wieder auferweckt. Der Tod ist hier offensichtlich durch Ersticken oder Ischämie aufgetreten, da sich keine Angaben über eine Luxation der Halswirbel finden. Es treten unsichere Todeszeichen wie fehlender Puls und Atmung auf, ebenso wird von einer Relaxation der Sphinktermuskeln berichtet. Die Feststellung des Todes ist nicht ärztlich gesichert. Interessant bleibt außerdem, daß nach der Auferweckung eine sehr langsame Besserung des Gesundheitszustandes des Verurteilten einsetzte. In diesem Zusammenhang fällt auf, daß der Verurteilte mit einem fünf Zentimeter dicken Strick erhängt wurde, der den Patienten möglicherweise vor dem Tod bewahrte. Der Druck auf den Hals konnte sich dadurch maximal verteilen.

Der Fall des Antonius Miranda[335] aus dem Jahr 1586 zeigt auf, wie sehr sich das Wunder der Auferweckung durch fehlende Beweise relativieren kann. Der Junge soll hier durch einen Schlangenbiß umgekommen sein. Die Schlange wurde von einem Zeugen nur kurz beobachtet. Es gibt keine Angaben über ihre

[333] Ebd. S. 40-43
[334] Ebd. S. 25-34
[335] Ebd. S. 43-47

Giftigkeit. Außerdem finden sich keine Angaben zum Zustand des Toten. Somit ist dieses Wunder unter rein rationalen Aspekten nicht haltbar.

Im Fall des Franz le Chaenal[336] tritt die Aura des Legendenhaften am besten zutage. Der Verunglückte soll 1649 in eine rund 50 Meter tiefe Schlucht gestürzt und kopfüber in einem Gebirgsbach steckengeblieben sein. Daß der Verunglückte schließlich ohne jede Verletzung aus dem Fluß gezogen wurde, ist auf Seiten der Kritiker als Legende einzuordnen, für Befürworter eine Glaubenssache.

Die Brüder Nikolaus und Baptista de Huz,[337] die 1670 von einem Karren erdrückt wurden, weisen gegenüber dem vorhergehenden Fall klar feststellbare Läsionen auf. Nach ärztlicher Untersuchung stand der Befund fest, die Kinder sollen an ihren Läsionen verstorben sein. Hier ist erstmals die völlige Wiederherstellung aller Läsionen zu beobachten. Die multiplen Rippenfrakturen der beiden Kinder bestanden nicht mehr. Bezieht man jedoch das Alter der Kinder in die Überlegung mit ein, so wäre vielleicht eine Grünholzfraktur denkbar. Trotzdem bleibt dieser Fall außergewöhnlich.

Der letzte Fall in dieser Reihe ereignete sich 1678. Scipio de Amelia[338] stürzte von einem Felsvorsprung und zog sich offenbar eine Dislokation der Halswirbel zu. Die Diagnose wurde durch einen Arzt gestellt, somit scheint die Todesursache gesichert. Diese Dislokation war nach der Auferweckung spontan verschwunden, ebenso die Quetschung auf der Stirn des Verunglückten. Somit ist dieser Fall nicht ohne weiteres erklärbar.

Totgeburten

Die zwei Fälle von Totgeburten aus den Jahren 1397 und 1686, die durch die Fürbitte eines Heiligen wieder auferweckt wurden, erscheinen bei näherer Betrachtung als relativ leicht erklärbar.

Im ersten Fall des Neugeborenen Schonav[339] beginnt das Kind vier Stunden nach der Entbindung Lebenszeichen zu zeigen. Bei dieser Entbindung war kein Arzt zugegen. Somit ist nicht gesichert, ob das Kind wirklich tot zur Welt kam, oder ob es sich um eine tiefe Bewußtlosigkeit handelte.

Der Fall des Johannes Lora[340] stellt eine Besonderheit in den Berichten über

[336] Ebd. S. 77-82
[337] Ebd. S. 98-103
[338] Ebd. S. 64-69
[339] Ebd. S. 39-40
[340] Ebd. S. 103-104

Auferweckungen dar. Hier wurde angeblich ein exhumiertes Kind nach 14 Tagen wieder zum Leben erweckt. Zu diesem Fall läßt sich eine etwas gewagte Überlegung anstellen. Gesetzt den Fall, der Körper des Kindes war durch die starke Kälte, die zu dieser Jahreszeit im italienischen Voralpengebiet herrschte, gefroren (selbst nach damaligen Zeugenaussagen sollen die Leichen damals durch die Kälte konserviert worden sein, ansonsten wäre es schwer vorstellbar, einen Toten nach zwei Wochen ohne weiteres zu exhumieren). In diesem Fall ist denkbar, daß der Körper in der Raumtemperatur der Kirche langsam auftaute und sich somit die „Lebenszeichen" die das Kind zeigte, durch diesen Prozeß erklären lassen (der Kiefer öffnete sich spontan, ein Auge öffnete sich einen Spalt, wobei eine „Träne" hervortrat, das Kind „schwitzte"[341]). Kurz nach Auftreten dieser Lebenszeichen soll das Kind erneut verstorben sein. Im gesamten Bericht werden keine Beobachtungen über Vitalzeichen wie Puls und Atmung oder die Körpertemperatur gemacht. Somit wird unsere Hypothese relativ wahrscheinlich. Unter diesem Aspekt betrachtet, bleibt diese Totenauferweckung sehr fragwürdig.

Tod durch Seuchen und Infekte

Bei den zwei Todesfällen durch Seuchen und Infekte bleibt nur einer der Fälle zur Bewertung offen, da der andere von der Kanonischen Kommission nicht als Wunder anerkannt wurde (nur die spontane Heilung einer ernsthaften Erkrankung wurde anerkannt).
Im Fall des Ivo Cozober, [342] welcher 1312 vom Tode auferweckt worden sein soll, finden sich keine Informationen über Herkunft oder Verlauf der tödlichen Krankheit. Eine genauere Bewertung dieser Auferweckung wird somit unmöglich.

Auferweckungen – Fazit?

Die Berichte über Totenauferweckungen in den Heiligsprechungsakten weisen ein breites Spektrum an Berichten auf, die sich in ihrer Glaubwürdigkeit sowie in den Angaben zur Krankengeschichte sehr stark unterscheiden. In den allermeisten Fällen bestehen berechtigte Zweifel an derartigen Geschehnissen. Die Berichte lassen zum größten Teil eine wissenschaftlich einwandfreie Krankengeschichte vermissen, was die Glaubwürdigkeit der Auferweckungen sehr in Frage stellt.

341 Ebd. S. 105
342 Ebd. S. 34-35

Spontanheilungen in der Medizin und Wunderheilungen in der katholischen Kirche im Vergleich

Bei den Fällen von Spontanheilungen, die in der medizinischen Fachliteratur auftreten, finden sich ebenfalls Heilungsvorgänge, die über die normalen Erklärungsmuster der Medizin hinausgehen. Sind diese Fälle von Spontanheilung also als die Wunder der modernen Medizin zu betrachten? Man würde sicherlich etwas zu weit gehen, setzte man die Spontanheilungen den Wunderberichten, welche hier gesammelt wurden, gleich. Dennoch treten auch hier oftmals Heilungsvorgänge auf, die, wie in Lourdes, als bemerkenswert betrachtet werden können. Warum aber treten die Berichte über Spontanheilungen immer häufiger auf? Diese Entwicklung ist vor allem durch das steigende Interesse der Medizin an solchen Sachverhalten zu erklären. Ebenso finden Berichte über derart außergewöhnliche Heilungsvorgänge immer mehr Anerkennung. Die heutigen diagnostischen Möglichkeiten erlauben es, gewisse Heilungsvorgänge genau einzugrenzen und zweifelsfrei zu belegen. Außerdem dürften die ersten Veröffentlichungen über Spontanheilungen zu einem „Schneeballeffekt" geführt haben, da sich immer mehr Autoren davon überzeugen ließen, ihre Erfahrungen in Klinik und Praxis zu veröffentlichen, ohne das Risiko einzugehen, daß ihnen von Anfang an Fehldiagnosen und unsaubere Arbeitsweise vorgehalten würde. Betrachtet man die Krankheitsfelder, so ist eine interessante Entwicklung zu beobachten: Vor allem Spontanheilungen maligner Neoplasien nehmen einen großen Teil der Veröffentlichungen ein. Ebenso steigt die Zahl der veröffentlichten Fallberichte dieses Formenkreises stark an.[343]

Ein Vergleich mit Lourdes: Unter den letzten vier Fällen, die in Lourdes geheilt wurden, finden sich drei aus dem Formenkreis maligner Neoplasien. Warum jedoch nimmt die Zahl der anerkannten Wunderheilungen in Lourdes seit den fünfziger Jahren stetig ab, wobei dagegen die Veröffentlichungen von Spontanheilungen in der medizinischen Fachliteratur immer zahlreicher werden?

343 Siehe: O`Reagan and Hirshberg, Sausalito 1993 S. 6

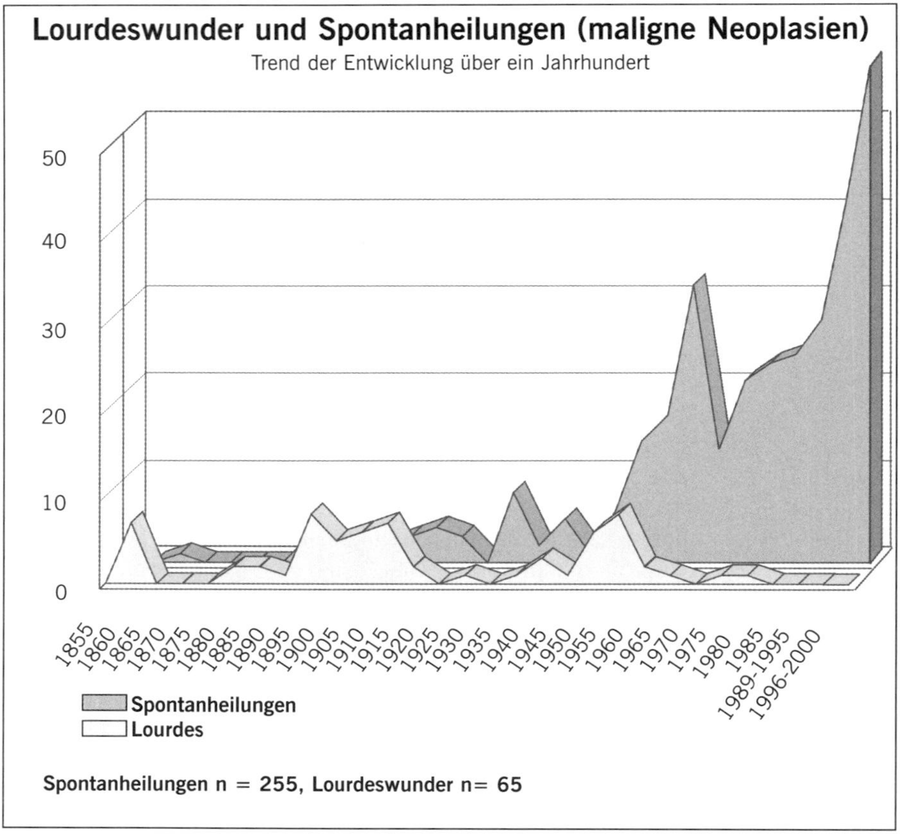

Tabelle 20: Lourdeswunder und Fallberichte von Spontanheilungen im graphischen Vergleich.[344]

In Lourdes kann dies vielleicht dadurch erklärt werden, daß die diagnostischen Möglichkeiten der heutigen Medizin viele Heilungen in Lourdes als erklärbar „entlarven". Offensichtlich widerstehen in näherer Vergangenheit hauptsächlich Fälle maligner Neoplasien der Überprüfung durch die Medizin. Spontanheilungen von Krankheiten außerhalb dieses Formenkreises setzen sich dagegen unter heutigen Aspekten viel eher einer möglichen Kritik aus.

Übernimmt heute also die Medizin die Dokumentation von Spontanheilungen, die in der Geschichte hauptsächlich Aufgabe der religiösen Instanzen war?

[344] Einzelgraphiken, siehe Tabelle 3, S. 67. und Tabelle 13, S. 352

Anerkennen muß die Medizin zumindest die Tatsache, daß Heilungsvorgänge, die zunächst nicht erklärbar sind, selbst aus den eigenen Reihen dokumentiert werden.

Doch auch diese Berichte finden ihre Kritiker. So sind beispielsweise bei der angeführten Sammlung über spontane Heilung maligner Neoplasien der Haut längst nicht alle Fälle durch histologische Untersuchung gesichert, auch hier weist die Diagnostik oftmals Lücken auf. Außerdem muß eingeräumt werden, daß die uns vorliegenden Berichte über spontane Heilung verschiedener Läsionen nur zu einem relativ geringen Anteil dem entsprechen, was dem Begriff der „Unerklärbarkeit" nahekommt. Oftmals wird der Begriff der spontanen Remission oder Regression nur für Teilbereiche des Krankheitsbildes gebraucht, wie zum Beispiel für ein einzelnes Symptom. Nur sehr wenige der Berichte über Spontanheilungen erfüllen die wichtige Voraussetzung für eine wahre „Heilung", nämlich das dauerhafte Verschwinden der Läsion. In vielen Fällen handelt es sich um eine temporäre Remission oder Regression der Erkrankung, so vor allem bei den Fällen von Leukämie, bei denen nur wenige der Remissionen oder Regressionen Bestand haben, sondern meist von einem Rezidiv abgelöst werden. Letztendlich ist auch hier Vorsicht im Umgang mit dem Begriff der „Unerklärbarkeit" angebracht, da auch hier kein Anlaß besteht, ohne genauere Prüfung von Vorgängen zu sprechen, die in ihrer sensationellen Tragweite den Wundern den Rang ablaufen würden. Viel eher sind viele Spontanheilungen unseres Erachtens als Krankheitsverläufe zu verstehen, die in ihrer unerwartet positiven Wirkung an der Spitze einer Unzahl möglicher Verläufe eines Krankheitsbildes stehen und vor allem durch ihre Seltenheit so interessant werden.

Schlußfolgerung

Wir haben bei Betrachtung aller Aspekte, die sich aus den Wunderheilungen ergeben, darzustellen versucht, wie vielschichtig die Beurteilung des Wunders in Medizin und Religion sein kann. Medizin und Religion spalten sich hier in zwei Lager.

Betrachtet man die Wunder unter theologischer Sicht, so ist durch den Glauben alles möglich, hier gibt es keine Unerklärbarkeit, sondern den Verweis auf Gott. Betrachtet man den Standpunkt der Medizin zu diesem Thema, so gestaltet sich die Beurteilung um einiges schwieriger. Die Medizin schwankt zwischen Befürwortung und Ablehnung, die Entscheidung pro oder kontra Wunder verschiebt sich von Fall zu Fall.

Die Beurteilung eines „wunderbaren" Vorganges läuft hier in mehreren Ebenen ab. Zum einen bleibt für den Beurteilenden zu klären, ob ein Wunderbericht selbst als wahrheitsgemäß zu akzeptieren ist. Hier muß zunächst erörtert werden, ob der Krankenbericht als solcher akzeptiert oder aber gleich verworfen wird. Wird der Bericht als in sich schlüssig akzeptiert, so bleibt zu untersuchen, ob die angeführte Heilung unter medizinischen Aspekten erklärt werden kann, ob Alternativen zur bestehenden Diagnose denkbar sind oder ob der dargestellte Sachverhalt als nicht erklärbar angenommen werden muß. Allerdings scheint das Phänomen des „Unerklärbaren“ einem zeitlichen Wandel unterworfen zu sein, wobei durch den fortschreitenden Wissensstand der Medizin ein vormals unerklärbarer Vorgang schließlich erklärbar werden kann. Jeder der dokumentierten Wunderberichte unterliegt diesem Prozeß der Bewertung und ist schließlich auf einer „Skala“ zwischen Annahme und Ablehnung einzureihen. Dieser „Graubereich“, welcher oft auf Hypothesen und Vermutungen basiert, wird wohl stets Gegenstand der Diskussion bleiben.

Die naturwissenschaftliche Medizin ist in der Wunderbeurteilung stets defensiv und zweifelnd-abwartend, bei der Verneinung in argumentativen Nöten, bei der Bejahung in der Anerkennung der eigenen Unzulänglichkeit.

Anders die gläubige Kirche: Wunder sind stets plausible Eingriffe Gottes in die naturwissenschaftliche, zweifelnd abwartende und defensive Medizin. Ein von Menschen gemachter scheinbar unüberbrückbarer Gegensatz eines theologischen Konstruktes versus einer permanenten Suche nach kausalen Ursachen. Der Götterglaube ist davon unberührt.

10 Wunderthesen

- Heilungswunder sind dann möglich und real, wenn sie in einem geschlossenen theologischen System geschehen und als Überschreitung der kosmischen Gesetzmäßigkeiten, die von Gott selbst gebrochen werden, angesehen werden, die dieser zuvor seiner Schöpfung als nur scheinbar unumstößliche Naturgesetze gegeben hat, angenommen, dies sei so. Theologisch sind also Heilungswunder stets möglich, wenn feste naturwissenschaftliche Gesetzmäßigkeiten von Gott in seinem von ihm geschaffenen Universum wie selbstverständlich beliebig verändert werden, die er zuvor der Schöpfung als ansonsten ewiges Naturgesetz gegeben hat. Dies setzt stets ein dogmatisch grundgelegtes, theokratisches Weltbild voraus, in einem anderen fehlen diese Prämissen, keinesfalls aber die Wunderbeobachtungen.

- Wunder sind aber auch möglich, wenn sich erfahrbare und sichtbare wundersame Vorkommnisse unseren Meßmethoden entziehen und wir intakte Gesetzmäßigkeiten zumindest bis dato mit unseren Meßmöglichkeiten als gesichert angenommen haben.

- Wunder sind möglich, wenn wir Mechanismen intellektuell annehmen, die bisher in ihrer subsequenten Kausalität als Beweise nicht zu führen waren. Wunder sind möglich, wenn die Unschärfe der Erkenntnis einerseits und die lethargische Unwilligkeit des Erkennenwollens andererseits dies zuläßt.

- Wunder sind keine medizinische, physikalische oder chemische unlösbare Problemstellungen, die das menschliche Erkennen vor unlösbare Schwierigkeiten stellen könnten; Wunder sind ausschließlich theologische Entitäten, die dort zu klären sind und mit großer Wahrscheinlichkeit gerade dort nicht zu klären sein werden. Gott scheint theologischerseits uns „Kleingläubige“ in die Pflicht zu nehmen, lediglich mit dem Hinweis auf andere Gesetzmäßigkeiten, als auf die in unserem Kosmos bis dato erkennbaren. Nicht die Menschheit hat das Problem mit den Wundern, es geht zurück an den Absender. Im theologisch-geschlossenen System der Fundamentaltheologie oder Dogmatik hat Gott die Erklärungsnot für das Geschehenlassen von Wundern bei dem einen und der Verweigerung beim anderen nicht auf sich genommen: In diesen theologischen Systemen wird Gott dahingehend stets exkulpiert, daß er allmächtig ist und die letzte Gerechtigkeit für wundersames Heilen oder grauenhaftes Leiden übernimmt. Für den Menschen ist die

Durchbrechung der heillosen Realität durch das „heilende" Wunder theologische Grundaussage: Wunder werden gebraucht als theologischer Heilsüberbau, da sie einen kleinen Spalt in die vermeintlich bessere Welt des Gottesreiches öffnen, aber eben nur bei Manchen und wenigen Einzelnen.

- Wunder im Sinne von offensichtlich medizinisch Unmöglichem ist in neuzeitlichen Heilungsakten – wohl aber in kirchlich-apologetischen Berichten – nicht beschrieben und konnte durch unsere Studie auch nicht bestätigt oder auch falsifiziert werden. Kein Bein, das traumatisch oder tumorös bedingt verloren ging, ist wieder nachgewachsen, kein Augapfel hat sich nach Entfernung wieder an derselben Stelle eingefunden, zumindest nicht dort, wo wir es nachprüfen konnten. Derartige solches darstellende Wunderberichte wurden hingegen in nicht mehr nachprüfbaren Heiligsprechungsakten in sehr großem Stil kirchlicherseits bestätigt und als „criterium credibilitatis" freizügig verwendet. Es scheint sich immer mehr herauszukristallisieren, daß solche Wunder das Licht der Erkenntnis scheuen und eher das verborgene, das linear früher einmal erzählte wunderbare Ereignis, das möglichst in der weiteren Vergangenheit verschwunden ist, sucht. Diese Problematik ist alt und wurde bereits von Jesus selbst in den Schriften moniert: Dieses böse Geschlecht will Wunder und Zeichen ...

- Zusammenfassend sind die von uns nachgeprüften Wunderheilungen sämtlich Änderungen von Befindlichkeitsstörungen zum besseren oder zumindesten geänderten Wohlbefinden hin.

- Wunder sind bis dato in unseren Untersuchungen stets Gemeinschaftserlebnisse, welche die Befindlichkeit des Geheilten durch die Umgebung als positiv beeinflußt markieren. Das stattgehabte Wunder braucht das spätere Bestätigungsphänomen durch eine Gemeinschaft, ob sie nun kritisch oder voll übereinstimmend zu dem Vorkommnis steht. Die geprüften, anerkannten Wunderheilungen ähneln frappant auch den sehr zahlreichen mitgeteilten persönlichen Mitteilungen von Pilgernachrichten, die auch ohne objektivierte Heilung von einer Besserung ihres persönlichen Befindens ausgehen, sei es auch nur durch die – äußerst wichtige – geänderte Anschauung des zuvor erkannten unzulänglichen Daseins.

- Befindlichkeitsveränderungen sogar spektakulärer Art sind bei Wunderheilungen und bei Wundergeschehen selbst das eigentlich Entscheidende und Erfahrbare.

- Spontanheilungen der Erkrankungen von kirchlich bestätigten Lourdes-Wundern, aber auch von andersartiger christlicher oder nichtchristlicher Provenienz, sind nicht nur im Bereich der Möglichkeit, sondern der großen Wahrscheinlichkeit nach in der Wirklichkeit anzusiedeln, weil numerisch davon ausgegangen werden kann, daß ähnliche oder gleiche Diagnosen vieltausendfach „wunderlos" dem normalen klinischen, schicksalhaften, genau dokumentierten Verlauf entsprechen. Erkrankungen, die aus einem floriden Stadium in eine „functio laesa" übertreten, wie sie in zahlreichen Lourdes-Wundern dokumentiert sind, sind alltägliche Gegebenheiten einer allgemeinen Arztpraxis. Die sehr große Mehrzahl der bestätigten Wunder von Lourdes und Fatima können und müssen heute durch eine ordentliche medizinische Betreuung mit dem wissenschaftlichen Stand unserer Zeit suffizient kausal behandelt werden. Die wenigen berichteten Fälle von in Lourdes geheilten Karzinomerkrankungen haben in der neuesten Zeit verschiedentlich genau dokumentierte Korrelate in der herkömmlichen Medizin. Daß zahlreiche Heilungswunder bei der Berührung, der Nähe oder lediglich der Anschauung von mittelalterlichen alchimistischen Tricks – Heiliger Januarius, Heiliger Laurentius – geschehen sind, an deren Befindlichkeitsveränderungen der Geheilten von unserer Seite überhaupt kein Zweifel besteht, weist wohl entscheidend darauf hin, in welche Richtung Heilungswunder zu deuten sind. Die ungeheure Suggestivkraft derartiger Präsentationen des Jenseits in die heutige erbärmliche Misere unseres diesseitigen Lebens hat der Autor selbst jahrelang miterlebt und sich von der Effektivität der Befindlichkeitsveränderungen von Pilgern verschiedenster Provenienz ein Bild machen können. Diese Wunder, die aufgrund der Präsenz von Reliquien geschehen sind, sind ebenfalls nicht zu leugnen und sie geschehen sogar heute trotzdem noch, wenn auch in demselben Augenblick der offensichtlich effektive Wundertäter St. Januarius durch ein päpstliches Dekret als nicht existenter Heiliger ohne eigene stattgehabte Vita ins Reich der Legende verbracht wird.

- Die alte Medizin, die mit der kirchlichen Heilslehre in der Antike und dem Mittelalter verquickt zusammen gelehrt wurde und in der Volksfrömmigkeit tief verankert ist, war mit Wunderheilungen in einer Linie und Phalanx tätig. Die heutige Medizin hat die Phalanx der Wundertätigkeit nicht verlassen, sondern sie steht lediglich abwartender und kritischer etwas weiter abseits, aber niemals in deren Gegnerschaft, denn sie weiß sehr wohl, daß ein Großteil ihrer Therapien trotz der unermesslich gewordenen Kenntnisse der mechanistischen, naturwissenschaftlich geklärten Abläufe nicht oder nur partiell in ihrer Wirkungsweise nachvollziehbar sind. Die scheinbaren Erfolge der immer weiter sich ausdehnenden Paramedizin sprechen dieselbe Sprache.

- Die „Spur des Ewigen“ (B. Welte) ist in den Wundern der Kirche sowie in den Geistheilungsmechanismen oder in der Sympathie-Medizin zu finden, aber beileibe nicht nur dort: Jede stattgehabte Heilung eines sehr komplexen, letztlich undurchschaubaren oder massiv existentiell bedrohlichen Krankheitsbildes eröffnet eben diese „Spur des Ewigen“ im Patienten, gekennzeichnet durch Gefühlsänderungen und Gefühle der aufkommenden Dankbarkeit dem Heilenden oder dem hinter dem Heiler stehenden Ursachenprinzip und so ist es paradoxerweise nicht zuletzt die mechanistische und naturwissenschaftlich streng ausgerichtete Medizin selbst, die durch ihre Methoden Wunderheilungen hervorbringt. Diesen fehlt zwar das Etikett der kirchlichen Bestätigung als Zeugnis der Authentizität der göttlichen Herkunft, aber auch jene ärztliche Heilkunst weist auf die Endlichkeit und vor allen Dingen auch auf die Unendlichkeit der eigenen Existenz hin: „Noch einmal davongekommen sein“ aufgrund der ärztlichen Heilkunst weist bereits auf den unwillkürlich theologischen Charakter des medizinischen Tuns hin.

- Wunder sind letztlich stets kommunikative Ereignisse zwischen dem Heiler und dem Geheilten, anders ausgedrückt akzeptiert der Geheilte die heilende Autorität oft zum großen Teil, meist aber völlig. Wunder geschehen nicht im Sinne einer drittklassigen, routinemäßigen „Krankenschein-Behandlung“, sondern sind im übertragenen Sinn immer „Privatpatienten-Behandlungen“, wobei in die Therapie ein wesentlich größeres Maß an „Honorar“ (= Ehrengabe) gegeben wird als im üblichen Heilbetrieb. Der zu Therapierende legt in seiner Auswegslosigkeit seine gesamte Existenz in die Hände des Heilers, da er sonst nichts zu erwarten oder zu verlieren hat. Bei sämtlichen von uns untersuchten Wunderheilungen ist dieser Mechanismus zu beobachten gewesen, wobei im Moment der Heilung kein Zweifel an der Heilungsautorität bestand, später mit einer gewissen zeitlichen Distanz dann allerdings schon. Diese Übertragung der eigenen Defizienz auf den Heilkundigen ist das eigentliche, sehr starke Movens, um von der eigenen Misere durch die Hilfe eines Mächtigeren zum „Heil“ zu kommen.
  Wunder sind im weitesten Sinne religiös, das heißt angebunden an die Autorität und die Fähigkeiten des Heilenden schlechthin, gleichwelcher Herkunft dieser ist.

- Heilungswunder sind möglich, wenn wir letztlich theokratische Mechanismen zu ihrer Erbringung anerkennen, die allerdings bisher in ihrer subsequenten Kausalität in keiner Weise schlüssig sind.

- Heilwunder benötigen stets eine überragende Autorität des Heilenden, im profanen Medizinbetrieb die herausragende Persönlichkeit, im theologischen Bereich zusätzlich die ganze Bezeugungsmacht und Autorität einer verfaßten Kirche, hier gilt der Satz, je unnahbarer, desto effizienter.

- Heilungswunder lösen mitunter erhebliche Befindlichkeitsveränderungen in Richtung eines gebesserten oder vollständigen Wohlbefindens aus, das erst später und sekundär zur medizinisch nachprüfbaren Gesundung auftritt, deren öffentliche Dokumentation aber nicht für den Geheilten ausschlaggebend ist.

- Die durch unsere Studien geprüften und von der Kirche anerkannten Wunderheilungen von Lourdes ähneln verblüffend auch den tausendfach festgehaltenen persönlichen Heilungsberichten von gläubigen Pilgern, die auch ohne objektive Heilung von einer signifikanten Besserung ihres persönlichen Befindens ausgehen, sei es auch nur durch die – äußerst wichtige – geänderte Anschauung des eigentlichen unzulänglichen menschlichen Seins, das durch die Heilung in einen unendlichen ewigen Kontext gestellt wurde.

- Bei medizinischen Wundergeschehen sind Befindlichkeitsveränderungen teilweise sogar spektakulärer Art das Entscheidende und Erfahrbare, seien sie nun gläubig religiös oder profan als spontane Remissionen aufgetreten. In der modernen Medizin sind Remissionen von primär unheilbaren Erkrankungen oft den veränderten Befindlichkeiten zu korrelieren, gelegentlich auch nicht: Geheilte behalten ihre ursprünglichen morphologischen Krankheitsbefunde. Auch das Umgekehrte ist in der modernen Medizin häufig: Morphologische Krankheitsbefunde bilden sich zurück, der Patient wird objektiv gesund – und stirbt.

- Spontanheilungen schwerster Erkrankungen von kirchlich bestätigten Lourdes-Wundern sind nicht nur möglich, sondern mit der allergrößten Wahrscheinlichkeit wirklich geschehen, wobei es sich um eine spezielle Lourdes Therapie – das gläubige Sich-Übertragen auf die heilende Gottesmutter mit eindrucksvollen Riten – handelt, die auf den genannten Mechanismusbereichen beruht. Ähnliche oder gleiche Diagnosen sind auch zahlreich in normalen klinischen wissenschaftlichen Berichten enthalten, ohne daß dort von ausdrücklichen Wundern jedoch von unerklärlichen Remissionen gesprochen werden kann.

- Offensichtlich unheilbare Erkrankungen, die aus einem floriden Stadium in eine geheilte Situation mit einer „functio laesa" (eingeschränkter bleibender Restzustand der Krankheit) übertreten, wie sie in zahlreichen Heilungswundern dokumentiert sind, kommen als alltägliche Gegebenheiten der medizinischen Routine häufig vor. Die Mehrzahl der bestätigten Wunder von Lourdes, die Wunder von Fatima, Medjugorje und teilweise auch von Marpingen können durch eine objektive medizinische Betreuung im Stand des Wissens unserer heutigen Zeit suffizient kausal behandelt werden. Die dort selten berichteten, aber nicht exakt dokumentierten Fälle von geheilten Karzinomerkrankungen in Lourdes haben in neuester Zeit deutlich zunehmend publizierte, medizinisch seriöse, nachprüfbare Korrelate in der wissenschaftlich orientierten herkömmlichen Medizin.

- Daß zahlreiche Heilungswunder bei der Berührung und der Nähe von Reliquien oder lediglich bei der Anschauung von mittelalterlichen alchimistischen Tricks – Heiliger Januarius, Heiliger Laurentius – geschehen können und vorgekommen sind, liegt in den Befindlichkeitsveränderungen der Geheilten, an denen von medizinischer Seite kein Zweifel besteht. Die große Suggestivkraft derartiger Präsentationen des Jenseits in unsere heutige erbärmliche Misere des Lebens habe ich selbst jahrelang erfahren und die offensichtliche hocheffektive Therapie oft schwerwiegender Befindlichkeitsstörungen bei Pilgern persönlich erlebt, wobei eine naturwissenschaftliche Graduierung dieser Vorkommnisse weder durch mich noch durch meine Mitarbeiter möglich war.

- Heilwunder, die aufgrund der Präsenz von Reliquien geschehen sind, können nicht geleugnet werden und sie geschehen sogar heute noch in dem Augenblick, in dem der Heilige Januarius von Neapel durch ein päpstliches Dekret als ein nicht existenter Heiliger ohne eigene stattgehabte Vita ins Reich der Legende verbracht wurde. Der objektiv erfolgten Befindlichkeitsheilung wird theologisch-dogmatisch der eigentliche Grund entzogen und trotzdem geschieht sie.

- Der antike und mittelalterliche Potentat, der mit der kirchlichen Heilslehre untrennbar verbunden war und von Amts wegen heilte, war in der Volksfrömmigkeit tief verankert, und zusammen mit den Wunderheilungen in der selben Linie und Phalanx tätig. Die heutige naturwissenschaftliche Medizin hat die Phalanx der Heilung zusammen mit der Wundertätigkeit wohl wissend nicht verlassen und steht lediglich abwartender und etwas kritischer abseits, aber niemals in ihrer Gegnerschaft, da sie wohl weiß, daß ein Gutteil ihrer Therapien trotz der fast unermeßlichen Kenntnisse der mechanistischen, naturwissenschaftlichen, abgeklärten Abläufe in der Welt des Unterbewußten, Suggestiven und Unbewußten verankert ist.

- Wunderheilungen liegen die stärksten Glaubensphänomene zugrunde, die ihrerseits Therapien jeder Art entscheidend positiv beeinflussen. Wunderheilungen basieren auf einer unbedingten Zuversichtshaltung.

- Wunderereignisse, von denen wir durch irgendeine Wahrnehmung etwas erfahren, bezeichnen wir als „vergangen". Solche, in deren Ablauf wir mit einbezogen sind oder gar noch eingreifen können, nennen wir „zukünftig". Es entspricht unserer täglichen Erfahrung, daß die Ereignisse, von denen wir etwas wissen könnten, von denen, in die wir eingreifen können, nur durch einen unendlichen, minimalen Augenblick, der „Gegenwart" heißt, getrennt sind. Wunderheilungen sind somit stets vergangen oder allenfalls zukünftig projektiert, verheißen und vielleicht machbar, in der Gegenwart aber nicht zu beeinflussen und abzusehen. So kann ein angeratener Lourdesbesuch bereits eine wesentliche Besserung eines Krankheitsbildes verursachen. Wunderheilungen im Gegensatz zur klassischen Physik oder naturwissenschaftlichen Medizin zu setzen, weist auf ein längst überholtes mechanistisches Weltbild hin und vertieft den Gegensatz einer objektiv geschehenen Heilung und den heute in unseren Händen befindlichen Meßmethoden aufs tiefste und ist durch nichts gerechtfertigt.

- Diese durch die moderne Physik erzwungene Wandlung der Grundlagen aller exakten Naturwissenschaften und den damit verbundenen Anschauungen über Unerklärliches ist nicht endgültig, sondern selbst im Fluß. Somit besteht kein Anlaß, bei einem vermeintlich sicheren und exakten Naturwissenschaftsbegriff her Wunderereignisse abzuqualifizieren, da die Methoden der Naturwissenschaft sich selbst hinterfragen.

- Das scheinbar festgefügte Bild, das wir aus der Kenntnis eines bis jetzt beschränkten Teils der Welt voreilig von ihren noch nicht einmal ansatzweise erforschten Gebieten ausgearbeitet haben, ist selbst einer massiven Veränderung unterworfen worden, obwohl dieses Bild der Wahrheit für den augenblicklichen Forschungsweg eindeutig bestimmend ist und sein muß. Wunderheilungen gehören nicht in das scheinbar exakte, voreilig vollendete Bild der Naturwissenschaft, da es über diese Entität noch mehr Unerforschtes als Eindeutiges gibt. Welche Wirkung kann nun naturwissenschaftliches Denken in bezug auf Wunderheilungen ausüben? Der Naturwissenschaft sind zwei klare Bereiche anvertraut: Einerseits müssen möglichst viele Kenntnisse über die Natur erforscht und formuliert werden, um die Möglichkeiten der Natur behutsam den menschlichen Interessen dienstbar zu machen, des weiteren soll sie durch möglichst irrtumsfreie Erkenntnis in die Zusammenhänge der Natur dem Menschen seine adäquate Position in ihr festsetzen. Dies ist eine kontinuierliche Aufgabenstellung und betrifft selbstverständlich auch unerklärliche Wunderheilungen. Sie erklärlich zu machen, geschieht erfahrungsgemäß nicht in der direkten Beschäftigung mit diesem offensichtlich unzugänglichen Sujet, sondern in der strengen und intensiven weiteren Bearbeitung von verstehbaren Therapien.

- Heilungswunder müssen naturwissenschaftlich nachgeprüft werden, wenn sich die wissenschaftliche Medizin selbst treu bleiben will. In der Antike sind die Vertreter der ersten Naturerforschung zugleich Träger religiöser Bewegung bis in die Neuzeit hinein gewesen. Am Ende der Renaissance war durch die Wandlung des naturwissenschaftlichen Weltbildes das gesamte geistige und kulturelle Leben grundlegend verändert worden und so ist jetzt damit zu rechnen, daß in der weiter kontinuierlich eingetretenen Wandlung auch weitere Bereiche des geistigen Lebens sich wandeln werden, eingeschlossen natürlich die wissenschaftliche Medizin einschließlich der paranormalen Erscheinungen. Die grundsätzlich neue medizinische Therapie, von der die ganze Kraft naturwissenschaftlicher Erkenntnis ausgeht, war das neugeschaffene Bewußtsein, daß es fernab der mittelalterlichen Theologie, in deren Mittelpunkt die übernatürliche Offenbarung stand, noch einen weiteren Bezirk der Wirklichkeit gab, die uns zur Erforschung im Hier und Jetzt offenstand. In der medizinischen Diagnostik und Therapie kam man auf jene unbezweifelbare Realität, die nur durch Beobachtung von Naturphänomenen und die experimentelle Erfahrung erfaßt werden konnte. Somit war eine Gegnerschaft zwischen der modernen Medizin und dem Wunderglauben aufgekommen, ein letzlich unwirklicher Gegensatz. Aufgrund dieser neuen Realitätsbetrachtung in der Medizin entwickelte sich nun ein medizinphilosophischer Überbau, der die Grundlagen der neuen Naturerkenntnis als Teil eines neu zu schaffenden philosophischen Systems annahm. So wie im Altertum die Geometrie Vorbild für philosophisches Denken lieferte, so entstanden unter dem Einfluß der Naturwissenschaft philosophische Denkweisen, die Theokratisches eo ipso in Zweifel setzten. Folgerichtig wurden die Systeme von Spinosa und Descartes genauso erstarrend wahrgenommen wie die Dogmatik der Theologie und auch Warnungen vor einer voreiligen Dogmatisierung naturwissenschaftlicher Begriffe, die durch Kant erfolgten, konnten diese ungute Verfestigung von Denksystemen nicht verhindern. Der Glaube an die stets vorhandene wissenschaftlich physikalische Forschung ist beispielsweise durch die Unschärferelation von Heisenberg zumindest genauso infrage gestellt worden wie der erhebliche Zweifel am Wunderglauben von kirchlich bestätigten Heilungswundern. Das so entstandene naturwissenschaftliche Weltbild des 19. und beginnenden 20. Jahrhunderts ist rationalistisch, weil in seinem Mittelpunkt die klassische Physik mit rational analysierbaren Axiomen steht und hiervon die gesamte Realität in der Welt aufgebaut wurde. Dies ist ein Irrtum, da nur ein kleiner Teil der Welt in ihrer unendlichen Vielfalt so rational begründet werden konnte, niemals aber die Gesamtheit des Seienden. Es ist unbestreitbar, daß es im medizinischen Bereich der Wunderheilungen viele Fragen gibt, auf die auch durch noch so lange Nachforschungen es keine suffiziente Antwort geben kann, weil ein dogmatisch scheinbar in sich ruhendes, abgeschlossenes physikalisches Weltbild allerhöchstens die Unendlichkeit der Phänomene in der Welt tangiert, aber niemals erklärt. So wie die Begriffe der klassischen Physik auf die Vorgänge der Atomphysik nicht allgemein appliziert werden können, so kann die medizinische Forschung der jetzigen Zeit Wunderheilungen als nicht gegeben ablehnen. Die medizinische Zuversicht, alle Elemente des geistigen Lebens von den Prinzipien der Physik her interpretieren zu können, ist vergleichbar mit der sicheren Zuversicht eines Weltreisenden, der alle Rätsel der Welt auflösen zu können glaubt, wenn er nur einmal alle Kontinente gesehen habe.

- Was die Heilungswunder betrifft, so wird der Übergang der exakten medizinischen Naturwissenschaft vom bereits bekannten zu einem neuen Erfahrungsbereich wohl nicht so vonstatten gehen, daß das bisherige gesetzmäßig Dogmatisierte auf die neue Erfahrungswelt appliziert werden kann. Ein solches Dilemma besteht zwischen der naturwissenschaftlichen Medizin und den außerhalb dieser vorkommenden paranormalen Heilungswundern. Ein vergleichbares Dilemma auf einer subtileren Ebene ist der Streit zwischen Paramedizin und Schulmedizin, die zumindest zum jetzigen Zeitpunkt noch unversöhnlich in Konfrontation zueinander stehen. Die exakte medizinische Naturwissenschaft wird niemals im naiven Sinn eine alles übergreifende Einheit werden können, wenn sie nur in der Verfolgung ihres bisherigen eingeschlagenen These- und Antithesewegs fortschreiten wird. Die exakte medizinische Naturwissenschaft umschließt die erfolgten Wunderheilungen und Spontanremissionen nicht, da diese in sich keine abgeschlossene Einheit darstellen. Der Gang von den bereits feststehenden medizinischen Erkenntnissen zu neu entdeckten, unerklärten Phänomenen und Entitäten erfordert eine ganz eigene, neue Art des geistigen Einstiegs in diese neue Welt, die nicht nur durch bloße Perseveranz im bereits erworbenen dogmatischen Wissen bestehen kann.

- Was die Wunderheilungen angeht, so wird die exakte Naturwissenschaft nicht umhin kommen, sich in die Situation eines Vasco da Gama oder Kolumbus begeben zu müssen, die den Mut besaßen, die alte Welt hinter sich zu lassen und die keinesfalls sichere neue Welt entdecken zu können. In den Augen der damaligen Welt ein frevelhaftes, gotteslästerliches und im übrigen törichtes Vorhaben.

- Wunderheilungen sind Erfahrungsbereiche, die in der medizinisch-naturwissenschaftlichen oder philosophischen Begrifflichkeit unangemessen eingezwängt werden. Diese Denkweisen und Entitäten von Wunderheilungen stehen noch im Gegensatz zu einem Erkenntnisideal der klassischen Naturwissenschaften. Voreilige Versuche, diese verschiedenen Bereiche der menschlichen Erkenntnis miteinander zu verbinden, sind derzeit irreal. Da aber die naturwissenschaftliche Medizin in den letzten Jahrhunderten unendlich Gutes entwickelt und erreicht hatte, indem sie durch das nüchterne Denken auf fast allen Gebieten neue Wege in der Therapie von Menschen zeigte, wird sie heute den letztlich unerklärbaren Heilungswundern dann den besten Dienst erweisen, wenn sie diesen Denkformen die Wege offenhält und sie nicht wegen ungewohnter Schwierigkeiten bekämpft.

- Der große Volksschriftsteller, Theologe und Politiker Heinrich Hansjakob, der sich als Zeitzeuge ausgiebig mit dem Phänomen Lourdes im 19. Jahrhundert beschäftigt, schreibt in seinem Bericht 'In Frankreich':

„Überwältigt knien wir nieder und beten, wo ringsum alles kniet und betet. Ich danke und bete lange auf den Knien, und ich bete und danke immer wieder, während neben mir das Wasser sprudelt aus der wunderbaren Quelle und vor mir in der Felsenhöhle das Bild derjenigen steht, welche hier seliggepriesen wird von ihren Kindern, die aus allen Teilen der Erde herbeieilen." Über den Abschied von Lourdes schreibt er:
„Noch einen Trunk aus der wunderbaren Quelle und einen letzten Blick auf die Grotte, und ich schied – wohl für immer – aus diesem lieblichen Heiligtum, an dem ich Stunden verlebte, die ich nie vergessen werde, Stunden und Augenblicke, die mich überzeugten, wie glücklich wir Menschen schon hienieden sein könnten, wenn wir uns mehr und öfters über die Erde zu erheben wüßten und inniger mit Gott verkehren wollten. Und nun adieu, du liebes, liebes Lourdes und du glücklicher Felsen von Massiabelle; *grüßt mir meine deutschen Landsleute, die nach mir euch besuchen und erfüllt sie alle mit der innigen Liebe und Verehrung zu unseren Lieben Frau von der Grotte."*
„Der Aberglaube ist mir in alleweg lieber als der Unglaube, und ich habe die feste Überzeugung, daß manches, was man als Aberglaube verschreit, auf geheimnisvollen Beziehungen der Seele des Menschen zur Naturseele beruht und Wahrheit ist."

(Heinrich Hansjakob. „Abendläuten")

Einer der kritischsten theologischen Geister des 19. Jahrhunderts und Beobachter der Wundergläubigkeit in Lourdes erwähnt in dieser persönlichen treffenden Zusammenfassung seiner langen Beobachtungszeit vor Ort somit kein Wort von den häufigen spektakulären Wunderheilungen, sondern er beschreibt den eigenen Gemütszustand bei seinen Besuchen, der sich von den vielen Millionen anderer Pilger unwesentlich unterscheiden dürfte: Diese Gemütsverfassung ist in der Lage, menschliche Defekte zu überwinden, wundersam zu heilen.

Anhang: Thesen zu „Wunderheilungen" in der Laienmedizin

Der medizinische Fortschritt wird immer umfangreicher, schwerer zu durchblicken und zeigt neben spektakulären Erfolgen auch nicht selten Mißerfolge genauso spektakulärer Art. Versprechungen der Weiterentwicklung insbesondere in der Gentherapie und der Tumortherapie haben sich nicht in der Form und der Zeit eingestellt, in der sie vor Jahren noch prognostiziert wurden. Die Reproduktionsmedizin ist am Anfang einer breiten Therapie, jedoch sind die bis dato vorzeigbaren Erfolge nicht kongruent mit den Erwartungen, die bei den Patienten geweckt wurden. Wer sind nun letztlich die nichtmedizinischen Heiler, die wundersame Heilerfolge versprechen? Diese Heiler im weitesten Sinne sind Laien, zunehmend auch Teilgebietsmediziner, die Kranke behandeln, ohne daß sie über die notwendigen Kenntnisse der Physiologie, der Anatomie, der Krankheitserscheinungen im Speziellen und der pharmakologischen Mechanismen verfügen. Diese Krankheitsbehandler arbeiten primär ohne jede Kenntnisse und Gewissenhaftigkeit, indem sie den Patienten Versprechungen geben, die sie schwerlich mit gutem Gewissen geben können. Sie wurden in der früheren Medizin mit einem sicherlich bereits juristisch überbelegten Begriff „Kurpfuscher" bezeichnet. Diese Heiler wissen in der Regel über medizinische Vorgänge und deren Substrate im menschlichen Körper nichts und bauen auf mündlich übermittelte sogenannte Erfolge, mit Hilfe derer sie sich weitere Patientenströme sichern möchten. Laienheiler dieser Art, die ohne Wissen und Können ihrem Beruf nachgehen, können prinzipiell nur Zufallserfolge haben. Trotzdem ist es wichtig, im Rahmen von Wunderheilungen auch derartige Phänomene der heutigen Medizin zu betrachten. Die derzeitig nichtärztlichen Heiler verstecken sich hinter einer Fülle von halbmedizinischen Begriffen wie zum Beispiel Hypnotiseure, Magnetiseure oder Gesundbeter und haben zu allen Zeiten einen großen Zulauf im einfachen Volk, aber auch in den gebildeten Schichten gehabt und haben sie noch jetzt. Es ist auch in der Medizin eine entscheidende Frage, die gestellt werden muß: Warum haben derartige „Heilkundler" ohne jede Kenntnisse und Können Erfolge? Die nichtmedizinischen Heiler werden im Volksglauben mit einer ihnen nicht zustehenden Hochachtung behandelt und nur selten gelingt es, ganze Methodenzweige dieses Genres als „Heilschwindelei" zu entlarven und selbst dann noch hört der Patientenstrom an Hilfsbedürftigen, die speziell dieser oder jener Methode anhängen, nicht auf.

Die Erfolge dieser nichtmedizinischen Heiltätigkeiten können unter zweierlei Gesichtspunkten gesehen werden: Einmal der Erfolg des nichtmedizinischen Heilers im Sinne von Zulauf, finanziellem Erfolg und einem angemessenen gesellschaftlichen Status und andererseits im Sinne von echten Heilerfolgen. Warum haben derartige Heilkundler letztendlich einen hohen Zulauf, und zwar genau zu dem Zeitpunkt, als der medizinische Fortschritt in den letzten fünfzig Jahren ein ungeahntes Ausmaß genommen hat?

Die alten Argumente sind geläufig und haben nichts von ihrer Akkuratesse verloren: Man sollte meinen, daß ein verständiger Mensch, der sich einen Anzug machen lassen möchte, zu einem Schneider geht, also zu einem Mann, der die Fähigkeiten einer Anzugsherstellung durch eine zunftüberwachte Meisterprüfung nachgewiesen hat.

Es wird wohl wenigen einfallen, einen Anzug bei einem Gärtner, einem Arzt oder Beamten schneidern zu lassen oder bei einem sonstigen Gelegenheitsarbeiter, wenn auch die schneiderliche Begabung dieser Fremdberufe besonders hervorgehoben worden wäre.

Übertragen auf ein sicher prekäreres Gebiet beispielsweise der Architektur bei der Erstellung einer Brücke wird wohl selbstverständlich darauf geachtet werden, daß diese Aufgaben nur einem geprüften Spezialisten übertragen werden, da die Konsequenzen eines Fehlers wohl jedermann bekannt sind. Je differenzierter die Berufe sind und je abhängiger der Mensch von ihnen ist, wie zum Beispiel einem Flugzeugbauer oder bereits bei einem Wartungsingenieur eines Flugzeuges, wird wohl jeder zustimmen, eine derartige Tätigkeit nur von einem stets geprüften, auf dem neuesten Stand der technischen Entwicklung stehenden Fachmann ausführen zu lassen.

Bei einer leichteren oder schwerwiegenderen Erkrankung eines Menschen scheint diese Regel außer Kraft gesetzt zu sein: Nicht wenige Menschen vertrauen sich selbst und ihre Gesundheit, dem höchsten Gut, das sie besitzen, ihre Arbeitsfähigkeit oder gar die Gesundheit ihrer Angehörigen Menschen an, die weder grundlegende Kenntnisse an irgendeiner Schule oder Universität erworben haben noch durch persönliche systematische Anleitung eines Sachkundigen Heilers unterrichtet und geprüft wurden. Viele dieser selbsternannten Heilkundigen haben nachweislich nicht einmal die geringsten Kenntnisse über anatomische Gegebenheiten, den Bau des menschlichen Körpers, seine physiologischen Vorgänge oder die zur Krankheit führenden Pathomechanismen. Trotz der Erkenntnis dieses Faktums ist dieser Art von Medizin in unserem Land Tür und Tor geöffnet.

Jeder der oben genannten Berufe hat neben Gesellenprüfungen, Staatsexamina oder Zunftexamina im weitesten Sinne seine Kenntnisse vor einer Kommission nachzuweisen gehabt, während hingegen nichtmedizinische Heiler nicht einmal Grundsätzliches nachweisen müssen oder bei „Heilpraktikern“ sie lediglich vor einer Kommission erscheinen müssen, bei der sie nachweisen müssen, daß sie bestimmte Krankheiten, welche die Volksgesundheit betreffen wie beispielsweise Epidemien, nicht behandeln dürfen oder anzeigepflichtig sind. Sämtliche andere Erkenntnisse und das Basiswissen der Medizin werden nicht abgeprüft.

Die Anzahl derartiger nichtmedizinischer Heilkundler, das heißt medizinisch tätiger Personen ohne Befähigungsnachweis in der Behandlung von kranken Menschen steigt deutlich an. Statistiken dieser Personen sind nicht klar zu erstellen, da sich derartige „Heilkundige“ in der Regel nirgendwo anmelden müssen. Die nichtmedizinischen Heilkundlichen betreiben diesen Beruf in der Regel gewerbsmäßig und der Zulauf von Patienten ist meist hoch. Sowohl spektakuläre Heilungen von hoffnungslosen Kranken durch diese Berufsgruppe werden berichtet, während hingegen in Kliniken überdurchschnittlich häufig falscher Einschätzung und verzögerter Therapie von schwersten Erkrankungen begegnet wird. Die Erklärung für eine langjährige nutzlose Therapie beispielsweise bei einem derartigen „Kurpfuscher“, der den Patienten durch seine Verzögerung einer effektiven einzuleitenden Therapie schwerst schädigt, ist Anlaß genug, die Frage nach der Begründung zu stellen, warum sich Patienten in fast gläubig religiöser Weise derartigen Heilkundigen anschließen. Es scheint also wichtige Gründe dafür zu geben, daß sich ein großer Patientenstamm dafür entscheidet, mit seinen Erkrankungen lieber zu medizinisch völlig unausgebildeten Personen zu gehen als zu wissenschaftlich ausgebildeten Ärzten. Die Gründe hierfür müssen somit tiefer liegen als in einer nur oberflächlich medizinischen Betrachtungsweise.

Die offensichtlich tiefer liegenden kausalen Mechanismen für den Erfolg dieser Medizin können auch dadurch erhellt werden, daß der geschichtliche Rückblick dieses Phänomens durchgeführt wird.

Zwei verschiedene, grundlegende Richtungen haben die Medizin und die Heilkunde generell zum heutigen Zeitpunkt geprägt. Die erstere stammt aus dem reinen Prinzip der Erfahrung. Die instinktive Heilkunde hat sich über die primäre, präanimistische Fremdkörpertherapie jeder vorliegenden Erkrankung allmählich in die moderne, exakte, naturwissenschaftliche Heilkunde verwandelt und entwickelt. Eine zweite wesentliche Richtung ist eine animistische Weltanschauung der sogenannten beseelten Welt, die sich insbesondere in den Theologien des Pantheismus im weitesten Sinne manifestiert.

Derartige Auffassungen stammen letztendlich von Pythagoras, dem Neuplatonismus, den Mystikern wie Meister Ekkehard, Paracelsus oder Jakob Böhm und entziehen sich in der Regel der naturwissenschaftlichen Betrachtungsform.

Die letztere ist außerordentlich schwierig einzuschätzen, da jede naturwissenschaftliche Entdeckung und Entmythologisierung von Krankheiten dieser Methode zuwiderläuft und als Konkurrenz oder gar Frevel an göttlichen Verlautbarungen und Vorsehungen angesehen wird.

Die Heilkunde, die von dem Prinzip der Erfahrung ausgeht, sozusagen instinktiv ist, entwickelte sich an den zweckmäßigen Handlungen der Tierwelt wie zum Beispiel die instinktive Unterscheidung von schädlichen und bekömmlichen Pflanzen, von giftigen und heilenden Gräsern, von baden in Wasser oder im Sand oder beispielsweise in der Leckbehandlung von Hunden und anderen Tieren. Die moderne Biologie ist voll von derartigen instinktiven Heilmethoden, die teilweise ein ausgeklügeltes System beinhalten. Das Suchen bestimmter Kräuter bei Erkrankungen der Wildtiere ist offensichtlich ein ähnliches Sujet, so daß die nachfolgende naturwissenschaftliche Medizin sich bis auf den heutigen Tag nach derartigen Heilmethoden umschaut. Eine der weiteren ältesten Theorien ist die Fremdkörpertheorie, unter der eine ganze Fülle von Unter-Theorien zusammengefaßt ist, denen jedoch gemeinsam ist, daß als Ursache jeder Erkrankung eine übersinnliche, stoffliche oder körperfremde Entität angenommen wird. So ist beispielsweise im Mittelalter die Therapie von geistigen Störungen durch das Herausschneiden von „Steinen“ sehr weit verbreitet. Derartige Steinbrecher, die sich noch im späteren Mittelalter finden, sind mit Sicherheit als Schwindler anzusprechen, wenn sie auch möglicherweise nach ihrer vermeintlichen Therapie den einen oder anderen Heilerfolg verbuchen konnten. Eine weitere, weit verbreitete Erklärung für krankhafte Vorgänge im menschlichen Körper ist die Humoralpathologie, die den Menschen in flüssige Bestandteile zerlegt. Die bis ins 19. Jahrhundert reichende Alchemie hat diese Krankheitstheorie besonders weit verbreitet. Die kleinere Variante dieser Humoralpathologie ist die Solidarpathologie, die den Krankheitsherd vermehrt in die festen Bestandteile des Körpers verlegte, was folglich eine „chemiatrische“ und eine „iatrophysikalische“ Medizin ergab, die jahrhundertelang alle Therapien weitgehend dominierte.

Da die Alchemie in ihrem jahrhundertelangen Bemühen um Herstellung von Gold und Silber aus weniger wertvollen Bestandteilen stets versagte, war in der Behandlung von Kranken allmählich ein schwunghafter Ersatz für die wissenschaftlich fehlgeschlagenen Experimente entstanden. So entwickelte sich in der Folgezeit über mehrere Jahrhunderte – vergleicht man damit ein Jahrhundert der wissenschaftlichen Medizin – eine heute nahezu skurrile Methode der Heilung wie beispielsweise das Destillieren von schlechten Gedanken aus dem Kopf eines Narren durch allerlei fragwürdige Theorien, beispielsweise einem Patienten seinen Kopf in einen Brennofen zu stecken und die schlechten Gedanken herauszudestillieren.

In derartige Entwicklungen hinein, die zum Teil skurrilste Auswüchse hervorbrachten, mengten sich die Philosophie, die Religiosität, magische und astrologische Einflüsse hinein und spielten darin eine nicht unerhebliche Rolle. Die gesamte Natur, so diese Richtungen, sei beseelt vom göttlichen Gedanken der Schöpfung. Bereits in der jüdischen Gesellschaft um die babylonische Gefangenschaft herum ist diese Emanationslehre im weitesten Sinne (Zoroaster) beschrieben und hat ihre Auswirkungen auf die Religiosität des Alten Testamentes ausgeübt. Nach der Vertreibung der Juden durch die Zerstörung ihres Tempels breitete sich dieses Gedankengut in sämtlichen Religionen aus, und zwar in der dualistischen Lehre des Kampfes des Bösen wie des Guten, der bösen und guten Geister, die durch Zauberformeln, Beschwörung, Alchemie, Magie, Chiromantie, Traumdeutung oder Astrologie ihre weiteren Entwicklungen fanden. Manche dieser Methoden werden heute wieder aufgegriffen und einige wie beispielsweise die Astrologie und deren verwandte Deutungen sind bis heute höchst lebendig. Basis dieser Überlegungen bis auf den heutigen Tag ist die Emanationslehre, bei der Gott als rein geistiges Wesen jenseits dessen steht, aus dem „Mittelwesen" hervorgehen, die zwischen ihm und den Menschen vermitteln, beispielsweise Engel. In abgestufter Reihenfolge entstehen danach irdische Dinge, als letzte Emanation die Materie. In diese Gedankenwelt läßt sich beispielsweise auch der heute noch so verbreitete Spiritismus einordnen. Die Entwicklung zwischen empirischer Medizin und den theologisch-philosophischen Einflüssen hat sich im Laufe der Jahrhunderte mehrfach überkreuzt, wobei sich genau an diesen Kreuzungsstellen die medizinischen Heilentwürfe entwickelt haben. Die laienärztlichen Heilsysteme sind aus diesen Verquickungen hervorgegangen, beispielsweise die Homöopathie, die Elektrohomöopathie, Steiner's Krankheitslehre. Fast alle derartigen Heilsysteme verdanken diesen Denkweisen ihre Entstehung, immer im Bewußtsein, daß bereits ältere philosophisch-theologische Lehren hier wie genannt Pate gestanden haben.

Diese magischen Wunderheilungsauffassungen in der Medizin besitzen ein besonderes Merkmal: Sie denken in einer Art und Weise, die der medizinischen Wissenschaft völlig fremd ist und von ihr nicht verwendet wird, um nicht von vorneherein zu falschen Schlußfolgerungen zu kommen. Die mythischen Denkweisen sind jedoch auch in der heutigen Zeit nicht zu unterschätzen und stellen einen wesentlichen Bestandteil der volkseigenen Auffassung von Gesundheit und Krankheit dar, wenn auch von einer weitgehenden naturwissenschaftlichen Durchdringung unserer medizinischen derzeitigen Welt ausgegangen wird: Zu

Unrecht. Diese Denkweisen sind der Menschheit seit Jahrtausenden eigen und waren im Mittelalter bis in die Neuzeit bis zur Aufklärung fester Bestandteil der Weltauffassung, so daß es töricht wäre, sie mit einem Schlag zum Zeitpunkt der Aufklärung als nicht mehr existent ansehen zu wollen. Jede Denkweise, die nicht von vorneherein wissenschaftlich-logisch überprüft wird, landet im täglichen Leben in dieser mystischen Welt.

Bei den Wunderheilungen ist diese mystische Gedankenwelt ganz stark plötzlich in den Vordergrund getreten und übertönt jegliches naturwissenschaftliche Denken. Diese Denkmittel müssen in der Heilkunde immer Beachtung finden, da es offensichtlich nach wie vor sehr in Mode ist, sich derer zu bedienen. Für den nichtärztlichen Therapeuten ist die Übernahme derartiger magischer Denkweisen äußerst verlockend, da er instinktiv weiß, daß der Patient mehr seiner Art des Denkens zugewandt ist als der wissenschaftlich-logischen, die möglicherweise in seinem Fall derzeit keine suffiziente Therapie anbieten kann. Somit sind die Erklärungen eines Wunderheilers über eine bestehende Erkrankung einem Laien oft vertrauter und einleuchtender als die der naturwissenschaftlichen Diagnostik. In der Paracelsus-nahen Medizin wird häufig vom Analogieschluß ausgegangen. Die paracelsische Lehre basiert auf diesem Analogieschluß, der behauptet, daß sich die Wirkungen von Arzneien aus ihren Äußerlichkeiten erkennen lassen.

So sollen beispielsweise die Orchideen wegen ihrer hodenförmigen Wurzel auf die Genitalien wirken, die Euphrasia wegen ihres schwarzen Fleckes in der Blumenkrone gegen Augenbeschwerden helfen, das gelbe Chelidonium gegen Gelbsucht oder die Stacheln der Disteln gegen stechende Schmerzen. Diese Analogieschlüsse sind alt (vergl. Wachtel), hingegen kommen bis auf den heutigen Tag neuere dazu: Fischoel, wegen der bei diesen Tieren nicht bekannten Herzerkrankungen gegen den Herzinfarkt, Haifischknochen wegen des äußerst beweglichen Tieres gegen die Arthrose und Arthritis, das Horn vom Rhinozeros gegen Erektionsprobleme und die Genitalien von Wildtieren gegen Impotenz. Der Analogieschluß findet in zahlreichen Fällen Verwendung in der allgemeinen Denkweise des täglichen Lebens, so daß bei Laien und Laienheilern eine ähnliche Denkauffassung vorliegt. Als weiterer wesentlicher Punkt der Denkweise von Laienheilern ist der magische Idealismus mit der Entsprechung im menschlichen Körper durch die Darstellung der Gesamtwelt als Makrokosmos und des menschlichen Organismus als Mikrokosmos weit verbreitet. Bis auf den heutigen Tag werden in wachsender Anzahl die Horoskope, also die Stellung der Gestirne zueinander auf den einzelnen Organismus übertragen. Auf diesem Grundsatz beruht neben der Astrologie auch beispielsweise die mittelalterliche

Harnbeschau und die Augendiagnose der Gegenwart. Unterschiede zwischen den Heilern des frühen Mittelalters und den heutigen Vertretern dieser Methode bestehen nicht und gleichsam als ob keinerlei Fortschritt im Stand der Wissenschaften ergangen ist, werden mit Akribie mittelalterliche Auffassungen perseveriert auf die heutige Zeit übertragen. Nach Diepgen [345] wird der im Uringlas stehende Urin zum menschlichen Körper in Analogie gesetzt, „indem man, entsprechend den vier Körperregionen, vier Regionen im Urin unterschied; der Zirkel (Circulus), die oberste Schicht, entspricht dem Kopf, die folgende (Superficies) der Brust, die dritte (Perforatio) den Baucheingeweiden, die Grundschicht (Fundus) dem Harn- und Geschlechtsapparat. Veränderungen in einer der vier Harnschichten zeigen Veränderungen in der entsprechenden Körperregion an. Wie schematisch man dachte, zeigt folgendes Beispiel: Das durch Katarrh hervorgerufene körnige Sediment sitzt im oberen Teil des Harnglases. Hier wird es häufig von Schaum umhüllt. Schüttelt man das Glas, so kommt es zum Vorschein. Wenn es hierbei aus dem Zirkel in die zweite Harnregion heruntersinkt und nur langsam an seine alte Stelle zurückkehrt, so sind die Brustorgane Sitz der Erkrankung, bei schneller Rückkehr hingegen beschränkt sich der Katarrh auf den Kopf (Diepgen, 50)."

FAZIT: Die sogenannten wundersamen Heilungen der Laienmedizin unterliegen denselben Mechanismen wie die der theologischen Wunderheilungen, wohingegen letztere auf den göttlichen Zusammenhang zurückgeführt werden, erstere aber auf einen nebulös-pseudophilosophischen ganzheitlichen Heilanspruch meist skurriler Provenienz. Heilungsmethoden, die die naturwissenschaftliche Erkenntnis negieren oder konträr dazu agieren, zum Beispiel Tuberkulosetherapien mit Wasser oder Handauflegung, verdienen im Gegensatz zum theologischen Wunderglauben keine Achtung, sondern eine staatliche, strenge Beaufsichtigung.

[345] Diepgen, Geschichte der Medizin II, S. 50 ff

11 Literaturverzeichnis

AGNELLET MICHEL (1958)
Miracles à Fatima
Editions de Trévise, Paris

AIGNER DR. EDUARD (1910)
Lourdes im Lichte deutscher Wissenschaft
J.F. Lehmanns-Verlag, München

ALFANO G.B, AMITRANO A. (1951)
Notizie storiche ed osservazioni sulle reliquie di sangue dei martiri e dei santi confessori ed asceti che si conservano in Italia e particolarmente in Napoli
Napoli: Arti grafiche Adriana

ALFANO G.B, AMITRANO A. (1924)
Il miracolo di S.Gennaro: documentazione storica e scientifica
Napoli: Scarpati

AZIZ PHILIPPE (1981)
Les Miracles de Lourdes
Paris

BARJON F. (1942)
Un cas de guérison à Lourdes
Lyon

BARTHAS CHANOINE (1955)
Fatima – ein Wunder des zwanzigsten Jahrhunderts
Verlag Herder, Freiburg

BAUSTERT J.P. (1913)
Lourdes und Gegner vor dem Forum der Wissenschaft
Selbstverlag, Rindschleiden Luxemburg, Lingen a. Ems

BECK A. (1998)
Wunderheilungen in der Medizin? – Ein Versuch der Klärung
Clio Verlag Konstanz (Studienausgabe)

BECKLEY, TIMOTHY GREEN / CROCKET, ART (1991)
Secret Prophecy of Fatima Revealed – New Age Visions of the Virgin Mary
Inner Light Publications, New Brunswick, New York

BÉHAGUE P. (1953)
The Lourdes Cures: Affections of the nervous system,
in New Problems in Medical Ethics
Cork

BELLENEY JOSEPH (1941)
Les apparitions de Lourdes
Paris: Maison de la Bonne Press

BELLENEY JOSEPH (1955)
Guérisons de Lourdes
Paris: Centurion

BELLENEY JOSEPH (1948)
Saint Bernadette, shepherdess in Christendom
Lourdes: Salle Jeanne d'Arc

BELLENEY JOSEPH (1936)
Sainte Bernadette, bergers en chretiente
Paris: Maison de la Bonne Press

BERNARDUS P.O.J. (1952)
Fatima – Wahrheit oder Täuschung
Rheinhardt, München

BERNAU LUTZ (o. D.)
Wunder der Akupunkturheilung
Monica Ritter-Verlag, Steinebach / Wörthsee

BIOT RENÉ (1959)
Es gibt noch Wunder, Gespräche unter Ärzten
Verlag Styra, Graz, Wien

BITTER WILHELM (o. D.)
Magie und Wunder in der Heilkunde
Kindler-Verlag GmbH, München

BLONDEL M. (1947)
Miracle
In A. La Lande. Vocabulaire Technique et Critique de la Philosophie.
Paris, S. 615

BORNKAMM G. (1963)
Überlieferung und Auslegung im Matthäusevangelium
Neukirchen, 155-187

BOSSARIE FRANCOISE (1952)
Médécine et Guérisons
Paris

BOSSARIE G. (1902)
Die Großen Heilungen von Lourdes
Kommissionsverlag R. van Acken, Lingen a. Ems

BOSSARIE DR. (1909)
L´Oeuvre de Lourdes
Paris

BREHIER E. (1909)
Les idées philosophiques et religieuses de Philon
Paris, 182 ff.

BULLETIN **de l`Association Médicale Internationale de Lourdes Organe du Bureau Médicale de Lourdes**

BULTMANN R. (1931)
Geschichte der synoptischen Tradition
Göttingen, S. 223-260

BULTMANN R. (1961)
Glauben und Verstehen I
Tübingen, S. 214–228

CARREL ALEXIS (1951)
Das Wunder von Lourdes
Stuttgart

CARREL ALEXIS (1935)
L`homme, cet inconnu
Paris

CARREL ALEXIS (1950)
Journey to Lourdes
London: Hamilton

CASTELBRANCO J. (1949)
Maria erscheint und spricht in Fatima
Kanisiusverlag, Konstanz-München-Freiburg

CASTELLA A. (1985)
Maria erscheint in San Damiano
Parvis-Verlag, Hauteville/Schweiz

CHESI G. (1981)
Geistheiler auf den Philippinen
Perlinger, Austria, 256 ff.

CRANSTON RUTH (1956)
Miracle at Lourdes
New York 1955, London, Evans Bros.

DELLING G. (1958)
Josephus und das Wunderbare
Nov. T. 2, 291–309

DELLING G. (1959)
Wunder – Allegorie – Mythos bei Philon von Alexandrien
In: Festschrift O. Eißfeldt,
Berlin, S. 42–68

DEROO A. (1960)
L´homme à la jambe coupée
Fayard, Paris

DEROO A. (1960)
Lourdes, cité des miracles ou marché d`illusions
Fayard, Paris

DESIDERIO F. (1955)
Il valore apologetico del miracolo
Rom

DUTOIT W. (1977)
Les doigts de Dieu (Placido, Guérisseur Philippin.)
L'imprimerie Corbaz S.A., Switzerland, 183 pp.

DUTOIT W. (1978)
Experiences Psi
L'imprimerie Corbaz S.A., Switzerland, 255 pp.

EDWARDS, H. G. M., FAIRWELL, D.W., QUYE, A. (1977)
Dragon's blood – a characterization of an ancient resin using fourier transform raman spectroscopy
J. of Raman Spectroscopy, 28, 243–249

EMRICH HELLA (1976)
Geheimnisse der Wunderheilungen
Metzmaier-Verlag, Baden-Baden

ERNST ROBERT (1985)
Lexikon der Marienerscheinungen
Edition Markus Verlag, Wallhorn/Belgien

ES MARINUS MARIA VAN (1979)
Fatima – Erscheinungen und Botschaft unserer Lieben Frau
Miriam-Verlag, Jestetten

FERRON R. (1939)
Étude sur les guérisons dites miraculeuses
Paris

FIEBAG JOHANNES (1988)
Die geheime Botschaft von Fatima
Edition GIE, Tübingen

FIEBIG P. (1911)
Rabbinische Wundergeschichten des neutestamentlichen Zeitalters
Tübingen

FIEBIG P. (1911)
Jüdische Wundergeschichten
Tübingen

FRIEDRICHSEN A. (1925)
Le Problème du Miracle dans la Christianisme primitif
Straßburg

FRIES H. (1963)
Zeichen und Wunder
In: Handbuch theologischer Grundbegriffe II, München, S. 886-896.

FULDA EDELTRAUD (1958)
...und ich werde genesen sein
Aschaffenburg

FULLER H. (1963)
Interpreting the Miracles
London

GARLASCHELLI L., RAMACCINI, F., DELLA SALA, S. (1991)
Working bloody miracles
Nature, 353.

GARLASCHELLI L., RAMACCINI, F., DELLA SALA, S.(1994)
A miracle diagnosis
Chemisty in Britain, 30.

GARLASCHELLI L. (1997)
Chemistry in Britain, 33

GARLASCHELLI L. (1995)
„You can get blood from a stone"
Chemistry in Britain, 31, 534

GARLASCHELLI L. (1994)
„The miracle of Bolsena"
Am. Soc. Microbiol. News, 60,18–191

GARLASCHELLI L. (1999)
Chemie der Wunder
Chemie in unserer Zeit, WILEY, 33, Nr. 3, 152 ff.

GEMASSER JOSEF (o.D.)
Geistige Heilwesen
Berlin

GORDON S. (1969)
The book of miracles
Headline Book, London

GRANT R. M. (1952)
Miracle and Natural Law in Greco-Roman and Early Christian Thought
Amsterdam

GRUFIK FRANZ (o.D.)
Turzovka – Das tschechoslowakische Lourdes
Christiana-Verlag, Stein am Rhein

GUARDINI R. (1959)
Wunder und Zeichen
Würzburg

GUARNER A. (1939)
De l`instantanéitée des guérisons de Lourdes
Paris

GUÉRIN J. (1939)
Quelques reflexions médicales sur les guérisons de Lourdes
Paris

GUTTMANN A. (1947)
The Significance of Miracles in Rabbinic Judaism
HUCA 29, S. 363–406

GRANDMAISON DE BRUNO F. (1920)
Twenty Cures at Lourdes
London

GRANT J. M. (1952)
Miracle and Natural Law
A., S. 183–187

HAMM EMMA TERESA (1980)
Eingriffe
Lourdes und Fatima im Zeitgeschehen
Johannes-Verlag, Leutesdorf

HAMP V. (1961)
Genus literarium in Wunderberichten
Misc. Fernandez, Madrid

HANSJAKOB H. (1874)
In Frankreich
Weiss, Stuttgart, 450 pp.

HANSJAKOB H. (1903)
Abendläuten
Bonz, Stuttgart, 324

HARTLICH, SACHS W. (1952)
Ursprung des Mythosbegriffes

HEINEMANN I. (1941)
Die Kontroverse über das Wunder
im Judentum der hellenistischen Zeit
Festschrift, B. Heller, Budapest, S. 171–191

HERMANN W. (1961)
Das Wunder in der evangelischen Botschaft
Berlin

HERZOG R. (1931)
Die Wunderheilungen von Epidauros
Philologus Supplementaris XXII/3, Linz

HOCH DOROTHEE (o.D.)
Heil und Heilung
Eine Untersuchung zur Frage der Heilungswunder in der Gegenwart
Verlag Friedrich Reinhardt, Basel

HOFFMANN HELMUT (1983)
Die Wahrheit über die Botschaft von Fatima
Rohm Verlag, Bietigheim

HOLGERSEN ALMA (1982)
Das Buch von Fatima
Verlag Herold, Wien-München

HOPPE ALFRED (1909)
Lourdes im Glanze seiner Wunder
Selbstverlag, Heinrich Kirsch, Wien

HUGO VICTOR (o. D.)
Der Glöckner von Notre Dame
Sonderausgabe der Stuttgarter Hausbücherei, Atrium-Verlag, Zürich

IZARD DOM FRANCIS (1938)
The meaning of Lourdes
London

JENSEN A. E. (1951)
Mythos und Kult bei den Naturvölkern
Wien

JULLIEN W. (1953)
The Lourdes Cures: Pulmonary Tuberculosis in New Problems in Medical Ethics
Cork

JUNG C. G. (1952)
Naturerklärung und Psyche
Rascher Verlag, Wien

KÄSEMANN E. (1960)
Wunder
In: Religion in Geschichte und Gegenwart,
Bd. VI, S. 1835 ff.

KNOCK SHRINE SOCIETY (1960)
Knock Shrine Annual
Frederick Press, Dublin

KRISS R. (1955)
Perikrinatio neohelenica, Wallfahrtswanderungen im heutigen Griechenland und in Unteritalien
Wien

KURZ P (1985)
**Skeptical handbook of parapsychology,
Prometheus Book**

LAFFITTE G. (1957)
The Lourdes Cures:
Osteo-articular disorders in New Problems in Medical Ethics
Cork

LANG A. (1962)
Entfaltung des apologetischen Problems
Freiburg

LATOURELLE R. (1960)
Théologie de la Révélation
Paris

LAWRENCE ROY (1978)
Wirkungen göttlicher Kraft – Heilungen aus einer Gemeinde
Verlag Ernst Franz, Metzingen / Wttbg.,
Paul Pattloch-Verlag, Aschaffenburg

LE BEC DR. R. (1949)
Raisons médicales de croire au miracle
Bonne Presse, Paris

LE BEC DR. R., LEURET FR. (1953)
Die Großen Heilungen von Lourdes im ärztlichen Urteil
Wiesbaden

LEROY R. (1953)
The Lourdes Cures:
Disorders of the Digestive System in New Problems in Medical Ethics
Cork

LES GUÉRISONS MIRACULEUSES (1984)
Èditions Sand

LEURET FR., H. BON (1957)
Wunder, Wissenschaft und Kirche
Verlag Herder, Wien

LEWIS (1952)
Eine vorbereitende Untersuchung
Köln-Olten

LHERMITTE JEAN (1956)
Le Probleme des Miracle
Paris

LICAUCO J. T. (1983)
Geistheilen auf den Philipinen
Novalis, Schaffhausen

LICAUCO J. T. (1978)
Understanding the psychic powers of man (Rev.)
National Book Store Inc.,Manila, 140 ff.

LICAUCO J. T. (1978)
Born to heal
The amazing story of spiritual healer Rev
Alex Orbito privately printed,Manila, 43 ff.

LICAUCO J. T. (1981)
The magicians of God
National Book Store Inc., Manila, 207 ff.

LIEK ERWIN (1951)
Das Wunder in der Heilkunde
Hippokrates-Verlag Marquart und Cie, Stuttgart

LINDQUIST S. (1935)
Siddi und Abhijna.
Eine Studie über die klassischen Wunder des Joga
Upsala

LOOS VAN DER H. (1965)
The Miracles of Jesus
Leiden

LÜTHOLD- MINDER IDA (1971)
Ich wurde in Lourdes geheilt
Stein / R.

MAGIE UND WUNDER (1951)
Ein Tagungsbericht
Stuttgart

MAYR R. (1983)
Übles aus der Trickkiste
Esotera 34, 22–28

MC CABE J. (1925)
The Lourdes Miracles
London

MC CENNA BRIEGE (1987)
Wunder geschehen wirklich
Vier-Türme-Verlag, Münsterschwarzbach

MACDONALD CHARLES (1954)
Miracle at Lourdes
Dublin

MC. GINLEY J. (1944)
Form – Criticism of the Synoptic Healing Narratives
Woodstock

MARCHAND A. (1925)
Les faits de Lourdes
Paris

MENSCHING G. (1957)
Das Wunder im Glauben und Aberglauben der Völker
Leiden

MEEK G. W. (1979)
Healers and the healing process
The Theosophical Publishing House, Wheaton, 304 ff.

MERLIN L. (1953)
The Lourdes Cures:
Affections of the eyes in New Problems in Medical Ethics
Cork

MEYERS A.T., MEYERS F. W. H. (o. D.)
Mind- Cure, Faith- Cure and the Miracles of Lourdes in Proceedings of the Society for Psychical research

MICKOCKI, PAUELS, SCHÖTT, NUMBERGER, WEBER (1982)
Fatima
Pattloch Verlag, Aschaffenburg

MONDEN L. (1961)
Theologie des Wunders
Freiburg

MONNIER HENRI (1930)
Etude Médicale de quelques Guérisons survernues à Lourdes
Laval, Paris

MOTOYAMA H. (1978)
Tony Agpaoa's psychic surgery and its mechanism
Religious Psychology Tokyo, 1–23

MOTOYAMA H. (1978)
Psychic surgery in the Philippines
Religious Psychology Tokyo

Mysterium nach der Taufe (2000)
Woher kam das wundersame Kreuz?
Medical Tribune 35, 4, 28, 1

NAEGELI-OSJORD H. (1982)
Die Logurgie in den Philippinen
Heilung durch magische parachirurgische Eingriffe
Der Leuchter Remagen,148 ff.

NETTER (o. D.)
Fatima-Chronik

NEWMAN J. H. (1897)
Two Essais on Miracles
London

NOLEN W.A. (1974)
Healing: A Doctor in search of a miracle
Random House, New York

NOLEN W.A. (1974)
A doctor in search of a miracle
Random House New York, 308 ff.

OKKULTE MEDIZIN (1979)
Moewig-Sachbuch
Düsseldorf

OEPEN I., SCHEIDT R. (1989)
Wunderheiler heute
Eine kritische Literaturstudie
Wien

OLIVIERI ALPHORISO DR. (1973)
Gibt es noch Wunder in Lourdes?
18 Fälle von Heilungen (1950-1969)
Paul Pattloch-Verlag, Aschaffenburg

O`REAGAN AND HIRSHBERG (1993)
Spontaneous Remissions
Sausalito

ORMOND R., McGILL O. (1959)
Into the strange unknown
The Esoteric Foundation California, 204 ff.

OTTO W. F. (1951)
Gesetz, Urbild und Mythos
Straßburg

OYLE IRVING (1976)
Magic Mysticism and Modern Medicine
Celestical Arts, Millbrae, California

PACIORKOWSKI RICHARD (1976)
Guérisons Paranormales dans le Christianisme Contemporain
Academie de Theologie Catholique,Varsovie

PERRELS O. (1934)
Die Wunderüberlieferungen der Synoptiker in ihrem Verhältnis zur Wortüberlieferung
Stuttgart

QUELL W. (1961)
Das Wunder im alten Testament
In: Festschrift W. Rudolf, Trier, S. 253-300

RAMSEY I. T. (1964)
The Miracles and the Reservection
London

REALENZYKLOPÄDIE (1908)
Für protestantische Theologie und Kirche
Bd. 21, Leipzig

REIZENSTEIN R. (1906)
Hellenistische Wundererzählungen
Linz

RICHARDSON A. (1941)
The Miracle – Stories of the Gospels
London

RIEMKASTEN FELIX (1959)
Heilung durch den Geist. Nicht Wunder, sondern Gesetzmäßigkeit
Verlag Richard Schikowski, Berlin

RITTER GERHARD (1974)
Und dann geschah das Wunder, Fernheilungen über Günther E. Schwarz
Ritter-Verlag, Wörthersee-Steinebach

ROCHE (1984)
Lexikon Medizin
Urban & Schwarzenberg, München-Wien-Baltimore

ROGO D.S. (1983)
Miracles. A scientific exploration of wondrous phenomena
Dial Press, Chicago, 177

SANTOS LUCIA DOS (1977)
Schwester Lucia spricht über Fatima
Postulagas, Fatima

SALVERTE, E. (1826)
Des sciences occultes ou essai sur la magie, les prodiges et les miracles
Paris, Baillière

SEEGER P. G. (1985)
Die Wunderheilungen der Maria Treben
Düsseldorf

SCHAMONI WILHELM (1976)
Wunder sind Tatsachen
Eine Dokumentation aus Heiligsprechungsakten
Johann Wilhelm Naumann-Verlag, Würzburg; Christiana-Verlag, Stein am Rhein; Veritas-Verlag, Linz

SCHAMONI WILHELM (1968)
Auferweckungen vom Tode
Aus Heiligsprechungsakten übersetzt
Selbstverlag, Paderborn

SCHIEBELER WERNER (1974)
Paranormale Heilmethoden auf den Philipinen
Institut für den Wissenschaftlichen Film, Göttingen

SCHLATTER A. (1912)
Das Wunder in der Synagoge
Gütersloh

SCHLEYER FR. L. (1949)
Die Heilungen von Lourdes,
eine kritische Untersuchung
Bonn

SCHLINGENSIEPEN H. (1935)
Die Wunder des neuen Testamentes
Göttingen

SCHMIDT E. A. (1949)
Die Wunderheilungen des Bruno Gröning
Falken-Verlag Erich Sicker, Berlin

SCHREP B. (1999)
Die Jungfrau von Marpingen
Spiegel 37, 150 - 152

SCHUL B.(1977)
The psychic frontiers of medicine
Fawcett Publications Inc.,Connecticut, 256 ff.

SHEALY C. NORMAN (1975)
Occult medicine can save your life
The Dial Press, New York

SHEALY N. (1977)
Occult medicine can save your life
Bantam Book New York, 243 ff.

SHERMAN H. (1967)
Wonder healers of the Philippines
Psychic Press London, 328 ff.

SIEGMUND GEORG (1957)
Alexis Carrel als Zeuge von Lourdes
Wunderheilungen in der Gegenwart
Stimmen der Zeit Bd.148, 1950/51,
Theologie und Glaube, 3.H.

SIEGMUND GEORG (1958/59)
Eine Lourdes-Heilung der letzten Jahre
Stimmen der Zeit, Bd.163

SIEGMUND GEORG (o. D.)
Deutsche Lourdes-Heilungen, medizinisch und kirchlich anerkannt
Stimmen der Zeit, Bd. 162/163

SIEGMUND GEORG (1958)
Wunder, eine Untersuchung über ihren Wirklichkeitswert
Berlin

SIEGMUND GEORG (1966)
Wunder und Wissenschaft
Abensberg

SONNET ANDRÉ (1960)
Wunderheiler und Heilwunder
Erich Hoffmann-Verlag, Heidenheim

ST. CLAIR D. (1979)
Psychic healers
Bantam Books New York, 335 ff.

STELTER A. (1976)
Psi-Healing
Bantam Books New York, 308 ff.

STELTER A. (1983)
Die paranormale Operation auf den Philippinen
Betrug oder Wahrheit?
Kontakt 33, 398–501, 34, 15–22

TAJON R. V. (1975)
Alex Orbito,Exponent of spiritual therapy
World Mission Society, 105 ff.

TAURIAC J. (1957)
Wunder in Lourdes
Innsbruck

THEOPOLD WILHELM (1983)
Miracel
Heilung zwischen Wissenschaft und Glauben
München

THOMPSON D. (1936)
The marterials and techniques of medieval painting
George Allen & Unwind, London, 124

THOZET C. (1975)
La stabilité des guérisons obtenues à Lourdes Étude faite à propos des 22 dernières guérisons déclarées miraculeuses par l`Église
Lourdes

TRENGSTORF R. (1952)
Wunder
Theologisches Wörterbuch, Freiburg

UPHOFF W., MARY J. (1977)
New psychic frontiers, your key to new worlds
Colin Smythe, England, 271 ff.

VALENTINE T. (1975)
Psychic surgery
Pocket Books New York, 221 ff.

VALLET A. (1928)
Guérisons de Lourdes à 1926
Paris

VALLET A. (1929)
Lourdes, Comment interpreter ses guérisons
Paris

VALLET A. (1930)
Guérisons de Lourdes en 1927-8-9
Paris

VALLET A. (1944)
La vérité sur Lourdes
Paris

VALLET A. (1937)
Mes conférences sur les guérisions miraculeuses de Lourdes
4ème ed. P.Tequi et Fils, Paris

VALOT T./ VALLOT G. (1956)
Lourdes et l`Illusion
Paris

VAN HOVE A. (1927)
La Doctrine du Miracle chez St. Thomas d`Aquin
Paris

VÖGTLE ANTON (1961)
Wunder Jesu
Lexikon für Theologie und Kirche Bd. 10., S. 1255 ff.

WAGNER JOSEF UND LICHY (1981)
Fatima
Geschichte und Botschaft
Steyler-Verlag

WÄLLISCH/EGELER (1987)
Politstudie zur Erfassung des Interaktionsprozesses zwischen Geistigen Heilern und ihren Patienten
Diplom-Arbeit Psychologisches Institut,
Albert-Ludwigs-Universität Freiburg

WALLACE A., HANKIN B. (1979)
The psychic healing book
Dell Publishing, 222 ff.

WATSON L. (1976)
The Romeo error
Coronet Books, Great Britain, 254 ff.

WEINREICH O. (1909)
Antike Heilungswunder
Gießen

WEISS J.M. (1977)
Les chirurgiens Psi des Philippines (pour et contre)
Editions Pygmalion, 123 ff.

WELTE B. (1967)
Auf der Spur des Ewigen
Herder, Freiburg

WEST D.J. (1957)
Eleven Lourdes Miracles
Gerald Duckworth & Co, Ltd., London

WUNDERLE GEORG (1949)
Arzt und Mystik. Tatsachen und Probleme
Augustinus-Verlag, Würzburg

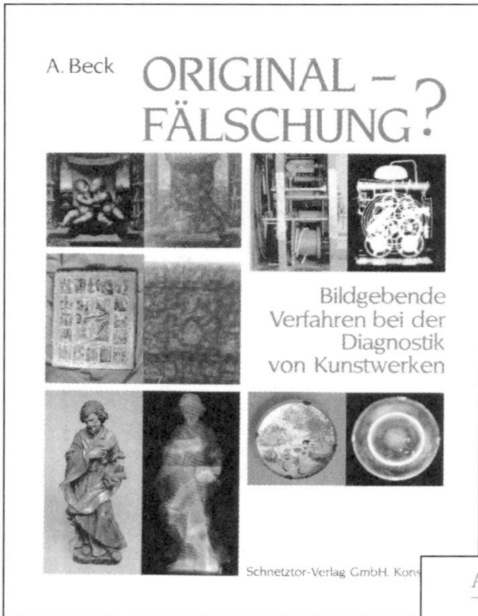

ISBN 3-87018-080-3

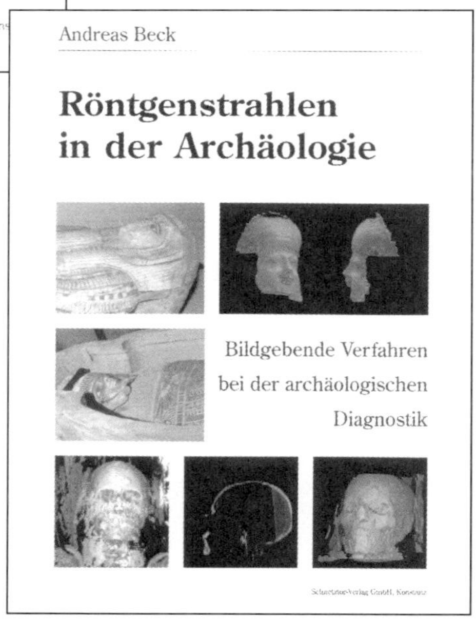

ISBN 3-87018-123-0

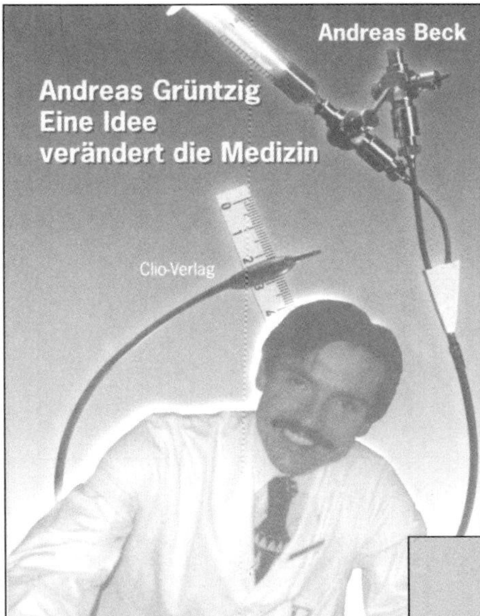

ISBN 3-00-004720-4

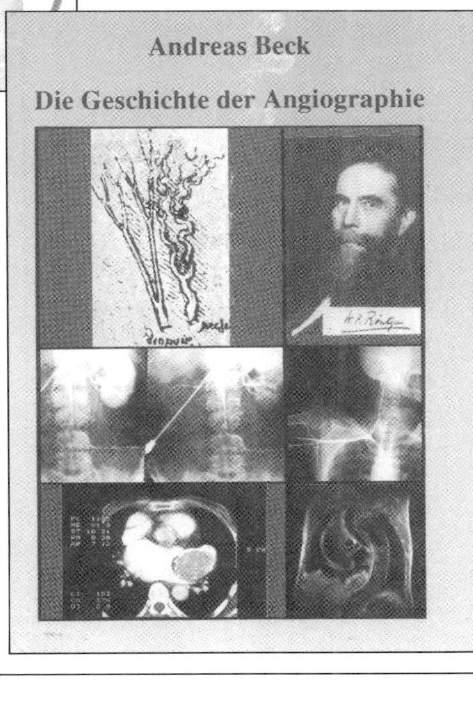

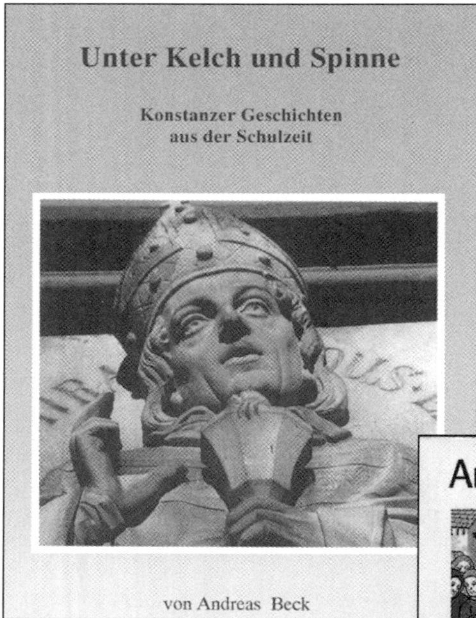

ISBN 3-00-001651-1

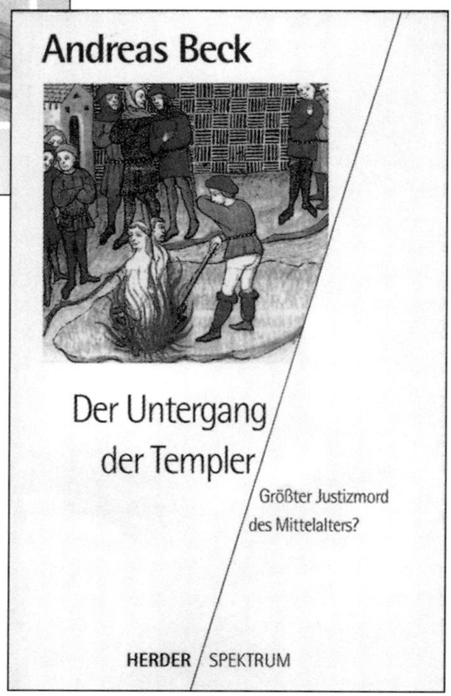

ISBN 3-451-04575-3

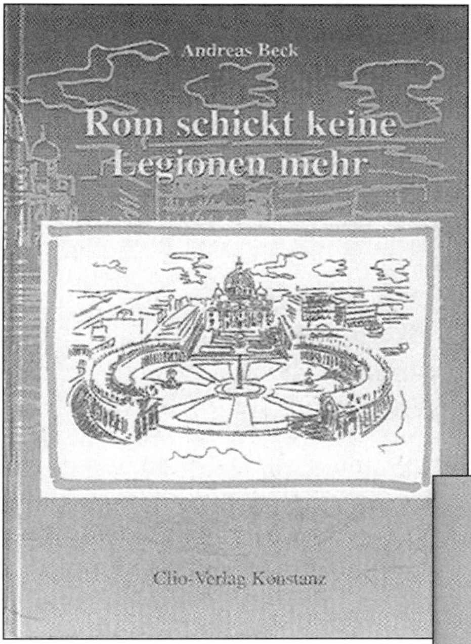

ISBN 3-00-002361-5

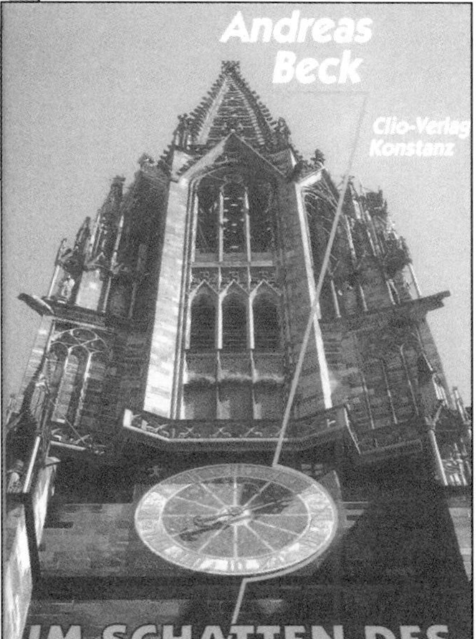

ISBN 3-00-003723-3

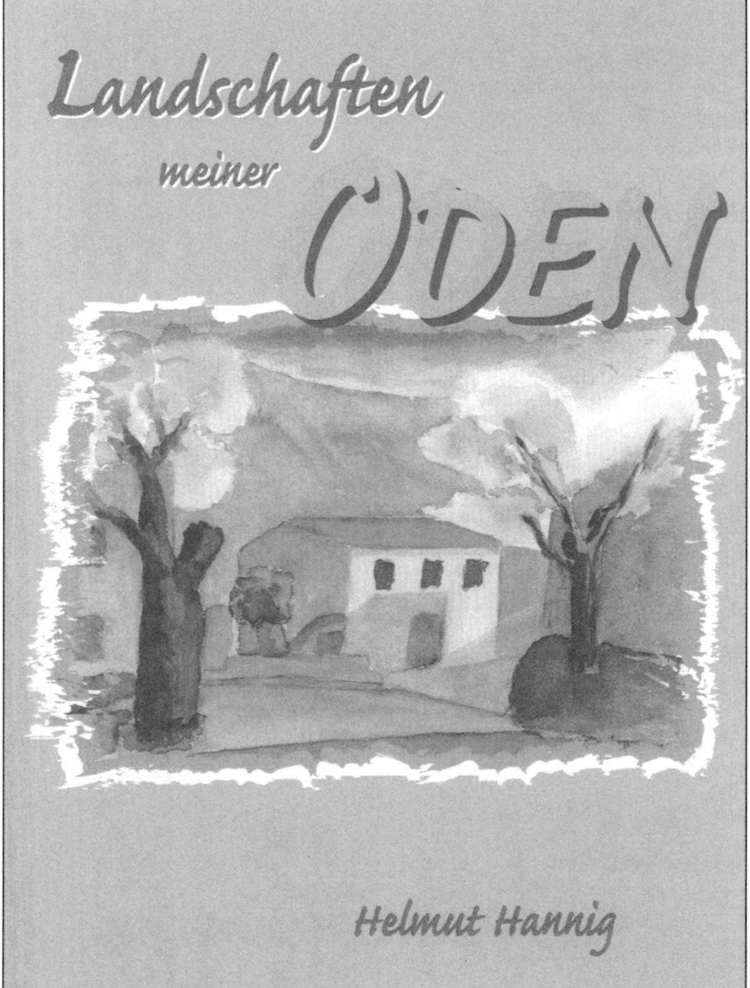

ISBN 3-00-002670-3

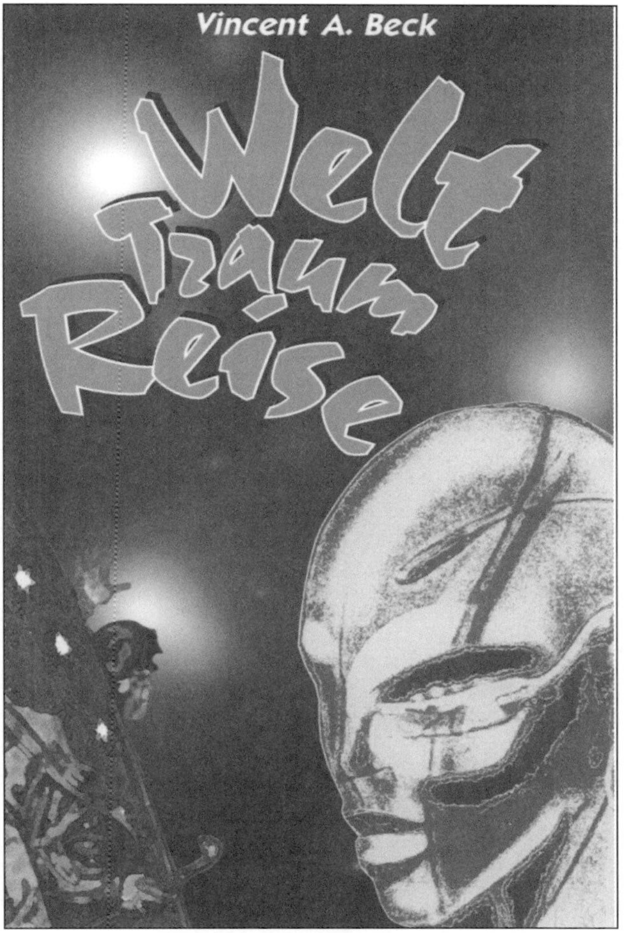

ISBN 3-00-004719-0

Andreas Beck

Die Blechschachtel

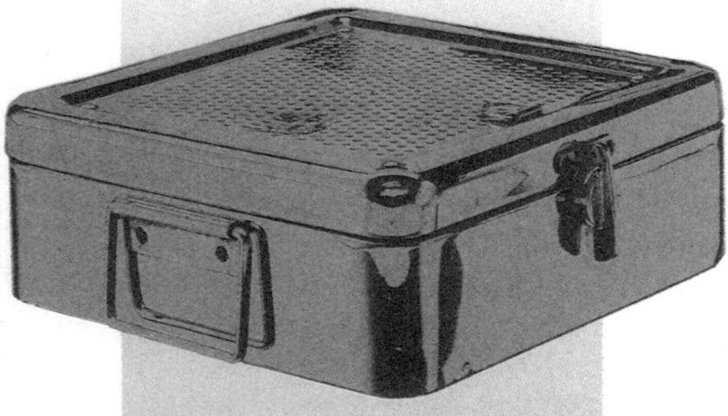

Erzählungen aus der Medizin

Clio Verlag Konstanz

ISBN 3-00-006452-4

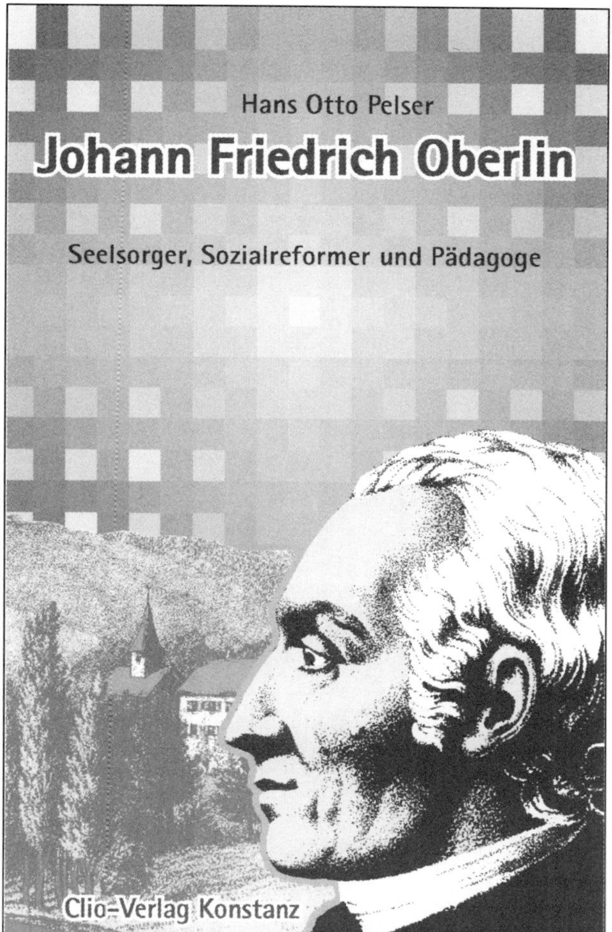

ISBN 3-00-010560-3

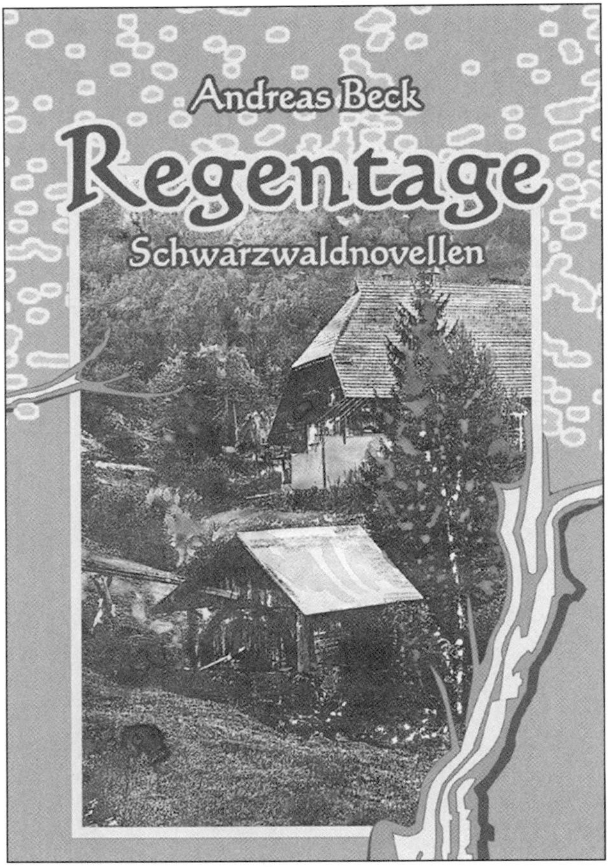

ISBN 3-00-006453-2

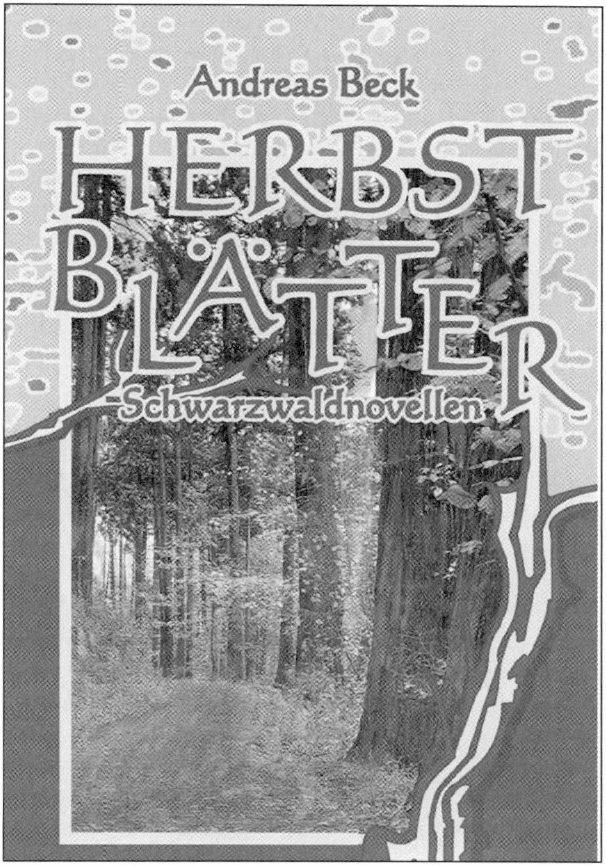

ISBN 3-00-010561-1

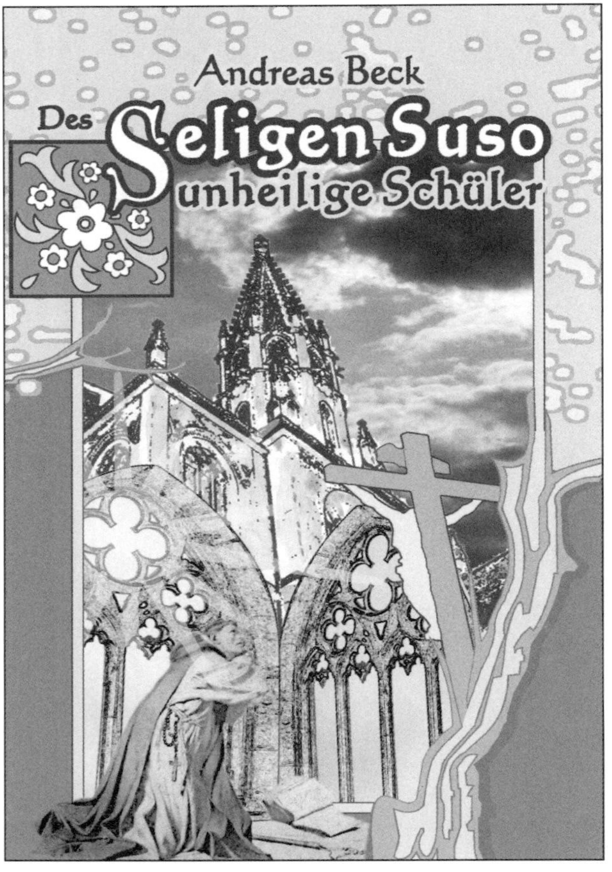

ISBN 3-00-011946-9

Verlagsübersicht

Von demselben Autor bereits erschienen:

1. **Original – Fälschung?**
   Bildgebende Verfahren bei der Diagnostik von Kunstwerken
   Schnetztor-Verlag, 1990
2. **Der Untergang des Templerordens.**
   Größter Justizmord des Mittelalters?
   Herder-Verlag Freiburg, Barcelona, Rom, 1992
3. **Die Geschichte der Angiographie.**
   Verlag Schwarzwälder Chronik, Hornberg, 1992
4. **Wiederaufbereitung?**
   Untersuchungen zur Wiederverwendung von Kathetern,
   Führungsdrähten und Angioendoskopen.
   Schnetztor-Verlag Konstanz, 1993
5. **Percutaneous Transluminal Angioscopy.**
   Springer-Verlag Berlin, Heidelberg, New York, London,
   Paris, Tokyo, Hongkong, Barcelona, Budapest, 1993
6. **Potential Reuse?**
   Study of the Reuse of Catheters, Guide-wires and Angioscopes.
   Schnetztor-Verlag Konstanz, 1994
7. **La Fine dei Templari.**
   Un Feroce sterminio in Nome de la Legalità.
   Piemme Edizioni S.p.A., Turin, 1994
8. **Angiographie der Hand.**
   Diagnostik und Therapie.
   Springer-Verlag Heidelberg, 1994.
9. **El fin de los Templarios.**
   Ediciones Peninsula, Barcelona, 1996
10. **Röntgenstrahlen in der Archäologie.**
    Schnetztor-Verlag Konstanz, 1996
11. **Unter Kelch und Spinne.**
    Konstanzer Geschichten aus der Jugend.
    Clio-Verlag Konstanz, 1997
12. **Beck, A., Effenberger, F.:**
    3D-Computertomographie. Lehrbuch der Anwendung von drei-dimensionalen Techniken in der Computertomographie (vergriffen)
    Clio-Verlag Konstanz, 1998

13. **Wunder in der Medizin?**
Eine wissenschaftliche Untersuchung zu Wunderberichten in der Heilkunde. Studienausgabe
Clio-Verlag Konstanz, 1998 (vergriffen)
14. **Anathema – Irrwege der Theologie.**
Einige Therapievorschläge.
Clio-Verlag Konstanz, 1998 (vergriffen)
15. **Rom schickt keine Legionen mehr.**
Clio-Verlag Konstanz, 1998
16. **Andreas Grüntzig – Eine Idee verändert die Medizin.**
Clio-Verlag Konstanz, 1999
17. **Die Blechschachtel**
Erzählungen aus der Medizin
Clio-Verlag Konstanz, 2000
18. **Regentage**
Schwarzwaldnovellen
Clio-Verlag Konstanz, 2002
19. **Herbstblätter**
Schwarzwaldnovellen
Clio-Verlag Konstanz, 2003
20. **Des Seligen Suso unheilige Schüler**
Konstanzer Geschichten
Clio-Verlag Konstanz, 2003
21. **Wunderheilungen in der Medizin?**
Eine wissenschaftliche Untersuchung zu Wunderberichten in der Heilkunde. – 2. stark erweiterte Auflage
Clio-Verlag Konstanz, 2004
22. **Nachtgespräche**
Erzählungen aus dem Schwarzwald
Clio-Verlag Konstanz, 2004 (im Druck)
23. **Banfi und Belfki**
Schwarzwaldnovellen
Clio-Verlag Konstanz (im Druck)